高危人群结核病

主　审　刘剑君

主　编　邓国防　卢洪洲

副主编　王召钦　张　慧　方木通　曾　谊　张培泽

人民卫生出版社

·北　京·

图书在版编目（CIP）数据

高危人群结核病 / 邓国防，卢洪洲主编 . -- 北京 ：
人民卫生出版社，2024. 6. -- ISBN 978-7-117-36399-0
Ⅰ. R52
中国国家版本馆 CIP 数据核字第 2024X954Z3 号

人卫智网	**www.ipmph.com**	**医学教育、学术、考试、健康，购书智慧智能综合服务平台**
人卫官网	**www.pmph.com**	**人卫官方资讯发布平台**

高危人群结核病
Gaowei Renqun Jiehebing

主　　编：邓国防　卢洪洲
出版发行：人民卫生出版社（中继线 010-59780011）
地　　址：北京市朝阳区潘家园南里 19 号
邮　　编：100021
E - mail：pmph @ pmph.com
购书热线：010-59787592　010-59787584　010-65264830
印　　刷：北京瑞禾彩色印刷有限公司
经　　销：新华书店
开　　本：787 × 1092　1/16　**印张：**24
字　　数：630 千字
版　　次：2024 年 6 月第 1 版
印　　次：2024 年 7 月第 1 次印刷
标准书号：ISBN 978-7-117-36399-0
定　　价：137.00 元
打击盗版举报电话：010-59787491　E-mail：WQ @ pmph.com
质量问题联系电话：010-59787234　E-mail：zhiliang @ pmph.com
数字融合服务电话：4001118166　E-mail：zengzhi @ pmph.com

编者名单（按姓氏汉语拼音排序）

卜学勇（深圳市龙岗区妇幼保健院）
蔡　翠（贵阳市公共卫生救治中心）
车南颖（首都医科大学附属北京胸科医院）
陈　卉（中国疾病预防控制中心）
陈　静（贵阳市公共卫生救治中心）
陈　亮（广东省结核病控制中心）
陈　涛（国家感染性疾病临床医学研究中心 / 深圳市第三人民医院）
陈　烨（国家感染性疾病临床医学研究中心 / 深圳市第三人民医院）
陈瑜晖（广东省结核病控制中心）
成　君（中国疾病预防控制中心）
邓国防（国家感染性疾病临床医学研究中心 / 深圳市第三人民医院）
方木通（国家感染性疾病临床医学研究中心 / 深圳市第三人民医院）
冯　程（国家感染性疾病临床医学研究中心 / 深圳市第三人民医院）
付　亮（国家感染性疾病临床医学研究中心 / 深圳市第三人民医院）
高卫卫（南京市公共卫生医疗中心）
顾　瑾（同济大学附属上海市肺科医院）
桂徐蔚（同济大学附属上海市肺科医院）
胡　峰（国家感染性疾病临床医学研究中心 / 深圳市第三人民医院）
黄　华（国家感染性疾病临床医学研究中心 / 深圳市第三人民医院）
黄建溶（国家感染性疾病临床医学研究中心 / 深圳市第三人民医院）
黄文胜（北海市第四人民医院）
焦伟伟（首都医科大学附属北京儿童医院）
金　龙（黑龙江省结核病防治院）
赖晓宇（广东省结核病控制中心）
李　涛（复旦大学附属华山医院）
李光明（江西中医药大学附属医院）
李剑鹏（梧州市第三人民医院）
李玉丹（国家感染性疾病临床医学研究中心 / 深圳市第三人民医院）
林　岩（国际防痨和肺部疾病联合会）
林霏申（南京市公共卫生医疗中心）
凌东进（南昌大学第一附属医院）
刘　芳（首都医科大学附属北京儿童医院）
刘爱梅（广西壮族自治区胸科医院）
刘汉群（广东省英德市慢性病防治医院）
刘厚明（国家感染性疾病临床医学研究中心 / 深圳市第三人民医院）
刘永明（深圳市康宁医院）
卢洪洲（国家感染性疾病临床医学研究中心 / 深圳市第三人民医院）
罗济伦（广东省英德市慢性病防治医院）

马志明（广州市胸科医院）
梅轶芳（国家感染性疾病临床医学研究中心 / 深圳市第三人民医院）
穆　晶（首都医科大学附属北京胸科医院）
曲久鑫（国家感染性疾病临床医学研究中心 / 深圳市第三人民医院）
任坦坦（国家感染性疾病临床医学研究中心 / 深圳市第三人民医院）
舒　丹（国家感染性疾病临床医学研究中心 / 深圳市第三人民医院）
孙丽珍（国家感染性疾病临床医学研究中心 / 深圳市第三人民医院）
谭　洁（国家感染性疾病临床医学研究中心 / 深圳市第三人民医院）
谭晓华（国家感染性疾病临床医学研究中心 / 深圳市第三人民医院）
唐怡敏（国家感染性疾病临床医学研究中心 / 深圳市第三人民医院）
王　辉（国家感染性疾病临床医学研究中心 / 深圳市第三人民医院）
王梅英（深圳市第二人民医院）
王玉香（国家感染性疾病临床医学研究中心 / 深圳市第三人民医院）
王召钦（国家感染性疾病临床医学研究中心 / 深圳市第三人民医院）
吴　迪（福建省福州肺科医院 / 福建省福州结核病防治院）
吴　嘉（国家感染性疾病临床医学研究中心 / 深圳市第三人民医院）
吴惠忠（广东省结核病控制中心）
吴于青（江西省胸科医院 / 江西省第三人民医院）
谢雯霓（国家感染性疾病临床医学研究中心 / 深圳市第三人民医院）
杨　敏（国家感染性疾病临床医学研究中心 / 深圳市第三人民医院）
杨澄清（武汉市肺科医院 / 武汉市结核病防治所）
杨焕芳（国家感染性疾病临床医学研究中心 / 深圳市第三人民医院）
杨坤云（湖南省胸科医院）
杨倩婷（国家感染性疾病临床医学研究中心 / 深圳市第三人民医院）
杨信尊（国家感染性疾病临床医学研究中心 / 深圳市第三人民医院）
叶涛生（国家感染性疾病临床医学研究中心 / 深圳市第三人民医院）
曾　谊（南京市公共卫生医疗中心）
曾剑锋（国家感染性疾病临床医学研究中心 / 深圳市第三人民医院）
詹森林（国家感染性疾病临床医学研究中心 / 深圳市第三人民医院）
张　慧（中国疾病预防控制中心）
张　颖（国家感染性疾病临床医学研究中心 / 深圳市第三人民医院）
张灿有（中国疾病预防控制中心）
张国良（国家感染性疾病临床医学研究中心 / 深圳市第三人民医院）
张培泽（国家感染性疾病临床医学研究中心 / 深圳市第三人民医院）
张筱茵（国家感染性疾病临床医学研究中心 / 深圳市第三人民医院）
赵艳平（西南华大生命科学研究院）
郑俊峰（国家感染性疾病临床医学研究中心 / 深圳市第三人民医院）
周　琳（广东省人民医院）
周　泱（国家感染性疾病临床医学研究中心 / 深圳市第三人民医院）

工作秘书　詹森林

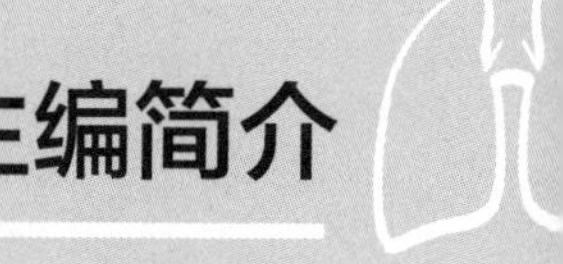

主编简介

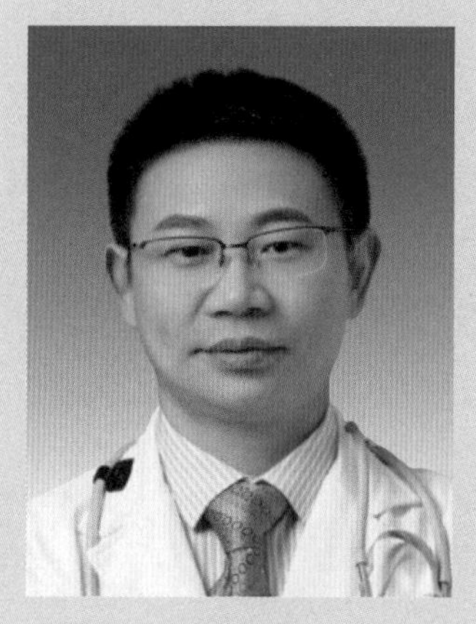

邓国防

主任医师，教授，博士生导师。深圳市第三人民医院肺病医学部副主任兼肺病二科主任，长期从事结核病临床诊疗工作，开展耐多药结核病和高危人群结核病的相关临床研究。现任中国防痨协会结核病与糖尿病专业分会主任委员，中国防痨协会结核病与肝病专业分会副主任委员，中华医学会结核病学分会临床学组委员，中国医师协会呼吸医师分会呼吸系感染工作委员会委员，广东省医学会结核病学分会常务委员，广东省防痨协会临床专业委员会副主任委员，广东省防痨协会儿科感染专业委员会副主任委员，广东省防痨协会理事会理事，广东省医学会呼吸病学分会委员，深圳市医学会结核病分会副主任委员，深圳市预防医学会结核病防治专业委员会副主任委员。

发表论文 80 余篇(含第一作者和通讯作者)，参编著作 10 余部，主持国家自然科学基金 1 项，省市级各类课题 20 余项，成果鉴定 6 项，参与国家重大专项课题研究 8 项，荣获广东省自然科学奖二等奖 1 项。牵头编写专家共识 3 部，参与编写指南和共识 10 余部。《结核病与肺部健康杂志》编委，《新发传染病电子杂志》编委，《中国防痨杂志》审稿专家。

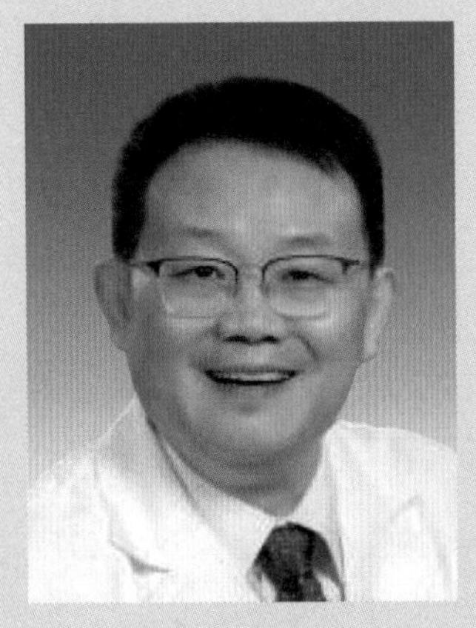

卢洪洲

主任医师、二级教授，内科学、公共卫生管理与护理学博士生导师。深圳市第三人民医院党委副书记、院长，国家感染性疾病临床研究中心主任，美国微生物科学院院士、深圳市首届疫情防控公共卫生专家组组长，教育部长江学者、国家百千万人才工程、"有突出贡献中青年专家"、享受国务院政府特殊津贴。《智能检验医学(英文)》(*iLABMED*)主编。曾担任复旦大学附属华山医院院长助理、上海市公共卫生临床中心党委书记。入选美国斯坦福大学2021年、2022年、2023年(国内学者微生物学领域第3名)全球前2%顶尖科学家榜单及"终身科学影响力排行榜"。

世界卫生组织新发传染病监测、研究与培训合作中心主任，国际流感和呼吸道病毒感染学会(ISIRV)抗病毒小组(AVG)委员。卫生部疾病预防控制专家委员会委员，国家卫健委艾滋病、流感、埃博拉病毒病、感染病质量控制中心专家，国家新冠病毒病救治专家组与境外抗疫专家组后方支持团队成员。中国性病艾滋病防治协会HIV合并结核病专业委员会主任委员兼结核病学组组长，中华医学会感染病学分会艾滋病专业学组副组长，中华医学会热带病与寄生虫分会前任主任委员兼艾滋病学组组长，上海市医学会感染病学分会前任主任委员。先后承担国家科技重大专项(4项)、国家重点研发计划(2项)、国家高技术研究发展计划、国家自然科学基金(7项，包括1项重大项目)、比尔及梅琳达·盖茨基金、国家临床重点专科等54项科研课题。以第一作者或通讯作者在国内外发表各类论文500余篇，其中在SCI期刊包括*Nature*、*New England Journal of Medicine*、*Lancet Microbe*、*Science Translational Medicine*发表360余篇，已主编专业参考书15部。获法国国家医学科学院夏邦克-杜博赛奖(2020)、国家科学技术奖特等奖、上海科技成果奖一等奖、上海医学科技奖一等奖等国家级或省部级科技成果奖10余项，获专利7项。2022年获"人民名医·卓越建树"称号。

序

结核病是危害人类生命健康的主要疾病之一，历史最为悠久，后果也最为严重。直到今天，全球结核病仍呈持续蔓延之势。在2020年结核病全球报告中，HIV/TB、儿童结核病等占将近1/5，还有糖尿病和其他基础疾病合并结核病人群接近10%左右，可见，高危人群结核病是目前影响全球结核病疫情的关键因素之一，现状令人担忧！尽管WHO一直对高危人群结核病比较重视，也有相关研究和报道，但我国针对高危人群结核病发表的研究文献和出版的书籍颇少，滞后的主要原因是高危人群结核病患者的诊治及管理需要基于多学科诊疗模式才能规范科学处置，方可积累并凝练出更多地临床经验和指导建议。可喜的是，近年来，随着我国多学科诊疗模式的普及和推广，结核病学科与各学科之间的相互融合也在提速，给共同攻克这个古老的疾病提供了广阔的空间和路径。为全面而快速地普及高危人群结核病相关知识，更好地掌握和应用相关学科知识诊治结核病，由国家感染性疾病临床医学研究中心 / 深圳市第三人民医院牵头组织了多学科中青年专家进行《高危人群结核病》的编写工作，完成了我国这部系统阐述高危人群结核病的规范诊治和防控管理的著作。本书主要阐述特定疾病或手术后人群（HIV/AIDS、糖尿病、慢性肾脏病、胃切除、炎性肠病、肝硬化、肺尘埃沉着病、慢性阻塞性肺疾病、风湿性疾病、恶性肿瘤、移植、精神疾病、吸烟、营养不良等）、特定生理状态人群（老年、儿童及妊娠）和特定环境和物质滥用人群（学校、监狱及吸烟）的结核病，将其统称为高危人群结核病。而这部分患者无论是诊断治疗还是防控管理目前都存在较大困难和不足，如何提高其诊治效果是困惑临床医生的难题，这正是本书出版的意义所在。

作为长期从事结核病临床一线工作的专家，由邓国防教授、卢洪洲教授等作者主持编写的《高危人群结核病》一书非常及时，本书以结核病基础为总论，以高危人群结核病诊治为各论，全书二十四章，篇篇相连，章章相扣。详尽阐述了高危人群结核病的基础疾病相关知识、临床诊断特点和治疗原则，同时临床典型病例介绍也是本书的一大亮点，图片丰富，经典实用，希望能帮助读者提高对各种临床病症的认知。

该书的出版可说是我国结核病防治界的又一创新与发展，主要为我国高危人群结核病诊治提供指导和参考。该书继承和弘扬经典，综合国内外新进展，同时融合编者们长期积累的宝贵经验、科学思维及学术方法，形成多学科融合的新观点和理念。《高危人群结核病》有别于以往的结核病学教科书和专著，重点突出“高危人群”，科学性与先进性并举，实用性与指导性相融，尽量让不同学科、不同专业读者遇到的临床问题在本书基本能找到答案，是不同专业医务工作者面对结核病诊治问题的良师益友。

本书集各方专家,采众家所长,辨多学科趋势,解疑难之惑。我不禁为他们的辛勤劳动感到由衷的高兴。该书秉承了著作出版的原则与精神,贴近临床,突出新颖、实用重点,内容丰富。可以预见,出版发行后必将深受广大读者的欢迎与喜爱,也必将有力、有效地指导与推进各级各类结核病防治机构和各级综合医院相关专科对结核病防治管的协同规范发展。非常感谢二位主编邀约我为该著作作序。值得欣喜的是,经过无数防治和研究人员的不懈努力,结核病防治领域成绩斐然、硕果累累。该书的出版必将承前启后,对结核病控制事业发展具有积极的影响,为人类最终消灭结核病作出充满中国智慧的贡献!

李亚娟

2023 年 12 月 28 日

前言

结核病是一个全球性的公共健康问题，也是我国重点控制的传染性疾病之一。目前，全球结核病疫情依然十分严峻，我国结核病防治工作面临巨大的挑战与新的机遇。随着耐药结核病和相关疾病的增加，合并糖尿病、HIV/AIDS、风湿病、肝脏疾病、肾脏疾病的结核病患者以及孕妇、儿童和老年等结核病患者也相应增多，这部分人群患结核病在早期诊断及治疗上存在诸多困难，治疗失败率高。因此，对这些高危人群结核病患者进行规范诊治和预防，提高治愈率、降低发病率，是控制结核病疫情的重要途径。

2018 年 WHO 将结核病的高危人群分成三类：第一类人群包括结核病人的密切接触者、人类免疫缺陷病毒（HIV）感染者、接受肿瘤坏死因子（TNF）拮抗治疗的患者、肾透析患者、器官移植者和硅沉着病（矽肺）患者，该类人群今后必须接受结核病筛查；第二类人群包括可能暴露于结核病的人群（如监狱服刑人员、学校中人员、抗结核一线工作人员、移民、流浪者等）和流动人口，此类人群需要考虑进行结核病筛查；第三类人群为其他人群，包括糖尿病患者、酗酒、吸烟、低体重人群等，WHO 定义这类人群为“在资源条件许可的情况下进行结核病筛查”，不作为常规推荐筛查的人群。

当前，国内尽管有较多有关结核病著作出版，但更多的是阐述非高危人群结核病的诊断和治疗，而对高危人群结核病的诊断特点和治疗原则尚缺乏系统深入地阐述，也鲜有出版针对高危人群结核病的著作。而这部分人群结核病在临床工作中已经比较常见，由于高危人群存在基础疾病，该类患者合并结核病的诊断、治疗、预防和随访均涉及跨学科跨专业的基本知识，对基础疾病的治疗和管理尤为重要，治疗方案也随基础疾病不同而需要相应调整，处理不当会影响其结局和预后，因此，诊治是否恰当规范及预后会直接影响到我国结核病整体疫情控制目标的实现。为此，我们邀请相关专业和学科的专家们共同编写了《高危人群结核病》一书，旨在通过多学科合作，共同提高这类人群结核病的规范诊疗和预防管理，从而提高高危人群结核病的治愈率、降低死亡率、减少发病率，最终达到尽早控制结核病疫情之目的。

本书既介绍了国外最新研究进展，也融入了国内高危人群结核病临床诊疗的经验和特色。重点论述了对临床工作中一些棘手问题研究取得的最新成果，着力介绍了高危人群结核病诊断和治疗新的实用知识。为了减少重复，在各论中反复使用的、带有共性的内容，均在总论中列出。本书向广大读者系统介绍了高危人群结核病的流行情况、发病免疫机制、病理特点、临床表现、实验室检查、基础疾病的治疗、组成化疗方案的原则、预防性治疗的策略和经典病例的诊治等，无论是专科医院结核科医生还是综合医院专科医生以及结核病防控工作者在临床中若遇到该类患者诊治时，都可借鉴和参考。

本书分为总论、特定疾病人群结核病、特定生理状态人群结核病、特定环境和物质滥用人群结核病四大部分。经典病例力求临床资料完整、讨论思路清晰、逻辑严谨，为大家展示多学科诊治高危人群结核病的重要性。编著者以一批优秀的青中年结核病专家和相关学科的专家共同参编。本书是编委们集体智慧的结晶，他们大多是从事结核病学科和相关学科的临床、基础、防控、教学与科研工作数十年的专家和学者，他们既有深厚的理论功底，掌握本领域内外最新研究动态，又有丰富的实践经验，汇聚各家之长、名家之长，他们认认真真、一丝不苟，广泛引经据典，紧密结合实际，把独到的真知灼见传递给读者。

相信本书的出版对广大不同专业和相关学科的医务人员将有一定的指导作用。希望广大读者通过本书的系统学习，对规范高危人群结核病诊疗和防控有新的认识，也希望广大专业人士提出宝贵意见，使本书不断完善，共同提高。期望本书能为推动我国高危人群结核病的规范诊治、结核病疫情的有效控制继续添砖加瓦。

本书编著过程中张慧、张国良、曾谊、方木通、詹森林等几位老师大力协助，精细打磨要点，使此书增色不少，借此深表谢意。本书得到了刘剑君教授、成诗明教授、周琳教授、雷建平教授和林岩教授的悉心指导和把关，谨此特致真诚地感谢！感谢国家感染性疾病临床医学研究中心 / 深圳市第三人民医院对本书出版工作给予的关心与帮助。感谢各位编委们的通力合作与不辞劳苦。最后感谢人民卫生出版社的大力支持。

由于高危人群结核病所涉及不同学科、不同专业，知识的连贯性存在一定的差距，加之编者水平有限，经验不足，难免有谬误和疏漏之处，敬请专家、同行不吝指正！

邓国防　卢洪洲

2024 年 2 月 6 日于深圳

目　录

第一部分　总　　论

第二部分 特定疾病人群结核病

第三部分 特定生理状态人群结核病

第四部分 特定环境和物质滥用人群结核病

第一部分

总　　论

第一章　高危人群结核病概述

第一节　高危人群结核病的概念

结核病高危人群(high-risk groups for tuberculosis)指的是结核病发病风险高的人群,普遍认为包括患病率和发病率高于普通人群结核病的群体。世界卫生组织(World Health Organization,WHO)按照特定人群就医地点将其划分为社区、医院、特定社会机构、特定工作环境、移民 / 难民区的人群。

结核病高危人群的界定需根据各地结核病流行状况和发病影响因素综合考虑。大部分地区所包含的某些高危人群的结核病发病率和患病率并不高于普通人群,但被认为是具有一定特殊性的人群,比如儿童和孕妇。部分文件和指南甚至根据需要自行定义结核病高危人群,如 2014 年 11 月 20 日 WHO 发布的《潜伏性结核感染管理指南》(简称《指南》)推荐对容易发展成活动性结核病并能从预防性治疗中获益的高风险人群进行结核潜伏感染(latent tuberculosis infection,LTBI)检测和预防性治疗。容易发展成活动性结核病的高危人群主要分两类:一是由于各种临床或其他因素造成免疫功能低下的人群,包括人类免疫缺陷病毒(human immunodeficiency virus,HIV)感染者(或称艾滋病病毒感染者)、接受 TNF-α 拮抗剂治疗的患者以及透析、器官移植、硅沉着病患者等;二是可能暴露于结核病患者的人群,包括结核病患者密切接触者、囚犯、卫生工作者、来自结核病高负担地区移民、流浪者等。

鉴于较难明确区分结核病高危人群和特殊人群,根据我国结核病防治工作实际,把部分结核病高危人群和特殊人群统称为结核病防治重点人群。《"十三五"全国结核病防治规划》中明确提出"开展重点人群主动筛查。疾病预防控制机构、定点医疗机构和基层医疗卫生机构要相互配合,做好对病原学检查阳性肺结核患者的密切接触者、艾滋病病毒感染者和患者、65 岁以上老年人、糖尿病患者等结核病重点人群的主动筛查工作,将结核病筛查纳入学校入学、监管场所(监狱、看守所、拘留所、收容教育所、强制隔离戒毒所、强制医疗所等场所)入监(所)和流动人口等人群的健康体检项目,早期发现传染源。"

基于以上认识,本书主要阐述特定疾病和手术后人群(HIV/AIDS、糖尿病、慢性肾脏病、胃切除、炎性肠病、肝硬化、肺尘埃沉着病、慢性阻塞性肺疾病、风湿性疾病、恶性肿瘤、移植、精神疾病、吸烟、营养不良等)、特定生理状态人群(老年、儿童及妊娠)和特定环境和物质滥用人群(学校、监狱及吸烟)的结核病,将其统称为高危人群结核病。

(邓国防　成 君)

第二节　高危人群结核病流行情况

一、我国结核病整体流行情况

全球约有 1/4 的人口感染结核分枝杆菌(*Mycobacterium tuberculosis*,MTB),90% 的感染者可

长期携带病原菌成为结核潜伏感染（latent tuberculosis infection，LTBI）者。如果不采取任何干预措施，约 5%~10% 的潜伏性结核感染者可发展成活动性结核病患者。中国是世界上结核病负担较重的国家，2021 年结核病发病人数在世界排名第三，仅次于印度和印度尼西亚。这三个国家结核病发病人数占全世界总发病人数的近 45%（其中印度占 28%，印度尼西亚占 9.2%，中国占 7.4%）。自 2012 年，结核病已超过艾滋病，成为世界十大死因之一。据估算，2021 年有约 140 万（130 万 ~ 150 万）HIV 阴性患者死于结核病。此外，还有 18.7 万（15.8 万 ~ 21.8 万）HIV 阳性患者死于结核病。

据世界卫生组织（World Health Organization，WHO）估算，我国 2021 年结核病发病人数为 78 万（66.5 万 ~ 90.5 万），发病率为 55/10 万（47/10 万 ~ 63/10 万）。2010 年全国第五次结核病流行病学抽样调查报告显示，在 15 岁及以上人群中，活动性肺结核和涂阳肺结核患病率分别为 459/10 万和 66/10 万，相对于 2000 年全国结核病流行病学抽样调查分别降低了 1.5% 和 60.9%，即年递降率为 0.2% 和 9.0%。根据第五次结核病流行病学抽样调查报告估算，全国 ≥ 15 岁人群中活动性肺结核患者近 500 万（95%*CI*，471 万 ~ 527 万）。2021 年，除港澳台地区外，全国共报告肺结核 639 548 例，相当于法定甲、乙类传染病总和的 23.4%，仅次于乙型肝炎（976 233 例）。肺结核也是我国报告死亡数排名第二的传染病，仅次于艾滋病。我国 2021 年估算因结核病死亡的患者高达 32 100 例，其中有约 2 100 例艾滋病、结核病双重感染死亡病例。结核病给我国造成了非常沉重的负担。2019 年，全球新发 45 万耐多药（multidrug-resistant tuberculosis，MDR-TB）或利福平耐药结核病（rifampicin-resistant tuberculosis，RR-TB）患者，其中有约 42% 在印度（26%）、俄罗斯（8.5%）及巴基斯坦（7.9%）。

二、高危人群结核病流行情况

传统意义上，结核病高危人群指的是结核病发病风险高的人群，即普遍认为患病率和发病率高于普通人群的群体。在本书中，除了这些传统高危人群（发病率和患病率高于普通人群）之外，还补充了若干特定状态人群（发病率和患病率并未高于普通人群），如老年人、儿童、妊娠期妇女等以及特定环境（例如监狱和学校等）和物质滥用人群。故本书将侧重以下人群的结核病。首先是特定疾病（例如 HIV/AIDS、风湿性疾病、接受器官移植、肺尘埃沉着病、肿瘤等）人群结核病，其次是特定生理状态人群结核病，最后是特定环境和物质滥用人群结核病。

三、特定疾病人群结核病

（一）HIV/AIDS 人群

WHO 估计，HIV 感染者发生活动性结核病的可能性比 HIV 阴性人群高 16 倍（不确定区间：14~18）。在全球范围内，大概 30% 的 HIV 感染者同时被 MTB 感染。与此同时，结核病也是艾滋病感染者死亡的主要原因。

虽然在普通人群中，结核菌感染者一生中发展为活动性结核病的概率为 5%~10%，但 HIV 感染者、营养不良或糖尿病等免疫系统受损的人群、烟草使用者的发病风险会高很多。

我国艾滋病流行特征，为结核病的疫情敲响了警钟。首先，HIV 在我国的传播途径已经从最初吸毒传播为主，发展为今天的性传播为主，性传播波及的人群远超吸毒人群。结核病诊断和治疗力度不够的情况下，也可能会继续隐匿传播，发展为更大规模的感染和发病。其次，近年来，在学生及 60 岁以上老年人中 HIV 感染有增加趋势。有关学生、老年人感染结核病的风险在本章节第四部分以及本书后半部分会有更加详细的介绍。

（二）风湿性疾病人群

风湿性疾病的主要发病机制为自身免疫耐受受损、B 淋巴细胞异常激活和 T 淋巴细胞异常反应。长期使用糖皮质激素、免疫抑制剂、生物制剂等致使风湿病患者机体处于免疫抑制状态，易导致结核感染。瑞典一项研究显示，2002—2011 年，未使用生物制剂的类风湿关节炎（rheumatoid arthritis，RA）患者发展为活动性结核病的概率是普通人的 4 倍（*HR*=4.2；95%*CI*，2.7~6.7），且风险多年一致。2022 年更新的荟萃分析数据显示，与未使用生物制剂的患者相比，接受生物制剂治疗的类风湿关节炎患者发生结核病的风险增加约 4 倍（Peto *OR*：3.86，95%*CI*，2.36~6.32，$P<0.001$）。我国四川省的一项结核潜伏感染筛查研究显示健康人中结核潜伏感染率为 10.53%，远低于风湿病患者的 27.27%。老年风湿病患者结核潜伏感染率更高，达 45.65%。筛查和管理使用生物制剂的风湿病患者中潜伏性结核病病例的指南也已应运而生，值得我们参考和借鉴。

（三）接受器官移植人群

结核病是实体器官移植受者易发生的一种严重机会性感染。根据移植器官不同，实体器官移植受者活动性结核病的发生率是一般人群的 20~74 倍。在发达国家中的实体器官移植受者活动性结核病发生率一般为 1.2%~6.4%，然而在结核病高发区，发生率可高达 12%。在全球，实体器官移植术后结核病病死率为 17%~30%。大部分结核病是由陈旧性病灶感染重新激活所致，原发感染记录相对较少。还有一种情况是实体器官供者来源性感染。有研究评估了 22 名供者，在接受他们捐赠的 55 例受者当中，至少有 16 例结核病感染已经被证实是通过移植传播的。虽然供者来源性感染结核病比例小于所有实体器官移植术后结核病的 5%，但是其发生率和病死率较高，值得我们特别注意。除此以外，结核病也可能在器官移植后获得。原发性感染在结核病高流行地区，如亚洲、非洲，发生率更高。

实体器官移植受者结核病风险因素包括以下几个方面：①实体器官移植受者因素，例如高龄、AB 血型、非白种人等；②免疫抑制治疗，例如是否使用抗排斥反应方法中的强化免疫抑制治疗；③既往史，例如是否曾患有结核病未治疗、胸片是否提示有结核病治愈迹象等；④合并症，例如糖尿病、肾移植术前血液透析、肾移植合并系统性红斑狼疮、肾移植合并丙型病毒性肝炎、慢性肾脏病以及其他共感染；⑤移植类型，相对于其他移植器官，肾移植和肺移植术后结核病风险较高，尤其是肺移植，有研究总结出肺移植术后患者结核病发病风险相对于其他移植增加了 5.6 倍。

（四）营养不良人群

结核分枝杆菌感染后，其发病与否主要取决于两个方面。首先是感染结核分枝杆菌的毒性强弱及数量多少；其次是机体本身的免疫功能状况。如果机体本身免疫状况好，感染菌株毒性不强、数量不多，结核病不易发生。如果机体本身免疫功能低下，感染菌株毒性较强、数量较多，结核病容易发生。

根据世界卫生组织，营养不良分两种情况。一种是指“营养不足”，其中包括发育迟缓（相对年龄身高不足）、消瘦（相对身高体重过轻）、体重不足（相对年龄体重过轻）和微量营养素缺乏或不足（缺乏重要维生素和矿物质）。另一种是超重、肥胖和饮食相关的非传染性疾病（如心脏病、卒中、糖尿病和癌症）。世界卫生组织 2020 年估算全世界大约有 19 亿成人超重，近 4.7 亿人体重不足，约 1.6 亿儿童发育迟缓，5 000 万儿童消瘦，除此以外，估计有 4 100 万 5 岁以下的儿童超重或肥胖。

虽然曾经有学者建议使用“蛋白 - 卡路里营养不良（protein calorie malnutrition，PCM）”来表示营养不良，但越来越多学者选择使用“蛋白 - 能量营养不良（protein-energy malnutrition，PEM）”。它是指能量和 / 或蛋白质缺乏的一种营养缺乏症，如水肿型营养不良（kwashiorkor）和消瘦

(marasmus)等。因为结核病可导致患者消瘦，甚至营养不良，检测发现结核病时患者的身体质量指数(body mass index，BMI)虽然低，但前因后果很难理清。这是一个挑战。有文献综述选择了前瞻性队列研究，在基线时测量了 BMI 值，并跟踪评估了随后的结核病发病风险，都反映 PCM/PEM 及低 BMI 和活动性结核病有明显相关性。即，在 BMI 为 18.5~30kg/m^2 前提下，每增加一个 BMI 单位(1kg/m^2)，活动性结核病发病率减少 14%。需要注意的是，营养不良情况可能与身体健康状况及社会经济因素有关，而这些因素可能恰恰是感染结核病的诱因。美国全国健康及营养状况调查从 1971 到 1992 年数据显示，相对于正常 BMI 人群(18.5~24.9kg/m^2)，低体重人群(BMI<18.5kg/m^2 的人群)结核病的发病率高出 12.4 倍(95%*CI*，5.75~26.95)。那些同时有活动性结核病和营养不良的患者化疗时更容易死亡。有些治愈患者无法恢复原来的营养状况。

(五) 肺尘埃沉着病人群

肺尘埃沉着病俗称尘肺病，是我国法定职业病之一，是在职业活动中由于长期吸入生产性粉尘并在肺内潴留而引起以肺组织弥漫性纤维化为主的全身性疾病。一般不可治愈且逐年加重。2021 年全国共报告职业病 15 407 例，其中职业性尘肺病 11 809 例，占 76.65%，是最主要的职业病。职业性尘肺病患者由于长期吸入生产性粉尘，且粉尘在肺内潴留，呼吸系统防御体系受到破坏，抵抗力降低，从而易感染肺结核。国家法定职业病中包括 13 种尘肺病，其中第一种是硅沉着病(矽肺)。矽肺是由于长期吸入游离二氧化硅粉尘引起的肺组织弥漫性纤维化。随着矽肺严重性增加，结核病的风险也不断增加。有研究表明，即使没有发展成为矽肺，暴露在二氧化硅环境本身就可能导致个体容易感染结核病。而且，即使暴露结束之后，这种风险性继续存在，长达一生之久。一项对 1 153 名金矿矿工跟踪七年的研究显示，在无矽肺的矿工中(335 名)，结核病年发生率为 981/10 万，而在有矽肺的矿工中(818 名)，结核病年发生率为 2 707/10 万。即相对于同样工作环境的无矽肺同事，有矽肺的矿工患结核病的相对风险为 2.8 倍(95%*CI*，1.9~4.1)。对 1963—2010 年确诊尘肺的煤矿工人(5 901 例)进行回顾性研究分析，发现合并肺结核发病率在前 3 位的尘肺病依次为矽肺(23.8%)、铸工尘肺(16.7%)和煤工尘肺(15.9%)。随着尘肺期别的升高，并发肺结核的发生率也相应增高。有研究显示，Ⅲ期尘肺并发肺结核发生率最高，为 65.06%。工种方面，纯掘进工(23.90%)、主掘进工尘肺并发肺结核发生率均占尘肺例数 22.60% 或以上；尘肺种类方面，矽肺(23.78%)、铸工尘肺(16.67%)及煤工尘肺(15.90%)中并发肺结核发生率均占尘肺例数 15.90% 或以上，是尘肺并发结核的高发人群。

(六) 肺部肿瘤人群

无论是发展中国家还是发达国家，癌症都是造成死亡的主要原因之一，给各个国家带来了沉重的经济负担。2020 年，全球约有近 1 000 万人死于癌症，有约 1 930 万新发癌症病例。而且随着人口老龄化和人口增长，癌症发生率也在持续增加。全球新发癌症中比例最高的是女性乳腺癌，占 2020 年全部新发癌症病例的 11.7%，有 2 261 419 新发病例。死亡占比最高的癌症是肺癌，占 2020 年全部癌症死亡病例的 18.0%，有 684 996 人在 2020 年死于肺癌。在中国，自 2010 年以来，癌症已成为死亡的首要原因。根据中国疾病预防控制中心周报数据[使用全球疾病负担研究(Global Burden of Disease Study)2000 和 2019 年数据]，癌症死亡人数已经从 2000 年的 1 864 707 例增长到了 2019 年的 2 711 895 例，增长了 45.43%。2019 年，我国新发癌症 4 758 162 例，相当于每天 1.3 万例。肺癌在我国男性和女性中都是发病率第一的癌症，也是死亡率第一位的癌症。

肺结核是发生肺癌的一个重要危险因素。有文献报道，在从未吸烟的人群中，结核病患者得肺癌的风险高约两倍(1.78，95%*CI*，1.42~2.23)。如果控制好吸烟这个影响因素，患结核病的人群发展为肺癌的机会是未患结核病人群的 1.74 倍(95%*CI*，1.48~2.03)。如果我们多控制一个可能的影响因素，例如控制一生中环境中烟草暴露情况（即被动吸烟史），患结核病的人群发展为肺癌的风险是未患结核病人群的近3倍（2.93，95%*CI*，1.63~5.26）。另一项国际肺癌研究协会（International Association for The Study of Lung Cancer，IASlC）据欧洲和北美洲的16项研究进行汇总分析，总结出患过肺结核的群体，患肺癌的风险为1.48（95%*CI*，1.17~1.87），即使控制了其他早期的肺部疾病，此趋势依然存在，即患过肺结核的群体患肺癌的概率是之前未患过肺结核群体的1.31倍（95%*CI*，1.03~1.56）。

（七）糖尿病人群

全球不同地区的13项研究做出的系统综述显示糖尿病患者发生活动性肺结核的概率是健康人的3.11倍（95%*CI*，2.27~4.26）。结核病合并糖尿病在亚洲、中美洲和欧洲发病率相对北美洲较高。在糖尿病患者中，活动性肺结核和结核潜伏感染都相对较高。除此以外，糖尿病患者中更容易出现结核病治疗失败案例同时，结核病也使糖尿病患者血糖更加难以控制。为了应对糖尿病和结核病的双重挑战，2011年8月31日，世界卫生组织和国际防痨和肺部疾病联合会（International Union Against Tuberculosis and Lung Disease）联合正式发布了《结核病与糖尿病共病治疗和控制的合作框架》（*Collaborative Framework for Care and Control of Tuberculosis and Diabetes*）。在世界卫生组织遏制结核病战略中，特别强调了和从事慢性病机构，尤其是国际糖尿病联合会（International Diabetes Federation，IDF）合作的重要性。国际防痨和肺部疾病联合会与世界糖尿病基金会（World Diabetes Foundation，WDF）于2015年11月2日至3日在印尼巴厘岛组织召开了“第一届全球结核病与糖尿病共病流行峰会”。此峰会的目的是就应对全球结核病与糖尿病共病达成共识并制定全球策略，并且形成了“关于遏制结核病与糖尿病共病的流行巴厘宣言”，所有与会代表均在宣言中签字，宣言强调当前要重视糖尿病与结核病共病的流行，要借鉴10年前结核病/HIV双重感染防治的经验，要尽早行动起来，共同遏制结核病与糖尿病共病的流行问题。国际糖尿病联合会数据显示，2021年我国有成年糖尿病患者约1.41亿。我国有研究显示在糖尿病患者中筛查结核病是可行的。在这些背景之下，我国应考虑开展糖尿病与结核病共病的筛查和预防。

（八）慢性肾脏病人群

最早提示慢性肾脏病（chronic kidney disease，CKD）患者感染活动性结核病机会更高的文章是在1974年。作者发现，136例透析患者在短短一年多的时间内就有5例发展为活动性结核病。有文献综述显示，在控制其他影响因素条件下，相对于普通人群，透析患者感染活动性结核的风险为3.62倍（95%*CI*，1.79~7.33）。而肾移植的慢性肾脏病患者更是普通人群感染活动性结核病的11.35倍（95%*CI*，2.97~43.41）。更加令人担忧的是，柳叶刀2021年文章显示，根据全球数据，成年人中慢性肾脏病的流行率高达10%，并且因为糖尿病是造成慢性肾脏病的主要原因，其趋势可能仍会上涨。中国成人慢性肾脏病合并结核病管理专家组估算慢性肾脏病和透析患者感染结核病的风险是普通人的6~30倍，且血液透析和腹膜透析患者的结核病发生风险相对于普通人增加3~25倍。其主要原因包括：①慢性肾脏病患者免疫力低下，使感染结核分枝杆菌以及结核潜伏感染发展为活动性结核病的机会都增加；②使用肾上腺皮质激素及免疫抑制剂；③在3~5期肾脏病患者中，普遍存在5-羟维生素D_3缺乏，使得单核细胞功能受损，导致合成对结核分枝杆菌有破坏力的抗菌肽能力大大降低；④透析不充分，如果患者透析不充分可能存在肺水肿、蛋白质能量消耗和贫血，而这些状况都是结核病易感因素。在我国重庆市针对慢性肾功能衰竭患者的一项研究显示，慢性肾功能衰竭患者中结核病流行率为4 740/10万，是重庆普通人群的31倍（151/10万）。

（九）胃肠道疾病人群

胃切除是结核病的危险因素之一。胃癌患者结核病发病率是普通人的两倍以上，尤其是胃切除的胃癌患者，更是普通人的2.50倍（$P<0.05$）。另一个纳入标准控制比较好的早期研究跟踪了749例因消化性溃疡导致胃部分切除的患者（其中包括616例男性患者和133例女性患者）。首先，通过X线片显示肺部正常，无结核病，然后跟踪时间为15个月到78个月。其中有14例男性患者发展为结核病，每年结核病发病率相当于当地同样年龄段男性的5倍，尤其是术前体重低于理想体重85%的男性患者，他们肺结核的发病率是体重正常的男性（即在理想体重上下波动范围15%之内）的14倍。可能造成结核病风险升高的原因包括切除术后营养吸收功能障碍引起营养不良，导致免疫力下降等。

（十）肝硬化人群

肝硬化伴随着复杂的先天性免疫与获得性免疫功能低下，使患者容易发生细菌感染。据统计，20%~60%的肝硬化患者在住院时或住院期间都会出现细菌感染。许多研究都指出肝硬化是活动性结核病的独立危险因素。丹麦的一项队列研究跟踪了22 675例肝硬化患者，其中有151例在1977至1993年之间患上了结核病，结核病发病率为168.6/10万（其中男性为213.8/10万，女性为103.5/10万），发病率随年龄增长而增加，在65岁以上男性中达到峰值，为246.0/10万，远高于同期普通人群中的发生率。在丹麦普通人群中，55~64岁年龄段结核病总发病率为8/10万，女性只有4/10万。类似结果在结核病高发国家也有报道。印度作为结核病高发国家，曾经开展了一项回顾性研究，发现667例肝硬化患者中有50例在诊断为肝硬化后发展为活动性结核病，即活动性结核病患病率高达7 496/10万，比普通人群高15倍。

（十一）慢性阻塞性肺疾病人群

慢性阻塞性肺疾病（chronic obstructive pulmonary disease，COPD）是结核病的风险因素之一。瑞典2010年发表的一篇文章研究了约11.6万在1987到2003年在瑞典住院的40岁及以上患者，发现由慢性阻塞性肺疾病发展为活动性结核病的机会比控制组（根据性别、年龄、居住国家随机选出的普通人）高3倍，同时，COPD并发结核病患者五年内死亡的概率也高过普通结核病患者两倍（OR=2.20，95%CI，1.20~4.10）。有meta分析表明在结核病患者中，COPD风险也会高3倍（OR=3.05，95%CI，2.42~3.85），此相关性在结核病高发国家尤其明显。根据世界卫生组织统计，2019年，在世界范围内，慢性阻塞性肺疾病夺走了130万人的生命，高居2019年全球十大死亡原因第三位。吸烟和高龄为慢性阻塞性肺疾病的主要危险因素，同时也是结核病的主要危险因素。瑞典有研究表明，在年长的吸烟人群中，有高达50%发展为COPD，在持续吸烟人群中，最少有25%会发展为慢性阻塞性肺疾病。我国不仅是结核病高负担国，同时也是烟草生产和消费大国，因此，控制吸烟、控制慢性阻塞性肺疾病以及控制结核病必须同时联动。

四、特定生理状态人群结核病

（一）老年

2010年全国第五次结核病流行病学抽样调查报告显示，在活动性肺结核患者中，几乎一半是60岁及以上的患者，并且老人活动性肺结核患者中，大部分是有症状的。同年，人口普查显示，我国60岁及以上的人口约为1.78亿，占全国总人口的13.3%，不难看出老年人结核病负担更重。柳叶刀上发表的一篇有关我国结核流行病学的研究亦表明，虽然2005年到2015年，我国结核病发病率和死亡率总体都呈下降趋势，但老年人结核病所占比例在不断提高，而且，老年人结核病总发病率和死亡率（总发病率和死亡率分别为193/10万、18.7/10万）要显著高于青年人（总发病率和死亡率分别为66.6/10万、1.7/10万）。调查显示，男性在40岁后活动性结核病患病率持续上升，75~80岁间达到峰值，为2 450/10万，在80岁及以上患病率又有所下降。同样，女性活动性结核病患病率变化趋势与男性类似，自 45 岁以后活动性结核病患病率缓慢上升，70~75 岁达到峰值，为 866/10 万。涂阳患病率（即截至调查时，以所有未治愈的痰涂片为阳性的传染源总和为分子，受检人数为分母，表示人群中痰涂片阳性病例存在的频率）亦随年龄增长而增高，尤其是男性在 75~79 岁时达 368/10 万，约为 15 岁以上人口平均患病率的 5.5 倍（66/10 万）。女性涂阳患病率在 60 岁以前均保持在 50/10 万以下，65 岁以后迅速上升，75~80 岁达到峰值，为 238/10 万。菌阳患病率（即截至调查时，以所有未治愈的菌阳传染源总和，即包括涂阳和培养阳性的传染源，为分子，受检人数为分母，表示人群中痰菌阳性病例存在的频率）也有同样随年龄增长而增高的趋势。男性在 55 岁以下年龄组患病率均低于 200/10 万，之后迅速上升，并在 75~80 岁间达到峰值，高达 855/10 万。在女性当中，60 岁以下女性菌阳患病率均低于 70/10 万，但在 65 岁以后迅速上升，并同样在 75~80 岁达到峰值，为 338/10 万。更让人担忧的是，结核病防治核心信息的知晓率是随着年龄增大而降低的，15~19 岁核心信息总知晓率最高（66.5%），在 40 岁之前知晓率都可以超过 62.2%，而 60 岁及以上总知晓率最低，仅为 47.2%。随着人口老龄化，提高老年人对结核病的认识刻不容缓。

（二）儿童

由于诊断手段的限制，对于儿童结核病感染情况和严重程度还不清楚。成人肺结核诊断手段主要依赖痰标本抗酸染色涂片、结核杆菌 DNA 检测或是分枝杆菌培养，而儿童，尤其是年龄较小的儿童不会咳痰，加上儿童肺结核痰含菌量低，导致大部分儿童痰涂片或培养结果呈阴性。除了确诊儿童结核病较为困难外，儿童肺外结核病的增加，以及社会对儿童结核病的忽视等诸多原因都导致对儿童结核病负担的估算缺失。据估算，在 22 个高负担国家，9.6% 结核病患者是儿童。虽然卡介苗（Bacillus Calmette-Guérin，BCG）已相当普及，但其对于结核病的预防作用有限。尽管如此，卡介苗对预防儿童结核病的高危病症，例如结核性脑膜炎和全身播散性结核的作用还是非常明显的。卡介苗对新生儿和学龄儿童的播散性结核病和结核性脑膜炎提供 70% 以上的保护。有鉴于此，世界卫生组织继续建议为婴儿接种卡介苗。但由于卡介苗并不能充分预防结核病，应加快研发更有效的结核病疫苗。

（三）妊娠期妇女

造成妊娠期妇女结核病发生的主要原因是妊娠期妇女的内分泌环境改变，例如自主神经功能失调、肺部充血等因素，都为结核分枝杆菌在肺内生长和繁殖创造了条件。据 2011 年估计数字，全球约有 216 500（95%*CI*，192 100~247 000）妊娠期妇女有活动性结核病。妊娠中活动性结核病与孕妇及围产期多种不良结局有显著相关性，例如患有活动性结核的孕妇贫血风险约为无结核病孕妇的 4 倍（*OR*=3.9，95%*CI*，2.2~6.7），早产风险约为 2 倍（*OR*=1.7，95%*CI*，1.2~2.4），新生儿低出生体重风险同样约为 2 倍（*OR*=1.7，95%*CI*，1.2~2.4），新生儿窒息风险约为 5 倍（*OR*=4.6，95%*CI*，2.4~8.6），且围产期死亡风险约为 4 倍（*OR*=4.2，95%*CI*，1.5~11.8）。因此，结核病的早诊断对预防严重的孕产妇和围产期并发症非常重要。有研究显示，通过在全球范围内使用产前检查及产妇护理服务机构进行胸部 X 线检查，预计可筛查出约 11 万例妊娠期妇女结核病。如果使用 Xpert RIF/MTB，预计可筛查出约 12 万例妊娠期妇女结核病。可以考虑使用这种方式达到妊娠期妇女结核病的早诊断、早治疗的目的。

五、特定环境人群和物质滥用人群结核病

《2021 年中国毒情形势报告》显示，截至 2021 年底，全国现有吸毒人员 148.6 万名。无论是否已感染 HIV，吸毒人群都是结核病高危人群。如果吸毒者同时感染了 HIV，感染 MTB 和发展为结核病的概率就更高。吸毒者无论是结核潜伏感染还是结核病，发病率都高于未吸毒人群。纽约的

一项长达8年的跟踪调查，追踪了858名接受政府福利救助的瘾君子（吸毒或者酗酒者），结果显示结核病发病率相当于744/10万，是对照组（年龄匹配的普通人群）的14.8倍。在荷兰阿姆斯特丹美沙酮项目招募的872名瘾君子研究中发现，有HIV感染的瘾君子发展为活动结核病的概率是普通人群的13倍（a*OR*=12.85，95%*CI*，3.38~48.81）。即使那些没有HIV感染的瘾君子，他们发展为结核病的概率还是普通人群的6倍。因此，建议在瘾君子当中定期进行结核病筛查。在静脉吸毒人群中，发生肺外结核的风险高于普通人群。同时，在吸毒人群治疗方面还有特别的挑战，比如依从性差、容易治疗失败、可能导致耐药等等。此外，常用的结核病治疗药物，比如异烟肼、利福平、吡嗪酰胺，可能具有肝毒性，对于静脉吸毒人群来说，慢性肝炎发病率比较高，需要特别注意。利福平还可能减少美沙酮的半衰期，所以使用时要考虑加大美沙酮用量。

吸烟也是结核病的危险因素。吸烟者结核菌素皮肤试验阳性机会显著增加，大约是非吸烟者的两倍。如果选择5mm作为阳性临界点，则*OR*=2.08（95%*CI*，1.53~2.83）；如果选择10mm作为阳性临界点，则*OR*=1.83（95%*CI*，1.49~2.23），该趋势即使控制饮酒和社会经济因素依然维持不变。吸烟者感染结核病，尤其是肺结核的概率高于非吸烟者。即使是被动吸烟者，尤其是儿童被动吸烟者，感染结核病的概率都高于非被动吸烟者。吸烟问题对于结核病控制是一个非常大的挑战。广州市开展的一项病例对照研究发现，吸烟（定义为一生中连续或累计吸烟6个月或以上，或一生中累计吸烟在100支以上者）、过量饮酒（定义为平均每日饮入乙醇总量>40g，时间在1年以上）等都是广州普通人群肺结核发病的危险因素。

2008年发表的一篇综述表明，过量饮酒（定义为平均每日饮入乙醇总量≥40g）和活动性结核病有显著相关性。相对于未达到过量饮酒标准的参与者，过量饮酒者发生活动性结核病的相对危险约为3倍（*OR*=2.94，95%*CI*，1.89~4.59）。此趋势和结果在加入其他控制因素之后依然维持不变。这种风险可能是由于饮酒本身影响免疫系统导致的，也可能是由于过量饮酒者的社交模式场所，例如酒吧等导致，亦可能二者兼而有之。另一篇综述报告显示，相对于不饮酒者，酒精使用者结核病风险高35%（*RR*=1.35，95%*CI*，1.09~1.68）。过去几年，酒精消费在中国的增长速度很快，酒精饮品生产量以及相关的伤害也都稳定增长。相信上述信息将引起各方关注。

除物质滥用，特定环境也可能增加结核病感染可能性，例如监狱和学校等。监狱中许多在押人员本身也是结核病易感人群，例如滥用酒精者或瘾君子，因此增加了MTB感染率和结核病发病率。加上监狱中在押的结核病患者往往不能及时被发现和得到治疗，世界各地监狱在押人员多为结核病高发人群，其发病率是普通人群的几倍甚至几十倍。巴西多拉杜斯监狱中一项结核病调研显示，监狱中结核病发病率是普通人群的40倍，为1 044/10万［95%*CI*，(797~1 344)/10万］，而普通人群中结核病发病率为26/10万［95%*CI*，(23~31)/10万］。我国甘肃省平凉监狱2005年调查显示，结核病总患病率为2 566/10万，是当地居民的45.8倍。此外，监狱还面临一些环境问题，例如过度拥挤、通风不良等。除此以外，监狱在押人员由于一些个人因素，也更容易成为结核病患者，例如静脉注射吸毒、HIV感染、营养不良、精神紧张等等。有些监狱还是耐多药结核病高发场所。鉴于此，世界卫生组织和红十字国际委员会（ICRC）专门撰写了《控制监狱结核病，项目管理人员手册》（*Tuberculosis Control in Prisons，A Manual from Programme Managers*），美国国际开发署（United States Agency for International Development，USAID）也专门发表了《监狱结核病控制指南》（*Tuberculosis in Prisons：A Growing Public Health Challenge*），以针对性指导监狱应对结核病问题，例如鼓励监狱和卫生部门、非政府组织等合作，建立监狱工作组，启动国家监狱结核病控制行动等。这些指南也可以帮助我们更加有针对性地开展监狱中结核病防治工作。

学校，尤其是结核病高发国家学校，常常成为结核病暴发的环境。结核病是一种严重的校园公共卫生挑战。世界卫生组织在第 2 版《国家结核病规划指南——儿童结核病管理》(*Guidance for National Tuberculosis Programmes on the Management of Tuberculosis in Children*)中提到人群聚集场所,例如监狱和学校,特别值得关注。2015 年新发结核病患者中有学生 34 260 人,占当年新发结核病总数的 3.97%;2017 年,新发结核病患者中有超过 40 000 名学生,占当年总新发病例的 4.87%。在不同年龄段学生当中,16~18 岁年龄组学生占比最高,为 39.3%,远高于 13~15 岁的 16.3%。其原因可能是 16~18 岁年龄段学生面临高考压力、睡眠不足等问题。针对学生结核病高发状况,为加强学校结核病防治工作,有效防范学校结核病疫情的传播流行,国家卫生计生委办公厅和教育部办公厅在 2017 年发布了《学校结核病防控工作规范》,要求在入校新生、教职员工常规体检和密切接触者中开展结核病筛查工作;学校需通过健康教育课、主题班会、专题讲座等宣传防治结核病核心内容;加强通风换气,做好校园环境保洁工作;并完善病例报告和疫情检测工作等。2020 年,国家卫生健康委、教育部组织专家制定了《中国学校结核病防控指南》(2020 年版),不仅延续了 2017 年《学校结核病防控工作规范》,而且细化了不同场景的处理方案、学校结核病疫情处理流程等,相信在相关指南的指导下,校园结核病发病率会保持逐年下降趋势。

(赵艳平 杨坤云 孙丽珍)

第三节 高危人群结核病诊治现状

随着相关疾病的增加,结核病合并糖尿病、HIV/AIDS、风湿性疾病、肝脏疾病、肾脏疾病、器官移植相应增多,孕妇、儿童和老年等结核病患者也相应增多,这部分高危人群结核病在早期诊断及治疗上存在诸多困难,抗结核药物引起的不良反应多,治疗失败率高。由于高危人群存在基础疾病,该类患者合并结核病的诊断、治疗、预防和随访均涉及跨学科、跨专业的基础知识,对基础疾病的治疗和管理显得尤为重要,治疗方案也随基础疾病不同而需要相应调整。而且目前国内多数结核病医院仍以专科医院为主,缺乏高危人群基础疾病专科,因而该类患者合并结核病的诊治和随访都存在一些困难,其结局和预后往往不良。

一、风湿性疾病合并结核病

风湿性疾病泛指累及全身肌肉与结缔组织或伴有免疫功能紊乱的自身免疫性疾病,需长期药物治疗,主要以糖皮质激素、免疫抑制剂的联合应用为主,然而,长期使用糖皮质激素和免疫抑制剂将导致机体免疫功能不同程度下降,使得患者对感染的易感性增加,其中结核分枝杆菌感染为之一。因长期使用糖皮质激素和免疫抑制剂,常导致患者结核感染的临床表现不典型,往往很难鉴别是疾病本身所致还是并发结核感染所致。可能误诊误治,从而失去最佳治疗时机。此外,风湿性疾病患者并发肺外结核的概率也高于普通人群。风湿性疾病患者结核病发生率高,并发结核病患者病情重而复杂,发病隐匿,早期症状不典型,诊断难,易误诊,且治疗棘手,不良反应多,药物选择和治疗方案有其特殊性。因此,结核科和风湿科医生应加强协作,共同管理,提高诊治意识。积极进行结核病筛查与防治,对降低风湿性疾病患者并发结核病的发生率和死亡率具有重要意义。

二、HIV/AIDS 合并结核病

结核病是 HIV 感染者的主要死因,HIV 感染者罹患活动性结核病的概率是普通人群的 26

倍，HIV 感染也是影响结核病疗效的重要因素。此外 TB/HIV 双重感染增加了患者罹患耐多药结核病 / 广泛耐药结核病的概率。meta 分析表明，HIV 合并 MDR-TB 患者结核病的治疗成功率为 34.9%~49.9%。WHO 报道 2017 年全球结核病队列治疗成功率为 85%。来自 121 个国家的 HIV 感染合并结核病 2017 年患者队列中结核病的治疗成功率仅为 75%。纳入全球 151 项研究的 meta 分析表明，HIV 合并结核病患者，结核病治疗成功率仅为 71%（95%*CI*，63.7%~77.8%）。因此，HIV 和 TB 是全球两大公共卫生问题。HIV 合并 TB 并非两个病原体感染的简单合并，而是相互影响、相互促进的，给该疾病的诊断和治疗带来严峻挑战。因此要求各学科将两者放在一起考虑和处理，而不能将其分别作为单独的疾病对待。HIV/TB 双重感染者死亡率较 HIV 阴性结核病患者高，治疗过程中面临着严峻的挑战，包括抗病毒治疗的启动时间、药物相互作用、药物耐受性和结核病相关免疫重建炎症综合征的预防与治疗等等。

1. 临床症状不典型　HIV 合并 TB 由于常合并有其他细菌、真菌、病毒等混合感染或免疫力低下，所以临床表现往往不典型。

2. 临床诊断困难　往往需要综合结核免疫学、支气管镜相关检查等多种检测手段帮助诊断，同时还需要仔细与深部真菌感染、艾滋病相关消耗综合征、非结核分枝杆菌感染、巨细胞病毒或其他机会性感染鉴别。尤其是在南方沿海地区，CD4$^+$T 淋巴细胞计数<50 个 /μl 的 HIV 患者罹患非结核分枝杆菌感染和深部真菌感染更常见，因而诊断更加困难。

3. 肺外结核多见　尤其是当 CD4$^+$T 淋巴细胞计数<200 个 /μl 时，HIV 患者肺外结核发生率明显升高。有研究表明，HIV 患者 CD4$^+$T 淋巴细胞计数越低，肺外结核发生率越高。

4. 胸部影像学表现不典型　当 HIV 感染进展，机体免疫功能受到抑制时，尤其 CD4$^+$T 淋巴细胞计数<200 个 /μl 时，X 线片或 CT 呈现不典型性改变，有时很难与肺部真菌感染、肺癌影像学表现相鉴别。

5. 易发生耐多药结核病　HIV 感染是 XDR-TB 发生的独立危险因素。有国外学者研究结果显示，HIV 感染者与非 HIV 感染者的单耐药结核病发生率分别占 37% 和 19%，耐多药结核发生率分别占 19% 和 6%，均有显著升高。部分国内研究发现 HIV 阳性的结核感染者结核耐药发生率高于单纯结核感染者。

6. 结核相关实验室检查特点　PPD 试验对于诊断 TB 临床意义不大。痰涂片抗酸染色阳性率低，HIV/AIDS 合并结核病由于免疫缺陷，细胞免疫反应与变态反应均受抑制，痰抗酸杆菌阳性率仅有 15%~20%。而且当 HIV 合并 TB 感染者 CD4$^+$T 淋巴细胞计数<50 个 /μl 时，将近 50% 痰抗酸杆菌阳性为非结核分枝杆菌感染。体外 γ 干扰素释放试验（interferon gamma release assay，IGRA）在 HIV 合并 TB 双重感染中随 CD4$^+$T 淋巴细胞免疫力不同而有差异。CD4$^+$T 淋巴细胞计数在 200 个 /μl 以上，IGRA 的灵敏度和特异度与普通结核患者相似。在 CD4$^+$T 淋巴细胞计数小于 200 个 /μl 时，随着 CD4$^+$T 淋巴细胞计数减少，IGRA 的灵敏度和特异度均降低。尤其是在 CD4$^+$T 淋巴细胞计数<50 个 /μl 时，IGRA 阳性有诊断意义，但 IGRA 阴性在排除结核诊断中意义不大。结核组织病理情况根据机体的免疫状态不同而有差异。AIDS 合并 TB 的病理改变在不同的免疫水平表现不一致。HIV 感染早期病理改变为典型的结核性肉芽肿，含有较多的上皮细胞、朗汉斯巨细胞和 CD4$^+$T 淋巴细胞，病灶中结核菌数量较少。HIV 感染晚期（AIDS 期），由于重度免疫抑制，多表现为粟粒性结核或无反应性结核，病灶内炎性肉芽肿改变，缺乏上皮样细胞与朗汉斯巨细胞，CD4$^+$T 淋巴细胞也极少，干酪样坏死较少见。

7. 治疗特点　所有合并结核病的 HIV 感染者，无论 CD4$^+$T 淋巴细胞计数水平如何，均应接受高效抗反转录病毒疗法（HAART）。鉴于免疫重建炎症综合征（IRIS）即便出现也很少导致死亡，目前主张尽早进行 HAART。对于艾滋病合并结核病患者,均建议先给予抗结核治疗,之后再启动 HAART。对于 $CD4^+T$ 淋巴细胞<50 个 /μl 的严重免疫缺陷的患者,建议在抗结核治疗 2 周内开始 HAART;对于 $CD4^+T$ 淋巴细胞≥50 个 /μl 的患者,建议在 8 周内尽快启动 HAART。HIV 感染孕妇合并活动性结核病,为了母亲健康和阻断 HIV 母婴传播,HAART 也应尽早进行。如合并耐药结核病[包括多重耐药结核病(MDR-TB)及广泛耐药结核病(XDR-TB)],在确定结核分枝杆菌耐药使用二线抗结核药物后 8 周内开始抗病毒治疗。对于合并活动性结核病的儿童,无论 $CD4^+T$ 淋巴细胞水平多少,均建议在抗结核后 8 周内尽早启动 HAART。对于中枢神经系统结核病患者,早期启动 HAART 发生 IRIS 的风险较高,需注意严密观察。这类患者启动 HAART 的最佳时机尚未明确。

由于抗结核药物和抗 HIV 药物毒副作用大,药物毒副作用叠加和部分药物存在相互拮抗作用,导致治疗更复杂,耐药菌增加,治疗效果较差,不良反应多。因此,HIV 合并 TB 在治疗上面临着治疗时机的选择、药物相互作用、结核相关性免疫重建炎性综合征(Tuberculosis-associated immune reconstitution inflammatory syndrome,TB-IRIS)、药物性肝损伤等问题。总之,HIV 合并 TB 发病机制复杂,临床表现不典型,实验室检查阳性率低,导致 HIV 感染结核诊断困难,治疗复杂,副作用大,不良反应多。

三、糖尿病合并结核病

已有研究表明大约 15.3% 的 TB 患者合并有糖尿病,糖尿病合并结核病(DM-TB)的双重负担是一个重大的全球公共卫生问题。在过去的 10~15 年的研究表明,糖尿病(包括 1 型和 2 型)会增加活动性结核病的风险。与无糖尿病的结核病患者相比,DM-TB 患者的治疗转归更差。因此,低收入和中等收入国家迅速增长的糖尿病患病率威胁着结核病防治工作,并有可能阻碍 2035 年终止结核病这一“可持续发展目标”的实现。

糖尿病合并结核病往往临床症状不典型,不能做到早期发现,特别是高龄患者,常临床症状重,往往伴有发热等中毒症状,发烧和咯血发生率更高。DM-TB 患者的痰菌阳性率高,影像学表现不典型,往往缺乏特异性,下叶多见,多伴有厚壁空洞,干酪性病变多见,且沿支气管播散多见。DM-TB 患者预后欠佳,与无糖尿病的肺结核患者比,有更高的治疗失败率、复发率。有研究显示 DM-TB 患者的死亡率和治疗失败率分别为无糖尿病患者的 6 倍和 2.5 倍。meta 分析提示 DM-TB 患者的复发率是无糖尿病患者的 3.89 倍。DM-TB 患者的肺结核治疗效果欠佳主要受细胞免疫受损、耐药率高、血浆抗结核药物浓度低和痰菌阴转延迟等因素影响。除了肺结核治疗效果差,糖尿病还影响肺结核患者的健康相关生活质量。DM-TB 患者的治疗与管理还存在许多问题与挑战。目前大多数研究是基于流行病学基础进行的,而许多与优化管理有关的问题仍未得到解决。抗结核治疗是否应根据患者个体情况、药物剂量或药物浓度监测进行调整,以减少治疗失败、结核病复发和药物毒性等这些问题显然需要包括随机临床试验在内的更多研究,将基础科学与临床决策和政策有效地结合起来,才能进一步回答。

四、慢性肾脏病(CKD)合并结核病

与普通结核病相比,CKD 合并结核病症状往往不典型,临床表现更重。CKD 患者肺外结核也十分常见,因此出现不能解释的全身非特异性症状的患者均应将结核病作为鉴别诊断之一。透析患者原因不明的发热、体重下降、厌食、肝肿大、不能解释的肺部浸润病灶、胸腔积液、腹水、淋巴结肿大,都应考虑有无活动性结核病而需要进一步检查。腹膜透析患者发生结核性腹膜炎时临床表

现比较隐匿,体征不明显,应注意仔细鉴别。CKD 患者免疫力低下,肺部病灶可能出现在肺部任何部位,从而使得影像学表现也不典型。CKD 合并结核病患者预后欠佳,主要是由于患者依从性差、药物耐受性差所致,同时预后也受细胞免疫受损、耐药发生率高、血浆抗结核药物浓度低和痰菌阴转延迟等因素影响。与普通结核病患者相比,CKD 合并结核病患者具有更高的治疗失败率、复发率及全因死亡率。有研究显示 CKD 合并结核患者的死亡率高达 31%。

五、肺尘埃沉着病合并结核病

肺尘埃沉着病合并结核病在影像及病理学上表现繁杂,给临床诊断带来了很大的困难。肺尘埃沉着病合并结核病可导致病情迅速恶化,出现结核病灶的渗出,干酪样坏死形成空洞,或伴细菌、真菌感染,致使病情加重。肺尘埃沉着病合并结核病患者全身免疫力降低,可出现多种并发症,如肺部感染、呼吸衰竭、心力衰竭、肺源性心脏病、自发性气胸等,治愈率较低,病死率极高。目前,影像学检查、细菌学检查、免疫学检查、分子生物学技术等都成为肺尘埃沉着病合并结核病早期诊断十分重要的方法,对早期诊断和及时治疗起到十分重要的作用。

六、老年结核病

随着人口老龄化,机体的呼吸系统自净及局部免疫功能下降,合并症(慢性阻塞性肺疾病、心血管疾病、糖尿病、肾功能衰竭、胃切除术等)增多,老年结核病的发病率呈逐年增高的趋势。目前老年结核病患者还没有引起大家足够的重视,缺乏针对老年结核病的防控指南及技术规范,试点及研究工作也较为有限。老年结核病的病程长,临床症状不典型或被其他合并疾病所掩盖,合并症和并发症多。老年肺结核患者影像学表现呈多态性,病变范围广,病灶部位不典型,累及肺野数多,实变更多见,而诸如结节、树芽征等典型肺结核的影像学改变则相对少。由于老年人生理机能不断下降,各器官的储备功能也随之下降;而且老年人往往合并高血压、糖尿病、冠心病、COPD 等多种慢性疾病,抗结核治疗可能需要联合多种其他药物长期使用,使药物不良反应在老年人中表现得更为突出。由于老年人抵抗力弱,免疫力低下,再加上合并症多、营养不良等因素的影响,老年肺结核容易复发。因此,老年结核病患者应纳入高危人群,对其用药及治疗方案的制订进行管理。

七、儿童结核病

儿童结核病是一个严重的公共卫生问题。其临床表现缺乏特异性、痰含菌量少、标本采集困难,这些因素使儿童结核病的诊断面临着巨大的挑战,容易漏诊和误诊。儿童,尤其是婴儿和 5 岁以下的结核潜伏感染患儿,具有较高进展为活动性结核病的风险,容易发生结核性脑膜炎、全身播散性结核病,甚至死亡等严重情况。构建高水平、快速、准确诊断的困难依然是改善患儿预后的主要绊脚石。儿科医师是儿童结核病患者的首诊者,在结核病防治战略中发挥着重要作用。因此临床医师,特别是儿科医师,应当充分学习儿童结核病的特点,与结核病专科医师共同努力,利用现有资源将多种诊断方法联合起来。也可以尝试建立一个得到微生物培养金标准验证的精准的结核病临床评分体系来协助临床诊断,并推广应用于诊断资源匮乏的地区。通过儿童结核病的早发现、临床确诊率的提高、及时有效的治疗、最终实现改善儿童结核病预后和零死亡的美好愿景。

（卢洪洲　邓国防　黄文胜）

第四节 高危人群结核病防控策略及意义

一、结核病控制策略

迄今为止,结核病仍然是严重危害人类健康的主要传染病,是全球关注的公共卫生和社会问题。结核病主要经呼吸道传播,不仅危害患者的健康,给患者带来躯体痛苦和经济负担,而且容易传染给他人,也是因病致贫和因病返贫的主要原因,对社会经济发展和国家稳定造成影响。

(一) 全球结核病控制策略与措施

世界卫生组织(WHO)1995 年启动了"现代结核病控制策略",2006 年将其升级为"遏制结核病策略",2016 年开始实施"终止结核病策略"(End TB Strategy)。终止结核病策略遵循的基本原则包括:实施政府引导和问责、开展监测与评价;与民间团体组织和社区建立强有力的联盟;保护和促进人权、伦理和公平;在全球合作的前提下,在国家层面对策略和目标进行适当调整。

终止结核病策略的具体措施包括三大支柱。一是以患者为中心的一体化关怀与预防,实施结核病早期诊断,包括药敏检测的普遍可及、开展接触者及高危人群系统筛查;治疗包括耐药肺结核患者在内的所有结核病患者,为患者提供支持服务;开展结核病 / 艾滋病合作活动,管理合并感染;开展高危人群预防性治疗及接种结核病疫苗。二是强有力的政策和支持系统,为结核病关怀与预防做出政治承诺、提供充足的资源;社区、民间团体组织、公立和私立卫生服务供方共同参与;全民健康覆盖政策和病例报告监管框架,进行人口动态登记,保证药品质量及合理使用,实施感染控制措施;开展社会保障、减轻贫困和针对结核病其他决定因素的行动。三是加强研究和创新,发现、开发和快速采纳新的工具、干预措施和战略;通过研究优化实施和效果,促进创新。

在"以患者为中心的一体化关怀与预防"中,终止结核病策略明确提出:确定高危人群的分布情况,并精心计划对他们进行系统的活动性结核病筛查以加强早期病例发现工作,有助于减少结核病的传播风险、不佳治疗效果、不良健康后遗症以及不利的社会和经济后果;对结核病患者的接触者,特别是五岁以下儿童、HIV 感染者以及暴露于矽尘的工人,应当进行活动性结核病筛查。

(二) 中国结核病控制策略与措施

随着全球结核病控制策略的不断升级并结合我国的实际情况,已形成了具有中国特色的结核病控制策略。坚持预防为主、防治结合、依法防治、科学防治,坚持政府组织领导、部门各负其责、全社会协同,坚持突出重点、因地制宜、分类指导、稳步推进的原则开展结核病预防控制工作。依托疾病预防控制机构、结核病定点医疗机构和基层医疗卫生机构"三位一体"的防治服务体系开展"防、治、管"结核病控制工作。

2017 年 2 月 1 日,国务院办公厅印发《"十三五"全国结核病防治规划》,对结核病防控政策和策略提出了具体的要求。主要的技术措施包括以下几项内容。一是多途径早期发现患者,通过因症就诊、重点人群主动筛查和健康体检等多途径发现肺结核患者。二是规范诊疗行为,遵循"早期、联合、规律、适量、全程"的原则,推行标准化治疗方案,推广使用固定剂量复合制剂。三是做好患者健康管理服务。四是逐步推行预防性治疗工作,对 LTBI 中的发病高危人群开展预防性治疗,以降低其发病风险。五是加强宣传教育,加大对大众人群结核病防治核心知识及知识要点的健康教育,提高公众的核心知识知晓率,提高人群的自我防护意识。六是提高信息化管理水平,强化信息整合,提高结核病管理信息的及时性、完整性和准确性,规范结核病信息报告。

（三）实施结核病控制策略的挑战

1. 患者发现和治疗还存在很大问题。2019 年全球估算有 996 万(894 万～1 100 万)结核病发病病例,登记了 710 万新发病例,占全球估算新发病例的 71.3%。2019 年结核病治疗覆盖率为 71%,全球发现患者的治疗成功率为 85%。估算新增 46.5 万(40.0 万～53.5 万)例利福平耐药病例,仅 20.6 万被发现,占全球估算病例的 44.3%。其中的 17.7 万例(86%)采用了包含二线药物的治疗方案,2017 年队列成功完成治疗的患者比例为 57%。估算结核病发病病例中 8.2% 是 HIV 感染者,估计发病的 81.5 万名 TB/HIV 患者中,登记报告的患者为 45.6 万例,其中 39.9 万例(88%)接受了抗反转录病毒治疗。我国普通肺结核患者的发现和治疗成功率总体上处于较高的水平,但利福平耐药患者的发现率和纳入治疗率均较低。

2. 预防性治疗还没有广泛开展。要实现 2030 年和 2035 年结核病发病率分别在 2015 年基础上降低 80% 和 90% 的目标,需要在 2025 年之后,全球空前加快结核病发病率的下降速度。这就要求当前全球约 17 亿已经感染结核分枝杆菌者发生结核病的风险必须由目前的 5%~15% 大幅降低。对于结核病高发病率的国家,世界卫生组织于 2018 年发布的指南包括了一项新的建议,考虑对家庭接触了病原学阳性肺结核患者的 5 岁或以上人群进行检测和治疗。2018 年 9 月联合国大会结核病防治问题高级别会议确定了全球结核病控制的目标,其中包括在 2018—2022 年为 3 000 万人提供预防性治疗,2018—2021 年,全球接受预防性治疗的人数为 1 250 万人,占目标人群的 42%。尽管 HIV 感染者中接抗结核的预防性治疗的人数(1 030 万)超过目标(600 万),但 5 岁以下家庭密接者、5 岁及以上家庭密接者中接受预防性治疗的人数分别为 160 万人和 60 万人,仅占目标人群的 40%。中国在 2020 年 4 月 2 日由国家卫生健康委办公厅印发的《中国结核病预防控制工作技术规范(2020 年版)》中明确要求应开展预防性治疗,并提出了预防性治疗的重点对象,但该项工作尚未全面展开,尽管要求在学校发生肺结核疫情后,对患者的密切接触者中达到预防性治疗标准者要做到应服尽服,但学生人群中的预防性治疗接受率仍较低。

3. 缺乏有效预防成人结核的疫苗。卡介苗是目前唯一可用的抗结核疫苗,被广泛用于预防儿童重症结核,可为儿童期结核病提供约 60% 的保护,其保护力随着接种时间的推移而逐渐下降。尽管有候选疫苗的临床试验取得了令人欢欣鼓舞的结果,但目前尚缺乏有效的、用于暴露前和暴露后干预的成人疫苗。

4. 结核病预防、诊断和治疗经费与需求相比,仍然不足。据估计,在 2022 年以前,每年约需要 130 亿美元用于实施现存可行的干预措施。中低收入国家的结核病患者数占全球患者总数的 98%,但其用于患者诊断、治疗和预防服务的经费远远不能满足需要,甚至在近两年出现经费减少。136 个中低收入国家在 2019—2021 年的经费分别为 60 亿美元、55 亿美元和 54 亿美元。

二、高危人群结核病控制策略

高危人群结核病控制除需制定相关政策、加强能力建设、强化多部门协作、增强研究和创新以外,从技术角度来讲,应从高危人群结核病患者的发现和治疗管理、结核病预防等各个层面制定相应的技术措施,以实现对高危人群的干预。

（一）在高危人群中开展患者主动发现工作

2019 年,全球有约 30% 的结核病患者未被诊断或未被报告,以被动发现为主的结核病患者发现策略可能导致患者漏诊、发现延迟并造成结核病的社区传播,而系统筛查特定人群中的活动性结核病有助于确保早期诊断并减少漏诊。WHO 在终止结核病策略里明确提出,需要整合以患者为中心的关怀和预防措施,其中包含在高危人群中开展系统筛查。而针对不同的高危人群,WHO

和其他相关机构也提出了不同的筛查策略建议，各国研究者也开展了多项研究或项目进行策略的探索。

1. 相关指南

基于近年更多的研究证据，WHO 于 2020 年发布了《WHO 结核病综合指南模块 2：结核病的系统筛查》，对 2013 年发布的《活动性结核病系统筛查：原则和推荐》进行了更新。其中明确提出应在以下目标人群中开展结核病筛查，包括：①居住在结核病患病率达 0.5% 及以上地区的一般人群；②居住在特定场所的人群，包括城市贫民区、无家可归者社区、偏远地区、土著居民、移民和难民以及其他卫生服务可及性差的脆弱人群；③ HIV 感染者，在每一次就诊时均应进行筛查；④活动性肺结核患者的家庭内和其他密切接触者；⑤监狱和其他监管机构人员；⑥当前和既往有职业性矿尘暴露的人员；⑦居住在一般人群结核病患病率达到 100/10 万人及以上的地区且具有结核病危险因素的就诊者，包括糖尿病患者、既往结核病患者、慢性肺部疾病患者、吸烟者、酗酒者、药物滥用者、营养不良者、孕妇、免疫抑制者（器官移植、肾功能衰竭、透析等）、医务工作者；⑧胸部 X 线检查显示有纤维化病变且未经治疗者。同时针对各类人群提供了明确的筛查策略和流程的建议。

对糖尿病患者，国际防痨和肺部疾病联合会和世界糖尿病基金会（World Diabetes Foundation）于 2019 年共同发布了《糖尿病与结核病共病管理基本实践指南》，为中低收入国家的规划管理人员和一线医护人员提供实用的临床和规划建议。在糖尿病患者中开展结核病的主动发现方面，该指南建议如下。①只有在结核病负担较重的国家，即结核病现患率超过 100/10 万人的国家，才需要对糖尿病患者开展系统性的结核病筛查。②对于新诊断糖尿病患者，应当积极开展系统性的结核病筛查，如果结核病症状筛查提示存在结核病症状，则应当采用 Xpert MTB/RIF 进行进一步确诊；如条件允许，还可以考虑进行胸片筛查。若胸片筛查发现有异常，还需要采用 Xpert MTB/RIF 做进一步检查。③在已确诊糖尿病患者中，应提高对结核病的警惕。如果存在相关症状和体征，医护人员应当采用较低的结核病检测门槛。

2. 相关项目、研究及其结果

刚果通过培训接受过结核病治疗的志愿者来筛查偏远区域的高风险群体。尼泊尔的非政府组织 Naya Goreto（该组织工作人员本身就是 HIV 感染者和前吸毒者）对 HIV 感染者和吸毒者实施结核病筛查项目，拓展了以患者或同伴为主导的活动性结核病病例发现，可以提高结核病患者对筛查工作的接受度和完成度。缅甸通过社区动员，开展症状筛查、转诊和常规接触者追踪以加速活动性结核病患者的发现，启动了扩大结核病疑似病例发现项目，旨在通过社区志愿者以社区干预措施来增加病例检测，并提供奖励。柬埔寨、印度实施过在城市贫民窟进行的入户症状筛查，柬埔寨还实施了针对结核病患者接触者的筛查和对 55 岁以上农村人口的入户症状筛查。加纳在门诊部（普通门诊、艾滋病门诊、糖尿病门诊等）对有结核病疑似症状的患者进行筛查。尼日利亚在东南部三个城市贫民窟进行门诊筛查。巴西在囚犯中开展了大规模结核病筛查，结果表明大规模筛查似乎可以在疾病早期识别患者，但接受筛查的人群后续的结核病发病率并没有显著降低。

中国开展的相关试点和研究显示，主动发现可提高患者发现水平，但在不同人群中的筛查策略还需进一步完善。在医院糖尿病门诊和基层医疗卫生机构，对进行随访管理的糖尿病患者开展肺结核可疑症状筛查，并将有可疑症状的糖尿病患者转诊到结核病定点医疗机构进行胸部 X 线检查和痰检，提高了糖尿病患者中的结核病发现率和登记率。在新疆维吾尔自治区，采用 65 岁以下人群肺结核可疑症状筛查、65 岁及以上老年人进行胸部影像学检查的方法开展筛查。另外，有研究者在 65 岁及以上老年人、社区糖尿病患者、HIV 感染者 /AIDS 患者、既往结核病患者和活动性肺结核患者密切接触者中连续三年进行症状筛查和胸部 X 线检查，有可疑症状或胸片异常者进行痰检，提高了患者发现水平，降低了当地的结核病疫情，并通过卫生经济学研究，提出了与当地已有条件以及危险因素流行状况相结合的筛查策略。

有研究者对两个农村地区所有年龄≥15岁的居民进行入户症状筛查，对有可疑症状者进行胸部影像学检查和痰检，发现基于社区、乡村的症状筛查和实验室检查对提高中国高危人群中的结核病患者发现是可行的、有效的，但筛查程序需要进一步优化。还有研究者对内蒙古自治区28所医疗机构中的所有医护人员进行了症状筛查、胸部X线片检查和结核菌素皮肤试验，发现医护人员对结核病筛查的依从性较差、完成率较低，痰涂片检查的参与度较低，较多医务人员倾向于使用快速的分子生物学检查方法，提示在医务人员中开展主动发现的策略还需要完善。

（二）对结核病患者进行规范化治疗管理

高危人群中的结核病患者由于自身生理状况，抗结核治疗效果较非高危人群差。多项研究表明HIV/TB双重感染者的抗结核治疗效果不佳，痰阴转率低于其他人群，病死率甚至高达25%。糖尿病合并结核病患者与无糖尿病的结核病患者相比，病死率更高，在治疗后的2~3个月内痰涂片镜检仍为阳性。对于营养不良的结核病患者，在其治疗过程中需要开展营养支持，在结核病患者进行抗结核治疗的同时进行营养补充能提高痰阴转率。对于老年结核病患者，需高度关注抗结核治疗引起的肝毒性，因为异烟肼所引起的肝毒性发生概率会随着年龄增大而升高。其次，老年肺结核患者并发其他疾病（如心血管疾病、糖尿病等）的比例是年轻患者的2倍，老年患者因并发疾病死亡的风险是年轻患者的5倍，因此，必须重视对并发疾病的治疗。吸毒者是一个比较特殊的群体，在患结核病的同时有可能合并HIV感染，且吸毒的结核病患者治疗依从性差是最大的问题。美国一项研究表明，在对吸毒者进行抗结核治疗的同时辅以美沙酮替代治疗能提高患者治疗依从性。

针对高危人群中的结核病患者治疗管理，WHO在相关指南中也提出明确建议。在《结核菌/艾滋病病毒双重感染防治政策指南》中，建议向HIV阳性的结核病患者提供复方磺胺甲噁唑预防性治疗，在抗结核治疗的8周内尽快开始抗病毒治疗，同时要保证其获得艾滋病预防、治疗和关怀服务。《结核病和糖尿病治疗和控制合作框架》建议，对糖尿病合并结核病患者应采用与无糖尿病的结核病患者相同的抗结核治疗方案，但在部分地区对糖尿病合并结核病患者的治疗疗程适当延长。

（三）开展感染者预防性治疗

结核病易感人群或具有高风险进展为活动性结核病的患者需要进行结核感染筛查和预防性治疗。WHO在终止结核病策略的第一个支柱“以患者为中心的一体化关怀与预防”中提出，应在高危人群中开展预防性治疗。WHO在2015发布了《潜伏结核感染管理指南》并于2018更新，2020年发布了结核病预防性治疗的综合指南和操作手册，指出需对以下高危人群开展预防性治疗。①HIV(+)患者；②与细菌学阳性肺结核患者密切接触的家庭成员；③其他高危人群：包括接受抗肿瘤坏死因子治疗的患者、接受透析治疗的患者、器官移植、血液移植患者和尘肺患者；在低发病率国家，还需考虑监狱人群、卫生工作者、来自结核病高负担国家的移民、无家可归者和吸毒人群。预防性治疗的方案根据当地的结核病发病率状况和服药者的年龄而定，包括异烟肼每日服药持续6个月或9个月方案、利福平和异烟肼每日服药持续3个月方案、利福喷丁和异烟肼每周服药3个月方案等。

多项研究显示预防性治疗可降低多种高危人群的结核病发病风险。预防性治疗对HIV感染者的保护率为28.4%~55.8%，对密切接触者的保护率为64.45%~71.1%，对器官移植者的保护率为100%，对风湿性疾病患者的保护率为67.0%~100%，对肿瘤患者的保护率为100%。在老年人中开展预防性治疗的研究较少，近期在中国的一项随机对照试验结果显示，在老年人中开展预防性治疗需要慎重。

（四）落实结核感染控制措施

针对传染源、传播途径和易感人群的结核感染控制措施，在预防结核分枝杆菌感染、切断结核病传播中发挥关键作用。WHO在《结核感染预防控制指南（2019更新版）》《结核菌/艾滋病病毒双重感染防治政策指南》《结核病和糖尿病治疗和控制合作框架》和《监狱结核病控制指南》等多个指南以及终止结核病策略中均明确指出，在医疗机构、人口聚集场所和结核病患者家庭中均应采取结核感染控制措施。

在医疗卫生机构内，应将疑似结核病患者/结核病患者与其他类型的就诊者分开，缩短其在医疗机构内的停留时间，及早明确结核病诊断，并尽快纳入规范化治疗管理；保持机构内各区域良好的通风，必要时采用紫外线照射杀菌等空气消毒措施；在与传染性结核病患者接触时，医护人员和其他人员应佩戴医用防护口罩。

在人群聚集场所，要注意避免人群拥挤，对需要在聚集场所长期停留的人员，需要在进入时进行结核病筛查；聚集场所应符合国家公共建筑通风标准和规范，必要时可采用紫外线照射杀菌；一旦发现该场所内有传染性结核病患者，应进行物理隔离，并进行消毒。

在传染性结核病患者家庭内，应督促患者按要求服药和随访；及时开展密切接触者筛查；让患者避免与老年人、5岁以下儿童接触；患者应分室居住，保持房间里空气流通；患者尽量避免外出，必须外出时应佩戴外科口罩，避免乘坐公共交通工具；应注意咳嗽礼仪，处理好痰液等口鼻分泌物。

三、高危人群结核病管理的意义

（一）实现2035年终止结核病和2050年消灭结核病目标的要求

WHO和遏制结核病全球合作伙伴组织（STOP TB Partnership）的目标是构建一个无结核的世界，即在2050年将结核病发病率降低至1/100万以下。WHO在2014年提出的终止结核病策略中确定的总体目标是到2035年，因结核病死亡人数比2015年下降95%，结核病发病率降低90%（相当于从2015年的110/10万下降至2035年的10/10万），因结核病而造成灾难性支出的家庭为0。同时提出了结核病防控措施、政策和保障系统、研究与创新等3大支柱，用以指导2015年后的结核病防控工作。

要达到“终止结核病策略”的目标，结核病发病率的年递降率应在2020年之前达到4%~5%，在2025年达到10%，在2025—2035年达到17%才有可能实现。但近年来全球的结核病发病率年递降率远未达到这个速度，将使2035年和2050年目标的实现成为空中楼阁。即使全球能实现10%的年递降率，到2050年的结核病发病率也将是消灭结核病目标的1 000倍。要达到2050年的目标，自2015年起，发病率和死亡率的年递降率需要分别达到20%和14%。一项模型研究显示，仅仅将现行的所有干预措施进行整合，很难达到“终止结核病策略”中降低发病率的目标，再增加老年人群的结核病患者主动发现和预防性治疗，会有效助力达成2025年和2035年的目标。

要实现这一宏大的目标，需要在2025年时在防控技术方面取得巨大进展，其中包括对高危人群开展系统筛查、进行预防性治疗，以及与其他疾病控制国家规划的联合行动。

（二）开展高危人群管理的必要性

由于结核病发病风险高，再加之部分高危人群在全人群中所占比例较高，高危人群对结核病发病的贡献不容忽视。Knut等研究者采用多种危险因素的相对危险度、22个高负担国家人群危险因素的患病率，采用加权平均的方法计算了各种危险因素对结核病的归因分值，结果显示，对22个结核病高负担国家而言，各种危险因素对结核病的贡献率分别是HIV 11%，营养不良27%，糖尿病 7.5%,酗酒 9.8%,吸烟 15.8%,室内空气污染 22.2%。而对中国来说,由于危险因素在中国人群中的分布差异,贡献率分别为 HIV 1.3%,营养不良 16.5%,糖尿病 6.9%,酗酒 11.1%,吸烟 21.4%,室内空气污染 24.2%。而全球结核病报告显示,估算 2018 年全球有 86 万 HIV/TB 双重感染者,25.1 万人死于 HIV/TB 双重感染。这些结果显示在高危人群中开展结核病控制至关重要。

（三）已有的成功经验

过去的数十年中,多个国家和地区采取了包含高危人群结核病管理的综合结核病控制措施,当地的结核病疫情得到有效控制。

20 世纪 50 年代初,格陵兰、阿拉斯加和加拿大西北地区的因纽特人结核病疫情十分严重,死亡率每年高于 0.5%,涂阳肺结核发病率和患病率分别约为 1% 和 2%,结核分枝杆菌感染风险每年高于 15%。自 20 世纪 50 年代起,这三个地区在全人群中集中开展强化的主动病例发现(每年开展大规模胸部影像学检查,先进行胸透,发现可疑结节后拍片,同时收集痰标本进行细菌学检查)、对筛查发现的全部活动性结核病患者进行抗结核治疗、进行卡介苗(BCG)免疫接种、开展化学预防等强化结核病控制项目。到 20 世纪 70 年代初,三个地区因纽特人的结核病疫情得到有效控制,结核病死亡率年下降率为 40%,每 2~3 年下降一半;结核病发病率下降至 10/10 000~20/10 000,部分地区年下降率高达 17%;阿拉斯加地区的结核分枝杆菌感染风险由 8% 下降至 0.3%,年均下降 20%。

日本结核病报告发病率在 20 世纪 50 年代高达 600/10 万,日本政府颁布了结核病防治法,并开展大规模集中筛检、密接者调查、转诊可疑症状者和疑似患者、确定标准化疗方案和疗程、强制住院、接种 BCG、开展预防性治疗等综合防控措施,日本 2013 年的结核病报告发病率下降至 15/10 万,其中 1965—1978 年更是实现了每年 10% 的下降幅度。

（四）开展高危人群结核病控制的意义

在日本和格陵兰、阿拉斯加和加拿大西北地区开展的包含高危人群管理在内的综合措施在过去几十年中显现出巨大成效,在中国近期开展的几项以高危人群主动发现为主要干预措施的研究也显示,在老年人、糖尿病患者、HIV 感染者 /AIDS 患者、既往结核病患者、活动性肺结核患者密切接触者中开展主动筛查可显著提高患者发现水平,并明显降低当地结核病疫情。

同时,开展高危人群结核病管理可改善患者预后,降低结核病死亡风险。有研究表明,整合 HIV、TB 医疗服务能减少患者的转诊延迟和失访,对 HIV/TB 双重感染者开展双向检测能降低因结核引起的死亡率;在老年人中开展主动发现能提高结核病的检出率,及早发现更多的结核病患者,及时开展规范化治疗管理;在糖尿病患者中主动开展结核病筛查、利用电子医疗病历系统进行监测,能提高糖尿病患者中肺结核患者发现水平,提高患者的生存率;对于营养不良的结核病患者,成立联合营养管理团队、制定营养管理制度和流程、组织营养管理知识培训等措施构建安全有效的联合营养管理模式,能有效改善患者的营养状况,减少因营养不良而引起的复发和死亡。

另外,开展高危人群管理相关的措施也可节约资源。南非一项研究显示,对结核病和 HIV 医务人员进行交叉培训,既可以提高诊治患者的能力,同时也节约了人力资源;对老年人群中主动就诊的可疑症状者进行胸部 X 线检查和痰涂片齐 - 内染色镜检是最高效的主动就诊策略,所花费用最少;对糖尿病患者,与在临床开展结核病筛查相比,在社区水平开展筛查能发现更多的结核病患者,同时能预防更多的结核发病,患者可获得更多的生命年;对于营养不良的结核病患者,与开展肠内营养支持相比,开展肠外营养支持的费用更低。

（成 君　张 慧　王召钦）

参考文献

[1] I SHIKAWA CS, MATSUO OM, SARNO F. Latent tuberculosis infection and tuberculosis in children and adolescents. Einstein (Sao Paulo), 2018, 16 (3): O4090.

[2] BULLARBO M, BARNISIN M, VUKAS RN, et al. Low Prevalence of Active Tuberculosis among High-Risk Pregnant and Postpartum Women in Sweden: A Retrospective Epidemiological Cohort Study Using and Evaluating TST as Screening Method. Infect Dis Obstet Gynecol, 2018, 2018: 3153250.

[3] World Health Organization. Global tuberculosis report 2018. Geneva: WHO, 2018.

[4] World Health Organization. Global tuberculosis report 2019. Geneva: WHO, 2019.

[5] World Health Organization. Global tuberculosis report 2022. Geneva: WHO, 2022.

[6] 疾病预防控制局. 2021 年全国法定传染病疫情概况.(2022-04-22)[2022-12-10]. http://www. nhc. gov. cn/jkj/s3578/202204/4fd88a291d914abf8f7a91f6333567e1. shtml.

[7] World Health Organization. Tuberculosis.(2022-10-27)[2022-12-10]. http://www. who. int/news-room/fact-sheets/detail/tuberculosis.

[8] JI X, HU L, WANG Y, et al. Risk of tuberculosis in patients with rheumatoid arthritis treated with biological and targeted drugs: meta-analysis of randomized clinical trials. Chin Med J (Engl) 2022, 135 (4): 409-415.

[9] 黄安芳, 罗妍, 赵毅, 等. 风湿病患者合并潜伏性结核感染的分析. 中华内科杂志, 2016, 55 (4): 307-310.

[10] World Health Organization. Malnutrition.(2020-04-15)[2022-12-10] https://www. who. int/news-room/questions-and-answers/item/malnutrition.

[11] BATOOL R, BUTT MS, SULTAN MT, et al. Protein-energy malnutrition: a risk factor for various ailments. Crit Rev Food Sci Nutr, 2015, 55 (2): 242-253.

[12] 中华人民共和国国家卫生健康委员会. 职业病防治基本知识.(2011-04-18)[2022-12-11] http://www. nhc. gov. cn/wjw/zyws/201304/ef3c407fbdae47c7afeef7a867e217e0. shtml.

[13] 中华人民共和国国家卫生健康委员会. 国家卫生健康委员会 2022 年 4 月 25 日新闻发布会文字实录.(2022-04-25)[2022-12-11] http://www. nhc. gov. cn/xcs/s3574/202204/2fbf355668df4fd0ade8b5c3cf455f95. shtml.

[14] SUNG H, FERLAY J, SIEGEL RL, et al. Global cancer statistics 2020: globocan estimates of incidence and mortality worldwide for 36 cancers in 185 countries. CA Cancer J Clin, 2021, 71 (3): 209-249.

[15] LEE PH, FU H, LEE MR, et al. Tuberculosis and diabetes in low and moderate tuberculosis incidence countries. Int J Tuberc Lung Dis, 2018, 22 (1): 7-16.

[16] International Diabetes Federation. IDF DIABETES ATLAS 10th edition 2021. Brussels, Belgium: International Diabetes Federation, 2022.

[17] KALANTAR-ZADEH K, JAFAR TH, NITSCH D, et al. Chronic kidney disease. Lancet, 2021, 398 (10302): 786-802.

[18] World Health Organization. The top 10 causes of death (2020-12-09)[2022-12-11]. http://www. who. int/news-room/fact-sheets/detail/the-top-10-causes-of-death.

[19] World Health Organization. WHO Report on the Global Tobacco Epidemic, 2021: Addressing new and emerging products. Geneva: WHO, 2021.

[20] LI J, LI T, DU X, et al. The age-structured incidence and mortality of pulmonary tuberculosis reported in China, in 2005-15: a longitudinal analysis of national surveillance data. The Lancet, 2017, 390: S12.

[21] LANGE C, AABY P, BEHR MA, et al. 100 years of *Mycobacterium bovis* bacille Calmette-Guérin. Lancet Infect Dis, 2022, 22 (1): e2-e12.

[22] World Health Organization. Urgent call for better use of existing vaccines and development of new vaccines

to tackle AMR. Geneva: WHO, 2022.

[23] 黄凌佳, 杨舒奇, 韩杰霞, 等. 妊娠合并结核的相关研究进展. 中国生育健康杂志, 2019, 30 (1): 91-93.

[24] SOBHY S, BABIKER Z, ZAMORA J, et al. Maternal and perinatal mortality and morbidity associated with tuberculosis during pregnancy and the postpartum period: a systematic review and meta-analysis. BJOG, 2017, 124 (5): 727-733.

[25] 中国禁毒网.《2021 年中国毒情形势报告》.(2022-06/23)[2022-12-14]. http://www. nncc626. com/2022-06/23/c_1211659746. htm.

[26] IMTIAZ S, SHIELD K D, ROERECKE M, et al. Alcohol consumption as a risk factor for tuberculosis: meta-analyses and burden of disease. Eur Respir J, 2017, 50 (1): 1700216.

[27] BONE A, AERTS A, GRZEMSKA M, et al. Tuberculosis control in prisons, a manual from programme managers. Geneva: WHO, 2000.

[28] U. S. Agency International Development. Tuberculosis in prisons: A growing public health challenge.[2022-12-14] Retrieved from https://www. usaid. gov/sites/default/files/documents/1864/USAID-TB-Brochure. pdf.

[29] CHE X, LU C, TAN W, et al. TB Control in Schools, in Yu W, Lu P, Tan W,(Eds.) Tuberculosis Control in Migrating Population. Shenzhen: Springer, 2020.

[30] 国家卫生计生委办公厅, 教育部办公厅. 学校结核病防控工作规范 (2017 版).(2017-06-26)[2022-12-16]. http://www. moe. gov. cn/srcsite/A17/moe_943/s3285/201707/t20170727_310182. html.

[31] 中华人民共和国国家卫生健康委员会, 中华人民共和国教育部.《中国学校结核病防控指南》(2020 年版).(2017-06-26)[2022-12-16]. http://www. nhc. gov. cn/jkj/s7923/202012/5f40b53827ae41c5ab7827507d584cab. shtml.

[32] 邓国防, 王玉香, 陈涛, 等. 风湿免疫性疾病并发结核感染的临床特征分析. 中国防痨杂志, 2018, 40 (4): 390-394.

[33] CRITCHLEY J A. Defining a Research Agenda to Address the Converging Epidemics of Tuberculosis and Diabetes: Part 1: Epidemiology and Clinical Management. Chest, 2017. 152 (1): p. 165-173.

[34] VAN CREVEL R. Clinical management of combined tuberculosis and diabetes. Int J Tuberc Lung Dis, 2018, 22 (12): p. 1404-1410.

[35] SINGH A, PRASAD R, BALASUBRAMANIAN V, et al. Drug Resistant Tuberculosis and HIV Infection: Current Perspectives. HIV AIDS (Auckl). 2020 Jan 13; 12: 9-31.

[36] ELVIS DZELAMONYUY CHEM, MARIE CLAIRE VAN HOUT, VIVIAN HOPE, et al. Treatment Outcomes and Antiretroviral Uptake in Multidrug-Resistant Tuberculosis and HIV Co-Infected Patients in Sub Saharan Africa: A Systematic Review and Meta-Analysis. BMC Infect Dis. 2019 Aug 16; 19 (1): 723.

[37] CHAVES TORRES NM, QUIJANO RODRı GUEZ JJ, PORRAS ANDRADE PS, et al.(2019) Factors predictive of the success of tuberculosistreatment: A systematic review with meta-analysis. PLoS ONE, 14 (12): e0226507.

[38] 国务院办公厅. 国务院办公厅关于印发“十三五”全国结核病防治规划的通知. 2017.

[39] World Health Organization. Global tuberculosis report 2019. WHO/CDS/TB/2019. 15.

[40] World Health Organization. WHO consolidated guidelines on tuberculosis. Module 2: Screening-systematic screening for tuberculosis disease. 2021.

[41] World Health Organization. WHO guidelines on tuberculosis infection prevention and control: 2019 updated. https://www. who. int/publications/i/item/9789241550512.

[42] ANDRÉ E, RUSUMBA O, EVANS CA, et al. Patient-led active tuberculosis case-finding in the Democratic Republic of the Congo. Bulletin of the World Health Organization, 2018, 96 (8): 522-530.

[43] JOSHI D, STHAPIT R, BROUWER M. Peer-led active tuberculosis case-finding among people living with HIV: lessons from Nepal. Bulletin of the World Health Organization, 2017, 95 (2): 135-139.

[44] AYE S, MAJUMDAR SS. Evaluation of a tuberculosis active case finding project in peri-urban areas,

Myanmar: 2014-2016. International Journal of Infectious Diseases, 2018, 70: 93-100.

[45] JAMES R, KHIM K, BOUDARENE L, et al. Tuberculosis active case finding in Cambodia: a pragmatic, cost-effectiveness comparison of three implementation models. BMC Infectious Diseases, 2017, 17 (1): 580-586.

[46] OHENE SA, BONSU F, HANSONNORTEY NN, et al. Provider initiated tuberculosis case finding in outpatient departments of health care facilities in Ghana: yield by screening strategy and target group. BMC Infectious Diseases, 2017, 17 (1): 739-749.

[47] LI J, LIU XQ, JIANG SW, et al. Improving tuberculosis case detection in underdeveloped multi-ethnic regions with high disease burden: a case study of integrated control program in China. Infectious Diseases of Poverty, 2017, 6 (1): 151-159.

[48] CHEN C, YANG CG, GAO X, et al. Community-based active case finding for tuberculosis in rural western China: a cross-sectional study. Int J Tuberc Lung Dis, 2017, 21 (11): 1134-1139.

[49] CHENG S, TOLLEFSON D. Evaluating a framework for tuberculosis screening among healthcare workers in clinical settings, Inner Mongolia, China. Journal of Occupational Medicine & Toxicology, 2018, 13 (1): 11-18.

[50] MAIMAITI R, ZHANG Y, PAN K, et al. High prevalence and low cure rate of tuberculosis among patients with HIV in Xinjiang, China. BMC Infectious Diseases, 2017, 17 (1): 15.

[51] CAMARA A, SOW MS, A TOURÉ, et al. Treatment outcome, survival and their risk factors among new tuberculosis patients co-infected with HIV during the Ebola outbreak in Conakry. Revue Depidemiologie Et De Sante Publique, 2017.

[52] World Health Organization. Latent tuberculosis infection. Updated and consolidated guidelines for programmatic management. WHO/CDS/TB/2018. 4.

[53] LEE J, KIM E, JANG EJ, et al. Efficacy of Treatment for Latent Tuberculosis in Patients Undergoing Treatment with a Tumor Necrosis Factor Antagonist. Annals of the American Thoracic Society, 2017: AnnalsATS. 201608-647OC.

[54] GAO L, ZHANG H, XIN H, et al. Short-course Regimens of Rifapentine plus Isoniazid to Treat Latent Tuberculosis Infection in Older Chinese: a Randomised Controlled Study. Eur Respir J 2018, 53 (1): 1801470.

[55] 徐九云, 汪苗, 潘陈丽, 等. 联合营养管理在肺结核住院患者中的应用. 中华护理杂志, 2017, 01: 67-71.

[56] World Health Organization. Global Tuberculosis report 2022. 2022. https://www. who. int/publications/i/item/9789240061729.

[57] 国家卫生健康委办公厅. 中国结核病预防控制工作技术规范 (2020 年版). 2020.

[58] 成君, 赵雁林. 学校结核病防控工作中的问题和对策. 中国学校卫生, 2021, 42 (12): 1761-1766, 1767.

第二章　结核病诊断常用检查方法

第一节　病原学检查

结核病实验室工作是国家结核病控制规划重要组成部分，在结核病防治工作中起着不可缺少的重要作用。实验室检查是结核病诊断、治疗及预防控制过程中所必需的工具。结核病实验室检查，尤其是病原学检查，是发现传染源的最主要手段，是确诊结核病和选择治疗方案的主要依据，也是考核疗效、评价防治效果的可靠标准。实验室检测结果是确诊肺结核的重要依据，特别是对于耐药结核病，其重要依据就是抗结核药物的敏感性试验。耐药结核病的实验室检查与结核病常规检查基本相似，在结核病确诊之前均需要做痰涂片和痰培养检查。结核病确诊之后，通常通过快速药敏检测，如 GeneXpert MTB/RIF，初步判断是否利福平耐药。若出现耐药，则需要首先获得纯培养菌株，然后进一步对一线药物和二线药物进行药敏检测或耐药基因突变检测，以确定菌株耐药信息，辅助临床治疗和预防控制。从 2018 年 5 月 1 日开始，分子生物学检查被纳入中国结核病确诊标准。在中国逐步推行的终止结核病策略中将以细菌学检查和分子生物学检测为主（统称为病原学检查），X 线检查相结合的检查方法，作为结核病的主要发现手段。结核病的实验室检查主要有痰涂片染色和显微镜检查（痰涂片）、痰标本分枝杆菌分离培养（痰培养）、分枝杆菌药物敏感性试验、痰标本结核菌核酸检测（TB-PCR）、分枝杆菌菌种初步鉴定、NTM 菌种鉴定和分枝杆菌耐药突变基因检测等。

一、分枝杆菌显微镜检查

分枝杆菌的细胞壁外层含有大量脂质，包围在肽聚糖的外面。所以分枝杆菌一般不易着色，普通革兰氏染色时它经常不能保留结晶紫，染色后看起来像空壳，模糊不清，除非与石炭酸组合使用，否则一些常用的染色剂不能透过分枝杆菌的蜡状细胞壁。1882 年，Robert Koch 使用含碱性染料亚甲蓝的复合染色液对结核分枝杆菌进行染色，之后 Ehrlich 发现了结核分枝杆菌的抗酸性，经 Ziehl 和 Neelsen 对其进行改良后催生了至今常用的抗酸染色法。抗酸染色特性是指细菌在被苯酚染料染色后，能够对酸、醇或含酸醇的脱色耐受，保持着色持久的特性。分枝杆菌一般用齐 - 内（Ziehl-Neelsen）抗酸染色法，在加热条件下使分枝菌酸与石炭酸复红牢固结合成复合物，用 3% 盐酸酒精处理不易脱色。当再加碱性亚甲蓝复染后，分枝杆菌仍然为红色，而其他细菌及背景中的物质为蓝色，以区分抗酸菌和其他普通菌。

荧光染色法通常采用金胺 O 荧光染色液作为初染剂。抗酸菌能够抵抗高锰酸钾的复染，在荧光显微镜下可以观察到抗酸菌呈黄色荧光，而其他细菌及背景中的物质呈暗黄色。该方法不需要加热，比抗酸热染液安全，而且可用低倍镜检，能更快速找出抗酸菌，节省观察时间，减轻了工作人员疲劳。荧光染色法要比齐 - 内染色法更为敏感。荟萃分析表明，痰涂片荧光染色镜检的灵敏度较传统染色法可提高 10%。

痰涂片抗酸染色镜检是非常符合成本效益原则的细菌学实验技术。相对于临床和实验室经常采用的其他诊断和检查项目，高质量的痰涂片镜检方法有其自身特有的优势。①作为诊断手段，与 X 线检查相比，高质量的痰涂片镜检方法对传染性肺结核的诊断准确性高；②作为实验方法，痰涂片镜检方法技术操作相对简单，易标准化和操作；③检查成本低，易于接受；④建立痰涂片镜检时所需设备投入少；⑤报告结果的时间短，最快当天能出结果，能够满足临床诊断的需要；⑥可对菌阳性患者的治疗效果做出及时和准确的评价。但是由于方法灵敏度不高（含菌量 5×10^3/ml 以上才可检出阳性）及痰液质量差等原因，我国结核患者的涂片阳性率在 30% 左右，低于 50% 的预期目标。另外痰涂片抗酸杆菌镜检对实验人员的阅片经验有一定要求。因此正确指导患者留样、规范的人员培训和良好室间质控对减少假阳性、假阴性及量化误差非常重要。

二、分枝杆菌培养

分枝杆菌分离培养检查法主要用于传染源的发现、确定诊断、疗效评估、耐药监测以及流行病学调查，是结核病确诊最可靠的方法，是获得纯培养物进行菌种鉴定、药物敏感性试验以及其他生物学研究的基础。当前，中国普遍采用改良罗氏培养基来分离培养结核分枝杆菌。培养法检测灵敏度较涂片镜检法更高。通常情况下，当标本中含菌量达 100/ml 时，即可培养阳性。由于结核分枝杆菌生长缓慢，固体培养法需要 4 周以上的时间，影响结核患者的诊断和治疗的及时性。很多实验室开始采用液体培养技术，分枝杆菌液体快速培养检查可以显著缩短报阳时间。液体培养是使用分枝杆菌快速培养仪（MIGT、BacT/Alert、ESP），通过测定细菌生长代谢检测分枝杆菌生长情况的方法。以 BACTEC^{TM} MGIT960 系统为例，若接种的 MGIT 培养管中有结核分枝杆菌生长，管中的营养成分和 O_2 将不断被消耗并产生 CO_2，MGIT 培养管中的荧光显示剂将随着管内 O_2 浓度的变化而发生反应，释放荧光。荧光强度记忆探测器将每隔 60 分钟连续测定培养管内荧光强度，监测并判断管内分枝杆菌生长情况。液体培养基营养丰富，并且检测仪能连续监测，因此液体培养法提高了标本中分枝杆菌分离培养的敏感性，进而缩短报告结果的时间。为保证检查方法的可靠性，目前分枝杆菌快速培养检查系统提供了相应仪器、试剂，根据系统制订了相应的临床标本前处理方法、接种、检测和结果报告的检查规程，因此具有较好的重复性和可比性。在进行分枝杆菌快速培养检查时，标本接种前应进行去污染处理，以降低污染率。当系统报告阳性时，相应标本的培养液必须首先进行抗酸染色镜检，发现抗酸菌后方可发出阳性报告。液体分离培养结核分枝杆菌具有很多优势，如设计先进、阳性检出耗时短、阳性检出率高、使用标本广，且内置质控系统全自动，大大减轻了工作人员的负担，并有助于操作安全性的提高。

三、分枝杆菌的药物敏感性表型测定

结核分枝杆菌药物敏感性测定是耐（多）药结核病防治中必不可少的重要工具，其对耐药结核病的诊断、耐药结核病治疗方案的选择和调整、耐药监测的开展以及耐药患者的预防控制具有积极的作用。目前结核菌药物敏感实验主要分为基于固体培养基的药物敏感性试验（比例法和绝对浓度法）和基于液体培养基的药物敏感性试验（BACTEC、MGIT）和快速药物敏感性方法（Microplate assays/MIC、FASTPlaque、E-test）。

（一）结核分枝杆菌固体药敏试验

固体罗氏培养药物敏感性试验主要包含比例法和绝对浓度法，分别由法国的 G. Canetti、J. Grossete 和德国科学家 G. Meissner 于 20 世纪 60 年代首先提出。比例法为目前我国流行病学监测和耐多药结核病规划管理项目所采用的方法。药敏试验可分为直接法和间接法。直接法是指将临床标本进行前处理后，根据涂片镜检的菌量进行稀释，再直接接种到对照和含药培养基上的药敏试验方法。它适用于经显微镜验证含菌量较多的标本，其优点是分离培养和药敏试验同时进行，可以比间接法提前 3~4 周报告结果，缺点是接种量不易量化、难以控制污染。而间接法则是首先对临床标本进行分离培养，待得到肉眼可见的细菌纯培养物后再进行药敏试验。间接法报告结果较直接法慢，但基于纯培养物的操作相对容易控制菌量，具有结果比较准确、污染率较低的优点。比例法（间接法）药敏操作的基本方法为：分别接种菌量为 10^{-4}mg 和 10^{-6}mg 的待测菌于含药或对照（不含药）改良罗氏培养基斜面上培养 4 周，通过比较相同接种量的含药与不含药培养基上的菌落数差异来计算耐药比例及判定是否耐药。耐药百分比 = 含药培养基上生长的菌落数 / 对照培养基上生长的菌落数 ×100%。若耐药百分比大于 1%，则认为受试菌对该抗结核药耐药。绝对浓度法（间接法）药敏操作的基本方法为：接种菌量为 10^{-3}mg 的待测菌于对照、含高浓度药物和低浓度药物的改良罗氏培养基斜面上培养 4 周，观察菌落数，在实验室记录本上记录菌落生长情况，在对照培养基上菌落生长良好的前提下，含药培养基上生长的菌落数多于 20 个，可判定为耐药。

（二）结核分枝杆菌液体药敏试验

MGIT960 液体药敏系统是基于 BD960 培养仪的快速药敏系统，其检测方法同 MGIT960 分离培养类似。当培养管内 O_2 被利用，CO_2 浓度升高，管内荧光指示剂在特定光源的激活下释放荧光，并通过荧光强度记忆探测器每隔 60 分钟连续测定培养管内荧光强度。该系统可以实现对多达 14 种抗结核药物的敏感性检测，包含利福平、异烟肼、乙胺丁醇、链霉素四种一线药物和阿米卡星、卷曲霉素、卡那霉素、氧氟沙星、吡嗪酰胺五种二线药物，13 天即可出检测结果。PZA 药敏试验 21 天内也可以出结果，有利于患者的早期诊断和治疗。该液体药敏系统采用的方法也是比例法，在进行结核分枝杆菌的药物敏感性检测时，其判断的临界度为 1%，当不含药的对照管的 GU 值达到 400 时，系统对 MGIT 药敏管进行检测。药物管中的 GU 值小于 100 判断为敏感，大于等于 100 判断为耐药。国内一些实验室已开展 MGIT960 药敏试验。杨顺利等为了比较 MGIT960 全自动分枝杆菌快速药敏检测方法与罗氏比例法药敏检测方法的一致性，通过平行检测住院患者分枝杆菌临床分离株 245 株的利福平（RFP）、异烟肼（INH）、链霉素（SM）、乙胺丁醇（EMB）的药物敏感性，发现 MGIT960 全自动分枝杆菌药敏测定可在 4~13 天内检测 RFP、INH、SM 和 EMB 的药物敏感性，平均 7.8 天。与罗氏比例法药敏检测方法的符合率分别达到 98.78%、97.55%、96.73%、96.73%。平均符合率为 97.45%。Abe 等人评价了 MGIT960 全自动分枝杆菌快速药敏与固体法药敏检测方法的一致性，结果同样令人满意。因此 MGIT960 分枝杆菌液体药敏系统，可快速准确获得药敏检测结果，尤其适用于临床分离株的快速药敏筛检。不过，液体药敏技术的试剂和仪器成本较高，且通量受设备限制，在基层实验室推广还有一定难度。

（三）结核分枝杆菌快速药敏试验（MIC 法）

微量 MIC 快速药敏检测方法是在液体培养基基础上建立的药敏试验，即把微量的菌悬液加入多种浓度按一定比例稀释的微量药物中培养一段时间，培养完成后，未见菌落生长的最低药物浓度即为 MIC，并根据每个药物的临界阈值浓度判读结果，当测得的 MIC 值小于或等于临界阈值浓度时，即判定为敏感，反之判定为耐药。

与罗式培养法相比，MIC 测定法由于采用预先制备好的药敏板，只需加入一定量的培养基和菌悬液，手工操作时间大大缩短。最重要的是 MIC 法可以在 7~21 天内提供结果，大大缩短了药敏结果报告时间。比起固体药敏试验（比例法和绝对浓度法），MIC 检测不仅可以判断是否耐药，还能区分耐药株的不同耐药程度，可以提供更确切的耐药信息，可为个体化治疗方案的确定提供更大帮助，尤其针对某些药物（如异烟肼）疗效与剂量呈正相关的情况，在可选抗结核药物有限时可大大增加可选的药物数量。

四、分枝杆菌分子生物学检测

随着分子生物学在医学领域的飞速发展，分子生物学检查技术2018年被正式纳入结核病诊断标准。以荧光定量PCR为基础的结核病诊断技术具有高灵敏度和高特异度，其在结核病诊断中的价值近年来在世界范围内受到广泛认可。荧光定量PCR扩增和结果展示全自动化。结核分枝杆菌药敏表型和基因型的关系也逐渐被认识并应用到临床。结核分枝杆菌病原学检测、分枝杆菌菌种鉴定和结核分枝杆菌耐药突变基因检测技术主要有以下十大类：①普通荧光PCR技术；②实时荧光核酸恒温检测技术；③等温多自配引发扩增技术；④环介导等温扩增技术；⑤半巢式全自动实时荧光定量PCR技术；⑥PCR反向点杂交技术；⑦线性探针技术；⑧微阵列芯片技术；⑨熔解曲线技术；⑩全基因组测序。由于耐药基因的发现和验证是一个不断发展的过程，现有检测的基因突变并没有涵盖所有与表型耐药相关的突变，再加上耐药表型与基因型之间还存在一些比较复杂的关系，因此临床上会碰到耐药表型与基因突变不一致的现象。

（一）普通荧光PCR技术

插入序列6110（*IS6110*）是结核分枝杆菌基因组中的一个多拷贝保守片段。Thierry等人最初报道*IS6110*序列为1 355bp，隶属于IS3家族，并且只存在于结核分枝杆菌复合群基因组中。它是一种可移动的遗传成分，不同标本的菌株之间的IS6110拷贝数和在染色体中位置是高度变异的，但它在基因组内发生转位、重复和缺失的概率很低，因而可以作为结核分枝杆菌分子生物学检测的首选片段。常利用结核菌IS6110片段进行定性或定量检测。

16S rRNA基因（*16S rDNA*），存在于所有细菌、支原体、衣原体、立克次氏体等原核生物基因组中，由多个保守区和可变区组成。保守区为所有细菌共有，细菌之间无显著差异，而可变区在不同细菌中存在一定程度的差异，具有种属特异性，因此针对可变区设计特异性的PCR引物可以从样本中找出是否存在分枝杆菌属。国内有相关公司研发了针对种特异性IS6110序列和分枝杆菌属特异性*16S rRNA*基因来检测分枝杆菌核酸的方法，可同时检测结核分枝杆菌和非结核分枝杆菌。

（二）实时荧光核酸恒温检测技术

实时荧光核酸恒温检测技术（SAT）是将核酸恒温扩增和实时荧光检测相结合的一种新型核酸检测技术。在同一温度下（42℃），以RNA为起始模板，通过M-MLV反转录酶产生一个双链DNA拷贝，然后利用T7 RNA聚合酶从DNA拷贝上产生多个（100~1 000个）RNA拷贝。每一个RNA拷贝再从反转录开始进入下一个扩增循环，同时，带有荧光标记的探针和这些RNA拷贝特异结合，产生荧光。该荧光信号可由荧光检测仪器实时捕获，直观反映扩增循环情况。整个扩增反应在42℃条件下进行，40~60分钟即可得到理想的结果，操作简单。

（三）等温多自配引发扩增技术（IMSA）

目前核酸扩增技术主要分为PCR核酸扩增技术和核酸恒温扩增技术两大类。恒温扩增技术完全突破了传统PCR需要昂贵的精密仪器和复杂的提取步骤的限制，同时也大大缩减了检测时间，非常符合临床的需求。国内公司开发的IMSA新型等温核酸扩增技术，采用6条引物识别7个位点，其中2对内外引物均是混合式引物（DsF、DsR、FIT和RIT拥有自我配对功能），还有一对茎引物，因此外引物在循环扩增中也能起到富集模板的作用。IMSA的最大特色是在初始阶段，Bst DNA聚合酶作用和等温条件（60~65℃）下同时生成四条原始自我配对的结构（SMS），这四条SMS的3’端序列均能与内部序列互补配对后在酶的作用下延伸形成C环样结构，同时在引物和酶的作用下可以独立地激活循环扩增。这样能在短时间内进行大量富集，从而缩短了扩增时间。IMSA独特的引物设计和扩增原理，使得其比同类恒温扩增产品具备更好的特异性能、灵敏度和更快的检测速度。国内马晓光等人对该方法进行效果评价，最低检测限可达 1 000CFU/ml。IMSA 更是打破了 LAMP 专利在我国的应用限制。

（四）环介导等温扩增技术

检测原理　基本的扩增反应需要与靶基因的六个区域互补的 4 条特异性引物（图 2-1-1）。双链 DNA 在 65℃左右处于动态平衡状态，任何一个引物向双链 DNA 的互补部位进行碱基对延伸时，另一条链就会解离，变成单链。5' 末端 FIP 和 BIP 引物在扩增子的附近区段互补，从而形成环状结构。通过此过程，在同一条链上形成互补的反向重复大小不一的结构。

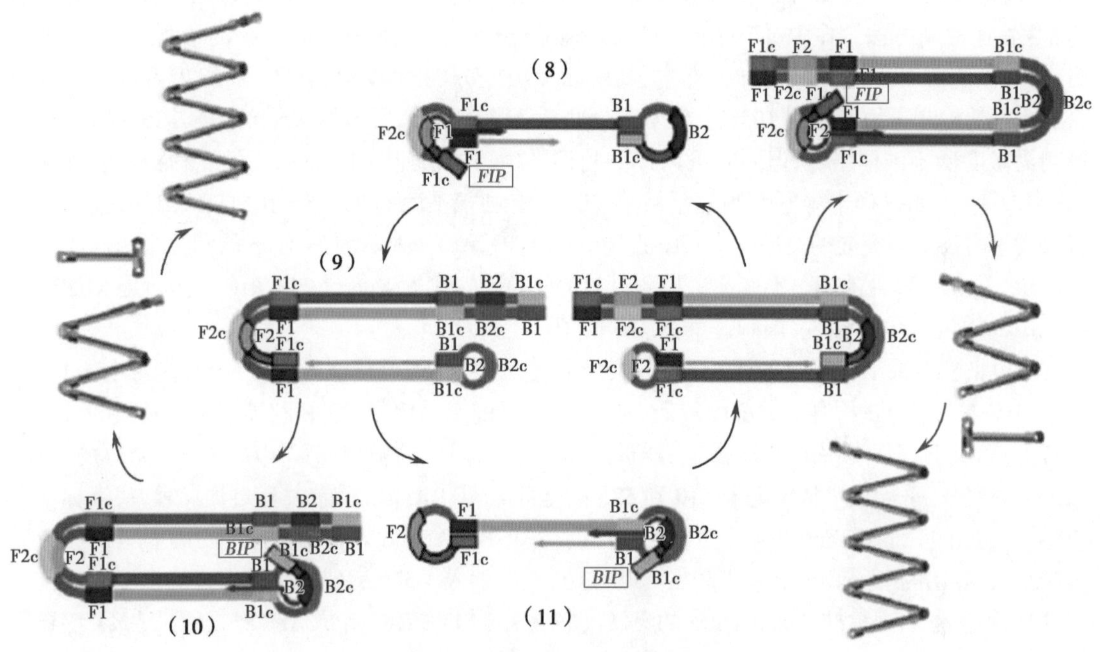

图 2-1-1　TB-LAMP 分子原理图

外加的茎环引物，在 5' 末端的发卡结构上，包含单链环状区域的互补序列，通过提供大量的 DNA 合成起始位点加速反应。通过使用茎环引物，可在 15~30 分钟内增加 10^9~10^{10} 倍。TB-LAMP 包括环引物在内总共有 6 条引物结合到 8 个区域。这要求同一序列即使在没有探针的条件下也在不同的结合位点具有特异性。

LAMP 方法对 DNA 和 DNA 副产物的积累相对不敏感，因此直到产生大量扩增子反应仍继续。这种特性使得扩增子很容易被检测到，通过使用与双链 DNA 结合的染料，如 SYBR，或者通过使用由二价阳离子进行猝灭的非抑制性荧光剂，检测由焦磷酸镁沉淀引起的浑浊度。在下图中，钙黄绿素，是一种具有良好水溶性的荧光染料，是由焦磷酸二价阳离子进行猝灭解除，在紫外灯下发射出较弱的荧光。浑浊度荧光产物很容易用肉眼看到（图 2-1-2）。

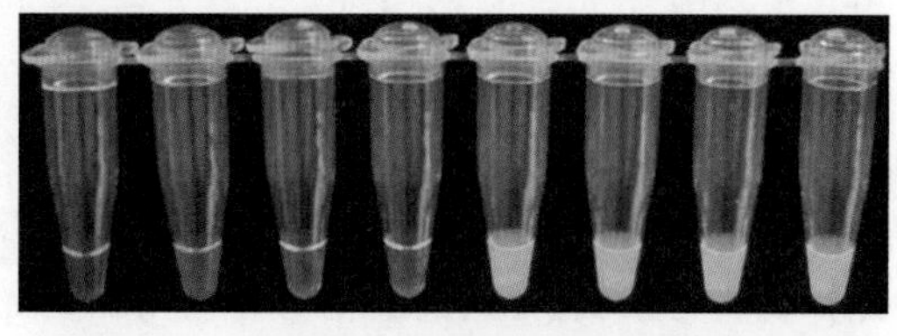

图 2-1-2　用紫外灯肉眼判读 TB-LAMP 结果

其中有 2 个较为重要的概念——靶基因和检测限。靶基因为针对结核菌群染色体 DNA 的 DNA gyrase subunit B（*gyrB*）以及 *IS6110* 区域。检测限相当于 0.38 基因组 / 测试（或 1.28 个复制 /μl）。从 2012 年开始，WHO 指南制订专家组在 17 个国家对 TB-LAMP 共进行了 20 项研究，经过四年的有效性评估，于 2016 年 8 月正式推荐 TB-LAMP 产品，认为 TB-LAMP 对实验室设备和生物安全要求小，是一种快速的现场检测方法。

(五) 半巢式全自动实时荧光定量 PCR 技术

结核分枝杆菌快速检测及利福平耐药诊断（Xpert MTB/RIF）基于半巢式荧光定量 PCR 的检测技术，直接从患者痰液中利用全封闭式全自动 DNA 提取试剂盒提取结核菌 DNA，并扩增 MTB 特异性序列和决定利福平耐药的 *rpoB* 基因位点序列，最短 2 个小时报告是否存在结核分枝杆菌并能确定其是否有利福平耐药。目前已被 WHO、FDA 和我国国家药品监督管理局批准临床应用，可以直接检测各种类型的样本。研究表明，与其他传统技术相比，Xpert MTB/RIF 是一种高敏感的 TB 快速诊断方法。在中、低 TB 流行区域评估 Xpert 在肺结核和肺外结核的检测性能，结果表明，对于涂阴肺部标本和涂阴肺外标本，其检测灵敏度分别为 47.8%~73% 和 28.2%~73.2%，对于涂阳标本的检测灵敏度达到 100%。但不论是儿童还是成人患者，虽然 Xpert MTB/RIF 对于 TB 的检测灵敏度低于液体培养，但同时可以提供利福平耐药的快速检测，总的灵敏度和特异度分别为 94% 和 98%。如果样本中既有利福平敏感 TB，又有利福平耐药 TB，Xpert MTB/RIF 的检测性能就取决于耐药基因突变的类型。Xpert MTB/RIF 只能检测 *rpoB* 基因中 81bp 的利福平耐药决定区（RRDR），RRDR 以外的耐药突变无法检测。与 DNA 测序相比，Xpert MTB/RIF 无法检出 MDR-TB 中 *rpoB* 基因的 I491F 突变，限制这个方法的应用。

研究证实 Xpert MTB/RIF 无论在 TB 高流行地区，或是低流行地区，其检测性能基本一致，但对于 HIV 患者的 TB 检测的灵敏度较低。为了提高目前产品检测 TB 和利福平耐药基因的灵敏度和特异度，又开发了 Xpert Ultra 技术。Xpert Ultra 包括两个扩增靶点（*IS6110* 和 *IS1081*）的 25 个 RRDR 突变，几乎涵盖了从密码子 510 到 533 的全部 *rpoB* RRDR 区域，并且更加灵敏，痰液标本中 TB 检出限由 112.6CFU/ml 下降至 15.6CFU/ml。2015 年，Alland 等报道 Xpert Ultra 的 TB 检测灵敏度与液体培养相近，高于上一代产品。FIND 开展的纳入 1 520 疑似肺结核患者的多中心研究证实，以培养法作为金标准，Xpert Ultra 的灵敏度较 Xpert MTB/RIF 高 5%（87.8% vs. 82.9%），特异度则低 3.2%（94.8% vs. 98%），但对于涂阴标本和 HIV 感染患者的 TB 检测灵敏度更优，分别高 17%（61.3% vs. 44.5%）和 12%（87.8% vs. 75.5%）。特异度的下降主要是由于过于灵敏，尤其是对于接受 TB 治疗的患者，可以检测到非存活 TB-DNA，进而造成假阳性。在儿童结核检测方面，一项针对 378 例病例的研究表明，Xpert Ultra 的灵敏度较 Xpert MTB/RIF 高 24%。另一项南非进行的针对 367 例儿童疑似 TB 病例的研究结果表明，Xpert Ultra 可以检测到 75.3% 培阳病例。在利福平耐药基因的检测率上，Xpert Ultra 与 Xpert 相近，Xpert Ultra 提高了针对密码子 533 突变株的检测能力。

在 2017 年 3 月底，基于 Xpert Ultra 在检测灵敏度上的提升，WHO 推荐使用 Xpert Ultra 替代 Xpert。这将提升对含菌量少的 TB 感染的诊断，如：儿童结核、HIV 结核合并感染和肺外结核。此外，另一项技术，Xpert XDR，可以检测异烟肼、氟喹诺酮和氨基糖苷类抗生素的耐药性。鉴于新的基于氟喹诺酮的短疗程治疗方案的出台，在 DR-TB 高流行区，Xpert XDR 对于 XDR-TB 的检测将有很大帮助。

(六) PCR 反向点杂交技术

PCR 反向点杂交技术是将 PCR 体外扩增和反向点杂交相结合的 DNA 芯片技术。该方法可将多条特定序列的寡核苷酸探针固定在固相膜的不同位置上，然后用已标记的 PCR 产物与固相化的探针进行杂交，再通过酶化学显色完成检测，鉴别出特定序列的核酸分子。PCR 反向点杂交技术是结合了 PCR 扩增技术、核酸杂交和酶联显色三大技术于一体的基因诊断技术。此法能同时对多个基因型进行检测，具有高通量、高灵敏度和高特异度等优点。基于 PCR 反向点杂交平台开发有 2 款结核类相关产品，分别用于结核分枝杆菌耐药突变基因检测和分枝杆菌菌种鉴定基因检测。采用 PCR 和反向点杂交法相结合的基因芯片技术，用于体外定性检测结核患者痰样或痰样分离培养菌株中结核分枝杆菌与利福平、异烟肼、链霉素、乙胺丁醇耐药相关的 *rpoB*、*katG*、*inhA*、*rpsL*、*embB* 基因 8 个位点的 12 种突变类型。Chen 等收集了 225 例疑似肺结核和 32 例其他肺病患者痰样标本，同时使用痰涂片抗酸染色、实时荧光核酸恒温扩增检测技术（SAT）和 MGIT960 快速培养和药敏法进行检测。对其中 53 例确诊为肺结核患者的痰标本进行 PCR 反向点杂交技术和测序检测。PCR 反向点杂交技术在利福平、异烟肼、链霉素和乙胺丁醇耐药基因突变位点的检测中具有高灵敏度和高特异度，与培养法和测序法的符合率分别达到 92.5% 和 98.1%。何进才等采用 PCR 反向点杂交法检测 264 例（初治患者 141 例，复治患者 123 例）临床分离结核分枝杆菌菌株或经抗酸染色镜检为阳性的痰标本。以 DNA 测序法为金标准，评价 PCR 反向点杂交法检测结核分枝杆菌耐药基因突变的方法学性能。PCR 反向点杂交法检测结核分枝杆菌耐药基因突变的灵敏度为 94.74%，特异度为 100%，准确度为 98.11%，Kappa 值为 0.958 4（95%*CI*，0.837 9~1.078 9）。PCR 反向点杂交法检测结核分枝杆菌耐药基因突变的灵敏度、特异度和准确度均能满足临床要求，适合临床实验室使用。

（七）线性探针技术

GenoType MTBDRplus 能通过 PCR 扩增和反向杂交技术检测结核菌与利福平和异烟肼相关的基因突变信息，从而判定对这两种药物的耐药情况。GenoType MTB DR sl 试剂盒则能获得氟喹诺酮类和氨基糖苷类、环丝氨酸和乙胺丁醇的耐药基因信息。线性探针技术是将 PCR 扩增、反向杂交、膜显色融为一体，通过引物扩增目的 DNA 片段，扩增后产物与膜上固定的探针杂交，最后用酶显色反应判定结果。基于线性探针开发的 GenoType MTBDRplus 就是针对 *rpoB*、*katG* 和 *inhA* 基因来检测 MDR-TB，也是 WHO 向全球推荐的用于耐多药结核病控制的分子诊断技术。李辉等研究线性探针技术检测 145 例痰标本和 160 株菌株中结核分枝杆菌耐多药的灵敏度和特异度分别为痰标本 80.00%、84.62% 和菌株 100.00%、98.90%。这表明线性探针技术能快速检出涂阳痰标本及培养菌株中耐多药结核分枝杆菌，有较高的灵敏度和特异度，利于耐多药结核病的快速筛查和诊断。

（八）微阵列芯片技术

微阵列芯片是生物芯片中的一种，其原理是通过将样本中的核酸与标记在芯片上的已知序列核酸探针杂交，分析杂交结果，从而得出样本中核酸的序列。通常将样本 DNA 经过荧光标记处理，当 DNA 与基因芯片上对应位置的核酸探针互补配对时，通过确定相应位置荧光信号的有无，从而获得靶核酸的序列信息。

检测原理为根据临床常见的分枝杆菌设计特异性扩增引物及种属特异性寡核苷酸探针，以临床样本中提取出的分枝杆菌核酸为模板，扩增出带荧光标记的特异性片段，扩增产物再与芯片上的特异性探针结合，根据芯片上固定的特异性探针的位置判断具体感染的分枝杆菌种类。

国内第一个获得 CFDA 认证的快速分枝杆菌菌种鉴定产品，分枝杆菌菌种鉴定检测试剂盒，能够在 6 小时内同时完成 17 种临床常见分枝杆菌的快速菌种鉴定。

结核耐药芯片可以在 6 小时内诊断患者所携带的结核分枝杆菌复合群对于利福平和异烟肼两种一线抗结核药物的耐药情况。赵静等应用 DNA 微阵列法检测利福平（RFP）和异烟肼（INH）两种药物的 3 个耐药相关基因 *rpoB*、*katG* 及 *inhA* 基因启动子的野生型及不同突变型，采用 MGIT960 培养仪进行结核分枝杆菌培养，阳性液体培养物用改良罗氏比例法进行药物敏感试验。结果显示，174 份结核分枝杆菌核酸阳性痰液标本中 15 份为 *rpoB* 突变型，突变频率最高的位点是 531，突变率 66.7%；17 份为 *katG/inhA* 突变型，其中 12 份是 *katG* 位点的单一突变，突变率为 70.6%。

（九）熔解曲线技术

中国厦门大学研究人员将具有自主知识产权的熔解曲线技术平台（Melt-Pro）应用于结核分枝杆菌耐药突变基因检测，能检测利福平、异烟肼、乙胺丁醇、链霉素、氟喹诺酮类五种药物的耐药突变。同时他们还开发了一套从 DNA 提取到结果报告的一站式服务平台，避免了烦琐的分子杂交过程和开管造成的潜在交叉污染风险，节省人力成本和时间，自动化报读结果。通过与金标准比例法药敏试验比较诊断耐 INH、RIF 结核和耐多药结核（MDR-TB），Melt-Pro 检测和线性探针 GenoType MTBDRplus 的灵敏度、特异度、总符合率分别为 Melt-Pro 检测 71.43%、94.21%、92.97% 和线性探针 71.43%、98.35%、96.88%，两者用于涂阳痰标本中耐药结核病的诊断具有相似的高灵敏度和特异度。

耐药的早期检测对于选择最有效治疗药物、降低病死率以及控制耐药 TB 的传播风险至关重要。分子生物学检测，如以 Xpert MTB/RIF 为代表的荧光定量 PCR 法和以 GenoType MTBDR plus/sl 为代表的线性探针杂交法，虽然可以提供快速的诊断（1 天以内），但是只能检测药物靶点基因中有限的耐药相关突变。上述两种技术都不能检测 *rpoB* 中利福平耐药决定区（RRDR）以外的突变，如 I491F 突变。全基因组测序能够克服这些问题，可以在一定时间内提供临床相关的数据，进而指导患者的治疗。

（十）全基因组测序（whole genome sequencing，WGS）

测序技术在过去的十年中快速发展，使其临床应用逐步成为可能。WGS 既能够提供快速、全面的结核分枝杆菌基因型信息，又能鉴定出与基于培养法的药敏表型测定（DST）高度一致的所有已知耐药基因。此外，还有机会预测新的耐药位点。Shea 等使用 WGS 对 462 株结核分枝杆菌进行分析，结果表明菌种鉴定精确率为 99%，针对 8 种抗结核药物（RIF、INH、FLQ、PZA、KAN、EMB、STR、ETH）的耐药表型和耐药基因型的相关性达到 96%，其中耐药平均预测值为 93%，敏感的评价预测值为 96%。此外，在结核暴发监测中，WGS 也可以用来在人群中寻找传播来源和确定传播途径。

WGS 的广泛应用受到几个因素的制约，在 DNA 提取和测序之前，需要耗时数周进行培养富集细菌。只有很少的研究表明 WGS 可以在比较短的时间获得结果，成功从痰标本中直接测序的研究也非常少。

WGS 数据及其分析十分复杂，需要临床微生物学家掌握生物信息学分析技术，在一定程度上也制约了 WGS 的临床应用。目前很多研究小组都在开发软件，帮助没有生物信息学技能的技术人员处理和分析 WGS 数据。在这样的背景下，Coll 等发表了可预测与 11 种抗结核药物（AMK、CAP、EMB、ETH、INH、KAN、MOX、OFX、PZA、RMP 和 STR）耐药相关的 1 325 个基因突变位点，并开发了可以快速分析原始序列数据并预测耐药性的在线工具。但是，还需要更进一步的工作来阐明目前发现的基因型和表型的不一致性，并阐明抗生素耐药性的遗传学基础，这些都增加了 WGS 数据解读的复杂程度。

（曲久鑫　刘厚明　王玉香）

第二节　免疫学检查

一、体液免疫检查

（一）抗体

抗体（antibody，Ab）是指抗原刺激体内B淋巴细胞活化、增殖并分化为浆细胞后产生的一类具有免疫功能的免疫球蛋白（immunoglobulin，Ig）。它能与相应抗原发生特异性结合。Ab是生物学功能上的概念，而Ig是化学结构上的概念。所有Ab的化学结构都是Ig，但并不是所有的Ig都具有抗体活性。

肺结核是由结核分枝杆菌感染引起的慢性传染性疾病。结核抗体是机体内分枝杆菌生长繁殖过程中产生的代谢物、菌体蛋白和毒素等物质释放进入血液后刺激机体产生的抗体，包括IgM、IgG、IgA、IgD和IgE五种类型，其中IgA、IgD和IgE在活动性结核病患者中阳性率均较低，对于结核病辅助诊断意义不大，其检测试剂盒未在临床中推广应用。而IgG、IgM试剂盒常用于结核病的辅助诊断。虽然，近些年血清结核抗体检测面临着临床不满意、世界卫生组织不推荐等尴尬局面，但因其在诊断中具有较好的灵敏度和特异度，且具有操作简单、检测快速、实验条件要求低、易于自动化等优点，目前被广泛应用于临床结核病的辅助诊断中。

由于不同结核病患者对结核分枝杆菌抗原识别存在差异，以及结核病患者对抗原的识别存在阶段特异性，因此抗体反应应针对多种结核分枝杆菌抗原，任何一个单一抗原的检测试剂盒都无法检测出所有结核病患者血清中的结核抗体。单一抗原试剂盒逐步被多种抗原混合、融合或组合的检测试剂盒所代替，以期提高临床检测的灵敏度。目前结核抗体主要针对的抗原为纯化的结核菌细胞壁多糖，最常用的是脂阿拉伯甘露聚糖（lipoarabinomannan，LAM）。基因工程表达的抗原为结核分枝杆菌的膜结构16kDa蛋白和38kDa蛋白。

目前临床上检测结核抗体的方法主要有金标免疫层析法（gold immuno-chromatographic assay，GICA）、酶联免疫吸附试验（enzyme linked immunosorbent assay，ELISA）法、斑点免疫胶体金渗滤法（dot immunogold filtration assay，DIG-FA）和结核蛋白芯片法。尤其是DIG-FA方法，因方便、快速、不需要特殊仪器，而在临床上广泛应用。随着抗体技术的不断发展，新的免疫标记、放大检测系统，如化学发光标记系统、液晶光学传感器、磁珠微芯片、间接免疫PCR试验等的引入将显著提高结核抗体检测的灵敏度。

GICA技术在20世纪90年代胶体金和膜反应技术基础上发展而来，该法主要原理是以结核特异性外膜成分LAM为标记抗原，点样并固化在硝酸纤维素膜上，膜上的标记抗原捕获人血清中的结核分枝杆菌抗体，被捕获的结核IgG/IgM抗体可特异性结合葡萄球菌A蛋白胶体金缀合物标记呈色，形成红色斑点，通过肉眼即可判断结果。其优点是简便、快捷，只需5~20min，不需要特殊仪器，便于基层医院广泛开展。缺点是只能定性，不能定量，成本较高。

ELISA技术采用酶联免疫间接法检测患者结核抗体IgG/IgM。该法的优点是可半定量地检测体内结核抗体水平，根据抗体升高的水平来明确诊断，其诊断结核的灵敏度高，尤其是在大批量样本检测时可显示其优越性，成本较低。缺点是操作复杂，需要时间较长，通常集中标本统一检测。

蛋白芯片法是以微孔滤膜为载体，利用微阵列技术将纯化的LAM、重组蛋白16kD和重组蛋白38kD这3种抗原固定于同一滤膜上，加入血清标本经抗原抗体反应后，加入显色系统，再利用专门的芯片阅读仪和软件分析显色后的芯片，由不同原点阵灰度值对多种结核抗体同步检测。蛋白芯片法操作简单、快速，结果判读不受人为因素干扰，相对客观。

1. 抗结核抗体 IgG

(1) 原理

IgG 主要由脾脏及淋巴结中的浆细胞合成和分泌，以单体形式存在。其占血清 Ig 总量的 75%，是唯一能通过胎盘的抗体。婴儿出生后 3 个月体内能合成 IgG，5 岁可达到成人水平。人的 IgG 有 4 个亚型，其中 IgG1 和 IgG2 占 75%~90%。IgG 半衰期较长，为 20~23 天。IgG 在体内广泛分布，是再次体液免疫应答产生的主要抗体，具有高亲和力。研究认为 IgG 是机体抗感染的“主力军”，在机体抗感染中起着重要作用，大多数抗菌和抗病毒抗体属于 IgG，且其抗感染作用随着病变加重而增强，持续时间长，是慢性感染的标志。

(2) 临床意义

抗体 IgG 阳性对活动性结核病具有辅助诊断价值，尤其是对于那些诊断困难的菌阴肺结核、肺外结核或儿童结核病具有实用价值。但极少数结核感染高危人群进行血清抗体检测也呈阳性反应。结核病患者治愈后血清结核抗体可持续存在约 12~15 个月。研究表明一般国内试剂盒大多数特异度在 80% 以上，灵敏度为 30%~70%，只有少数用于体检筛查的试剂盒灵敏度在 80% 左右，而特异度只有 60%~70%。大多数国内外试剂盒在健康人群中假阳性率不超过 10%。

2. 抗结核抗体 IgM

(1) 原理

IgM 是分子量最大的 Ig，不能通过血管壁，主要存在于血清中，占血清 Ig 的 5%~10%。在生物进化过程中，IgM 是最早出现的抗体，在胚胎发育后期胎儿即能产生 IgM。个体出生后，如受到病原微生物感染，IgM 是最早出现在初次体液免疫应答过程中的抗体，是机体抗感染的“先头兵”，在机体早期防御中发挥重要作用。其半衰期短，为 5 天左右，故而血清中 IgM 抗体出现表明有近期感染，可用于结核分枝杆菌感染早期筛查，但在活动性结核病患者中阳性率低。

(2) 临床意义

抗结核抗体 IgM 的检测在结核病早期诊断中有重要的参考意义。IgM 检测可以补充 IgG 检测的局限性，可作为一项重要辅助诊断指标。IgM 在血清中的浓度随病情加重而升高，病情减轻(或好转)则下降。

3. 高危人群检测特征

张烈民等对孕妇结核组和非结核组血清抗 LAM、16kD、38kD 抗体 IgG 进行监测，结果表明 21 例妊娠结核组 LAM、16kD、38kD 抗体阳性率(灵敏度)分别为 81%、76.2%、76.2%，而非结核组(26 例)阳性率只有 3.9%、7.7%、3.9%，特异度在 92% 以上，提示 IgG 抗体检测在妊娠人群结核病中有较高的灵敏度。曾江等通过对 87 例 HIV/AIDS 合并菌阴肺结核患者的血清结核抗体测定，发现结核抗体检测的阳性率为 74.7%，特异度为 72%。夏家安等对 116 例糖尿病合并肺结核患者和 133 例糖尿病合并肺部感染患者及 120 例健康人群组抗结核抗体 IgG 检测进行对比，结果显示其阳性率分别是 71.5%、8.5%、7.5%，有显著差异。徐晓红对 117 例儿童结核病患者进行比较，发现涂片法、PPD 法、结核抗体法阳性率分别为 32.48%、64.96%、61.54%，涂片法和结核抗体法的特异度均为 100%，而 PPD 法的特异度为 81.19%。周镔等对 56 例初治原发耐药肺结核患者和 68 例菌阳肺结核患者的血清抗结核抗体检测发现其阳性率分别为 57.1% 和 83.8%。可以看出，血清抗结核抗体检测阳性率在高危人群结核病患者中偏低。

（二）结核特异性抗原

1. 原理

结核分枝杆菌（*M. tb*、MTB）生长早、中期分泌到细胞外的一类蛋白质称为分泌性蛋白，具有高度免疫原性和特异性。对分泌性蛋白研究较深入的是 Eax-1 分泌系统中的早期分泌抗原 6（early secreting antigenic target-6，ESAT-6）和培养滤液蛋白 10（culture filtrate protein-10，CFP-10）。这两种特异性抗原均可诱导结核分枝杆菌激活 Th1 型免疫应答，有望作为结核潜伏感染的治疗性疫苗和药物的作用靶点。

ESAT-6 具有较强的细胞免疫活性，可用于结核病的诊断。ESAT-6 是从结核分枝杆菌短期培养滤液（ST-CF）中纯化分离出的一种含有 95 个氨基酸的分泌性蛋白，由 *Rv3875*（*esxA*）基因编码，全长 288bp。该基因编码的蛋白质未经糖基化作用，无信号肽序列。ESAT-6 的分泌是依靠一个专门的 ESAT-6 分泌系统 ESX-1（ESAT-6 secretion system-1）进行的。ESX-1 是分枝杆菌在体内生长形成肉芽肿、从吞噬小体逃逸到细胞质、吞噬小体成熟、细胞溶解、诱导抑制 1 型干扰素和树突状细胞结合所必需的。ESAT-6 蛋白不仅存在于早期培养滤液中，还存在于胞浆和细胞壁中，但不存在于细胞膜上。ESAT-6 具有较强的细胞免疫活性，有专家采用 Western blotting 分析来自不同分枝杆菌的短期培养滤液，发现 ESAT-6 仅存在于致病性分枝杆菌中，包括人型结核分枝杆菌、牛型结核分枝杆菌、非洲型结核分枝杆菌及某些非典型分枝杆菌（如堪萨斯分枝杆菌、苏尔加分枝杆菌和海分枝杆菌），而不存在于 BCG 及其他非致病性分枝杆菌中。ESAT-6 能够区分 BCG 免疫动物和牛型结核分枝杆菌感染动物。研究数据显示，ESAT-6 抗原对结核病诊断灵敏度在 78.5% 左右，特异度高达 97.5%，其特异度比结核菌素试验明显更高，有明显临床诊断价值。虽然 ESAT-6 蛋白既有 T 细胞抗原决定簇又有 B 细胞抗原决定簇，但以前者为主，它的 $CD4^{+}$T 细胞抗原决定簇可被不同遗传背景的人、牛、小鼠的 T 细胞识别，产生大量 IFN-γ。Mustafa 等检测了人 $CD4^{+}$T 细胞对重组 ESAT-6 蛋白（rESAT-6）及其相互重叠的、覆盖整个抗原序列的 20 个多肽反应和 IFN-γ 的分泌水平，通过测定 *M. tb* ESAT-6 的抗原决定簇的图谱证实所有 ESAT-6 均能诱导一个或多个 $CD4^{+}$T 细胞产生 IFN-γ，其中 85% 的 $CD4^{+}$T 细胞对一个以上的合成多肽有反应，15% 的 T 细胞系对所有多肽均有反应。分枝杆菌抗原是通过人类白细胞抗原（HLA-DR）分子递呈给 T 细胞的，HLA-DR 分型显示 rESAT-6 可通过许多 HLA-DRr 分子递呈给有关的 T 细胞，如 *HLA-DRB1*、*HLA-DRB3*、*HLA-DRB4* 和 *HLA-DRB5* 基因编码的 HLA-DR 分子（包括 HLA-DR1、HLA-DR2，HLA-DR3、HLA-DR4、HLA-DR5、HLA-DR6、HLA-DR7、HLA-DR8、HLA-DR9、HLA-DR51、HLA-DRB52 和 HLA-DR53 分子）。而每个多肽也是通过多个 HLA-DR 分子递呈给 T 细胞的。ESAT-6 抗原可被大多数结核病患者体内的 T 细胞识别主要是因为整个 ESAT-6 序列存在许多 T 细胞抗原决定簇，它们与抗原递呈路径有关。ESAT-6 蛋白有多个 T 淋巴细胞表位，应用 ESAT-6 蛋白皮试可能在不同人群中诱发应答，结核感染者对其反应的频率为 60%~95%。鉴于 ESAT-6 与结核皮试反应的关联性最好，与结核 IFN-γ 反应的关联度最高，部分 ESAT-6 反应阳性者后来也发生结核病，证明 ESAT-6 在检测 *M. tb* 接触者方面具有特异性。

CFP-10 与麻风分枝杆菌 EsxB 有 40% 的同源性，又名 LHP。CFP-10 也是一种有效的 T 细胞抗原，它是由 *lhp* 基因（*Rv3874* 基因或 *esxB* 基因）编码的含有 100 个氨基酸的早期分泌蛋白。CFP-10 对结核病诊断的特异度与结核菌素试验相比有明显的差异性。CFP-10 可以强烈诱导 50%~90% 的结核病患者外周血单个核细胞（peripheral blood mononuclear cells，PBMC）产生增殖反应并分泌大量 IFN-γ，而 BCG 接种的健康人对该抗原反应水平低。这种抗原位于 RD1 区内，该区仅在致病性结核分枝杆菌中存在，而在卡介苗及非致病性结核分枝杆菌中缺失，可能是重要的免疫保护性抗原，有望成为新疫苗研制的主要候选分子。

其他常见的结核菌特异性抗原的分子有 38kD 蛋白、CFP-7 蛋白、MPT64 蛋白、PE 家族和 PPE 家族等。38kD 蛋白又名 PAD，它是 1986 年 Young D 等人首次用单克隆抗体为基础的亲和层析纯化获得。该蛋白分子包含了两个不重叠的抗原表位。Andersen AB 指出 38kD 蛋白可用于鉴别结核分枝杆菌和 BCG。他从结核分枝杆菌中分离出了该蛋白的基因，认为 38kD 蛋白只能在致病的分枝杆菌中检出，BCG 中只能检出非常少的量。Wilkinson 等人将 38kD 抗原用于结核病的检测，其诊断的特异度为 96%，灵敏度达 68%。

TB10.4 又名 culture filtrate protein-7（CFP-7），由结核分枝杆菌 *eaxH*（*Rv0288*）基因编码表达。目前关于 TB10.4 的功能机制研究较少，有限的研究表明该表达产物可以诱发 IFN-γ 表达，并且能够加强 BCG 的免疫应答效果。

Rv2626c 蛋白由感染 *M. tb* 后的休眠期受体调节因子 DosR 调控表达，具有很强的免疫原性。Rv2626c 蛋白主要存在于感染 *M. tb* 后休眠期的细胞壁上，同时在菌体的培养液中也可检测到。处于休眠期的 *M. tb* 感染者细胞壁上的 Rv2626c 蛋白会刺激机体 T 细胞大量增殖，并大量释放 IFN-γ 和 IL-2。

MPT64 蛋白是由 *Rv1980c* 基因编码的一个免疫原性蛋白，该蛋白含有 228 个氨基酸，等电点为 4.599 4，分子量为 24 823.1Da。MPT64 蛋白为 *M. tb* 复合群特异性抗原，含有 B 细胞抗原决定簇，可诱导机体产生较强的体液免疫应答。因此，应用 MPT64 重组蛋白作为结核抗体检测的候选抗原组分之一，可使常用抗原 38kD 的灵敏度由 27.6% 提高到 35.7%，而特异度只从 97.4% 降低到 95.8%。目前，现有的试剂盒——SD 结核抗原 MPT64 快速检测试剂盒和结核分枝杆菌检测试剂盒（胶体金法）——均采用胶体金标记抗体，通过免疫层析方法快速检测 *M. tb* 培养液、痰液、组织液等标本中的结核抗原 MPT64，用于鉴别 *M. tb* 和非结核分枝杆菌分离株，辅助诊断结核病。此外，与常规卡介苗相比，MPT64 重组卡介苗可诱导更强的体液免疫应答和细胞免疫应答。有研究表明脾细胞培养上清中 IFN-γ 水平比卡介苗对照组显著升高。

PE（proline-glutamic acid family）家族和 PPE（proline-proline-glutamic acid family）家族蛋白虽然分属两个大的不相关家族，但是两个家族之间又存在千丝万缕的关系，两者均富含甘氨酸（Gly）等酸性蛋白，且 *N*- 末端高度保守。两者之间最大的差异主要表现在氨基酸数目和富含氨基酸的类别。两者分别含有约 110 个氨基酸和 180 个氨基酸，前者富含脯氨酸 - 谷氨酸（Pro-Glu）基序而后者则富含脯氨酸 - 脯氨酸 - 谷氨酸（Pro-Pro-Glu）基序。PE-PPE 家族的基因具有高度的多态性，在 *M. tb* H37Rv 基因组中占约 10%，不是随机分布而是有组织地分布于整个基因组。PE 家族的基因总是位于 PPE 家族基因的上游，是一个操纵子的一部分。两大家族中大多数成员位于细胞表面或被分泌于细胞外，可被宿主免疫系统很好地识别。与 ESAT-6 家族基因相关的 PE/PPE 家族成员因具有高度免疫原性和免疫致病性而被认为是“免疫原性岛”（immunogenicity island）。但是 PE/PPE 蛋白复合物与其单个蛋白所诱导的天然免疫和获得性免疫并不相同，许多蛋白的功能尚不清楚，它们既可以参与病原体与宿主间的相互作用，破坏天然免疫反应，又与 *M. tb* 等致病分枝杆菌的抗原变异、在宿主组织内滞留等相关。此外，PE/PPE 家族成员还可能是 *M. tb*、海分枝杆菌等致病分枝杆菌的毒力因子。

此外，结核的特异性抗原还有蛋白很多，像 TB27.4 蛋白、Rv3879c 蛋白、其他 ESAT-6 家族成员、RD2 编码的蛋白抗原、结核分枝杆菌潜伏感染相关抗原、部分分泌性蛋白及热休克蛋白等。单是 PE/PPE 家族就有多达 167 个成员，目前对这些特异性的抗原的很多机制都尚不清楚，这些蛋白调节宿主免疫应答的机制有待深入了解。

2. 临床意义

在结核病发展的不同阶段，T 淋巴细胞识别的结核抗原不尽相同。目前发现的结核特异性抗原最常用的是 38kD 蛋白。抗 38kD 蛋白抗体是涂片阳性结核患者中抗体阳性率最高的一种，无疑是迄今为止作为单项诊断结核最好的抗原，是结核病感染中后期最重要的抗原。16kD 蛋白抗原适用于结核早期感染的患者，可以尽早地检出活动性结核病。因此可以检测人血清样本中的 38kD 蛋白、16kD 蛋白抗体，用于活动性结核病的临床辅助诊断。

目前，用于结核感染特异性诊断的最佳方法就是利用 TB 抗原体外短期刺激淋巴细胞，然后检测抗原特异性淋巴细胞的数量。其应用方法有 ELISA、ELISpot 和流式细胞仪。虽然用 TB 抗原 ESAT-6 和 CFP-10 刺激血液样本能够区别 TB 感染者和 BCG 接种者，但是流式细胞仪的检测可以鉴别 TB 接触者和活动性肺结核患者。另外，多参数流式细胞仪可以用于追踪观察血液中肺组织来源的 $CD4^+$T 细胞亚群。在活动性 TB 患者中，TB 特异性记忆 $CD4^+$T 细胞可以在血液中被检测到，可能是来源于肺组织。而在 BCG 接种者中没有，这对诊断有重要价值。这些试验均来源于基础免疫的研究。结核分枝杆菌来源的纯蛋白衍生物（purified protein derivative of tuberculin，PDD）是一种在体外培养 3~5 天后用于刺激淋巴细胞转化试验的抗原，PDD 也能诱导抗原特异性细胞因子反应。因此，对结核特异性抗原的研究将有助于结核病的临床快速诊断。

消除结核最好的手段是大范围地接种疫苗来预防结核分枝杆菌的感染。但目前的问题是缺乏有效的疫苗。尽管针对很多急性感染性疾病有大量的疫苗，但是对慢性感染性疾病，如结核和获得性免疫缺陷综合征（AIDS），有效疫苗的开发仍非常困难。这其中有多种原因，包括高水平的病原体抗原变异性、低免疫原性或病原体靶向结合免疫系统必要组分（如巨噬细胞或 $CD4^+$T 细胞的能力低）。另外，慢性感染性疾病，如结核和 AIDS，其特点就是在感染与免疫应答的诱导产生之间存在时间延迟，这使得感染早期病原体生长不受控，易形成持续性感染。

虽然有关候选疫苗已获得了一些临床前数据，但这些疫苗都还不能在动物模型内完全清除结核分枝杆菌，其中的一些疫苗未必强于 BCG（BCG 在一些动物模型能诱导有效的保护效应）。因此，新型疫苗应当诱导更好的保护效果，并同时应用于未接触或已感染的个体甚至结核患者。此外，有关免疫记忆和免疫调节机制的认识，与保护和病理进展相关的有效生物学指标的确认，与免疫或疾病进程的相关性，也将为疫苗的成功研发提供指导，这就需要基础研究和临床研究的相互合作。

3. 高危人群检测特征

研究表明，糖尿病合并结核病的患病率是非糖尿病患者的 4~8 倍。如果两病并发相互影响，可使得治疗难度更大、预后更差。首先，糖尿病患者易患结核病。因为糖尿病患者体内代谢紊乱，高水平的血糖和甘油三酯有利于结核菌生长，加之蛋白质合成减少，分解增多，使体内免疫球蛋白降低，同时胡萝卜素转化为维生素 A 功能下降。而维生素 A 是保护肺泡与支气管黏膜的重要物质，糖尿病微血管病变不仅使肺泡与支气管黏膜血液供应减少，还使氧气吸收困难，这一切都为结核菌生长繁殖提供了良好的环境。其次，结核病患者又易患糖尿病。结核病是一种慢性消耗性疾病，不仅增加胰岛素的需求量，同时又降低胰岛素受体功能，以致胰岛素不能发挥正常生理作用，所以，寻找糖尿病合并结核感染的早期快速诊断方法具有十分重要的意义。

HIV 合并 TB 感染会明显增加 HIV 病毒复制，同时增加 TB 的复制，导致肺部病灶以极快的速度扩散，从而明显提高患者的病死率。HIV 合并肺内、外 TB 感染后症状不典型常给诊断和治疗带来很大困难，从而造成病情进一步恶化，增加病死率。结核病是 HIV 感染者最常见的机会性感染疾病之一，临床表现不明显，治疗方式较为复杂，两种疾病又相互影响，病情进展快，造成较高的病死率。因此对其进行早期筛查以及有效的预防显得尤为重要。传统的抗酸染色操作简单,速度快,但是灵敏度低,对标本的含菌量要求高(100~1 000CFU/ml 以上),常常出现漏检情况。固体罗氏培养法、MGIT960 液体培养法是检测 TB 的金标准,但是由于结核患者间断性排菌,TB 生长周期慢,培养方法烦琐,需求时间长,易造成培养假阴性,且在培养过程中有菌种污染可能,不能在疾病早期做出判断。常规 TB 培养需 2~6 周的培养时间,不利于临床及时、快速确诊和治疗,易造成重症患者的病情加重,这时确诊 TB 感染常常需要借助其他检测方法。目前 GeneXpert 检测系统是世界卫生组织推荐的检测 TB 的新方法——GeneXpert MTB/RIF 检测技术。该技术可检出的含菌量为 10~100CFU/ml。综上所述,对 HIV 合并 TB 感染患者除常规项目和必要的免疫检查外,使用 GeneXpert MTB/RIF 检测技术第一时间快速筛查 TB 尤为重要。

二、细胞免疫检查

(一) 皮肤试验

1. 纯蛋白衍生物(PPD)皮肤试验

纯蛋白衍生物(purified protein derivative,PPD)皮肤试验是采用结核菌素纯蛋白衍生物为抗原的结核菌素试验,常用于结核感染率流行病学调查、卡介苗接种后效果的验证及结核病感染诊断与鉴别。TB-PPD 是人型结核分枝杆菌培养滤液蛋白,对已受结核菌感染或曾接受卡介苗免疫的机体,能引起特异的皮肤反应。BCG-PPD 是从减毒牛型结核分枝杆菌(卡介菌)培养滤液中提取的蛋白,可引起卡介苗免疫接种者和结核感染人群的皮肤反应。因 PPD 在同源菌种致敏机体上的迟发型变态反应高于异源菌种致敏机体的反应,故在结核病辅助诊断与流行病学调查中主要采用 TB-PPD,能提高准确性,而在卡介苗接种后阳转率检测时采用 BCG-PPD 可提高灵敏度。由于 PPD 中含有许多致病性分枝杆菌、环境中非致病性分枝杆菌和卡介苗共同的抗原,PPD 皮肤试验诊断结核分枝杆菌感染的特异性差,不能鉴别是结核分枝杆菌感染,还是卡介苗接种或接触环境中非结核分枝杆菌造成的过敏反应,只能根据机体的反应强弱辅助诊断,不能真正反映人群中结核分枝杆菌感染的实际情况。

(1)原理

纯蛋白衍生物(PPD)皮肤试验是基于迟发型超敏反应(delayed type hypersensitivity,DTH,Ⅳ型超敏反应)的一种皮肤试验。凡感染过结核分枝杆菌的机体,会产生相应的致敏 T 淋巴细胞,具有对结核分枝杆菌的识别能力。当再次遇到少量的结核分枝杆菌或结核菌素时,致敏 T 淋巴细胞受相同抗原刺激会释放大量免疫活性物质——淋巴因子,促使巨噬细胞向含有分枝杆菌或结核菌素的地方游走、聚集、增殖,使局部血管扩张,通透性增加,导致充血和 T 细胞及单核细胞的局部浸润。约 48~72 小时内,局部出现有红肿硬结的阳性反应。若受试者未感染过结核分枝杆菌,则注射局部无变态反应发生。

(2)临床意义

纯蛋白衍生物(PPD)皮肤试验是目前临床上最常用的一种诊断结核分枝杆菌感染的方法,PPD 皮试阳性表示机体对结核分枝杆菌具有敏感性,表明机体曾经受到结核菌感染。反应越强,受到结核分枝杆菌感染的可能性越大。我国使用硬结 ≥ 5mm 为阳性,≥ 20mm 或局部出现水泡、坏死、淋巴结炎等为强阳性的诊断标准。阳性反应并不表示患病,接种过卡介苗的人群也呈阳性反应。强阳性反应则表明可能有活动性感染。硬结小于 5mm 为皮肤试验阴性,阴性反应表明无结核感染,但并不能排除结核感染的可能性。使用免疫抑制剂、免疫功能低下、合并 HIV 感染、应用免疫抑制剂、重度营养不良及老年等结核病患者,可能出现假阴性。

(3)高危人群检测特征

PPD 皮肤试验强阳性反应者属于结核病高危人群,应给予预防性治疗。对于 HIV/TB 感染人群、长期应用激素或免疫抑制剂人群、患有糖尿病人群、尘肺人群、肾功能不全人群及免疫系统疾病人群及老年人群,因其机体免疫力低下,往往在临床上有感染结核的确切依据但患者 PPD 试验却呈阴性反应。

2. 新型结核抗原皮肤试验

针对 PPD 皮肤试验不能鉴别卡介苗接种和结核分枝杆菌感染的问题,国内外学者致力于研究重组蛋白、合成多肽及纯化抗原等新型皮肤变应原,筛选能够诱导皮肤 DTH 且在致病性结核分枝杆菌表达而卡介苗不表达的特异性抗原,从而建立新的特异性结核分枝杆菌感染筛查方法。目前我国结核分枝杆菌融合蛋白 ESAT-6-CFP-10(EC)已进入生产注册阶段。

与结核分枝杆菌比较,卡介苗基因组和大部分非结核分枝杆菌基因组中缺失一些特异性片段(RD 区)。其中 RD1 区基因在所有卡介苗中缺失,其编码的蛋白或许可成为鉴别卡介苗接种者和结核分枝杆菌感染者理想的抗原。ESAT-6 和 CFP-10 基因为 RD1 区的重要基因,两者均是结核分枝杆菌早期分泌的低分子量蛋白,其编码基因存在于致病性分枝杆菌中,如结核分枝杆菌、牛型分枝杆菌、非洲型分枝杆菌及 4 个非结核分枝杆菌(堪萨斯分枝杆菌、苏尔加分枝杆菌、微黄分枝杆菌、海分枝杆菌)中。ESAT-6 和 CFP-10 均含有较多的 T 淋巴细胞抗原表位,能诱导机体产生记忆性免疫应答。CFP-10 抗原与 ESAT-6 抗原均能诱导机体产生细胞免疫反应和体液免疫反应,但 CFP-10 抗原还能诱导产生高水平 IFN-γ 和强烈的 DTH 反应,具有更强的免疫原性。因此 ESAT-6 和 CFP-10 可作为皮肤变应原,用于结核菌感染人群的诊断、卡介苗接种者和结核菌感染者的鉴别。结核分枝杆菌融合蛋白 ESAT-6-CFP-10 变应原不仅灵敏度高于重组蛋白 ESAT-6 变应原,且 EC 皮试结合了 TST 与 IGRA 的优点,操作简单,皮试结果读取方便,可以达到与 IGRA 相似的诊断灵敏度及特异度。但少部分结核感染者对该抗原的刺激不产生反应,可能存在漏诊。

(1)原理

人体感染 MTB,体内产生致敏 T 细胞。当人体皮内注射 ESAT-6-CFP-10 后,由于迟发型超敏反应的存在,效应性 T 细胞会与特异性抗原结合,释放大量免疫活性物质,引起以单核细胞浸润和组织损伤为特征的炎症反应,导致注射局部形成红肿或硬结。通过测量局部红肿或硬结的大小来判断是否有结核菌感染。

(2)临床意义

EC 皮试以硬结≥5mm 为阳性,<5mm 为阴性为判定标准。对既往有结核病史或明确的结核病证据者(钙化淋巴结、肺内典型的钙化或陈旧结核病灶),无结核病中毒症状但 EC 皮试阳性表明机体曾经患过结核病,不能代表目前为活动性结核病,亦不能根据阳性检测值的高低判断结核病的转归。对临床有典型的结核病中毒症状,影像学等检查结果支持结核病的诊断且临床排除了其他疾病者,EC 皮试阳性表明机体感染结核分枝杆菌且呈活动状态,需要积极治疗。由于 EC 皮试检测所用的抗原亦存在于堪萨斯分枝杆菌、海分枝杆菌、苏尔加分枝杆菌、微黄分枝杆菌中,因此当感染这几种 NTM 时,EC 皮试亦为阳性,临床上需要进一步鉴别诊断。EC 皮试所用抗原为结核分枝杆菌特异性抗原,阴性检测结果表明机体没有结核分枝杆菌特异抗原致敏的 T 淋巴细胞,即未感染结核分枝杆菌。

(3)高危人群检测特征

HIV 感染者、免疫抑制剂使用者、器官移植者、营养不良者及老年人群机体免疫力低下,被结核感染后 EC 皮试可能呈阴性反应。

（二）γ 干扰素释放试验

结核病是由结核分枝杆菌引起的一种传染病，2019 年 WHO 在全球结核病报告中显示，结核病是全球十大死因之一。2018 年结核病死亡人数估计为 124 万人。2018 年全球的新发结核病人数超 1 000 万例，其中 56% 在五个国家：印度、印度尼西亚、中国、菲律宾和巴基斯坦。全球结核病疫情不容乐观，结核病防控任重道远。目前，结核菌素皮肤试验（tuberculin skin test，TST）是应用最广泛的结核病筛查方法之一，因其成本较低且便利。然而，这种推荐的诊断方法有低特异度、与卡介苗（BCG）接种疫苗和非结核分枝杆菌感染存在交叉反应等不足。近年来 γ 干扰素释放试验（Interferon gamma release test，IGRA）在潜伏性结核感染和结核病的临床诊断中广泛应用，为了系统评价 IGRA 的临床应用价值，我们对 γ 干扰素释放试验在临床上的应用进展进行了总结。

1. 原理

γ 干扰素释放试验的原理：机体感染结核分枝杆菌后产生特异性效应 T 淋巴细胞，当致敏 T 淋巴细胞在体外再次受到此类抗原刺激时会分泌 γ 干扰素（INF-γ），通过检测释放 INF-γ 的效应 T 淋巴细胞数或检测外周血 INF-γ 的表达水平，则能辅助判断机体有无感染过结核分枝杆菌。IGRA 适用于诊断与辅助诊断结核潜伏感染（LTBI）和活动性结核病。目前，国内外常用 IGRA 商业化的检测试剂盒分为检测效应 T 淋巴细胞数的 T 细胞斑点实验 T-SPOT.TB 试剂盒和检测全血 γ 干扰素（INF-γ）释放水平的结核免疫分析 QFT-G（Quanti FERON®Gold）、QFT-GIT（Quanti FERON®Gold In-Tube）两大类。另外，我国杨倩婷等人根据 IGAR 的基本原理采用以早期分泌抗原 6（ESAT-6）抗原为主的重组蛋白库、多肽库为抗原，建立结核分枝杆菌特异性 INF-γ ELISpot 检测技术（简称 ELISpot）。该研究表明 QFT-G 阳性率与其建立的 ELISpot 的阳性率相当，成功建立了成本低且灵敏度较高的适合亚洲人群的 ELISpot 检测技术。

2. 临床意义

（1）γ 干扰素释放试验在活动性结核病中的检测特征

IGRA 作为辅助诊断结核分枝杆菌感染的检测技术，已得到 WHO 证实和推广。不同国家和地区由于人群人类白细胞抗原（human lymphocyte antigen，HLA）的分布、卡介苗接种现状和结核病流行情况的差别，IGAR 结果有所差异。其中 Peng Lu 等通过系统评价与荟萃分析筛选 9 项 QFT-GIT 研究、12 项 T-SPOT.TB 研究和 16 项 TST 涉及 3 586 名参加者的研究。研究发现 QFT-GIT、T-SPOT.TB 和 TST 的灵敏度分别为 84.2%、84.0% 和 66.5%，提示 IGAR 的这两种试剂盒（QFT-GIT 和 T-SPOT.TB）在结核病的诊断上均有着较好的灵敏度。在 Diel 等人进行的荟萃分析中，入选了 17 项研究，分析显示 T-SPOT.TB 检验的灵敏度及特异度分别为 87.5%、86.3%，而 QFT-GIT 的灵敏度及特异度分别为 81%、99.2%。并且该研究指出 QFT-GIT 和 T-SPOT.TB 检测的灵敏度显著高于 TST。陈心春等人应用自主研发的 ELISpot 检测不同类型人群，发现结核患者的 ELISpot 检测的阳性率显著高于对照人群及结核病密切接触者。其中，血行播散性结核、继发性肺结核、结核性胸膜炎、结核性脑膜炎和其他肺外结核患者的 ELISpot 阳性率分别为 91.3%、81.7%、86.5%、66.2%、89.8%。非结核病肺部疾病对照、健康对照和新发结核患者密切接触者 ELISpot 阳性率分别为 13.5%、15.4% 和 35.4%。该研究表明自主研发的适合国内人群的 ELISpot 技术对早期发现活动性结核患者具有重要的辅助诊断价值。而 Lai 等人进行了一项匹配的病例对照研究，招募了 150 例确诊结核病例和 852 名健康对照，该研究指出不能单纯将 IGRA 阳性结果认定为活动性结核，并建议需 IGRA 和 TST 联合检测以提高活动性肺结核病诊断效能。

综上所述，多数研究支持 T-SPOT.TB 的灵敏度高于 QFT-G、QFT-GIT，而国内的 ELISpot 阳性率与 QFT-G 阳性率相当，以其相对低的价格与适宜亚洲种族的特异性抗原为特点逐渐在临床广泛应用。

(2)γ 干扰素释放试验在肺外结核病中的检测特征

肺外结核的临床表现各不相同，包括脑膜炎、泌尿生殖器感染、心包炎、淋巴结炎、胸膜炎、腹膜炎、肌肉骨骼感染和皮肤结核。由于非特异性的临床表现，肺外结核的诊断比较困难。

Liao 等人研究了 89 例肺外结核患者(50 例培养确诊患者和 39 例疑似患者)和 49 例无肺外结核患者的 T-SPOT.TB 检测的诊断效能。该研究发现 T-SPOT.TB 测定的总体灵敏度和特异度分别为 79.8% 和 81.6%。其中结核性脑膜炎、结核性心包炎和肠结核的检测灵敏度为 100%，结核性淋巴结炎的检测灵敏度为 95%，尿路结核的检测灵敏度为 85%，骨 / 关节结核的检测灵敏度为 80%，胸膜结核的检测灵敏度为 73.7%，播散性结核的检测灵敏度为 60%，腹膜结核的检测灵敏度为 42.9%。在这项研究中，Liao 等人还调查了使用来自 43 名患者的体液的 T-SPOT.TB 测定的性能。使用体液诊断肺外 TB 的 T-SPOT.TB 测定的总体灵敏度和特异度分别为 72.2% 和 56%。在另一项研究中，Kim 等人调查了 ELISpot 检测在诊断患者(30 例腹部 TB 患者和 18 例无活动性 TB 患者)中的临床应用。该研究中使用了外周血单个核细胞(peripheral blood mononuclear cell，PBMC)ELISpot 和腹膜液 ELISpot 分析，结果提示 PBMC ELISpot 测定的总体灵敏度和特异度分别为 89% 和 78%。该研究对 11 名疑似 TB 腹膜炎患者进行腹膜液 ELISpot 检测，并进行 PBMC ELISpot 检测，发现感染部位的结核分枝杆菌特异性淋巴细胞浓度增加。综上可知，IGAR 检测的诊断效能可能因不同的肺外结核形式而异。

3. 高危人群检测特征

(1)获得性免疫缺陷综合征患者 γ 干扰素释放试验的检测特征

人类免疫缺陷病毒(human immunodeficiency virus，HIV)感染者是结核病复发风险最高的人群之一。HIV 感染者感染结核分枝杆菌时，因 TST 灵敏度下降而出现假阴性结果(26.41%)。Cattamanchi 等人通过系统评价和荟萃分析评估了 IGAR 用于诊断 HIV 感染者结核感染的诊断准确性，结果提示在确诊活动性结核病的 HIV 感染者中 T-SPOT.TB 检测灵敏度为 73%。该项研究认为 HIV 感染者的主要问题是 $CD4^+$ 细胞计数及其对 T-SPOT.TB 测定性能的影响，并指出对于 T-SPOT.TB 测定而言，当 $CD4^+T$ 淋巴细胞计数小于 200 个 /μl 时，阳性结果的汇集比例显著降低。kussen 等则通过队列研究纳入了 140 名患者，使其同时接受了 IGRA 的 TST 检测，结果显示，与 TST 相比，IGRA 的灵敏度和特异度分别为 69% 和 90%，IGRA 检测到比 TST 多 8% 的阳性结果。该研究得出结论，IGRA 可更准确地筛查合并有 LTBI 的 HIV 患者。王辉等人运用自行研发 ELISpot 检测技术对 119 例确诊的 HIV 感染者及 205 例 HIV 阴性健康者进行 ELISpot 和 TST 检测，结果提示 ELISpot 检测技术的阳性率明显优于 TST(24.5% 比 4.6%)，同时该研究表明 $CD4^+T$ 淋巴细胞计数水平对 ELISpot 检测的阳性率影响不大，ELISpot 检测方法可用于任何 $CD4^+T$ 淋巴细胞计数水平 HIV 感染者 LTBI 的诊断。这个发现与国内外研究所示的结论相一致。而另两项荟萃分析表明，IGRA 在 HIV 感染患者中诊断活动性结核病灵敏度与特异度均不高。

IGRA 在 HIV 感染患者中的诊断效能明显优于 TST，对于 IGRA 检测技术是否受 $CD4^+T$ 淋巴细胞计数水平的影响尚有争论。多数研究支持应用 IGRA 筛查合并有 LTBI 的 HIV 患者，但不鼓励单独使用 IGRA 作为 HIV 患者活动性结核病诊断依据。

(2)糖尿病患者 γ 干扰素释放试验的检测特征

糖尿病(diabetes mellitus，DM)与活动性结核病(tuberculosis，TB)或结核潜伏感染(LTBI)风险增加有关。有学者认为细胞介导的免疫可能在 DM 患者中被抑制，导致该类人群的 TST 检测具有较高的假阴性率。在一项动物实验中，链脲佐菌素(streptozotocin，STZ)诱导感染结核分枝杆菌的糖尿病小鼠产生的 IFN-γ 水平降低，而在高糖条件下该类糖尿病小鼠的 IFN-γ 的产生则进一步受抑制。在体内研究中，Tsukaguchi 等人表明 TB 患者产生 IFN-γ 的 T 淋巴细胞在血糖控制不佳的糖尿病患者中，显著低于血糖控制良好的患者。Tan 等研究发现在血糖控制良好的患者中，ELISpot 检测的灵敏度明显较高（分别为 90% 和 56.3%）。Kang 等人的研究结果与 C. K. Tan 的研究结果一致，均提示 ELISpot 分析可能是评估血糖控制良好的糖尿病患者结核病的有用辅助诊断工具。多数研究支持糖尿病患者中 IGAR 的灵敏度与血糖控制水平相关，血糖控制良好的患者中 IGAR 的灵敏度较好。而 Walson 等人通过实验证明 IGRA 的灵敏度不受血糖水平的影响。对于此问题，仍需进一步深入探讨。

（3）儿童患者 γ 干扰素释放试验的检测特征

诊断儿童结核病往往很困难。Kay 等研究证明 5 岁以下的儿童中，IGRA 的灵敏度与 TST 相似，但在 2 岁以下儿童中这两种检测的灵敏度显著降低。此外在 1 岁以下儿童和中枢神经系统疾病患者中，不确定结果的比例较高。对于实验室确诊 TB 的 ≥5 岁儿童，IGRA 的灵敏度高于 TST，该研究认为 IGRA 是 LTBI 首选的免疫诊断试验。Nicol 等人报道结核病患儿 ELISpot 检测阳性率高。他们研究发现 ELISpot 阳性率在确诊结核病患者中为 83%，疑诊结核病患者中为 72%。Davies 等人招募了 188 名疑似结核病的非洲儿童调查了 HIV 感染儿童 ELISpot 检测的诊断准确性。该研究提示在确诊 HIV 感染的患儿中，ELISpot 试验的灵敏度、特异度分别为 67.0%、77.0%。对于 TST，该患者人群的相应值分别为 33.0%、86.0%。在这个研究人群中，ELISpot 检测比 TST 更好，并且它比 TST 在 HIV 感染儿童中检测活动性 TB 的灵敏度更高。

IGAR 在儿童中的诊断效能较成人中差，优于 TST。Uzunhan 等研究指出 IGAR 检测阴性结果不能排除结核分枝杆菌感染，TST 和 IGRA 联合诊断儿童结核病可能会提供更有效的结果。

（4）慢性肾脏病血液透析患者 γ 干扰素释放试验的检测特征

伴有血液透析（hemodialysis，HD）的终末期肾病（end-stage renal disease，ESRD）患者的结核分枝杆菌感染发生率显著高于健康人。Lee 等人研究发现 QFT-G 法对活动性结核感染的灵敏度、特异度分别为 100%、62.1%。该研究认为 TST 对血液透析患者不敏感，不建议用于单独诊断 LTBI，建议在 HD 患者中采用 TST 与 IGAR 联合诊断结核病。在另一项研究中，Chung 等人在接受卡介苗接种率高的中等结核病负担国家中招募 167 名 HD 患者，研究了 IGRA 在此类 HD 患者中诊断 LTBI 的效能。他们发现 TST、QFT-GIT 和 T-SPOT.TB 测试的阳性率分别为 23.5%、45.9% 和 60.4%。该研究表示，卡介苗接种可增加 TST 阳性率，但不影响 QFT-GIT 或 T-SPOT.TB 测定的阳性率。综上，IGAR 在 HD 患者中的诊断效能优于 TST，但未能达到单独诊断 LTBI 的标准，需多结核诊断方法联合诊断。另外，有研究评估了 ESRD 患者中影响 IGAR 灵敏度的因素，结果提示导致 IGAR 结果不确定的因素主要包括血液透析、接受透析的时间、贫血和低白蛋白血症。

（5）其他免疫力低下患者 γ 干扰素释放试验的检测特征

免疫功能低下的人群感染结核分枝杆菌的风险高于普通人群。韩国几项研究表明，IGRA 对免疫抑制的活动性结核病患者具有较高的诊断灵敏度。Mardani 等人对心脏和肺脏移植的 55 名成年患者进行了前瞻性研究，结果显示，TST 检出结核阳性病例 3 例，QFT-GIT 检出结核阳性病例 11 例，QFT-GIT 阳性率高于 TST 的阳性率。研究认为 QFT-GIT 可更准确地诊断潜伏性结核感染。Laffitte 等人研究了 50 例银屑病患者 TST 和 T-SPOT.TB 检测的结果，研究表明 T-SPOT.TB 阳性结果与 LTBI 的推定诊断密切相关，TST 则并非如此，T-SPOT.TB 与 TST 检测的一致性较差。Behar 等人通过 TST 和 T-SPOT.TB 检测 179 例类风湿关节炎患者，结果显示 TST 检出结核阳性病例 2 例，T-SPOT.TB 检出结核阳性病例 10 例，提示 T-SPOT.TB 与 TST 检测的一致性较差，

T-SPOT.TB 阳性率高于 TST。

总之,IGRA 在 TST 诊断结核病方面具有绝对优势。多数研究支持 IGRA 检测技术替代 TST。在潜伏性结核的筛查试验中,IGRA 与 TST 比较,不受卡介苗注射的影响,可降低 TST 的假阳性结果,也不与其他非结核分枝杆菌交叉反应,较稳定。一些国家指南建议用 IGRA 替代 TST,有一些国家建议 TST 或 IGRA 两者选其一,而若干国家(加拿大、英国、意大利、德国、瑞士、荷兰、韩国和挪威)则推荐两步法,先进行 TST 然后进行 IGRA。与其他诊断分析一样,IGRA 也具有一些局限性。IGRA 的诊断局限性主要体现在:①诊断结核潜伏感染者(LTBI)特异度优于 TST,但亦有文献提示在中、低收入国家,IGRA 与 TST 差异不显著;②该技术检测的成本相对较高且尚无法分辨活动性结核患者与结核潜伏感染者,在结核病高负担的国家,对 TB 的诊断价值有限;③ INF-γ 表达水平和 T-SPOT.TB 斑点数的阈值的界定尚未达成一致,其结果的评价存在主观判读等争议;④ T-SPOT.TB 分离 PBMC 的质量受分离技术优劣的影响,可间接影响检测结果,导致假阴性;⑤免疫低下或免疫抑制人群中,受宿主免疫状态影响,其灵敏度相对较差。相信随着 γ 干扰素释放试验检测技术的不断改进与优化,其定会更好地服务于临床,为活动结核病患者及结核潜伏感染者创造更好的临床应用价值。

三、新型生物标志物检查

(一) 转录组学分子标识

转录组学是一门在整体上研究细胞中基因转录情况及转录调控规律的学科。转录组为一个活细胞所能转录出来的所有 RNA 的综合,是研究细胞表型和功能的一个重要手段。对转录组学的广泛研究可以很好地解释基因组的功能原件及细胞和组织的分子构成,从而揭示与细胞发育和疾病相关的生物进程。目前,对转录组学的研究多集中在 mRNA、miRNA、lncRNA 和一些小 RNA 分子上,且已有较为成熟的研究方法和研究手段。

1. 信使 RNA(mRNA)

(1)原理介绍

mRNA 称为信使 RNA,负责将存储在 DNA 分子中的遗传信息转为功能蛋白质,其表达受到精细的调控机制控制和严格的时间和空间的限定,即同一细胞在不同的生长时期及生长环境下,其基因表达情况是不完全相同的。通常,同一种组织表达几乎相同的一套基因以区别于其他组织,如脑组织或心肌组织等分别只表达全部基因中不同的 30% 而显示出组织的特异性。因此,mRNA 的表达水平可用于区分细胞生长的不同状态及不同的组织器官,也可用于疾病的临床诊断。mRNA 的检测方法有多种,例如,荧光定量 RT-PCR 技术、基因芯片检测技术、RNA-Seq(全基因组测序技术)等已作为 mRNA 检测的常用方法。

结核分枝杆菌大约有 1 000 个 mRNA 分子,但其在细菌细胞中占比很少(1%~5%)。结核分枝杆菌 mRNA 半衰期很短,仅存在于有活性的分枝杆菌菌体中,因此,其可作为结核分枝杆菌存活的标志。在细菌细胞中,DNA 转录和 mRNA 翻译在同一时间和空间进行,即当 mRNA 合成仍在进行时,蛋白质的合成也随之开始。结核菌基因的表达在体内外不同的环境及不同生长代谢条件下也不尽相同。

(2)临床意义

基于转录组学的诊断主要从两方面入手,一是以结核分枝杆菌 mRNA 为靶点的基因检测技术,二是以宿主 mRNA 表达为靶点的基因检测技术。自 20 世纪 80 年代核酸体外扩增技术应用于结核分枝杆菌的检测以来,一些新的分子检测技术不断发展和更新。近几年新出现的以结核分枝杆菌 mRNA 为靶点的体外扩增检测技术慢慢投入临床使用。目前,常规使用 qRT-PCR 技术检测患者标本中结核分枝杆菌 mRNA 的表达量,以此作为活动性结核诊断的参考标准。结核菌的死活鉴别是结核病诊断、药物敏感性实验、化疗反应监测、新抗结核药物筛选及合并预防等研究的基础,具有较强的临床意义和较为广泛的应用价值。例如,利福平的作用机制是直接作用于 RNA 聚合酶,阻断 mRNA 合成;异烟肼等其他抗结核药物的作用机制都是间接影响转录、导致细菌死亡。结核分枝杆菌 mRNA 的监测有助于临床合理用药。另外,mRNA 体外扩增法用于化疗反应监测具有早期快速评价的功能,但仍处于实验探索阶段,有许多问题需要进一步解决。

以宿主 mRNA 表达为靶点的体外扩增检测技术仍未在临床上投入使用,主要应用在临床研究中,探讨结核菌感染诱导宿主的免疫应答反应以及其中哪些分子在致病或免疫保护中发挥重要作用。目前,常用的研究方法是通过基因表达谱芯片筛查或 RNA-Seq 技术研究结核病患者转录组 mRNA,筛选出一些差异表达的 mRNA。如果这些 mRNA 在特征结核病患者体内(潜伏感染或活动性结核;HIV 合并结核感染或糖尿病合并结核感染)差异表达(异常升高或降低),其有可能在结核菌感染中发挥重要的作用。通过增加结核患者的临床样本数,仍能证明这些特征 mRNA 稳定存在并表现出一致的表达差异,那么,其有可能作为结核病诊断的特征标志物,用于判断患者的结核病类型和患病程度。

(3)高危人群检测特征

结核病的高危人群包括排菌患者密切接触者;结核菌素试验强阳反应者;HIV/TB 感染者;糖尿病、尘肺、肾功能不全及免疫系统疾病者;长期应用激素或免疫抑制剂者;流动、贫困及高龄人群;既往患肺结核未彻底治愈者。目前,已有大量研究对活动性结核和潜伏性结核患者的 mRNA 表达谱进行分析。与健康人相比,这两种不同状态的结核患者宿主 mRNA 的表达水平存在较大差异,有望成为结核病诊断的候选 mRNA 分子。然而,在高危人群中,mRNA 的表达将更为复杂,检测特征不仅要结合结核患者的特征 mRNA 分子,还要结合除结核病以外的其他疾病诱发的特征 mRNA 分子综合分析。

2. 非编码 RNA(microRNA、lncRNA)

(1)原理介绍

非编码 RNA 是一类不编码蛋白且具有调节作用的 RNA 分子,主要包括一些小分子的 siRNA、microRNA(miRNA)、piRNA 以及长链非编码 RNA(long noncoding RNA,lncRNA)等。

miRNA 是一类分布广泛、分子大小约为 22nt 的内源性非编码 RNA,通过与靶基因 3'UTR 或 5'UTR 非编码区结合,在转录后或翻译水平介导 mRNA 的降解或抑制蛋白质的翻译。已有大量的文献报道,miRNA 参与机体的多种生理和病理过程,并且在宿主与微生物的相互作用中也发挥重要调节功能。

siRNA 是一类外源化学合成转导入体内的 RNA 小分子,其功能类似于内源 miRNA,主要在 RNA 干扰中起作用。一般用于细胞内使某种蛋白表达下调的研究工具。

lncRNA 是一类长度大于 200nt,无编码蛋白质功能的 RNA,多位于核内或细胞质中。lncRNA 结构类似于 mRNA,但序列中不存在开放读码框(ORF),同时具有 5' 帽和多聚腺苷酸尾,且经历翻译后剪切过程。lncRNA 普遍表达于真核生物的细胞内,不同物种间的序列保守性不高,其表达具有组织特异性和不稳定性。目前,lncRNA 的来源有主要几种途径:多因素作用导致基因断裂形成;染色体重排;小的非编码 RNA 的某段序列经多次复制后形成;非编码基因的转录;在转录因子中插入一段序列形成。根据蛋白质编码基因与 lncRNA 的位置关系,可将其分为基因间 lncRNA、内含子 lncRNA、正义 lncRNA、反义 lncRNA、双向 lncRNA 等。而根据 lncRNA 功能,则可将其分为诱饵分子、信号分子、诱导分子等。lncRNA 主要从表观遗传水平、转录水平和转录后水平三个方面对基因表达进行调控,参与疾病的发生发展。在表观遗传调控方面,lncRNA 可参与基因组印迹、DNA 甲基化、组蛋白修饰和染色体重塑等过程。在转录调控方面,lncRNA 可作为转录因素的“配体”来调节转录,例如作为转录的辅助激活物、转录抑制剂或竞争转录因子发挥作用。lncRNA 还可作为 ceRNA 通过 miRNA 应答元件(MRE)竞争结合具有相同 MRE 的 miRNA 来调控基因的表达,从而影响细胞的功能。

(2)临床意义

大量文献已报道 miRNA 可参与结核分枝杆菌(MTB)的致病和免疫病理清除作用。Mirelle 等人发现 MTB 可诱导 miR-33 进行自噬重组和参与宿主的脂代谢。最近的研究还发现 MTB 感染诱导的 miR-155 通过靶向树突状细胞 ATG3 的表达而抑制自噬。miR-381-3p 可调控抗原递呈细胞 DC 的递呈能力,通过靶向 CD1c 抑制抗结核细胞免疫反应。2017 年哈尔滨医科大学感染和免疫重点实验室,通过对 TB 患者和健康人进行 miRNA 高通量测序比对发现 29 个差异表达的 miRNA。经 qRT-PCR 和相关性分析证实存在三个 miRNA(miR-769-5p、miR-320a、miR-22-3p)在 MTB 患者和健康人之间表达具有显著差异,并证实这三个 miRNA 分子可作为 TB 诊断的潜在生物标志物。此外,miR-320a 还可能是耐药性结核患者诊断的生物标志物。2018 年 Wang 等人研究 TB 患者的尿液成分,发现 miR-625-3p 具有明显的表达差异,可以与潜在的尿蛋白(甘露糖结合凝集素 2 和 α- 胰蛋白酶抑制剂 H4)结合起来用于肺结核患者的诊断。近年来还有人研究血清中循环型 microRNA 在 MTB 患者诊断中的意义,试图发现一些重要的特征循环型 miRNA,用于 MTB 的诊断。预计在不久的将来,miRNA 有很大可能用于结核病的诊断和治疗。目前,对高危人群特征 miRNA、siRNA 和 lncRNA 等的研究报道较少,期望不久的将来会有新的研究进展。

(二)代谢组学分子标识检查

1. 原理介绍

代谢组学是继基因组学、转录组学、蛋白质组学后又一新兴的“组学”。代谢组学是运用各种高通量组学手段整合生物信息学、统计学、数理分析对一个或某些特定的生物系统的代谢组进行成分鉴定及定量分析。代谢组是生物体代谢分子的集合,主要包括小于 1 500Da 的参与代谢反应的小分子化合物。这些小分子对于细胞生长、细胞稳定和细胞功能起非常重要的作用。因为代谢组是基因组、转录组和蛋白组下游的最终产物,因此,干扰以上任何一个阶段都会改变代谢组的成分和代谢产物的量。而这些改变就会产生一些特征性的代谢组分子标识。在过去的十几年,代谢组学已被应用于多种疾病不同阶段潜在的诊断标记分子,包括结核病。

2. 临床意义

疾病的形成一般都有一个临床前的阶段,在此阶段体内的某些代谢产物已经发生变化。大多数疾病当成为组织病理学可见的程度时,其已经对人体组织、器官造成不可逆的伤害。因此,如果能够捕获在疾病发展初期就已产生的代谢产物,并运用代谢组学进行分析,可以更好地帮助了解疾病形成原因及辅助临床诊断。结核病的早期准确诊断和治疗在防治中起关键作用。在过去的十年中,通过代谢组分析鉴定出许多新的结核病分子标识。这些分子标识的发现有助于结核病的诊断,揭示结核病新的致病机理,揭示结核病潜伏和发病的机制,解释结核分枝杆菌的耐药性及其与宿主的相互作用关系,评价结核患者药物治疗效果等。

3. 高危人群检测特征

唾液是肺结核诊断实验中最常用的样本。结核患者的唾液中的代谢组谱可能包含结合分枝杆菌特异性的代谢物。由于唾液样本中含有细菌和疾病诱导产生的宿主代谢产物,因此提高了诊断分子标记发现的可能性。然而,目前还是较少研究采用患者的唾液样本进行代谢组学分析以期找到结核病相关分子标记提高结核病的诊断能力。其中,最主要的原因是唾液样本比较复杂,比如,唾液的黏度高且有不均一性。因此,在进行代谢组学分析前,唾液样本需要经过比较烦琐和复杂的处理。2012 年 Schoeman 等用酒精对痰液样本预处理,使其均质化,然后运用二维气相色谱 - 飞行时间质谱法(GC × GC-TOF-MS)对样品进行质谱鉴定。代谢组学分析鉴定出 20 余种分子标识,这些主要是与结核分枝杆菌的细胞壁形成有关的分子。之后 Schoeman 等运用鉴定出的分子标识很清晰地鉴别出来自临床的 TB 阳性和阴性患者唾液样本。

血液样本被认为成分比较均匀,黏稠度更小,比唾液样本更容易处理。血液中可能含有非常少的直接来源于感染的细菌产生的代谢物,其主要反映宿主由于被细菌感染而引起的代谢物的变化。因此,血液样本代谢组学分析更适合于研究宿主病理学和防御机制、检查疾病发展、诊断和治疗效果的监测。2012 年 Weiner 等运用代谢组学分析发现 400 种以上的小分子存在于未感染者、潜伏感染者和结核病患者血清中,且发现结核病患者氨基酸、脂质和核苷酸代谢途径的变化,暗示结核病患者体内抗炎症代谢组的变化。血清代谢组谱数据表明与潜伏感染相比,结核病患者血清中的吲哚胺 2,3 加双氧酶 1 活性显著提高,磷脂酶活性显著降低,腺苷酸代谢产物明显增多,证实了代谢组谱与细胞因子信号之间的联系,实验证实通过检测血清中组氨酸、半胱氨酸、苏氨酸等 20 种代谢物足以区分结核病患者和健康人群。2013 年周爱萍等运用磁共振波谱法对 77 份来自结核患者(n=38)和健康人(n=39)的血清进行分析,建立了结核患者特异性血清代谢组谱,发现结核患者和健康人血清中 17 种代谢物浓度存在显著性差异。为了鉴定结核患者特异性分子标识,2015 年 Feng 等运用 UPLC-MS 对来自结核患者、慢性阻塞性肺疾病患者、肺炎患者、支气管扩张患者、肺癌患者和健康人的血清代谢组分进行比较分析,通过正交偏最小二乘法分析,可以将结核患者样本与健康对照组及其他肺相关疾病区分开。12 种代谢组学分子(主要包括脂肪酸、氨基酸和脂质)被鉴定,可被当作活动性肺结核的分子标记物。为了寻找一些不受抗结核病药物影响的活动性肺结核诊断标记分子,2013 年 Che 等运用气相色谱 - 飞行时间质谱(GC-TOF-MS)代谢组学分析手段比较来自健康对照组、结核患者、抗结核病药物治疗前和治疗后患者的血清。他们发现在结核患者血清中,胆固醇、半乳糖和丙二酸显著上升,而苯基丙氨酸、甘油磷酸、鸟氨酸、肌醇、乳酸和 5- 氧代脯氨酸相比显著降低。在这九个潜在的结核病分子标识中,5- 氧代脯氨酸不受药物治疗的影响。

和血液类似,结核患者的尿液中也很少有来自结核分枝杆菌的代谢产物,但是与患者其他样本相比,尿液中可能含有更高浓度的来自宿主因结核病诱导而产生的小分子代谢产物。因此,患者尿液中可能能够发现更多的分子标识,有助于更好地了解疾病特征和更准确地进行疾病诊断。因此,代谢组学的研究者们更倾向于采集患者尿液样本进行分析。2011 年 Banday 等运用顶空气相色谱 - 质谱法(HS/GC-MS)对来自结核患者组、健康组、其他肺相关疾病患者组的尿液的挥发性有机成分进行分析。他们发现,结核患者组中邻二甲苯、乙酸异丙酯显著上升,而戊醇、二甲基苯乙烯和伞花烃水平下降。类似地,2016 年 Luies 和 Loots 等利用 GC × GC-TOF-MS 法筛查结核患者尿液中潜在的代谢分子标识。结果证实结核病阳性组与对照组之间尿液代谢组存在很大的差异,包括喹啉酸、*N*- 乙酰基 -*L*- 酪氨酸、色氨酸等 17 种代谢分子标识被鉴定出来,揭示结核患者体内出现非常反常的脂肪酸和氨基酸代谢。2015 年 Das 等尝试通过鉴定结核患者尿液中一些特殊的代谢分子标识来评价结核患者药物治疗效果,通过比较肺结核阳性病例与肺结核阴性病例的尿液代谢组谱,他们鉴定出 42 个潜在的具有诊断价值的化合物,其中大部分与苯基丙氨酸代谢途径有关。这些分子标识与 Luies 和 Loots 等鉴定的结果类似,之后他们分析结核病药物治疗组的尿液代谢组谱发现，结核患者治疗成功的或者效果好的患者尿液中代谢组谱与健康对照组代谢组谱非常相似。因此，除了治疗前的诊断，尿液中的分子标识也可以监测疾病的发展、患者治疗后的反应和治疗效果。

（张国良 杨倩婷 郑俊峰）

第三节 病理学检查

一、结核病基本病理变化

结核病基本病理变化主要包括渗出性病变、增生性病变和坏死性病变。在结核病的发展过程中，由于结核分枝杆菌毒力的强弱、感染菌量的多少、机体自身免疫力不同等因素的影响，上述三种病理变化常混杂存在，在不同阶段，多以某种病理改变为主并相互转化。

（一）渗出性病变

渗出性病变出现在结核性炎症的早期或机体免疫力低下、结核分枝杆菌量多、毒力强或变态反应较强时，表现为浆液性或浆液纤维素性炎。病理改变主要为局部组织小血管扩张、充血以及浆液、中性粒细胞及淋巴细胞向血管外渗出。渗出液主要为浆液和纤维蛋白，之后中性粒细胞可减少，代之以淋巴细胞和巨噬细胞为主要细胞成分。巨噬细胞可吞噬结核分枝杆菌。在渗出性病变中可查到结核分枝杆菌。当机体抵抗力强或治疗及时时，渗出性病变可完全被吸收而不留痕迹，但亦可转化为增生性病变或坏死性病变。

（二）增生性病变

增生性病变是结核病病理形态学比较有特征的病变，主要表现为肉芽肿形成。当感染的结核分枝杆菌量少、菌毒力低或免疫反应较强时，出现以增生反应为主的病变。肉芽肿病变并非结核病所特有，亦可出现在其他病变中，如真菌病、结节病等。肉芽肿病变的主要成分为类上皮细胞、单核细胞及多核巨细胞等。结核结节（又称结核性肉芽肿）相对有一定特征性，主要成分为类上皮细胞、朗汉斯巨细胞（Langhans giant cell）及干酪样坏死等。结核性肉芽肿病理变化是病理形态学诊断结核病的重要参考依据。结核结节（tubercle）是结核性肉芽肿病变中形成的一种较特异的形态结构，结节中心常为干酪样坏死，坏死周边围绕类上皮细胞，散在多少不等的朗汉斯巨细胞，结节的外侧为淋巴细胞及少量反应性增生的纤维母细胞。单个结节一般较小，肉眼不易区别。当3~5个结核结节融合在一起时则为粟粒大小，呈灰白色或灰黄色。类上皮细胞是增生性病变的主要成分，它由巨噬细胞在结核分枝杆菌的菌体脂质的作用下转化而成，而朗汉斯巨细胞则由类上皮细胞相互融合而成。朗汉斯巨细胞体积较大，且大小不一，一般直径为100~500μm，细胞核为数个至上百个不等，呈花环状或马蹄形排列在细胞质的一侧，这与其他多核巨细胞形态有所不同。

（三）坏死性病变

当结核分枝杆菌菌量多、毒力强、机体抵抗力低下或变态反应强烈时，渗出性和增生性病变可出现以坏死为主的病理变化。结核性坏死属凝固性坏死的一种，因在坏死组织中含有结核分枝杆菌的脂质和巨噬细胞在变性坏死中所产生的细胞内脂质等，这种坏死组织不液化，呈淡黄色，均匀细腻，细颗粒状，形态似奶酪，故称干酪样坏死。干酪样坏死中含有数量不等的结核分枝杆菌，可长期以休眠的形式生存。干酪样坏死灶可出现钙化或骨化，周围纤维组织增生，继而形成纤维包裹，病变可长期稳定。在某些因素作用下，干酪样坏死灶亦可出现液化，液化的物质可成为结核分枝杆菌的培养基，结核分枝杆菌大量繁殖，导致病变渗出、扩大。当病灶与外界相通，如肺脏、肾脏等，液化坏死物质可经肺支气管及肾输尿管排出，形成空洞性结核，并成为结核病的重要传染源。

二、结核病病理学诊断方法

(一) 常规病理学诊断方法

常规病理学诊断方法主要包括肉眼大体观察和光学显微镜水平的形态学观察。

1. 大体观察主要运用肉眼或辅以放大镜、量尺和磅秤等工具，对大体标本及其病变性质（形状、大小、重量、色泽、质地、表面及切面形态、与周围组织和器官的关系等）进行细致的解剖、观察、测量、取材和记录。临床送检的标本不管大小均应详细检查，如果一例标本有多件，则每一件均要取材作切片观察。大体检查中肺内结核瘤多位于脏层胸膜下，呈圆球形干酪样坏死灶，直径多在2~4cm，切面黄白色或灰白色，呈同心性分层排列，中央可钙化或有空洞形成。

2. 组织学观察病变组织取材后，经10%中性甲醛溶液固定和石蜡包埋后制成切片。组织切片最常用的染色方法是苏木素-伊红（hematoxylin and eosin，HE）染色，因此常规组织染色切片又称为HE染色切片。该方法是目前病理学诊断最基本和最常用的方法。光镜下结核病病变为坏死性肉芽肿性炎，伴有不同数量的非坏死性肉芽肿。典型的病变是肉芽肿伴干酪样坏死，外周有纤维结缔组织和慢性炎细胞浸润，病变周边可见朗汉斯巨细胞。

3. 细胞学检查采集病变处的细胞、涂片染色后进行诊断。细胞的来源多种多样，如脱落细胞、分泌物、体液及排泄物等。常见的取材方法有内镜采集或刷取细胞，或用细针直接穿刺病变部位（即细针穿刺，fine-needle aspiration，FNA）吸取细胞。获取的细胞经涂片固定后，再以HE染色进行细胞学诊断。FNA技术设备简单、操作简便、对患者损伤小，在浅表淋巴结结核等疾病的诊断中应用较多。在光镜下涂片中可见类上皮细胞、多核巨细胞、淋巴细胞及坏死物等。

(二) 特殊染色

1. 抗酸染色　想要证明是结核性病变，需要在病变区找到病原菌。最常用的抗酸染色方法是齐-内（Ziehl-Neelsen）染色法。高倍显微镜下观察可见红染的两端钝圆稍弯曲的杆状菌。常位于坏死区的中心或坏死区与上皮样肉芽肿交界处。需注意的是除了结核分枝杆菌，麻风分枝杆菌和非结核分枝杆菌也是抗酸阳性菌，肉眼很难分辨，需要进一步进行分子病理检测加以鉴别。

2. 网状纤维染色　该染色可显示组织结构是否完整，坏死的范围和程度。由于干酪样坏死对于结核具有一定的诊断价值，而仅仅通过HE染色对于坏死性质的判定可能存在一定偏差，所以网状纤维染色对结核病的诊断和鉴别诊断有一定帮助。

3. 六胺银、PAS染色　真菌病是除结核病外最为常见的感染性肉芽肿性疾病。真菌病和结核病有时很难通过HE染色鉴别开。诊断真菌病需要在病变区找到真菌病原体。六胺银（Gomori methenamine silver，GMS）染色和高碘酸希夫（periodic acid-Schiff，PAS）染色是最常用的识别真菌的染色方法。这两种特殊染色虽然对于直接诊断结核没有太大的价值，但是却可以起到与真菌病进行鉴别诊断的作用，有效防止误诊。

4. 金胺-罗丹明染色　金胺-罗丹明染色后抗酸杆菌会发出黄绿色荧光，该染色结果可在40倍物镜下观察而不需用100倍油镜，且与抗酸染色相比具有更高灵敏度。但需要注意荧光染色片无法长期保存，且有时会出现假阳性。

(三) 免疫组织化学法

免疫组织化学法（immunohistochemistry，IHC）是利用抗原-抗体的特异性结合反应原理，以抗原或抗体来检测和定位组织中的目标蛋白质的一种技术方法。结核 IHC 染色主要使用两种类型的抗体。第一种类型是针对不同细胞类型的抗体。如抗 CD68 抗体可以帮助区分类上皮细胞与上皮来源细胞,有助于确认肉芽肿结构。第二种类型是针对结核分枝杆菌特异抗原的抗体。这类抗体可以在组织切片中显示结核分枝杆菌蛋白的表达,对提高结核病诊断阳性率很有帮助。目前报道的抗体主要识别 BCG 成分、MPT64、PstS1、Ag85B 等抗原。免疫组织化学检查操作简便,阳性信号易于观察,不需要使用油镜,可以有效提高灵敏度和工作效率。但该方法现阶段缺少第二种类型的高质量商业化 IHC 抗体及其判读标准,因此还需要加快研究成果向临床应用的转化进程。

（四）分子病理学检测

1. 结核病的诊断与鉴别诊断方法　常规病理学诊断方法及特殊染色方法均很难鉴别诊断结核分枝杆菌与非结核分枝杆菌引起的疾病。因此,结核病的病理学确诊需要分子病理学检查作为重要的辅助手段。通过检测结核分枝杆菌特异基因,如 *IS6110*、*16S rDNA*、*Mpt64* 等,可以显著提高结核病的阳性诊断率,并且可以鉴别诊断结核分枝杆菌与非结核分枝杆菌引起的疾病。因为分子病理学检查方法具有较高的灵敏度和特异度,2017 年《中国结核病病理学诊断专家共识》将其作为结核病病理学诊断的金标准。常用的技术有以下两种。

(1) 实时荧光定量 PCR 技术　实时荧光定量 PCR 技术是目前临床应用最为广泛的分子病理检测技术。其主要优势在于操作简便、成本低廉、快速灵敏等。与传统的抗酸染色相比,该技术不仅可以有效提高结核病的阳性检出率,还可以鉴别诊断结核分枝杆菌与非结核分枝杆菌引起的疾病。

(2) 探针杂交技术　探针杂交技术相比于 PCR 技术具有更高的检测通量,一次实验可以检测多个基因。由于非结核分枝杆菌种类繁多,而不同非结核分枝杆菌病治疗方案不尽相同,因此该技术在分枝杆菌菌种鉴定中具有独特优势。但与 PCR 相比操作要求相对复杂,灵敏度相对较差。

2. 耐药结核病的诊断方法　结核分枝杆菌的耐药基因突变是产生耐药结核病的最主要原因。利用分子病理技术检测组织标本中的结核分枝杆菌是否发生耐药基因突变是病理学诊断耐药结核病的重要手段。如通过检测 *rpoB* 基因突变可以检测利福平耐药结核菌;通过检测 *katG*、*inhA*、*ahpC* 等基因突变可以检测异烟肼耐药结核菌。常用的技术有以下两种。

(1) 实时荧光定量 PCR 技术　其中最具代表性的技术是 GeneXpert MTB/RIF(简称"Xpert")检测系统。Xpert 技术通过检测 *rpoB* 基因的有无以及耐药决定区是否发生突变来诊断结核病与耐药结核病。此外,实时荧光定量 PCR 方法与探针熔解曲线分析方法相结合也可以应用于耐药基因的检测。基因突变会导致扩增产物 TM 值的改变。高分辨熔解曲线分析方法可以做到单核苷酸突变的检测。

(2) 探针杂交技术　该技术的优点在于具有较高通量。目前应用比较多的方法有膜反向杂交法和基因芯片法等。这些技术都可以实现一次实验中检测多种抗结核药物的耐药相关基因突变。

由于分子病理基因检测技术灵敏度高,临床检测需在符合国家标准的临床基因扩增实验室中,由持有 PCR 检测上岗证的专业人员按照规范化操作规程进行,以保证检测结果的准确性。当检测结果出现阴性时,不能排除由于病原菌数量低于检测下限而引起的假阴性结果。

三、高危人群的结核病病理学特点

结核病的易感因素很多,其中糖尿病和艾滋病是目前最受关注的容易引发结核病的危险因素。

（一）糖尿病合并结核病

糖尿病是由于胰岛素分泌不足,和 / 或周围组织细胞对胰岛素敏感性降低引起的,以高血糖为特征的慢性内分泌代谢性疾病。长期高血糖会引发血管炎和自身免疫性反应,导致多器官损伤。糖尿病患者是结核病的高危人群,结核病发病率显著高于正常人。

1. 糖尿病易感结核病的免疫机制 对于糖尿病患者易感结核病的免疫学机制目前有一些研究,但总体不是非常清楚。在动物模型中糖尿病小鼠表现出获得性免疫应答延迟,可能与驻留肺泡的巨噬细胞前哨功能缺陷有关。一项纵向、观察性队列研究,比较了 WHO 指南中被严格归类为糖尿病或血糖正常的印度成人肺结核患者。收集 60 例结核病患者(其中 30 例为糖尿病患者,30 例血糖正常)血浆和全血 RNA,发现嗜中性粒细胞炎症是糖尿病合并结核病的一个主要特征,并且结核病增加了与糖尿病血管并发症相关的生物标志物水平。

诱导豚鼠模型中,结核分枝杆菌感染的糖尿病豚鼠表现为严重和快速进展肺结核,生存期缩短,肺和肺外病理改变更严重,细菌负荷更高。与非糖尿病的结核菌感染豚鼠相比,患有糖尿病的结核感染豚鼠具有更严重的促炎反应,更严重的粒细胞炎症。干扰素(interferon,IFN)-γ、白细胞介素(interleukin,IL)-17A、IL-8 和 IL-10 等细胞因子 / 趋化因子基因在肺部高表达;IFN-γ、肿瘤坏死因子(tumor necrosis factor,TNF)-α、IL-8、单核细胞趋化蛋白 -1 基因在脾中高表达。这些现象与人群中发现的免疫失调现象类似,表明糖尿病合并结核病患者获得性免疫反应和炎症反应都会出现特征性改变。

2. 糖尿病合并结核病的病理特点 除了较高的不良结局率(死亡率、复发率等),糖尿病合并结核病疾病进展过程中临床表现更为严重,尤其是在体重减轻、发热、呼吸困难和盗汗等方面。糖尿病患者群体一般有较高的平均年龄、糖尿病家族史、高血压病史和肥胖史。影像学研究表明,非糖尿病性肺结核较多影响上肺叶,有肺浸润、空洞性病变、肺门或肺门旁淋巴结肿大,而糖尿病性肺结核病变更为广泛,通常多叶受累,空洞病变更为常见。

在 2 型糖尿病合并结核分枝杆菌感染的豚鼠模型中,2 型糖尿病豚鼠的肺部病灶中有更多中性粒细胞浸润和肉芽肿结构破坏。与非糖尿病豚鼠脾脏中典型的大的和离散的肉芽肿相比,2 型糖尿病豚鼠的脾脏病灶呈广泛的粟粒状分布,多为小灶肉芽肿。19 世纪后期,陆续有糖尿病患者尸检发现肺结核的病例报道。在病理学领域,有关糖尿病合并肺结核的类型和分布特点曾一度成为讨论的热点。经过对糖尿病合并肺结核的尸检病理分析,发现糖尿病患者的肺结核更多表现为急性支气管肺炎,其病程比普通肺结核进展快,且病变较广泛,通常可见干酪样坏死和空洞形成。

(二) 艾滋病合并结核病

艾滋病是机体受到人类免疫缺陷病毒(HIV)的攻击,免疫功能遭到破坏的疾病。免疫功能破坏常常引发多种机会性感染疾病,其中结核病是艾滋病最为常见的机会性感染之一。

1. 艾滋病合并结核病免疫机制 HIV 感染主要通过杀死和改变 $CD4^+$T 细胞功能来损害宿主的免疫系统而使宿主易患结核病。HIV 感染的一个主要标志是慢性 T 细胞活化和 $CD4^+$T 淋巴细胞的进行性丧失,这被认为是宿主具有活动性结核病易感性的原因。HIV 感染的潜伏性结核感染个体中,$CD4^+$T 细胞的消耗会破坏结核肉芽肿的结构和完整性,从而使其进展为活动性结核。结核分枝杆菌的易感性是与 T 淋巴细胞释放的细胞因子有关的。HIV-TB 共感染中 Ⅰ 型干扰素(IFN)反应失调在结核病中的作用逐渐被认识。最近的研究强调,Ⅰ 型 IFN 可以影响多条控制 *M. tb* 感染的重要途径。IFN-α/β 调节的主要基因之一是 IL-10,一种抑制 IFN-γ 诱导反应的抗炎细胞因子,尤其是 IFN-γ 调节的维生素 D 诱导的抗菌肽。同样,Ⅰ 型 IFN-α/β 抑制细胞因子,如 TNF-α、IL-1β 和 IL-12,对于抗结核免疫具有重要作用。因此,在 HIV 感染中优先重新激活结核病及其明显的易感性可能部分是 Ⅰ 型 IFN 反应失调的结果。

另外,Diedrich 等探讨了 HIV 感染对于肉芽肿形成的影响。研究纳入了 71 例手术切除的

HIV 和 / 或 *M. tb* 患者的颈淋巴结甲醛固定的石蜡包埋（FFPE）组织标本，将其分为四组——HIV 单感染组、*M. tb* 单感染组、HIV 和 *M. tb* 共感染组接受抗反转录病毒治疗（ART）组、HIV 和 *M. tb* 共感染组无 ART 治疗组。观察淋巴结面积、淋巴结内肉芽肿面积和数量以及肉芽肿种类。以免疫组化法计数肉芽肿内 $CD3^+$T 细胞、$CD4^+$T 细胞和 $CD8^+$T 细胞，观察 CD15、CD68、TNF-α、IL-10、IFN-γ、IFN-α 着色面积。结果共感染组菌落生长数目和抗酸染色阳性率均高于 *M. tb* 单感染组，HIV 感染增加了肉芽肿的载菌量。共感染组肉芽肿内 $CD4^+$T 细胞数减少，$CD4^+$/$CD8^+$T 细胞比值降低。结核分枝杆菌数量与 IL-10 和 IFN-α 水平呈正相关。这个研究通过体内实验数据进一步表明，HIV 引发的细胞免疫失衡可能是结核病易感的原因。

2. 艾滋病合并结核病临床及病理学特点　HIV 感染的结核病患者，由于细胞免疫功能低下，临床表现及病理形态学改变更为复杂。

（1）艾滋病合并结核病临床特点　HIV 与结核病双重感染时，临床表现常不典型，往往存在长期发热、盗汗、咳嗽、腹泻、皮疹、全身淋巴结肿大等复杂多样的症状和体征，且两种疾病的症状和体征互相重叠，难以鉴别。肺外结核及播散型结核更多见。由于细胞免疫功能低下、缺陷，结核菌大量繁殖，经血循环向全身播散，引起多系统病变。其中以全身淋巴结结核最常见和最先出现，其次是肝、脾、肾、心包、腹腔、胸腔、颅内、骨关节、睾丸等部位结核也较常见。肺结核影像表现也不典型，HIV 感染早期的肺结核病变，与 HIV 阴性者相似，病灶多位于肺上叶，可呈双侧浸润，可有空洞形成及纤维化。当 HIV 感染进展，机体免疫功能严重受损时，X 线呈不典型改变，以中下部病变为多，空洞形成少，而胸腔积液、纵隔和肺门淋巴结肿大可见。此外，艾滋病合并结核病患者的结核菌素实验阳性率低，结核菌检查阳性率低。患者抗结核治疗效果差，复发多见，副作用多及病死率高。

（2）艾滋病合并结核病病理学特点　肉芽肿是结核病的标志性结构，肉芽肿由一系列免疫细胞组成。肉芽肿通常由感染和募集的巨噬细胞、上皮样细胞组成，全部被淋巴细胞层包围。肉芽肿和结核病之间的关系是复杂的，至今人类尚未完全理解。肉芽肿既可以局限和杀死 *M. tb*，防止传播，也允许 *M. tb* 的持久驻留。这说明在肉芽肿的微环境中细菌生长和死亡之间存在微妙的平衡。

多年来，人类假想 HIV 会破坏结核分枝杆菌肉芽肿的功能，多项研究致力于寻找 HIV 合并感染对 *M. tb* 肉芽肿影响的证据。人们尝试通过观察 HIV 合并感染是否减少了 *M. tb* 感染者的肉芽肿数量，是否会改变 *M. tb* 肉芽肿的形成质量，是否会改变 *M. tb* 肉芽肿的细胞组成，以及对肉芽肿内细胞因子表达的影响，HIV 合并感染对肉芽肿内结核菌数量的影响等等，来证实 HIV 会破坏结核分枝杆菌肉芽肿功能的假说。综合多项研究结果，证实 HIV 感染患者 *M. tb* 肉芽肿内的细菌负荷增加，这与结构不良的肉芽肿形成和感染者中 $CD4^+$T 细胞计数减少、炎症细胞因子升高有关。然而，各项研究采用半量化评分系统对肉芽肿形成和 / 或 *M. tb* 负荷等结果进行量化，评分结果差异很大。此外，在"形成不良或形成良好的肉芽肿""稀少或众多抗酸杆菌"等术语并没有具体定义的情况下，评判结果特别容易受到研究者和观察者的主观影响。因此，对于 HIV 如何改变结核病肉芽肿的研究并未有定论。

坦桑尼亚病理学家比较了 HIV 阳性和 HIV 阴性患者结核性胸膜炎的形态学变化及其对抗结核治疗的效果。研究纳入 1991 年 1 月至 8 月 57 名接受活检检查的结核性胸膜炎患者，其中 36 人 HIV 阳性，21 人 HIV 阴性。将观察到的胸膜活检标本的组织学形态分为三种类型：反应型、反应不良型及无反应型。反应型，结构良好的肉芽肿形成，包括干酪样坏死、类上皮细胞和朗汉斯巨细胞，抗酸菌稀少；反应不良型（低反应型），结构不良的肉芽肿、非干酪样坏死、罕见类上皮细胞和巨噬细胞，无朗汉斯巨细胞，抗酸菌易见；无反应型，无肉芽肿形成，可见包含中性粒细胞和核碎屑的非干酪样坏死，无类上皮细胞和巨噬细胞，大量抗酸菌。36 例 HIV 阳性患者中有 14 例出现了低反应或无反应模式，而 21 例 HIV 阴性患者中只有 2 例出现了低反应模式，且没有出现无反应模式。13 例反应型 HIV 阳性患者抗结核治疗症状改善，5 例低反应和无反应模式的患者中 2 例治疗有效。结核性胸膜炎的 HIV 阳性患者表现为低或无反应性组织反应，提示预后较差。

美国学者对得克萨斯大学医学院 1985—1997 年间 20 例艾滋病合并结核病患者的尸体解剖组织学资料进行了分析，20 例病例中，19 名患者存在多部位结核病灶，1 名只有中枢神经系统病变，最常涉及的部位是胸和腹部淋巴结。19 例中有 14 例表现为胸和腹部淋巴结肿大伴明显坏死。与非艾滋病的结核病患者相似，最常涉及的部位是肺、肝、脾、骨髓。与非艾滋病的结核病患者不同，艾滋病合并结核，组织学上 95% 的标本显示炎性灶，表现为较多坏死，有大量嗜中性粒细胞和 / 或核碎片，大量抗酸杆菌，很少或没有上皮样组织细胞，朗汉斯巨细胞缺乏。

（三）风湿性疾病合并结核病

风湿性疾病为自身免疫性疾病，患者本身免疫系统存在功能紊乱或低下。并且常常接受糖皮质激素及免疫抑制剂治疗，使得患者的免疫力更加低下，易并发结核分枝杆菌感染。

小鼠模型研究表明，肿瘤坏死因子（TNF）对宿主防御结核病至关重要。在感染结核分枝杆菌或鸟分枝杆菌的肿瘤坏死因子受体 p55 基因缺陷小鼠中，肉芽肿的形成和维持都受到影响。因此，在接受抗 TNF 治疗的风湿性疾病患者中，潜伏性 TB 感染的再激活是主要的不良事件。有研究显示，接受抗 TNF 治疗的风湿性疾病患者的结核感染共同特征是不典型的肉芽肿形成，表明宿主的防御机制不足以控制感染。这与小鼠研究中的发现一致。

然而，Kolokotronis 报道的一例类风湿关节炎患者口服免疫抑制剂发生口腔结核的病例，通过活组织检查取得的口腔病变标本的组织病理学检查显示典型结核性肉芽肿，聚合酶链反应和组织培养结核分枝杆菌呈阳性。Iliopoulos 介绍了 3 例风湿性疾病接受抗肿瘤坏死因子治疗合并结核病的患者。一例是 23 岁男性强直性脊柱炎患者，接受英夫利西单抗治疗，支气管内活检组织呈干酪性肉芽肿改变，支气管灌洗液抗酸染色和结核分枝杆菌培养均为阳性。另一例 48 岁女性强直性脊柱炎英夫利西单抗治疗患者，出现卵巢肿物伴腹腔积液，术后卵巢组织呈典型的干酪性肉芽肿改变。第三例是 67 岁女性类风湿关节炎患者，接受甲氨蝶呤和来氟米特联合治疗，颈部肿大淋巴结活检显示存在干酪样坏死肉芽肿，*M. tb* DNA 检测阳性。三例患者活组织检查标本均呈典型的结核性肉芽肿。接受抗 TNF 治疗的患者中肉芽肿形态学特点以及形成机制还有待更大样本量的试验进行观察和研究。

（四）肺癌合并结核病

有关肺结核与肺癌发生关系的研究已经持续了数十年，虽然有人提出肺结核与肺癌风险增加有关，但确切的机制尚未明确。肺结核并发肺癌的病理类型以何种多见，文献报道不一，但多数研究发现肺结核并发肺癌的病理类型以非小细胞肺癌更为多见。

韩国学者报道了肺结核对肺腺癌患者表皮生长因子受体（EGFR）突变状态和临床治疗结果的影响。研究分为两组：合并 TB 组（TB 组）和无合并 TB 组（非 TB 组）。比较两组 EGFR 突变状态对酪氨酸激酶抑制剂（TKI）的治疗反应和两组之间存活率的差异。研究共分析了 477 例肺腺癌患者，183 例（39%）存在 EGFR 突变，100 例（21%）存在结核病灶。TB 组的 EGFR 突变频率显著高于非 TB 组（TB 组为 56%，非 TB 组为 34%，P=0.038）。TB 组一线 EGFR-TKI 治疗后无进展生存期（TB 组为 9.1 个月，非 TB 组为 11.6 个月，P=0.020）和总生存期（TB 组为 19.4 个月，非 TB 组为 24.5 个月，P=0.014）显著缩短。既往肺结核可能与肺腺癌患者高 EGFR 突变率和 EGFR-TKI 治疗反应较差有关。

高危人群的结核病病理学特点相关报道不多，还有待更多的观察研究发现其规律和特点，进一步揭示相关免疫机制，从而为临床治疗提供相关依据。

（车南颖　穆晶　任坦坦）

第四节　影像学诊断

一、肺结核影像学诊断概述

影像学在肺结核的诊治过程中扮演非常重要的角色。通过对胸部影像学表现的研判，可对肺结核发生、发展和转归趋势做出初步判断，甚至可以影响治疗决策，例如治疗的持续时间。因此，影像学仍然是肺结核病的最重要的诊断依据之一，甚至有时是仅有的临床诊断依据。肺结核的影像学表现取决于多种宿主因素，包括年龄、免疫状态、基础疾病等，婴幼儿、老年人、AIDS、器官移植、糖尿病及肺尘埃沉着病（尘肺病）等人群均被认为是结核病的高危人群。这些特殊人群的肺结核影像学表现与普通人群既有相似性，也有其各自特点。肺结核诊断常用的影像学检查方法如下。

（一）胸部X线片

胸部X线片（胸片）具有较高的经济性，而且操作较为简便，对于肺结核疾病，临床中多首选胸部X线片进行诊断。胸部X线片检查方式能够将患者的支气管播散、卫星样病灶等进行清楚显示，使得临床中能对患者进行有效的鉴别，提高临床治疗的有效性和可靠性。但是其检查并不是完美的，胸部X线片检查在一定程度上存在很大的劣势，例如无法对单纯支气管内膜结核病灶的形态等进行显示，无法对相关疾病患者进行有效诊断。而且胸部X线片检查不具有特异性，因此X线形态在其余疾病中也可能会存在相同或者类似的表现，所以如果行胸部X线片检查是无法得出准确判断的。临床中胸部X线片检查只能够作为一项重要的考核方式，而不能够作为检查的金标准。

（二）胸部CT

胸部CT能够检查到胸部X线片不容易发现的病灶，而且可更加清晰地显示病灶状况及其周围淋巴结、淋巴管的情况等。CT能够有效弥补胸部X线片的劣势，进一步提高临床诊断的准确性，在临床中有较高的诊断价值。通过CT检查之后，能够将患者气管病变、支气管病变等进行清晰显示。另外，胸部CT还能够对肺内的粟粒阴影进行清楚显示（早期）。通过CT扫描可将胸腔积液、胸膜增厚等多项异常征象检测出来，能够对肿瘤以及囊肿两者进行鉴别。除此之外，尤其是对于活动性肺结核，胸部CT更是能够将其特征进行有效显示，能够从图像中清晰观察到病变的相关情况，提高临床诊断效果的同时，能够为临床治疗提供相应依据，保证治疗的有效性和可靠性，有利于临床下一步治疗，保证患者临床治疗效果和预后情况。

（三）PET/CT（正电子发射计算机体层显像）

PET/CT全身显像能够提供治疗前后的全身结核感染代谢图，使临床医生可以准确评估疾病负担。早期检测对大部分结核感染非常敏感，但是缺乏特异性是其主要的限制之一，它可以帮助医生选择最合适活检的部位、对疾病进行分期、能够识别无临床症状的潜伏性结核感染患者。另外肺部炎症活动性显像可以作为从潜伏到主动感染进展的有用预测因子，可以对抗结核治疗后患者的反应进行评估、观察。

二、肺结核的影像学表现

(一) 原发性肺结核

1. 原发综合征 胸部 X 线片直接征象主要表现为由肺内原发病灶、引流淋巴管炎和肿大的肺门淋巴结组成“双极像”或称“哑铃像”。在急性进展期常见原发病灶、淋巴管炎、淋巴结炎及其病灶周围炎融合成大片状阴影,易误诊为肺炎。另外,也要重视儿童肺结核的肺部 X 线片间接征象,主要表现为肺纹理增粗紊乱征、肺门角改变以及纵隔影增宽征象。若发现右心缘模糊或右下肺纹理呈“扫帚状”阴影或“二撇胡”状阴影者,必须加拍侧位片或胸部 CT 证实是否由于肺门淋巴结肿大压迫引起右肺中叶不张。

2. 肺门淋巴结结核常见两种类型:一是炎症型,表现为肺门增大,边缘模糊;二是肿块型,增大的肺门边界清晰。

3. 对疑似感染者或个别疑难病例,应进行胸部 CT 检查,增强 CT 可显示淋巴结周围环形增强,中央区呈低密度改变(干酪样坏死性液化)。CT 检查能清楚显示肺门、纵隔内淋巴结、心影背后等隐蔽部位的淋巴结,了解肺门、纵隔淋巴结肿大情况,以及与纵隔肿瘤鉴别,常可提供有价值的参考。

(二) 血行播散性肺结核

1. 急性血行播散性肺结核在胸部 X 线片上表现为弥漫分布于两肺野,且分布较均匀,密度和大小相近,直径约 2mm 的粟粒状阴影,透视检查不易发现。婴幼儿由于病灶周围炎症反应明显和易于融合常呈边缘模糊、大小不一的雪花状阴影。拍摄高质量胸片或加摄侧位胸片使两肺粟粒病灶互相重叠便于显示。早期胸片不能清晰显示粟粒状阴影,仅显示为肺纹理增加,肺透光度降低或肺野呈磨玻璃样改变。如行高分辨率 CT(HRCT)扫描,可清楚显示双肺随机分布的粟粒状结节,边缘清晰,典型者表现为粟粒状结节大小均匀、分布均匀、密度均匀(三均匀)。当病灶周围有渗出时,其边缘较模糊。绝大多数病变为两肺对称,有助于早期诊断。

2. 亚急性和慢性血行播散性肺结核胸部 X 线片特点 结节大小不等和密度不均,病灶新旧不一,渗出与增殖性改变相互混杂,结节呈两侧肺野上部及中部分布优势。

(三) 继发性肺结核

继发性肺结核的胸部 X 线表现常有如下特点。典型者病变多发生在双肺上叶尖后段、双肺下叶背段,其他叶、段相对少见。多肺段病变常见,少数患者病变较局限。X 线影像可呈多形性表现,即同时呈现渗出、增殖、纤维化、钙化和干酪样坏死病变。易出现空洞,病灶肺门侧可有引流支气管征,可伴有支气管播散灶。呈球形病灶时(结核球)直径多在 3cm 以内,密度多较高,边缘多光滑,可单个或多个,周围或其他肺野可有卫星病灶。可伴有胸腔积液、胸膜增厚与粘连。病变吸收多较慢(一个月以内变化较小)。胸部 CT 扫描对发现隐匿部位病变、诊断困难的肿块、空洞、孤立结节和浸润阴影的鉴别,对肺门、纵隔淋巴结肿大情况的了解,以及对少量胸腔积液的发现有重要价值。CT 增强扫描时干酪样坏死区无强化,周围环形强化是肺结核重要的影像学特征,也是和肺癌进行鉴别的重要依据。

(四) 气管、支气管结核

CT 常见表现为支气管壁增厚、支气管内壁结节状突起,也可表现为局部一小段支气管壁增厚。一侧或两侧中下肺野可见斑点状、树芽状、小斑片状“支气管播散病灶”。气管、支气管结核合并气道狭窄时可表现为阻塞性肺炎、肺充气不良、肺不张或局限性肺气肿等。胸部高分辨率 CT 以及多平面重建(MPR)等影像学技术,对气管、支气管病变部位、范围、合并气道狭窄与否、狭窄程度及狭窄原因等诊断均有帮助。

（五）结核性胸膜炎

1. 结核性干性胸膜炎　早期胸膜表面仅有少量纤维素渗出时，影像学检查可无异常发现。当胸膜腔有一定量纤维素渗出，引起胸膜增厚达到 2~3mm 时，X 线平片在病变切线位能显示，表现为局部胸膜增厚，边缘不清晰。CT 检查可以更为敏感地显示出胸膜增厚改变或伴有少量液性密度所导致的胸膜向肺野内轻微突出，边缘模糊的阴影。常伴有脏、壁层胸膜间的粘连，在胸膜增厚、粘连基础上可发生钙化。

2. 结核性渗出性胸膜炎

(1) 游离性胸膜腔积液影像特点　胸膜腔出现的液体可随体位改变自由移动至胸膜腔的最低处或随胸膜腔内压力变化产生自由上下波动表现。超声检查、胸部转体透视、CT 和 MRI 均可发现胸膜腔内少量积液。

(2) 包裹性胸膜腔积液　由于脏、壁层胸膜的粘连，积液局限于胸膜腔的某些部位，称为包裹性胸腔积液。X 线检查时多发生于下部胸腔的侧后胸壁内侧缘，胸片切线位时呈半圆形或称为“D”字形，自胸壁向肺野突出，边缘清晰光滑，其上下缘与胸壁的夹角呈钝角。CT、超声、MRI 可直接显示病灶。

三、影像学在判断肺结核活动性中的应用价值

（一）肺结核活动性、稳定性及不确定性征象

1. 胸部 X 线检查

(1) 活动性征象，包括多发性结节状病灶、片状或云絮状及大叶性肺实变、团块状阴影，以及肺门或纵隔淋巴结增大等。这些病灶具有密度不均（中间密度高周边密度低）、分布不均、呈浸润性改变等特点；可伴有厚壁、薄壁、张力性空洞及多发虫蚀状空洞；还可伴有邻近“卫星灶”、支气管播散灶、引流性支气管、淋巴管炎、胸腔积液等。

(2) 稳定性征象，包括致密的结节及斑块状病灶、钙化灶、纤维条索状病灶、肺气肿，以及治疗后残留的净化性空洞等，这些病灶边界清晰锐利，可伴有胸膜和 / 或纵隔淋巴结钙化。双肺尖的胸膜增厚也是既往肺结核感染的证据之一。

(3) 不确定性征象，包括毁损肺、肺不张、结核瘤、斑块状病灶等尚未完全钙化的病变，不能据此做出非活动性结核判断，需完善 CT 检查后进一步分析。

2. 胸部 CT 检查

(1) 活动性征象　包括小叶中心结节状病灶、树芽征、病灶边缘模糊、中低密度的结节及肿块状病灶、不同范围的肺实变、磨玻璃样密度影（GGO）、小叶间隔增厚、簇性微结节聚集征、空洞（厚壁、薄壁、张力性、虫蚀样）伴或不伴引流支气管、支气管壁增厚、反晕征、弥漫分布粟粒结节、淋巴结肿大、胸腔积液（含包裹性）等。活动性肺结核患者的肺野可检出多种形态的活动性病变，往往以“征象群”的形式存在。其中，以小叶中心结节、树芽征、边缘模糊结节和大小不等的斑片状实变影在活动性肺结核中较为常见。这些征象在活动性判断上具有较高价值。虽然病原学阴性肺结核中空洞的检出率明显低于病原学阳性肺结核，但治疗前已存在的肺部空洞是提示活动性的重要依据。反晕征与簇性微结节聚集征较少见，多见于病原学阴性肺结核患者，对“活动性”判断有一定提示意义。值得注意的是，对于完成治疗并获得细菌学治愈的肺结核，有时病灶区域也可残留 1~2 种活动性病灶的 CT 征象，其中以树芽征、GGO、不规则实变影多见，为疗程结束后的病灶残留征象，并不代表疾病仍处于活动状态。虽然 GGO 多代表渗出性改变，也是活动性判断的重要依据，

但在治疗过程中长期存在的 GGO 可能反映肺泡壁的间质纤维化改变，与病变修复有关，即磨玻璃样影并非具有特异性，故需进行综合分析判断。

(2) 稳定性征象 包括发生钙化的结节或斑块状病灶、纤细锐利的线状及条索影、支气管聚拢迂曲、支气管扩张、肺气肿、胸膜钙化、包裹性钙化或线样增厚、净化性空洞（具有规律治疗史）或空洞内容物钙化等。需要注意的是，由于肺结核的慢性病程特点，往往可出现"活动性"与"稳定性"征象并存的现象，因此在判读时需对全肺病变仔细观察，在排除活动性 CT 征象后方能做出非活动性判断。例如，支气管扩张通常为肺结核痊愈后残留的气道不可逆性损伤，为非活动性表现，但当并发支气管壁增厚、黏液嵌塞及周围结节状病灶呈树芽征样分布时，往往反映肺结核病变的活动性。此外，条带样实变、胸膜不规则增厚是活动性不确定的 CT 征象，部分仍可能具有潜在的活动性，如经过治疗后随访，出现纤细、锐利的条索状影，胸膜增厚逐渐变薄呈线样、伴钙化或出现胸膜下脂肪层增厚，则提示为非活动性。"肺尖帽"为肺尖部胸膜增厚的 CT 征象，可能为既往感染肺结核的证据。

(3) 不确定性征象 包括未发生钙化的结核瘤、斑块状或界限清楚的不规则实变、空气潴留征、肺不张、支气管闭塞或狭窄、胸膜不规则增厚与包裹等。这些征象往往提示肺结核病变主体稳定，但部分病变经治疗观察可获不同程度的好转，提示部分仍具有潜在的活动性。例如，界限清楚的不规则实变、斑块状病灶或结核瘤，仍不能除外活动性，需要进一步行 CT 增强检查，如出现明显强化，如边缘强化、环形强化或灶性低密度区，则提示处于活动期。结核球周围卫星灶形态也有提示作用，呈小叶中心结节状病灶或为树芽征表现时，往往提示具有活动性。肺不张通常见于非活动性肺结核，多见于治疗后支气管不可逆损伤而导致陷闭和 / 或毁损肺，但支气管结核也可继发肺不张，伴随征象多为支气管壁增厚、管腔不均匀狭窄，以及在其他肺野检出结核播散征象，此时提示肺不张仍具有活动性。胸膜不规则增厚与包裹往往提示胸膜存在严重的炎性反应，CT 增强扫描多呈明显强化，但对于完成疗程的胸膜炎患者，如胸膜包裹长期稳定，则可停药进行随访观察，或进行外科胸膜剥脱术以改善肺功能。空气潴留征反映小气道功能损伤，与气道炎症或瘢痕狭窄导致类似单向活瓣通气形成机制相关，本身不提示活动性，需要结合肺内病变状况区别对待。对活动性不确定征象评价时需结合临床表现、治疗史，以及动态随访做出评价，必要时采用 CT 增强检查、支气管镜、经皮肺穿刺活检等进一步明确。

3. 胸部 MRI 胸部 MRI 无辐射性，因此可以作为特殊人群，如儿童、育龄妇女、孕妇（在妊娠的前 3 个月应避免做 MRI 检查），或 CT 增强时对比剂过敏的患者的肺结核活动性判断的替代性检查手段。胸部 MRI 也可以用于特殊人群肺结核治疗后的随访。随着快速成像序列的开发和高场强的应用，尤其是超短回波时间（UTE）序列的使用，胸部 MRI 在成像速度和图像质量方面均有显著的提升，已经在显示肺部病灶的部分形态学特征方面（实变、结节、空洞等）可与 CT 相媲美。但是，在显示树芽征、小磨玻璃影等方面尚有欠缺。胸部 MRI 具有较高组织对比度和多参数成像的优势［T_1WI、T_2WI、弥散加权成像（DWI）、动态对比增强磁共振成像（DCE-MRI）等］，对于评估结核病灶组织特征方面明显优于 CT，可用于肺内结核病灶、纵隔淋巴结的活动性和治疗后评价。有研究显示，根据 T_2WI 的病灶信号强度，可以预测不同的病理阶段或肺结核进程的演变。①T_2WI 呈轻度高信号，提示渗出性炎症阶段；②病灶内 T_2WI 呈现显著高强度，提示液化坏死形成；③中心区 T_2WI 等信号伴周围 T_2WI 高信号，提示干酪样坏死形成；④病变内 T_2WI 呈相对低信号，提示病灶以纤维化为主；⑤T_2WI 呈显著低信号，提示为钙化成分，为愈合阶段。胸部 MRI 增强扫描也有助于评估肺结核的不同病理阶段：呈均一的显著强化时，提示急性期肉芽肿阶段；特征性环形强化，中央无强化区域时，提示为干酪成分，环形强化区域提示为纤维肉芽组织；未强化时，提示静止期或愈合阶段。

4. 正电子发射体层摄影术（PET/CT）　PET/CT 对于区分肺结核活动性与非活动性具有独特价值。研究表明，活动性肺结核病灶中含有大量类上皮细胞、朗汉斯巨细胞和淋巴细胞，这些细胞的葡萄糖代谢旺盛，其最大标准摄取值（SUV_{max} 值）明显高于非活动性病变。因此，PET/CT 在确定亚临床结核患者、陈旧性肺结核的早期复发和评估治疗反应方面均有应用意义。有研究发现，经过抗结核药物治疗并获得治愈的肺结核患者行 PET/CT 显像时，尽管大多数残留病灶大小和代谢强度有所改善，但仍有部分患者残留 ^{18}F- 脱氧葡萄糖（18-fluorine flurode oxyglucose，^{18}F-FDG）阳性病灶，主要原因是肺组织中可能仍有结核分枝杆菌残留所致炎性反应。此时机体对结核分枝杆菌的免疫清除是病变修复的重要补充，但这一过程需要更长的时间。该技术为肺结核活动性判断带来全新的思路，也进一步诠释了肺结核治愈后组织修复的进程要明显滞后于细菌学转阴的特点。PET/CT 对肺结核活动性评价具有重要价值，但由于 PET/CT 价格昂贵，尚不能常规用于肺结核活动性判断。

（二）肺结核活动性影像学判断的基本原则

1. 治疗前活动性影像学判断要坚持“排除法”原则

活动性征象对提示活动性肺结核有重要意义。治疗前活动性影像学判断应坚持“排除法”原则，即首先排除“活动性”征象，然后采取多种诊断技术提高对“不确定性病变”的精准评价效果。尤其注意不能仅根据“钙化”“纤维条索状影”等直接做出“陈旧性结核”的结论。对于复杂和多发的疑似“稳定性”病变的判断要持慎重态度，不能轻易做出“陈旧性”病变的诊断。必要时可行 CT 增强扫描、支气管镜检查及肺活检等检查手段以进一步明确诊断。

2. 疗程结束后活动性判断要坚持“趋势评价”原则

由于肺结核的病理学与影像学转归多滞后于细菌学转归，故在疗程结束后仍会残留一些活动性征象，且在停药后的随访过程中，残留病变仍可继续修复和重塑。故在疗程结束后进行活动性判断时，通过对连续性的影像学资料进行评价，掌握趋势变化尤为重要。如病变进展、反复，则提示仍处于活动性期；如病变主体处于显著吸收或好转的趋势，未出现新发病变，则提示肺结核病灶趋于稳定。如病变吸收但不显著，或残留较多活动性征象特点，则提示活动性不确定。总之，在疗程结束后的活动性判断上应注重转归趋势评价，而不是将重点放在具体残留征象的评价上，这与初诊肺结核的活动性判断有所区别。

（三）影像学“分级诊断”原则

影像学诊断推荐分级诊断原则，判断意见一般分为活动性、影像学稳定及不确定等 3 种情况，这符合病理 - 影像学演变的客观性原则。对于不确定的情况需要选择影像学手段（如 HRCT、CT 增强扫描）或支气管镜检查，并进一步获得病原学和组织学证据。同样对于“影像学稳定”也推荐进行临床综合评价，以利最终做出“治”与“不治”的临床决策。

总之，在影像学活动性判断上应坚持客观性原则，初诊患者以排除活动性征象为主；疗程结束活动性判断则以观察病变的趋势变化为主。

四、主要高危人群肺结核影像学特点

（一）糖尿病合并肺结核影像学特点

糖尿病合并肺结核时，病理上以渗出、干酪性坏死为主，X 线片特点可呈大片状、巨块状阴影，易形成空洞，好发于肺门区及中下肺野，病变进展快。血糖状态影响糖尿病肺结核的影像学表现。在糖尿病患者中，肺结核的非典型影像学表现增加，应警惕并更加关注血糖控制不佳的患者。与非糖尿病患者相比，糖尿病患者的原发性肺结核的影像学病变和非空洞性大结节、单个病灶多发空洞、非常见的位置和所有的肺叶侵犯都是常见的，合并糖尿病肺结核患者病变相对广泛，呈多个肺叶肺段分布，空洞、肿块及浸润发生率较高（图 2-4-1）。

1. 糖尿病合并肺结核患者，尤其糖尿病未经治疗或控制不良者，肺部病变较广泛，常以渗出性、干酪样坏死病变为主，且易于融合、形成空洞及支气管播散，空洞发生率可高达 70%，纤维增殖性病变较少。

2. 糖尿病合并肺结核患者病变部位也可不同于继发性肺结核常有表现，上肺野病变发生频率低于单纯肺结核，而中下肺野或下野病变发生率显著高于单纯肺结核。

3. 糖尿病合并肺结核患者病灶内多发空洞、下肺野空洞发生率高。

【病例】

男性，51 岁，消瘦 1 年，咳嗽、咳痰 2 个月入院，糖尿病病史 8 年，血糖控制不佳。痰结核分枝杆菌培养阳性。CT 提示右肺上叶后段、下叶大片实变伴多发空洞、空气支气管征，左上肺前段斑片影（图 2-4-1）。

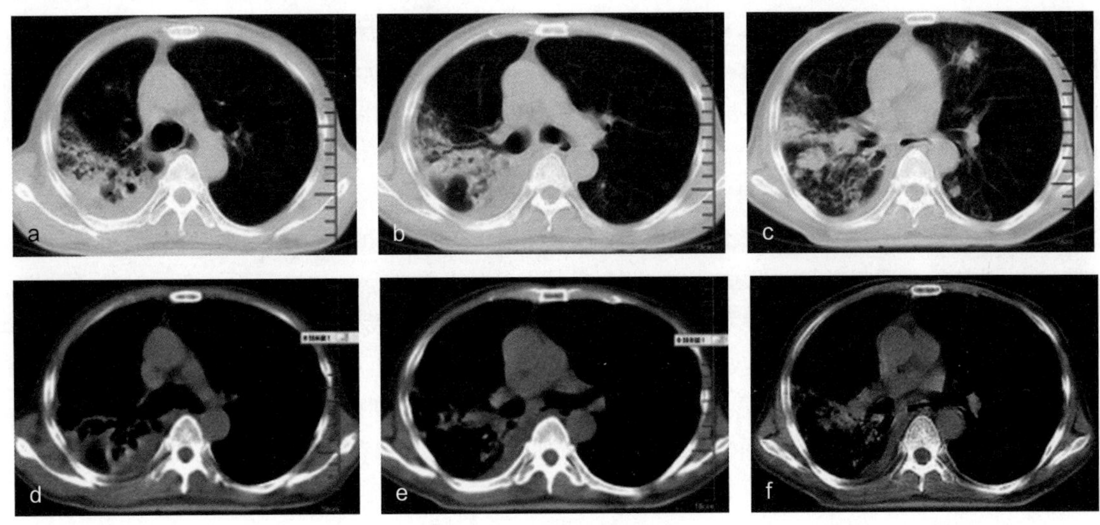

图 2-4-1 胸部 CT 影像图

（二）HIV/AIDS 合并肺结核影像学特点

1. 获得性免疫缺陷综合征（艾滋病，AIDS）合并肺结核时可表现肺门、纵隔淋巴结肿大、中下肺野浸润病变多见，类似原发肺结核表现。病变进展快，且多数合并胸膜炎与肺外结核。人类免疫缺陷病毒（HIV）相关性肺结核的 X 线片表现被认为取决于当时患者的免疫水平，特别是 $CD4^{+}T$ 淋巴细胞计数水平。艾滋病相关肺结核的影像学表现被认为与疾病的免疫抑制水平相关。HIV 血清阳性患者 CT 影像上大结节发生率较低，小叶间隔增厚，提示结核性淋巴结炎的坏死性淋巴结和肺外结核发生率较高。

HIV/AIDS 合并肺结核影像学特点：①双肺弥漫性粟粒样病变多见；②病变广泛，可侵及多个部位，中下肺叶病变多见，上叶尖后段病变较少；③空洞较少见；④可伴有肺门、纵隔淋巴结肿大；⑤可呈弥漫性间质浸润；⑥常伴有胸、腹、心包腔积液。AIDS 晚期，因免疫功能极度低下，不能形成结核结节和肉芽肿，胸片可无异常发现。

2. 免疫重建炎症综合征　随着全球范围内 HAART 疗法的广泛使用，艾滋病患者经过 HAART 治疗后免疫重建炎症综合征的发生逐渐增多，尤其是合并结核的患者，纵隔淋巴结肿大是免疫重建炎症综合征最显著的胸部 CT 影像表现特点，肿大的淋巴结可出现于胸部不同的部位，其他影像学表现包括肺实变、肺内结节、胸腔积液及心包积液（图 2-4-2）。因此充分发挥影像在其诊断和治疗中的作用是相当重要的，影像医师努力提高对免疫重建炎症综合征的认识，注意识别其常见的一些征象，最终达到为临床提供可靠的辅助诊断的目的。

【病例】

青年男性，35 岁，发现 HIV 抗体阳性 9 年，咳嗽、咳痰半月余入院，$CD4^{+}$T 淋巴细胞计数为 25 个 /μl，痰抗酸杆菌涂片（AFB）++++，痰 Xpert 阳性。CT 提示右肺上叶、中叶大片实变影，可见小空洞、空气支气管征、纵隔淋巴结肿大（图 2-4-2）。

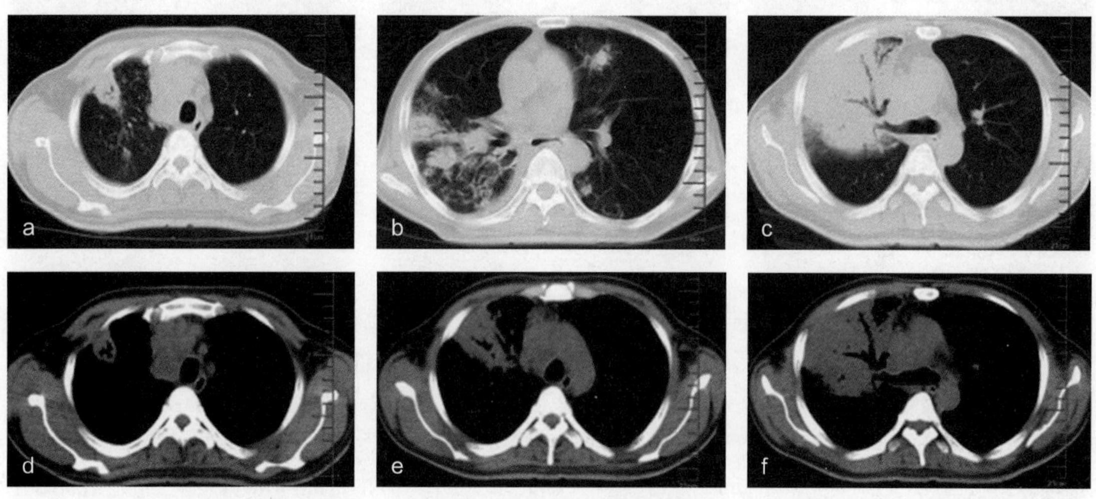

图 2-4-2　胸部 CT 影像图

（三）风湿性疾病合并肺结核影像学特点

风湿性疾病合并肺结核时，不常见的肺结核可能更易表现在胸片上，而纤维增殖性病灶较不常见。在接受抗肿瘤坏死因子治疗的肺结核患者的胸部 CT 扫描中，淋巴结肿大、胸腔积液和心包积液、弥漫性肺受累更为常见。除了高度怀疑的指标之外，能认识到抗肿瘤坏死因子治疗肺结核患者胸片和 CT 扫描的不典型放射学结果，以及抗肿瘤坏死因子治疗者和没有免疫抑制的患者之间肺结核表现的差异，有助于肺结核的早期诊断并避免治疗延误。

1. 急性或亚急性血行播散性肺结核不少见，病变易于融合，还可同时伴有肺门纵隔淋巴结肿大、胸膜腔积液、心包积液。

2. 在各种基础病的胸部影像学表现（如弥漫性间质性肺炎或纤维化、胸膜炎、中下肺野边缘欠清的片状浸润影等）的基础上，新出现以上叶尖后段为主的浸润渗出性病变，可伴有空洞及支气管播散灶，病变常较广泛。

3. 也可并发各种机会性致病菌感染，如肺真菌病、卡氏肺孢子虫肺炎等，而呈双侧中下支气管肺炎表现。

【病例】

男性，30 岁，因发现肺部阴影 1 年就诊，入院后行支气管镜检查 BALF。TB-DNA、GeneXpert 阳性，CT 提示双肺多发斑片结节条索影，左上肺薄壁空洞形成（图 2-4-3）。血抗核抗体谱显示抗核小体抗体、抗组蛋白抗体、抗 Sm 抗体、抗 SS 抗原 A/Ro60kD 抗体均阳性。

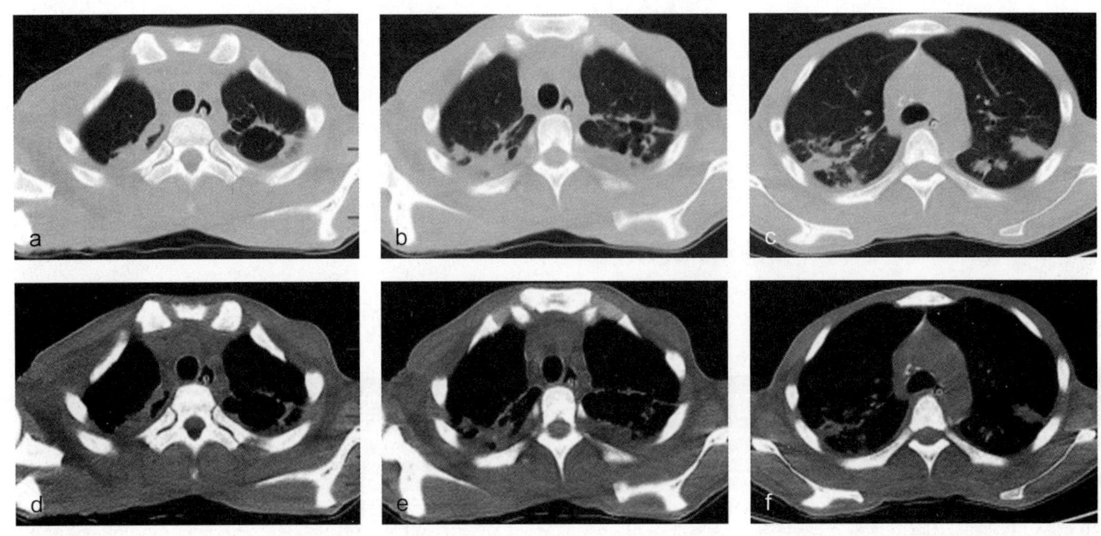

图 2-4-3 胸部 CT 影像图

（四）肺尘埃沉着病合并肺结核影像学特点

肺尘埃沉着病合并肺结核影像学检查　在硅沉着病合并肺结核初期，两者形成的结节相互渗透少，用 X 线容易做出诊断及区分。但随着病情发展，X 线表现相对复杂，不易与单纯硅沉着病或结核感染鉴别。单纯硅沉着病 X 线表现团块密度均匀、边缘清楚，短期内变化不大，团块内缺血坏死性空洞及胸膜反应少见。硅沉着病结核团块则表现为团块影在短期内可明显增大，边缘不清，团块内出现空洞，伴有同侧或对侧的播散病灶、局部有胸膜粘连。当在确诊硅沉着病的基础上出现以下影像学征象时，可合并有肺结核。

1. 硅沉着病早期并发肺结核时，硅沉着病与肺结核分离（分离型），与普通肺结核相似，其结核病灶大多分布在肺上叶尖后段，呈局限性、多形性斑点、斑片状阴影，密度不均，可伴有空洞，而两侧中下肺野可见硅沉着结节影。

2. 硅沉着病进入Ⅱ、Ⅲ期并发肺结核时，由于硅沉着病病变与结核病变并存，互相交织、融为一体，难于区分（混合型），而失去两病的各自特点，可表现为：①在结核的好发部位，如肺尖或锁骨下，出现不对称小片状或斑片状密度不均阴影；②上叶肺野结节或浸润病灶在短期内增多，且大小、密度不均，边缘模糊；③团块状影在短期内明显增大，边缘不清，向四周扩展而非纵向扩展，缺乏周围代偿性肺气肿，有斑片状阴影或结节状卫星灶，伴有局部或广泛胸膜增厚粘连；④团块影或斑片状影内出现空洞，空洞大，形态不规则，伴有同侧或对侧散播病灶；⑤两肺不对称的斑片状阴影，密度不均，边缘不清，与肺门有引流支气管索状阴影相连，同侧肺门上提，纵隔、气管向病侧移位；⑥团块状阴影短期增大明显，轮廓不清，局部有胸膜粘连；⑦出现胸膜腔积液。

胸部 X 线片表现的复杂多样决定了在利用胸片进行诊断时，应尽量避免使用静止孤立的阶段性影像下结论。同时肺部疾病的影像学改变是一个渐变的过程，动态观察胸片能系统掌握病情演变过程，更准确地判断阴影性质，为诊断提供更为可靠的依据，以减少误诊。如确为合并感染肺结核,经过正规抗结核治疗半年以上后,可见影像学显示肺部病灶有明显吸收好转。即便如此,由于部分类型肺结核胸片征象与尘肺易于混淆,在诊断过程中,除充分考虑职业史、临床表现及胸部X线片外,还应重视痰菌培养等对鉴别诊断的参考价值。当出现以上影像学特点时,可以做进一步实验室检查进行确诊。

【病例】

男性,63岁,反复发热伴活动后气促20多天入院。既往有长期煤矿工作史,接触大量粉尘,2004年当地诊断2期硅沉着病。CT提示双肺多发结节影,部分空洞、钙化灶,纵隔淋巴结肿大伴钙化,右侧包裹性胸腔积液(图2-4-4)。右上肺病灶穿刺组织GeneXpert检测阳性。

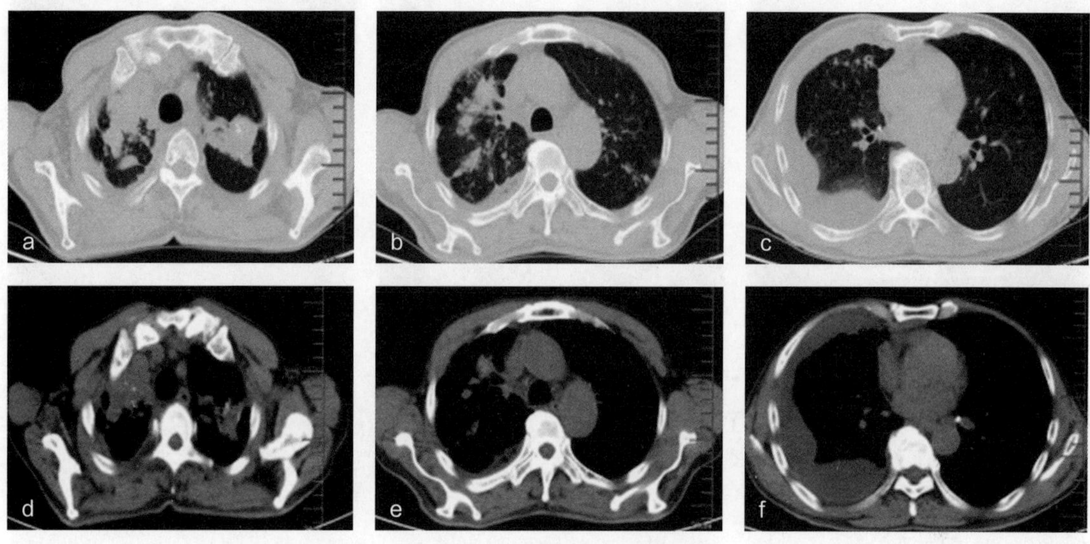

图2-4-4 胸部CT影像图

(五)肺癌合并肺结核影像学特点

影像学是肺癌和肺结核临床诊断的重要手段,检出效果较满意,但当两病合并发作时,可能存在影像学特征的重叠,造成判断上的模糊,影响病例确诊。肺癌合并肺结核患者的肿瘤和结核病灶以同侧肺最为常见,且结核灶多累及2个或2个以上肺叶,尤以双侧上叶和同侧下叶为主。淋巴结肿大、肿块、毛刺状结节或弥散性结节、卫星灶、胸膜凹陷、胸腔积液、阻塞性肺炎、空洞、肺不张和条索均为主要征象,其中以淋巴结肿大和肿块的出现多见。一般情况下,肺结核病灶多发于肺上叶尖后段和肺下叶背段,同时可见渗出、纤维化、增殖等病变,部分可见空洞,较常见条索状炎性阴影。经抗结核治疗后,各种病变特征可逐渐吸收消失。而肺癌则以肿块最为多见,且肿块常表现为圆形或椭圆形,边缘清晰,有毛刺或切迹,但肺癌的肿块经治疗后变化较小。因此,如果肺结核患者经抗结核治疗后肿块仍无明显变化,应注意合并肺癌可能。分叶征、毛刺状结节及空洞是肺结核与肺癌并存患者CT影像的特征性改变。因而,患者如存在如下影像学特征,则应高度重视肺癌发病的可能性:①经常规的抗结核治疗后,影像学仍可见肿块或有新发结节性病灶,胸腔积液增多;②颈部淋巴结肿大;③空洞偏心性,可见空洞壁厚薄不均,可见壁结节;④患者临床不良症状的严重程度与影像学发现结核的病变程度有明显差异。

【病例】

男性，74 岁，反复咯血 6 个月余。CT 提示左上肺团块影，双肺多发结节影，部分钙化，左上叶支气管狭窄，增强病灶呈不均匀强化，CT 引导下经皮左上肺穿刺，病理符合肺腺癌改变，伴有坏死（图 2-4-5）。痰 TB-DNA、GeneXpert 阳性。

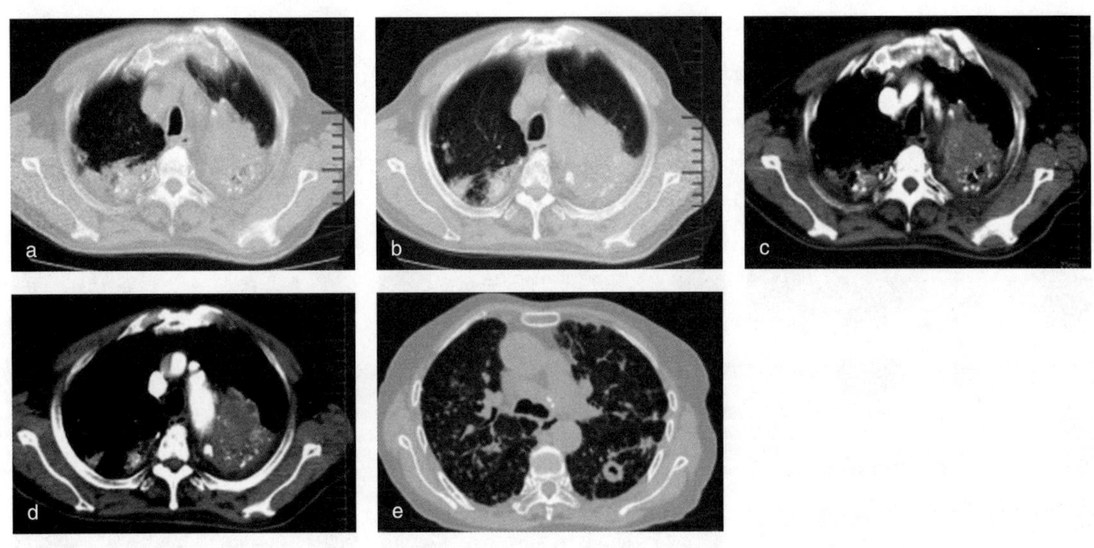

图 2-4-5 胸部 CT 影像图

（六）老年肺结核影像学特点

老年肺结核患者由于病程长、免疫机能降低、合并症增多等原因，肺部病灶具有多发性、多形性、不典型性的表现。除导致肺实质的病变外，还会存在肺间质、肺血管的病变。随着影像学技术的发展，对异常征象及时、准确的判读可以给临床诊断提供有力依据。老年肺结核具有以下影像学特征。

1. 老年肺结核病灶的分布特征

老年肺结核患者中，病灶累及肺下叶，尤其是基底段的比例要明显升高，这可能与老年患者机体免疫力低下，呼吸道的排痰能力下降，结核感染呼吸道后病变不易局限，含结核分枝杆菌的痰液易播散至下肺有关。

2. 老年肺结核病灶的形态特征

①老年肺结核空洞有多发性的特点，可以表现为薄壁或厚壁，其中厚壁空洞是肺结核高度活动的标志。②一侧或双侧肺野可同时见到渗出、增生、空洞、纤维化、钙化及干酪样病灶共存的现象。③由于空洞长时期存在，外层的纤维包膜逐渐加厚，伴有周围肺组织的纤维化牵拉，致使空洞形态不规则。另外由于病变纤维化，常伴有邻近支气管血管束和纵隔结构的紊乱，也可由于支气管腔内的结核病变，造成支气管扭曲变形、支气管扩张与气道狭窄并存及肺气肿等征象。④部分老年患者由于机体免疫功能低下易形成两肺以渗出为主的多发斑片状影，极易融合形成多发性段性甚至大叶性肺实变。⑤部分老年患者肺部病灶可表现为单发性结节和肿块。病灶一般密度较高，边缘清楚，其内多可见钙化和多发多形性空洞，瘤体边缘可见粗长毛刺，亦可见磨玻璃晕影，瘤体周围可见小叶中心性“卫星灶”。⑥可以表现为小叶间隔增厚、小叶内线及肺泡间隔增厚的小叶内间质改变以及以气道管壁增厚为主的轴心间质改变。

【病例】

女性，76 岁，反复咳嗽 40 年，加重伴气促 1 年，再发 1 个月入院。查痰 AFB+++，GeneXpert 阳性。CT 提示双肺多发斑片结节影伴空洞，右肺中叶、左肺舌段多发支气管扩张改变，局部胸膜增厚粘连（图 2-4-6）。

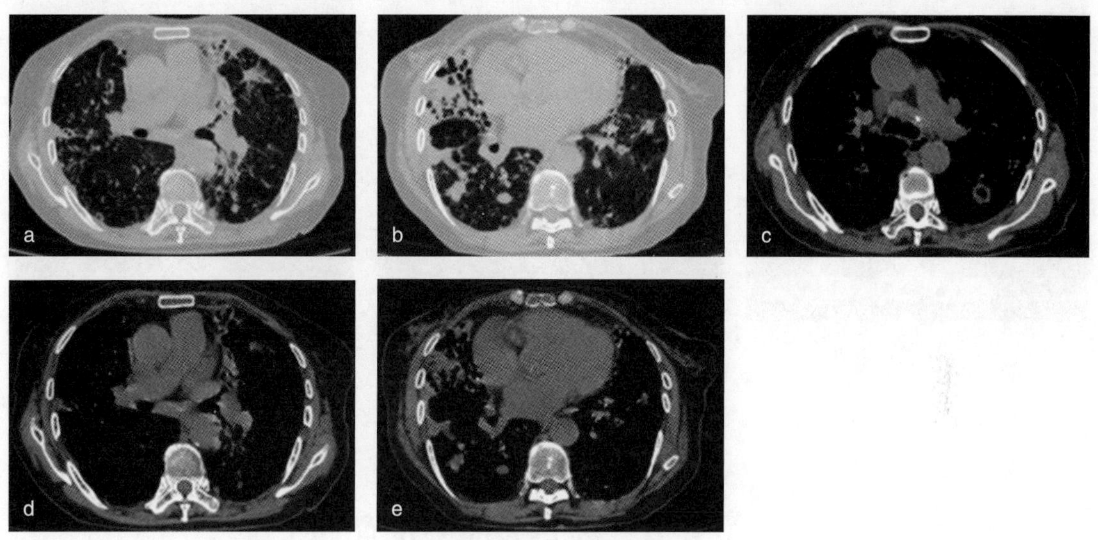

图 2-4-6 胸部 CT 影像图

（七）儿童肺结核影像学特点

胸部影像学检查是诊断儿童肺结核的重要依据。儿童肺结核的主要类型是原发性肺结核，包括原发综合征和支气管淋巴结结核。原发综合征由肺内原发病灶、引流淋巴管炎及肿大的肺门淋巴结共同构成。肺内原发灶可位于任何肺叶。低龄儿童由于免疫力低下，但变态反应强烈，病理上干酪样坏死明显，影像学主要表现为肺实变与坏死，增殖性病变不明显，故影像学上病灶的多形性不甚明显。Joubert 等报道儿童因纵隔、肺门淋巴结肿大导致的气道狭窄概率远高于其他下呼吸道感染，尤以低龄儿童为著。故胸片、CT 应仔细观察有无肺门、纵隔淋巴结肿大以及气道有无狭窄，对于儿童肺结核的诊断有主要价值。CT 可出现空洞、支气管病变并发肺不张或肺气肿、胸膜病变、血行播散和钙化等，这些征象构成了儿童肺结核影像学表现的复杂性。但其同时又具有相对特异性，是区别于其他细菌、支原体和真菌等病原微生物感染的重要特征。胸部 X 线诊断的灵敏度和特异度仅分别为 39% 和 74%。胸部 CT 有助于发现肺门或纵隔肿大淋巴结、空洞和早期粟粒影。肺内病灶因不同的肺结核类型（原发综合征、血行播散性肺结核、干酪性肺炎和结核性胸膜炎）而异。肺内有典型的密度、大小、分布均匀的粟粒状结节阴影，提示急性血行播散性肺结核。干酪性肺炎表现为肺部实变影，其内有单发或多发虫噬样空洞。儿童继发性结核多见于大龄儿童与青少年，与成人继发性结核类似，表现为多形性病灶，多位于上叶尖后段与下叶背段。与原发性肺结核不同，儿童继发性结核淋巴结肿大少见。

【病例】

患儿，5 个月。咳嗽半月，发热 10 天，近期有肺结核患者密切接触史，CT 提示右肺团片条索影伴同侧肺门及纵隔淋巴结肿大，部分钙化，符合原发综合征改变，痰 TB-DNA 阳性（图 2-4-7）。

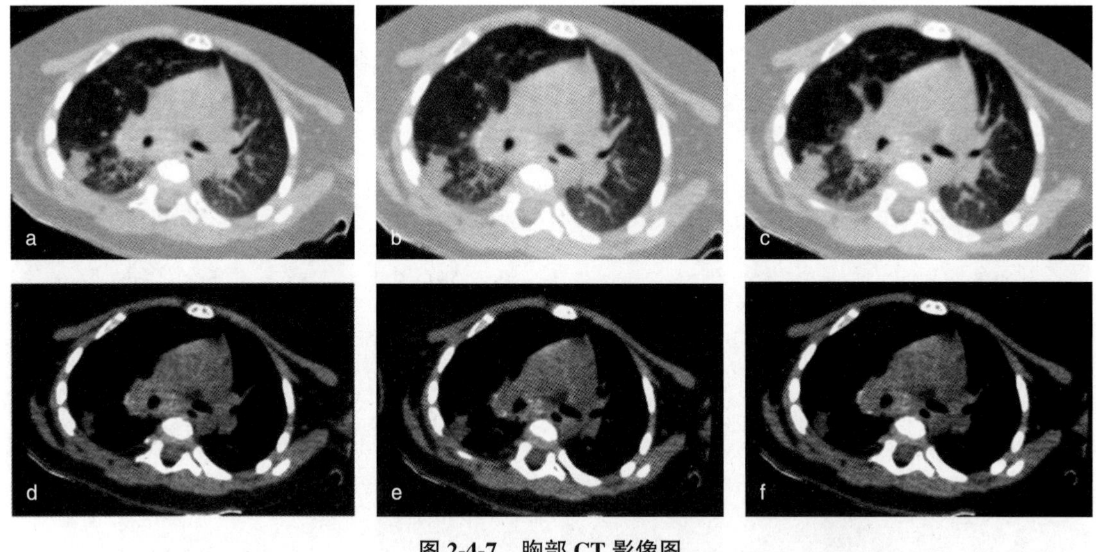

图 2-4-7 胸部 CT 影像图

（黄 华 卜学勇 邓国防）

第五节 超声诊断学检查

结核病是由结核分枝杆菌感染所致的传染性疾病。根据世界卫生组织统计，2018 年全球结核病潜伏感染人群约 17 亿，新发病例 1 000 万，中国新发病例占全球的 9.0%，死亡人数达 3.7 万。根据世界卫生组织发布的《2021 年全球结核病报告》，结核病仍对全球的公共卫生造成严重威胁，估算 2020 年全球新发结核病患者 987 万，150 万人死于结核病。我国新发肺结核人数为 84.2 万，仅次于印度，居全球第二位。结核病具有非常复杂的临床及影像学表现，早期诊断及有效治疗对于提高治愈率和减少传染源具有重要意义。超声在腹部实质性脏器及浅表部位结核诊断的准确率较高、无创且费用低廉，是多模态影像学检查中最为常用的影像学检查方法之一。

一、结核性胸膜炎

结核性胸膜炎是结核分枝杆菌及其自溶产物、代谢产物进入胸膜腔而引起的胸膜炎症。胸膜的炎症病变常导致胸腔不同程度积液、胸膜增厚、胸膜结节、结核性脓胸。

（一）结核性胸腔积液

根据胸腔积液的声像图特征可以分为三种类型。①游离性积液。主要由渗出性胸腔积液与炎细胞构成，无回声区透声佳，液体呈游离状，液体黏稠者在无回声区内见均匀点状回声，部分病例可出现纤维条索漂浮。②包裹性积液。由于渗出液与周围胸膜发生粘连，在胸壁与肺间可见大小不等的圆形、椭圆形、三角形或者半月形无回声区，近胸壁侧基底较宽，两端呈锐角。按照胸膜的受损程度、胸腔积液的范围、发病时间长短，该型积液的声像图可分为两种类型——无回声型和混合回声型。无回声型，为病程早期，主要由渗出的胸腔积液构成。无回声区不随体位改变而移动，壁增厚，大部分不光滑。有时无回声区也可见点状等回声或者强回声。混合回声型，主要由胸腔渗液及纤维蛋白沉积粘连及少量的肉芽组织构成。表现为囊实性的混合回声，无回声区内透声不均，可见粗大点状或者条索状高回声，呈“网格状”“蜂窝状”。③分隔性积液。主要由渗出的液体和纤维凝块及胸膜纤维化组成，胸腔无回声区内见一条或者多条带状、网状高回声飘动，可以表现为“丝带样”“水草样”等，也可分隔成多个大小不等的腔，呈“多房样”分隔。

（二）胸膜增厚

正常壁层胸膜及脏层胸膜超声均无法显示，在结核性胸腔积液时，因胸腔内产生液体和重吸收以壁层胸膜为主，故而胸膜增厚在壁层胸膜明显，厚度多在 2~15mm。超声表现为胸腔积液与胸壁之间条状低回声(图 2-5-1)。

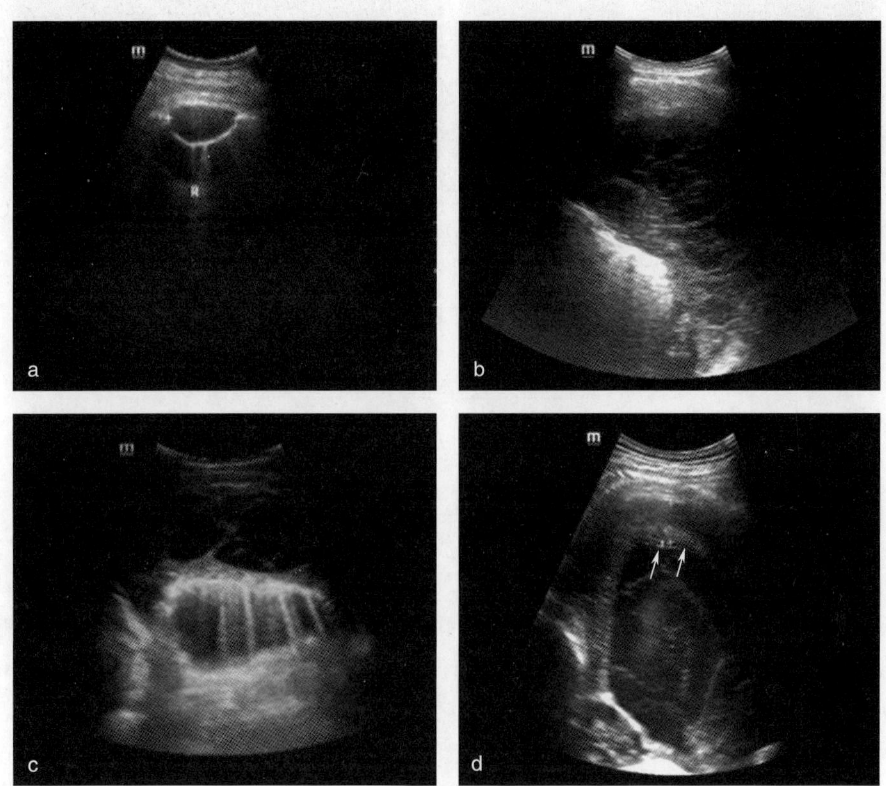

图 2-5-1　a. 无回声型包裹性积液声像图；b. 混合回声型包裹性积液声像图；c. 分隔性积液声像图；d. 胸膜增厚型胸腔积液声像图。

（三）胸膜结节

超声难以发现胸膜结节，仅当结节较大或者有胸腔积液时才能显示。结节常位于壁层胸膜，可见单个或者多个圆形或者扁平状结节突起，近胸壁侧基底较宽。结节常呈低回声或者等回声，内部回声通常不均匀，有时内可见无回声区及强回声。彩色多普勒超声(CDFI)显示结节内多有点状彩色血流信号。少数结节可以经肋间隙穿透胸壁，造成胸壁结核性脓肿。

（四）结核性脓胸

结核性脓胸常为胸腔积液吸收不完全或者引流不畅的结果，声像图表现为胸腔内梭形或者椭圆形的脓肿，壁厚多呈包裹性，最宽径多在 5cm 内，大者可达 10cm，肺组织可受压发生实变。脓肿壁边缘毛糙不规则，时而可见表面的强回声钙化，脓液稀薄处与一般胸腔积液超声图像相似，无回声区内可见细密点状回声漂浮，可黏附于脓腔壁或者随体位改变移动。脓液稠厚处，可呈不均匀的低回声或者高回声，也可现分层现象，患者体位改变，分层可消失，代以“云絮状”且有漂浮和翻滚现象。脓肿内一般无血流信号，或者仅在脓肿壁上可见少量彩色血流信号。

二、结核性腹膜炎

结核性腹膜炎是由结核分枝杆菌引起的慢性弥漫性腹膜感染，超声表现多见腹腔积液、腹膜增厚及结节、大网膜增厚及结节、肠系膜结节、肠粘连、腹腔团块、淋巴结肿大等。同一患者可有一种或者多种上述表现（图 2-5-2）。

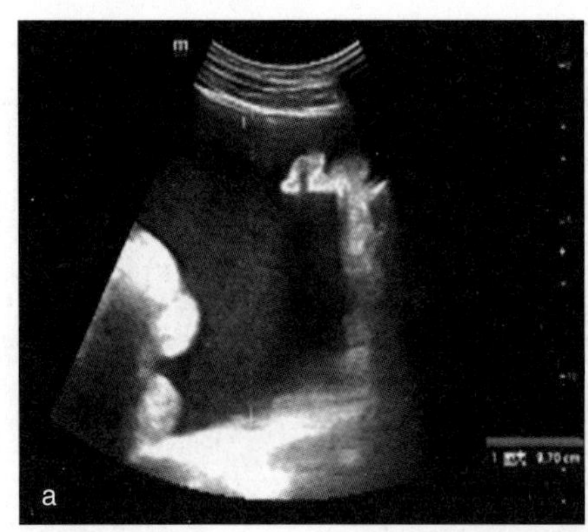

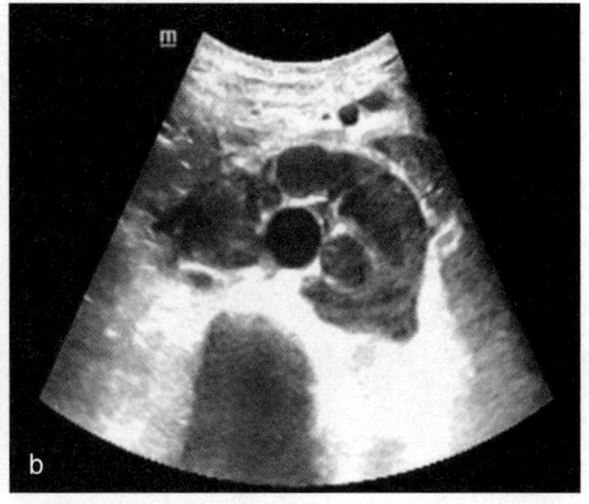

图 2-5-2 a. 腹腔积液超声图；b. 淋巴肿大超声图。

（一）腹腔积液

主要表现为腹膜腔间隙可见透声好的无回声区，无回声区内可见条索样强回声或者强光点，极少数患者液体稠厚时，可表现为低回声团。

（二）腹膜增厚及结节

结核分枝杆菌感染性腹膜炎患者腹膜呈结节状或者片状增厚，是由于患者腹膜出现水肿、充血时，毛细血管继发性渗出纤维蛋白及大量渗出液所导致。壁腹膜增厚的厚度常大于 1mm，可呈局限性增厚或者弥漫性增厚，回声减低，时而不均匀。壁腹膜结节多表现为腹膜上黏附单个或多个低回声或者等回声结节，呈圆形或者椭圆形，突向腹腔，大小常在 1~5mm 之间，回声不均匀，无明显包膜。脏腹膜增厚及结节超声较难显示，常在术中可见脏器的脏腹膜表面附着小结节。

（三）大网膜、肠系膜增厚及结节

当患者感染结核分枝杆菌性腹膜炎时，其大网膜增厚呈饼状，超声检查则较易显示。大网膜增厚、粘连和结节是结核性腹膜炎的三大重要超声表现。大网膜不均匀增厚，较厚处可达 10~15mm，形态不规则，回声不均匀，局部回声可减低或者增高，高回声区与低回声区交错形成类似"网格状"的超声表现。大网膜上结节表现为低回声或者等回声，回声可不均匀，较大结节中央发生液化坏死时出现无回声区。肠系膜增厚，回声不均匀，可见单个或者多个低回声结节，边界不清，边缘多可见点状彩色血流信号。

（四）肠管粘连

超声检查主要表现为不同程度的肠壁增厚及肠管聚集，且大网膜与肠壁发生粘连。

（五）淋巴结肿大

超声检查主要表现为肠间隙、双侧髂血管旁、腹主动脉旁、肝门区多发边界清晰、可为不规则形状或者椭圆形低回声团，内部表现为强回声团及点状回声。艾滋病伴发结核中最常见的是淋巴结结核，其次为肝、脾、肾及肠等腹部器官。其超声表现为：常位于腹主动脉、肠系膜上动脉旁，数目多，分布广，呈串珠样分布或者融合成团，大小悬殊，淋巴结间回声强度不一致，融合团块内可见大片有小点状回声漂浮的无回声区，实质部分可见少许彩色血流信号。AIDS合并结核患者的淋巴结及HIV阴性结核性淋巴结炎间有显著性差异。AIDS患者淋巴结主要表现为淋巴结肿大，但外形规则，表面光滑，内部多表现低回声团，经过抗结核及抗HIV病毒处理后淋巴结缩小。而HIV阴性结核性淋巴结炎则主要为淋巴结肿大，外形不规则，表面较光滑，内部表现为强回声团及点状回声。

三、结核性心包炎

结核性心包炎是由结核分枝杆菌侵及心包所引起，分为结核性渗出性心包炎与结核性缩窄性心包炎。超声心动图是诊断心包积液可靠且简便的方法。根据声像图表现可以分为五型：单纯心包积液型（图2-5-3）、分隔样心包积液型、心包增厚型、混合型、缩窄型。超声心动图可动态观察心脏的运动状态与血流动力学异常。缩窄性心包炎患者的超声表现为心包层增厚，高反射回声；伴或不伴胸腔积液；伴或不伴腹水；吸气性室壁运动异常；下腔静脉和肝静脉显著扩张；肺动脉瓣提前开放；左室和右室舒张期充盈呈限制性充盈模式；吸气时二尖瓣流速下降>25%，三尖瓣流速下降>40%，呼气时呈相反改变；早期舒张期二尖瓣血流流速正常或增加；呼气时舒张期肝静脉流速下降；二尖瓣环运动速度正常或增加（>7cm/s）。

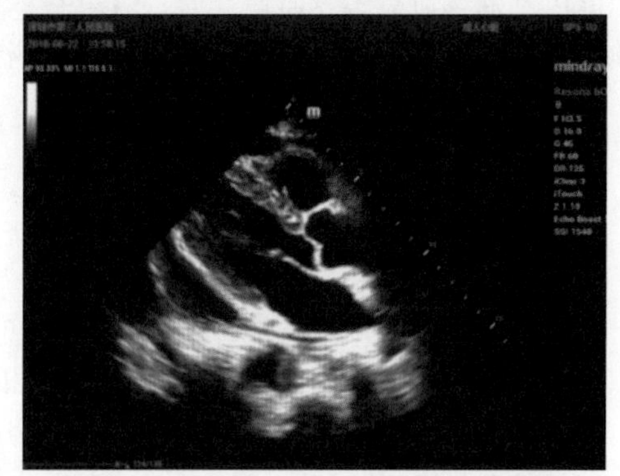

图2-5-3　单纯心包积液型超声声像图

四、淋巴结结核

淋巴结结核是最常见的肺外结核，临床主要表现为淋巴结肿大，多发生在颈部、腹股沟和腋下及腹腔，其中以颈部淋巴结核最为多见。颈部淋巴结结核可呈“串珠状”排列于颈部大血管周围，约80%的颈部淋巴结核发病区域在Ⅱ、Ⅲ、Ⅳ、Ⅴ区，与口腔及咽部黏膜下淋巴网丰富有密切关系。同一患者可累及多区域，淋巴结常成群受累，淋巴结结构多遭到破坏，受累淋巴结肿大，可逐渐互相粘连继而形成较大包块（图2-5-4）。

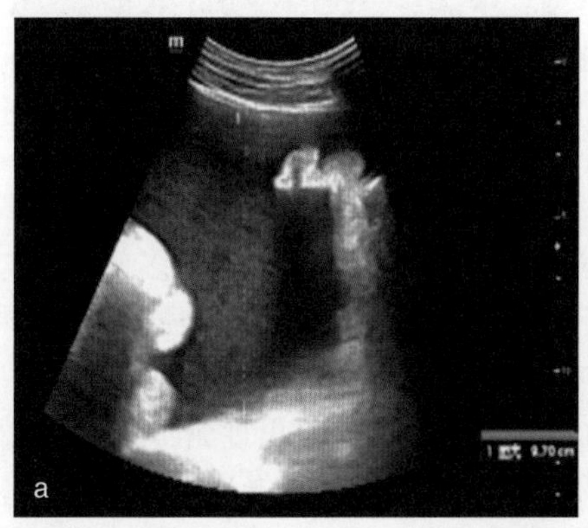

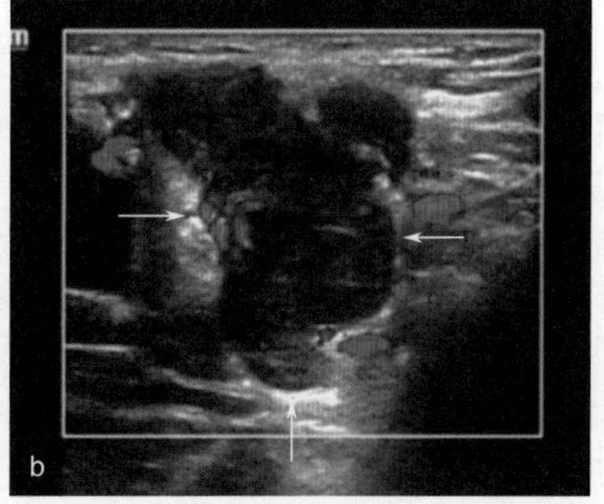

图2-5-4　a. 典型颈部淋巴结结核超声图；b. 边缘型颈部淋巴结结核的彩色多普勒图。

典型颈部淋巴结结核的二维超声表现：①颈部一侧或者双侧见多个低回声结节，成串排列于大血管周围，形状呈圆形或者椭圆形，表面光滑，内部为不均匀低回声或者混合回声；②淋巴门结构大部分不清楚，甚至消失，多个淋巴结相互融合；③部分淋巴结内可见强光斑，后方伴声影，为结核钙化灶，部分淋巴结内为液性暗区，透声较差，是干酪样坏死区；④随病情进展，淋巴结间开始逐渐融合，形成串珠状，淋巴结与皮下组织产生不同程度粘连，边界清晰度降低，有一定波动感。病情发展到干酪样坏死时，肿大淋巴结的体积会以较快速度扩大，甚至导致膜破裂，最终形成瘘管。

颈部淋巴结结核的彩色多普勒（CDFI）显示：淋巴结结核血流分布以边缘型为主，中央型、混合型及无血流型少见。①边缘型，血流信号位于淋巴结边缘或者包膜处，淋巴结边缘可见点状血流信号；②中央型，血流信号分布在淋巴结中央区域，分布紊乱，可与淋巴门血管相连，但多有血管移行；③混合型，中央及边缘均可见血流信号，分布紊乱；④无血流型，淋巴结内无血流信号。判断淋巴结结核血流类型时要注意，当淋巴结结核融合时血流信号多易误判为中央型血流，实为互相融合的淋巴结相邻处残留包膜上的血流信号。

由于淋巴结核进展期往往并发脓肿及窦道，伤口长期不愈，患者非常痛苦，因此早期快速确诊对其治疗及预后极为重要。

五、肝结核

肝结核的超声表现通常为多发病灶，可位于一侧肝叶，也可分布在肝脏左、右叶，多以低回声为主，分布不均质，内部可伴有形态不规则的钙化灶或者肝内胆管结石以及周边胆管扩张，甚至可伴有肝叶的萎缩及肝脏的纤维化，如果治疗不及时，病灶可扩大。根据发生的部位可分为实质型肝结核和包膜型肝结核（图 2-5-5）。

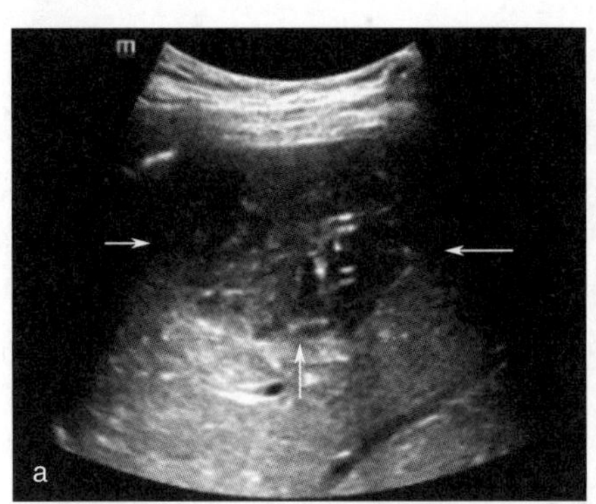

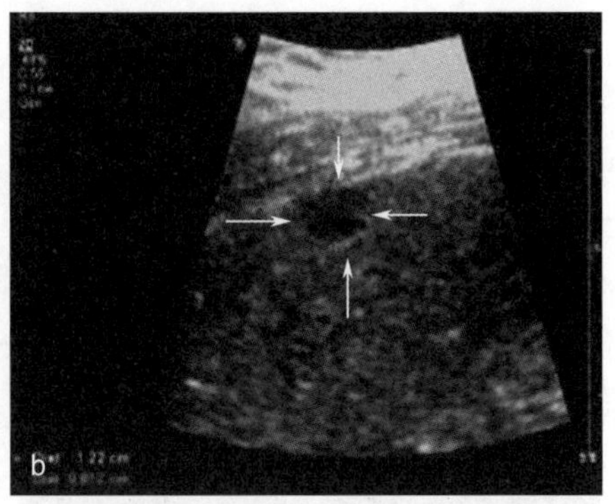

图 2-5-5　a. 低回声实质型肝结核超声图；b. 混合回声包膜型肝结核超声图。

实质型肝结核根据不同的超声表现分为无回声型、低回声型、混合回声型、高回声型及强回声型。①无回声型。肝实质内可见无回声结节，呈圆形或者类圆形，边界清晰，壁增厚且厚薄不均，内透声尚可，也可见散在的点状等回声或者高回声，结节后方回声增强。彩色多普勒：结节内未见血流信号，或者仅在壁上可见点状、条状彩色血流信号。②低回声型。肝实质内出现单个或者多个低回声结节，常呈圆形，多数边界不清晰，内回声不均匀。③混合回声型。肝实质内见混合回声结节，单个或者多个，通常呈类圆形，边界可不清晰，内回声不均匀，可出现无回声区或者极低回声区，其内壁不光整，内部见较多絮状回声，可随着体位改变而呈漂浮或者旋动状，有时可出现分层现象。结节内还可出现大小不等的强回声钙化灶，形态各异。CDFI：结节内部和边缘可见彩色血流信号，多位于结节边缘，也可无彩色血流信号。④高回声型。此型较为少见，高回声结节边界清晰，内回声常不均匀，部分结节内可见网格状结构。⑤强回声型。该型是肝脏结核愈合过程中，病灶纤维化和钙化的结果，患者既有肝脏结核脓肿病史，在肝实质内可见多发散在的点状、条状、弧形及形态各异的强回声，后方常无声影。肝脏结核钙化灶无沿胆管分布的特征，一般不引起肝内胆管扩张。

包膜型肝结核又称为肝包膜结核或者肝浆膜结核，是指肝包膜上发生的结核灶，是肝脏结核的一种特殊类型。其形成机制目前尚不明确，可能与结核性腹膜炎密切相关。结核性腹膜炎患者发病时常有大量腹腔积液，而肝周是腹腔积液易聚集的部位，故而使结核分枝杆菌易侵犯肝包膜，形成该特殊类型的肝脏结核。也有人认为是右侧膈肌结核性脓肿突破膈肌侵犯肝包膜所致。超声表现为肝包膜处单个或者多个低回声或者混合回声结节，结节与肝脏接触处肝包膜连续性完整或者破坏。如果结节较大，则容易坏死液化形成脓肿，内可见点状高回声或者等回声，有时亦可在结节边缘或者中心出现点状或者条状钙化灶。随着患者深呼吸，结节与肝脏呈同步运动。

肝结核超声造影特征与其病理改变密切相关。由于肝结核病理学特征的多样性，超声造影也存在多种特点，相应关系如下。病灶中的液化坏死区在造影各期均无增强；干酪样坏死区通常位于液化坏死区的外围，造影各期也无增强；不完全干酪样坏死区造影动脉期与门脉期呈低增强；充血区同时伴有纤维组织增生、造影动脉期高增强、门脉期低增强；最外围区与正常肝组织不易区别，超声造影动脉期呈高增强，门脉期呈等增强。超声造影大幅度提高了超声对肝结核的诊断价值，在肝结核的鉴别诊断、疗效判断和指导治疗方面都有重要意义。

肝结核患者超声声像图特征是非特异性的，与肝脏其他疾病分辨较困难，结合临床症状或者以往结核病史可做出初步诊断，特别是在超声引导下穿刺活检行病理检查可明确做出诊断。目前，确诊肝结核的唯一办法是肝内病灶组织活检。超声引导下的经皮肝穿刺活检及腹腔镜取组织检查是确诊肝结核的重要手段，多点多次穿刺活检阳性率可以达到 50% 以上。

六、脾结核

临床上比较少见。多为全身结核性病变的局部表现，常继发于其他脏器结核和淋巴结核，与其传染途径有关。脾结核大多由血行播散引起，少数由淋巴结或者邻近脏器结核直接感染。脾结核不同的病理变化有不同的超声影像特点，按照病理阶段超声分为弥漫粟粒结节型、坏死结节型、钙化型（图 2-5-6）。①弥漫粟粒结节型超声表现为脾脏稍大，实质内呈弥漫分布的点状稍高回声及细小团状回声，脾脏血管无明显增宽、受压变形等改变，结节内无明显血流信号。②坏死结节型为结核性肉芽肿干酪样坏死，超声表现为脾脏肿大，脾脏内见单发或者多发结节，按照结节的回声性质分为低回声型和混合回声型。低回声型较多见，多为类圆形或者不规则形，边界多清晰，内部回声不均匀，CDFI 显示结节内见点状或者短线状彩色血流信号，部分结节内可无彩色血流信号。混合回声型的声像图则表现为脾脏内可见混合回声团，边界不清晰，形态不规则，内回声不均，其内可见不规则无回声区，混合回声团内未探及明显血流信号，或者仅在其边缘见少许彩色血流信号。③钙化型是结核病灶干酪样坏死物干燥浓缩并伴钙盐沉着，为病灶愈合的过程，超声表现为脾实质内可见多发散在的点状、条状、弧形等形态各异的强回声，声影常不明显。

脾结核发展阶段不同，病理改变不同，超声表现出多样化的特点，分析其声像图特征，鉴别时应结合病史和患者血象、骨髓象等检查，排除转移瘤及脾梗塞、脾外伤等病史，超声对脾结核的诊断有一定价值。通过超声分型还可了解脾脏受侵程度，为临床选择治疗方案及评价疗效提供依据。

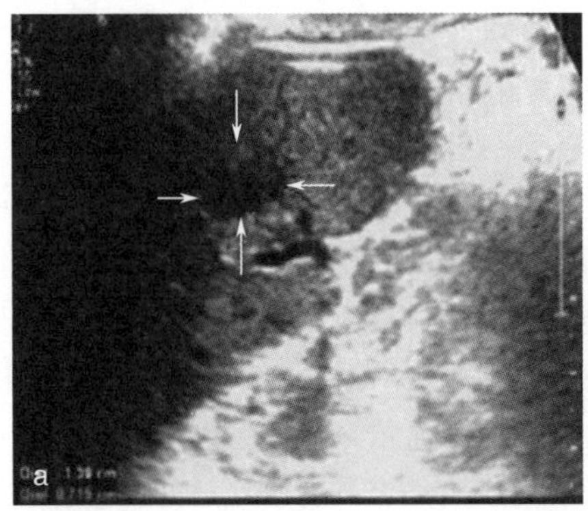

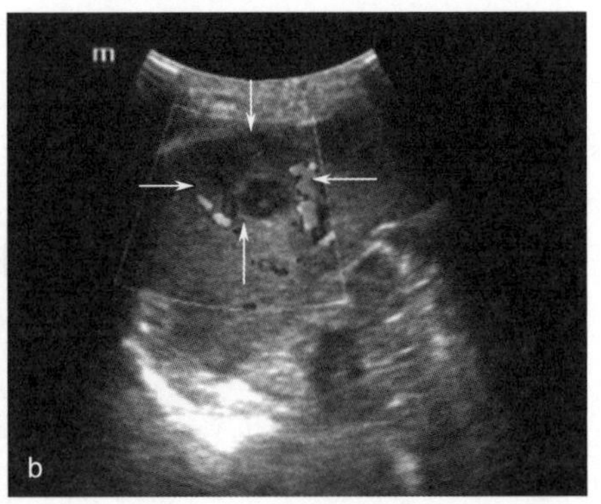

图 2-5-6 a. 弥漫粟粒结节型脾结核超声图；b. 坏死结节型混合回声型脾结核超声图。

七、肾上腺结核

肾上腺结核多为结核分枝杆菌经血行播散引起，不同病理时期，肾上腺结核病灶会有不同声像图表现。按照病灶内部回声不同，肾上腺结核超声声像图表现分为三型：混合性回声型、低回声型和强回声型。①混合性回声型。早期结核菌侵犯肾上腺，破坏皮质和髓质，病灶以炎性渗出为主。形成干酪样坏死灶时见坏死形成的片状无回声区，病灶表现为囊实性团块，即为混合回声型。团块内部呈囊实性，实质部分呈相对均匀的低回声，其间可见片状液性无回声区，其内透声较差。②低回声型。随着病情进展，病变以结核性增生肉芽肿为主时则超声图像表现为实性低回声团块，其内回声不均匀，即为低回声型(图 2-5-7)。③强回声型。病情后期腺体最终发生萎缩钙化时，整个病灶表现为强回声团，伴或者不伴有声影，未见正常肾上腺组织，即为强回声型。CDFI 结果：因肾上腺位置较深或者受肠道气体影响，结节内部常无法显示彩色血流信号，较大的结节也仅在内部及周边测及显示少量彩色血流信号。

因肾上腺结核大部分病程较长，同一病灶可同时存在结核性肉芽肿、干酪样坏死及液化坏死、纤维增生及钙化等病理改变，其超声造影表现形式也相应多样化。当病变以结核性肉芽肿为主时，可表现为整体均匀增强；当病灶内出现坏死时，可以表现为不均匀增强。坏死区呈弥漫性分布时，病灶整体可呈蜂窝状增强；完全坏死或者钙化的病灶则表现为整体无增强。

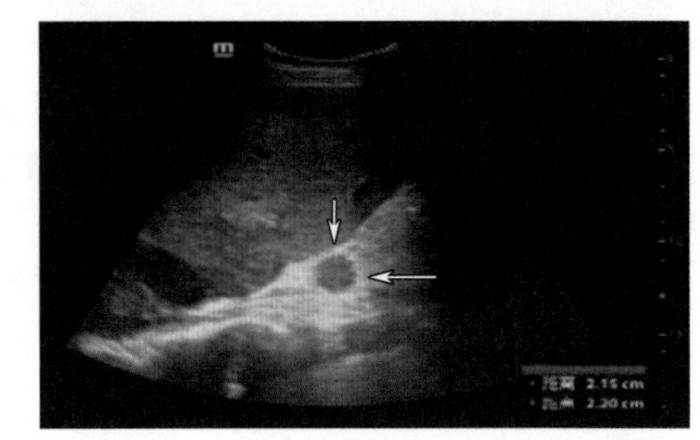

图 2-5-7 低回声型肾上腺结核超声图

八、泌尿系统结核

泌尿系统结核是常见的肺外结核之一，常继发于肺结核，并且随着结核病发病率的上升，其发病率也不断增长。肾脏通常先受累，后由肾脏蔓延至整个泌尿系统。结核分枝杆菌经血行传播，累及肾盂、肾盏或者输尿管时，可引起相应部分狭窄。

长期肾结核可致肾组织干酪样坏死、高度纤维化，以及肾实质萎缩、变薄，体积缩小，肾组织皮质和髓质的比例失调，供血减少或者消失。根据肾结核病灶的病理改变及其声像图的特点可归纳为以下类型。

(一) 空洞型

肾脏大小正常或者轻度增大，肾实质内或者肾小盏边缘可见不规则的低回声区或者透声较差的无回声区，呈圆形或者椭圆形，病灶边缘不规则，壁上可见强光点或者片状强回声，有时亦可见絮状等回声及分层现象，局部肾窦可出现回声增强或者形态失常，是结核病灶累及或者压迫所致(图 2-5-8a)。

（二）肾积水型

此型为肾实质的结核病变累及肾盏及肾盂时常有的表现。肾盏、肾盂为不规则或者不对称性扩张，内透声欠佳，脱落的坏死物质较多或者形成脓液时，可见细密点状高回声。病变累及肾盂输尿管连接部或者输尿管时，肾盂、肾盏可出现重度扩张，肾实质变薄。有时表现为多个肾盏扩张，却无肾盂显著扩张的矛盾现象。当结核分枝杆菌在肾盂、肾盏黏膜和黏膜下层形成多个小的肉芽肿性溃疡时，可见肾盏、肾盂壁不同程度增厚，呈条状低回声(图 2-5-8b)。

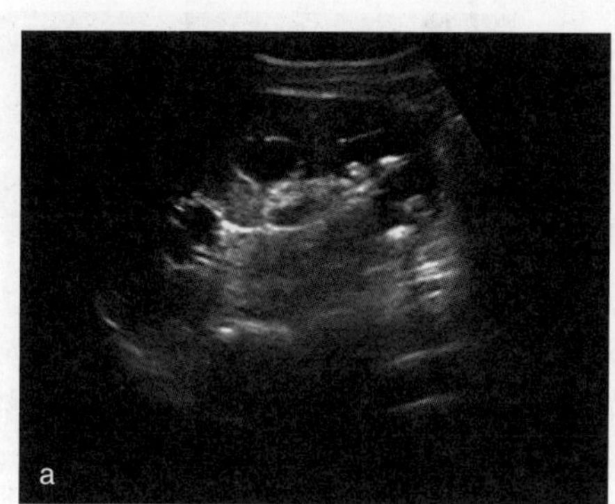

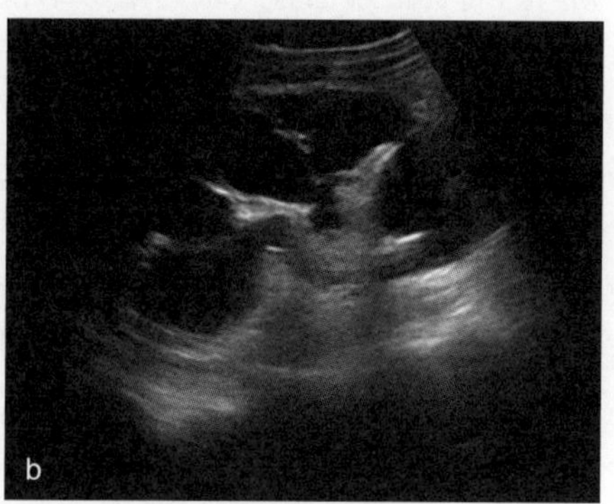

图 2-5-8 a. 空洞型肾结核超声图；b. 肾积水型肾结核超声图。

（三）混合型

表现为肾脏包膜不平整，某些部位略呈隆起状，肾内结构不清，肾窦受侵或者受压变形，回声杂乱不均匀，甚至肾脏结构整体破坏而呈混合回声团块。合并钙化时，内可见强光点或者强光团，可无声影。此型见于肾实质与肾窦同时受累而形成干酪样坏死空洞和肾盏积脓。

（四）钙化型

此型为大量钙盐沉着导致肾脏广泛钙化，肾实质因纤维化而萎缩。当肾功能完全丧失之时，临床称为“自截肾”。超声大多表现为肾脏不同程度缩小，形态不规则，包膜凹凸不平，肾皮质变薄，肾盂肾盏显示不清楚，肾内可见形态不规则的团块状强回声，可仅限于肾脏的一部分，也可弥漫性分布。

肾结核在肺外结核中较常见。根据声像图和临床表现，较容易做出诊断。但需要与肾肿瘤、肾脓肿和多囊肾相鉴别。肾结核患者多有结核病史，病程长，有结核中毒症状。肾肿瘤多以无痛性血尿为首发症状。肾脓肿起病急，有高热等感染症状。声像图中肾结核往往有钙化灶，后三者几乎无钙化灶，多囊肾的囊壁薄而光滑，而结核性脓肿壁不光整，内部通常透声差。

输尿管结核大部分继发于肾结核。原发性输尿管结核罕见，超声检查在输尿管结核诊断中至关重要。超声图像显示输尿管走行僵直，管壁不均匀性增厚，回声减低，管壁增厚段管腔狭窄、粗细不等。

膀胱结核作为泌尿系统结核的一部分，比较少见。发病初期膀胱黏膜层充血、水肿，形成结核结节；然后发生结核性溃疡，肉芽肿纤维化；严重时甚至侵及肌层，发生广泛纤维组织增生及瘢痕形成，膀胱壁明显增厚、不光滑。有肾结核病史的患者，若超声图像显示膀胱壁增厚、回声增强及膀胱内可见强光斑，则高度提示膀胱结核。同时应注意综合分析，与膀胱肿瘤弥漫浸润性生长致膀胱壁广泛增厚及慢性膀胱炎的膀胱壁增厚相鉴别。超声检查能明确膀胱壁的厚度和挛缩程度，对预后评估及随访均有一定价值。

九、男性生殖系统结核

男性生殖系统结核包括睾丸结核、附睾结核、输精管结核、精囊结核等，多见于青壮年，由肺结核、肠结核及泌尿系统结核播散而来。临床上常见的男性生殖系统结核为附睾结核。

附睾结核病理改变的多样性，决定了超声图像回声的不均匀性，可以表现为实性、囊实混合性或者钙化灶，但通常表现为附睾部位低回声结节，其特点为形态不规则，边界不清楚，内部回声不均匀（图 2-5-9）。当附睾结核侵犯睾丸，出现寒性脓肿与窦道形成，以及散在小钙化灶伴声影时，声像图表现则具有特征性。也有人认为附睾结核易累及睾丸，在睾丸和附睾之间可见不规则边界，并认为这是鉴别附睾结核性炎症和非特异性炎症的方法之一。附睾结核病灶内的血流信号多不丰富，病灶内血流信号稀少或者不明显。因附睾结核的结核性肉芽肿中心发生干酪样坏死、纤维化或者钙化，这些病变中都没有血管，仅在病变周围可见血管，从而导致附睾结核病变区的血流信号不丰富，仅在病变区的周边可见线片状血流信号。在病变较早期，尚无明显坏死及纤维化时，病灶内血流信号可能比较丰富。此时应该注意与急性附睾炎相鉴别。

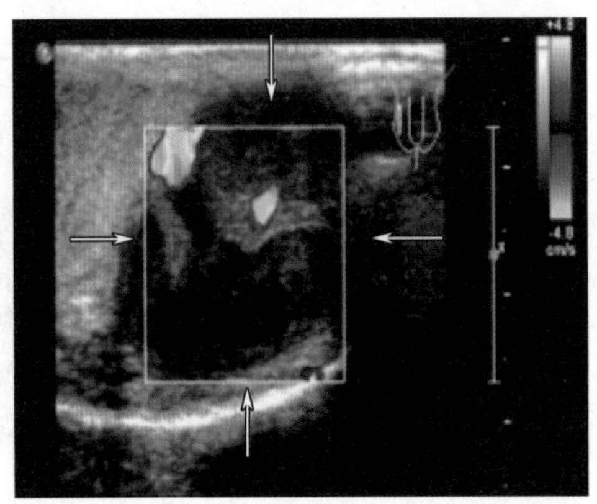

图 2-5-9 附睾结核超声图

十、女性生殖系统结核

女性生殖系统结核是由结核分枝杆菌引起的女性生殖器炎症，包括子宫结核、输卵管结核、结核性盆腔积液等，多继发于其他器官的结核，是妇科常见的疾病。

子宫结核包括子宫内膜结核和子宫肌层结核。子宫内膜结核的超声表现是子宫内膜增厚，回声多不均匀，内可见强回声呈点状、团状或者弥漫状分布，宫腔形态改变。子宫内膜出现强回声可能与内膜结核致宫腔粘连、局部瘢痕形成及干酪样坏死进一步机化关联。子宫肌层结核的超声表现是子宫肌层内可见单发或者多发实性、囊性、混合回声结节或钙化，CDFI 可见病灶实性部分彩色血流信号。

输卵管结核多发于峡部和壶腹部，输卵管结核几乎均为双侧。初期输卵管管腔内多出现渗出液，形成输卵管积水。随着病情发展，发生干酪样坏死，导致黏膜溃疡，黏膜凹凸不平。当溃疡逐渐愈合，整条输卵管被厚重的瘢痕组织所包绕，走行僵直，管腔出现节段性狭窄或者闭塞，呈串珠状，与邻近器官粘连形成炎性团块，可形成包裹性积液。输卵管结核的超声表现是早期输卵管腔内可见无回声区（图 2-5-10），部分无回声区内透声差，可见细密点状等回声或者高回声，有时可见条状分隔。随着病情进展可见输卵管增粗，走行僵直，呈条索状。CDFI 可见增厚的输卵管管

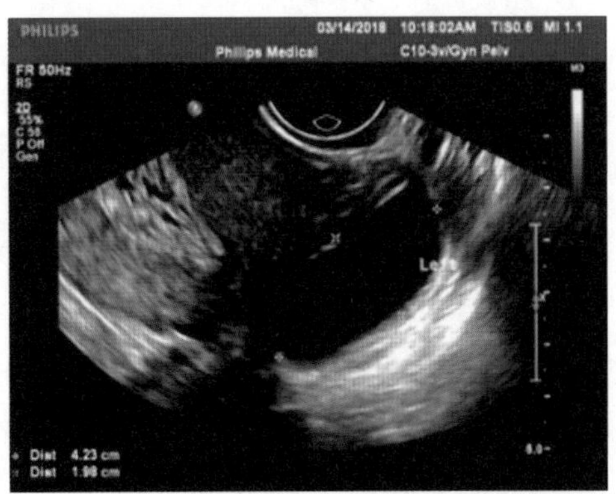

图 2-5-10 输卵管结核超声图

壁内部与周边彩色血流信号。可在一侧或者双侧附件区见混合回声团块，团块内多为增粗扭曲的输卵管、纤维渗出物及干酪样坏死物，CDFI 可见混合回声团块内实性部分彩色血流信号。

结核性盆腔积液属于继发感染，其超声表现为游离性积液、包裹性积液及盆腔脓肿。女性生殖器结核的超声图像表现多样，熟悉女性生殖器结核的超声图像特征，密切结合临床病史及 X 线检查，对患者进行全面而系统的盆腹腔超声检查，可以提高女性生殖器结核的诊断率，为女性生殖系统结核的早期干预性治疗提供影像学诊断基础。

作为一种实时、安全、有效的影像学手段，超声已被广泛应用于临床结核病诊疗领域，具有多脏器、多时态诊断优势，可以观察病灶动态变化，联系临床及病理，可以跟踪病情发展和药物疗效。随着超声新技术的进一步发展及介入性超声的规范化应用，超声在结核病的诊疗方面将扮演着越来越重要的作用。

（李玉丹　冯 程　谭 洁）

第六节　支气管镜检查

一、概述

高危人群结核病发病率高，但临床症状及影像学表现却常不典型，随着支气管镜技术的应用，包括支气管镜引导下保护性毛刷刷检术、支气管冲洗（bronchial washing，BW）、支气管肺泡灌洗（bronchoalveolar lavage，BAL）、经支气管针吸活检术（transbronchial needle aspiration，TBNA）等，有利于获取病变部位标本，从而指导临床快速、精准诊疗。随着球囊扩张、高频电刀、激光、冷冻、气道支架等技术的发展，经支气管镜介入治疗已逐渐成为处理支气管结核的重要手段。近年来一些新的技术和设备陆续引入国内，包括支气管腔内超声技术、自荧光支气管镜、支气管内近距离放疗、支气管镜下光动力治疗、支气管活瓣肺减容术等，这些基于新设备的新技术极大丰富了气道疾病的诊断和治疗方法。支气管镜技术已成为介入呼吸病学的关键技术。

二、支气管镜检查的适应证和禁忌证

（一）支气管镜检查适应证

1. 不明原因的慢性咳嗽、咯血或痰中带血、局限性哮鸣音、声音嘶哑。

2. 胸部 X 线片和 / 或 CT 检查提示肺不张、肺部结节或块影、阻塞性肺炎、炎症不吸收、肺部弥漫性病变、肺门和 / 或纵隔淋巴结肿大、气管支气管狭窄以及原因未明的胸腔积液等异常改变者。

3. 肺部术前检查。

4. 胸部外伤，怀疑有气管支气管撕裂伤。

5. 肺或支气管感染性病变（尤其有助于免疫抑制等患者支气管肺部感染的病因学诊断）。

6. 疑有气管、支气管瘘，明确有无瘘口及其位置与大小。

（二）支气管镜检查禁忌证

支气管检查开展至今，已积累了丰富的经验，其禁忌证范围亦日趋缩小，或仅属于相对禁忌证。但在下列情况下行支气管镜检查发生并发症的风险显著高于一般人群，应慎重权衡利弊后再

决定是否进行检查。

1. 活动性大咯血 若必须做气管镜检查,应先建立人工气道,以降低发生窒息的风险。
2. 严重的高血压及心律失常。
3. 新近发生过心肌梗死或有不稳定心绞痛发作史。
4. 严重心、肺功能障碍。
5. 不能纠正的出血倾向、尿毒症及严重的肺动脉高压等。
6. 严重的上腔静脉阻塞综合征,因支气管镜检查易导致喉头水肿和严重出血。
7. 疑有主动脉瘤、严重肺动脉高压。
8. 多发性肺大疱。
9. 多器官功能衰竭。

三、支气管镜检查在诊断中的应用

(一) 支气管镜检查在痰结核菌阴性患者中的应用

肺结核的确诊依赖于痰结核分枝杆菌涂片或者培养阳性,这也是 WHO 推荐的最简便易行的实验室方法。但受标本处理方法及检验技术的影响,其灵敏度较差,全球范围的痰菌阴性患者超过 1/3。即使应用痰诱导,20% 的患者仍无法提供足量及高质量的痰液标本。在一些特殊患者群体中(如儿童、HIV、器官移植术后等免疫抑制患者),标本收集更加困难,并且需要使用替代方法,因此,保护性毛刷刷检术、BW、BAL 和活组织检查等支气管镜操作可以在收集高质量标本中发挥关键作用。

胸部影像学(X 线和 CT)检查可以显示病灶特征(例如干酪性肺炎、空洞、散在的结节、支气管受累情况及肺门和纵隔淋巴结肿大等),有助于指导支气管镜下病灶部位样本的采集。TBNA 和经支气管活检标本有助于细胞学和组织学检查。此外,对于实质性病变和肺门 / 纵隔淋巴结肿大,对活检组织进行床旁快速现场评估(rapid on-site cytological evaluation,ROSE)技术有助于快速检测结核相关的肉芽肿,避免额外的针刺和 / 或支气管活组织检查。经气管镜采集到的标本(包括冲洗液、灌洗液、组织活检)除进行常规的涂片、培养及药敏检查外,还可以进行基因检测(如线性探针 LPA、半巢式全自动实时荧光定量 PCR 测定法 Xpert MTB/RIF、基因芯片技术、实时荧光 PCR 熔解曲线法等),灵敏度及特异度显著增高,HIV/TB 患者亦不受影响。荟萃分析表明,BAL 和 BW 的涂片灵敏度介于 4.7%~58.0% 之间。BW 的特异度为 73.2%~100.0%,BAL 的特异度为 92.4%~98.2%。与此同时,BW 基因检测的灵敏度为 51.9%~97.2%,BAL 为 31.3%~83.8%。基因技术具有快速、高效的特点,结合气管镜下的标本采集,可极大提高结核病诊断的准确性和即时性。

(二) 支气管镜检查在重症肺部感染患者中的应用

伴有基础疾病或免疫缺陷的患者容易合并肺部其他病原菌感染,在缺乏病原菌培养结果,且经验性抗感染治疗效果不理想的情况下,可通过支气管镜采集无菌标本进行检测。使用保护性毛刷刷检术获取的样本及支气管肺泡灌洗液(bronchoalveolar lavage fluid,BALF)进行细菌学培养,其灵敏度高、特异度高,对于临床抗感染药物的应用有较强的指导作用。其中 BALF 病原学诊断灵敏度为 40%~93%(中位数 73%),特异度为 45%~100%(中位数 82%);保护性毛刷采样灵敏度为 33%~100%(中位数 67%),特异度为 50%~100%(中位数 95%)。有研究显示,机械通气患者经人工气道支气管镜引导下保护性毛刷采集下呼吸道标本,生命体征没有受明显影响,说明该方法对于机械通气患者安全可靠。随着临床诊治及检测水平的提高,进一步发现 BALF 中可以获取细胞组学、基因组学、转录组学、蛋白组学、代谢组学等多方面信息,是诊断肺部感染性疾病的重要标本。

四、支气管镜检查在治疗中的应用

（一）支气管镜检查在气管支气管结核中的应用

国外学者报道，活动性肺结核患者 10%~40% 合并气管支气管结核，其中痰结核菌阳性患者 60%~70%，痰结核菌阴性患者 25%~30%。5%~10% 患者肺内未发现结核病灶，结核单纯侵犯气管、支气管。气管支气管结核患者多发于青、中年女性，男女比例为 1∶3 至 1∶2。若有下列表现要高度怀疑气管支气管结核存在。

1. 肺结核患者咳嗽、气促、呼吸困难等临床症状与肺部病灶范围、严重程度不相符。

2. 肺结核患者抗结核化学治疗后，肺内病变吸收好转，但咳嗽等症状仍无明显改善。

3. 肺结核患者治疗过程中出现患侧病灶增多、增大，以及支气管播散病灶、张力性空洞。

4. 肺结核患者胸部 X 线片等影像学检查提示阻塞性肺炎、肺充气不良、肺不张、局限性肺气肿及多叶段广泛病灶。

5. 肺结核患者胸部 CT 平扫、高分辨率 CT、气管及支气管多维重建技术等提示气管、支气管内壁粗糙、不光滑或伴有叶、段支气管狭窄及闭塞。

6. 不明原因慢性持续性咳嗽、咳痰、咯血、喘鸣、声嘶及呼吸困难，尤其是痰抗酸杆菌阳性而肺部无结核病灶。

早期炎性浸润、渗出，疗效明显，可经支气管镜直视下气道内给予抗结核药物，包括病灶表面局部药物喷洒及病灶内抗结核药物加压注射。前者主要针对炎症浸润型和溃疡坏死型，后者主要适用于肉芽增殖型和淋巴结瘘型，具有部位准确、操作简便等优点，如能在注射用抗结核药物中加入适量高聚物或共聚物等制成的赋形剂或缓释剂，延长抗结核药物在局部作用时间，可以进一步提高治疗效果。中晚期出现肉芽肿增殖和纤维瘢痕，疗效不佳。支气管结核在发病 4~6 个月内支气管狭窄发生率可达 68%，随着时间延长，发生率还将进一步提高，给治疗带来一定风险和困难。严重的支气管狭窄和阻塞可引起肺不张、反复感染、呼吸衰竭和窒息，是死亡的主要原因。随着球囊扩张、高频电刀、激光、冷冻、气道支架等技术的发展，经支气管镜介入治疗已逐渐成为处理结核性气道狭窄的主要手段。可通过热消融（激光、氩气刀、电刀）、冷冻以及机械（球囊、硬质支气管镜）方法解除气道狭窄；通过局部应用抑制瘢痕肉芽组织的药物或采用局部放射性治疗减少或防止介入治疗后气道再狭窄的发生。对于最终不能够维持稳定气道通畅的气道狭窄或软化可以放置气道支架。

（二）支气管镜检查在咯血中的应用

咯血是结核病患者最常出现的临床急症，救治不及会出现窒息、休克甚至死亡。支气管镜具有可弯曲性、视野广的特点，能进入三级支气管并观察到全部四级支气管，因此可在直视下确定出血部位并进行气管镜下治疗。一般咯血急性期是支气管镜检查的相对禁忌证，应避免支气管镜操作引起咳嗽导致出血加重。但对致命性大出血（1 次出血量 >500ml）患者，特别是对于药物保守治疗效果欠佳的大咯血患者，可以在全程心电、血氧监护的情况下，利用支气管镜引导气管插管进入健侧气管，充盈气管插管的气囊后，保护健侧不被出血灌注，保证患者健侧肺正常通气供氧。也可在支气管镜检查明确出血部位后注入 1∶10 000 肾上腺素注射液、凝血酶等药物局部止血，或经支气管镜引导放置球囊压迫止血。

（三）支气管镜检查在气道管理和治疗肺不张中的应用

高龄、衰弱、具有多种合并症的患者（特别是脑卒中患者）及慢性阻塞性肺疾病的患者发生肺部感染后气道分泌物较多，同时其自主排痰无力甚至丧失排痰功能，导致痰液引流不畅，严重时阻塞气道引起肺不张，甚至呼吸衰竭。而通常拍背排痰、气道湿化的作用不明显，支气管镜可以进入患者下呼吸道，便携式支气管镜可达到亚段支气管口进行吸痰、清除痰栓、痰痂，并可给予局部盐水或药物灌洗治疗，配合拍背排痰，可以达到肺复张的目的。

（四）支气管镜检查在困难插管和调整气管插管中的应用

重症颅脑外伤、颌面部重度损伤致张口困难及颈椎损伤出现呼吸衰竭，但不能耐受经口咽喉镜引导下气管插管者应首选支气管镜引导下的经鼻气管插管早期开通患者气道，为抢救赢得成功的机会。此外，还有部分患者体型肥胖、颈部短粗、小颌畸形、口咽部及喉部异常，特别是有些患者颈部肿物压迫气管，或者口咽部有大量分泌物声门暴露不清导致喉镜插管失败，此时可行支气管镜引导下的气管插管，同时可以清理局部的分泌物，畅通气道，改善氧合，使患者迅速恢复供氧。气管插管远端的最佳位置在隆突上 3~4cm，部分患者抢救过程中紧急经口气管插管，无法准确判断该位置是否合适，支气管镜下直视调整可避免插管过深导致单侧肺通气或者插管过浅导致脱管。部分经口气管插管时间过久的患者出现口腔护理困难、下颌关节脱位、清醒者不耐受等情况，可以在支气管镜引导下快速改为经鼻插管。

（五）支气管镜检查在诊断气管食管瘘中的应用

部分高龄、营养状况较差、长期气管插管的患者出现鼻饲时呛咳，或者气道内吸出胃内容物，如鼻饲液等情况，需要排除气管食管瘘。气管插管球囊压力过大或者长期压迫气道壁导致气管食管瘘时，一般影像学检查往往无法诊断，可在支气管镜直视下观察，较小的气管食管瘘可以通过亚甲蓝试验来证实是否存在。口服 1∶100~1∶50 美蓝溶液，支气管镜下观察气管后壁膜部，如有蓝色色素出现即为阳性，提示存在气管食管瘘，应及时采取进一步治疗。

五、支气管镜检查常见并发症及其处理

（一）麻醉药物过敏或过量

丁卡因过敏反应的发生率高于利多卡因，对发生严重过敏反应或出现毒副作用者应立即进行对症处理：使用血管活性药物；对心跳过缓者应用阿托品；喉水肿阻塞气道者立即行气管切开；心跳停止者进行人工心肺复苏等。支气管镜操作时出现的危及生命的并发症中，多与术前用药和局部麻醉有关。对于高龄或有严重合并症（如心血管疾病、慢性肺疾病、肝肾功能异常、癫痫或其他精神疾病等）的患者，风险更会明显增加。

（二）喉、气管、支气管痉挛

多见于入镜不顺利或麻醉不充分的患者，大多在拔出支气管镜后病情可缓解。喉痉挛或喉头水肿严重者应立即吸氧，静脉给予抗组胺药或静脉给予糖皮质激素。对原有基础支气管痉挛性疾病、上腔静脉综合征和血管性水肿病史的患者，更应引起重视。一般情况下，哮喘急性发作期应为支气管镜检查的相对禁忌证，如因病情必须行支气管镜检查，建议在全身麻醉且机械通气保障的前提下行支气管镜检查。哮喘缓解期可行支气管镜检查，但由于支气管镜操作容易诱发哮喘，故应在充分麻醉下进行，以免过度刺激诱发支气管痉挛。

（三）出血

支气管镜检查中或检查后出血常见，但大出血（由支气管镜诊断或治疗性操作所引起的下呼吸道单次出血量 ≥ 100ml）少见，有报道其发生率约为 0.7%。气管镜下的常规活检、经支气管肺活检以及支气管镜下的热烧灼治疗是导致大出血最常见的操作。检查前要了解患者是否有凝血功能障碍，活检时要尽量避开血管。出血较多可给予 1∶10 000 肾上腺素注射液和 / 或 10U/ml 凝血酶局部止血，并保持出血侧低位，防止血液灌入健侧，并充分抽吸凝血块，以防窒息。内镜下见出

血停止后方可退镜。

（四）心律失常

较为多见的是心动过速并伴有血压升高，多与气管镜的刺激和缺氧有关，常为自限性，停止检查后很快恢复。严重的且需要处理的心律失常及心搏骤停，多见于原有严重的器质性心脏病者。

（五）术后发热

支气管镜术后一过性发热很常见，一般不需特殊处理。但若患者持续发热，并且胸部X线片显示有进行性浸润表现，则需给予抗生素治疗。对老年患者及存在基础肺疾病、气道阻塞或恶性疾病的患者进行支气管镜介入治疗后，发热的可能性会增加。对于接受肺泡灌洗的患者，发热的可能性随灌洗液量的增加和灌洗肺段数量的增加而升高。对于有基础心脏瓣膜病和心内膜炎易感因素的患者，美国心脏病学会（American College of Cardiology，ACC）推荐在硬质支气管镜操作时预防性使用抗生素，但在软式支气管镜操作时不需要。而对于人工瓣膜置换术后、外科血管分流术后和有心内膜炎病史的患者，必须预防性使用抗生素。

（六）气胸

气胸的发生率远低于出血。大部分气胸与支气管镜下的活检有关，特别是经支气管镜肺活检（transbronchial lung biopsy，TBLB）。TBLB后的气胸发生率约为4%。气胸的风险与活检钳的大小无关。但对于免疫抑制患者，如肺孢子菌肺炎患者，活检后气胸的发生率会增加，可能与这类患者相关性气胸的发病率较高有关。对机械通气患者和肺大疱患者进行外周肺活检而言，气胸发生率更高，术后应进行常规呼气相胸片检查。

总之，支气管镜检查可以在结核病高危人群的诊断、治疗中发挥关键作用。对于痰液无法收集的患者，它是一种安全且高度可靠的方法。对于气管内、肺门和纵隔淋巴结病变，气管镜引导下组织活检已作为一项成熟的技术广泛开展。对支气管镜检查标本进行组织学、细菌学和基因快速检测可以提高诊断效率，及时发现耐药。

六、典型病例

典型病例1

男性，39岁。咳嗽2个月余，胸闷1周。

【现病史】6年前发现右上肺部分不张，气管镜提示右上叶狭窄，诊断不明，未进一步诊治。2个月前当地给予HREZ抗结核治疗，咳嗽未见明显好转，胸闷1周，胸部CT见右肺不张。否认结核、肝炎、伤寒等传染病史。否认高血压、糖尿病、冠心病等慢性病史。

【入院查体】胸廓不对称，右侧胸廓塌陷，右肺叩诊浊音，右肺呼吸音消失，左肺呼吸音清，未闻及干、湿啰音。

【辅助检查】血常规、肝功能、肾功能正常。血T-SPOT.TB检查结果为A抗原45、B抗原35。痰结核培养阳性，抗结核药物敏感试验提示链霉素、异烟肼、利福平、乙胺丁醇均敏感。气管镜检查：右主支气管完全闭塞（图2-6-1）。

【治疗】高频电凝烧灼再通右主支气管，后辅以球囊扩张、冷冻、钳夹坏死物、局部注入异烟肼及阿米卡星等气管镜下综合治疗，右主支气管再通，右中下叶肺不张恢复（图2-6-2）。治疗前后胸部CT结果对比发现，治疗后右上肺不张仍存，右主支气管管腔狭窄变形，右中下肺复张，病灶吸收（图2-6-3）。

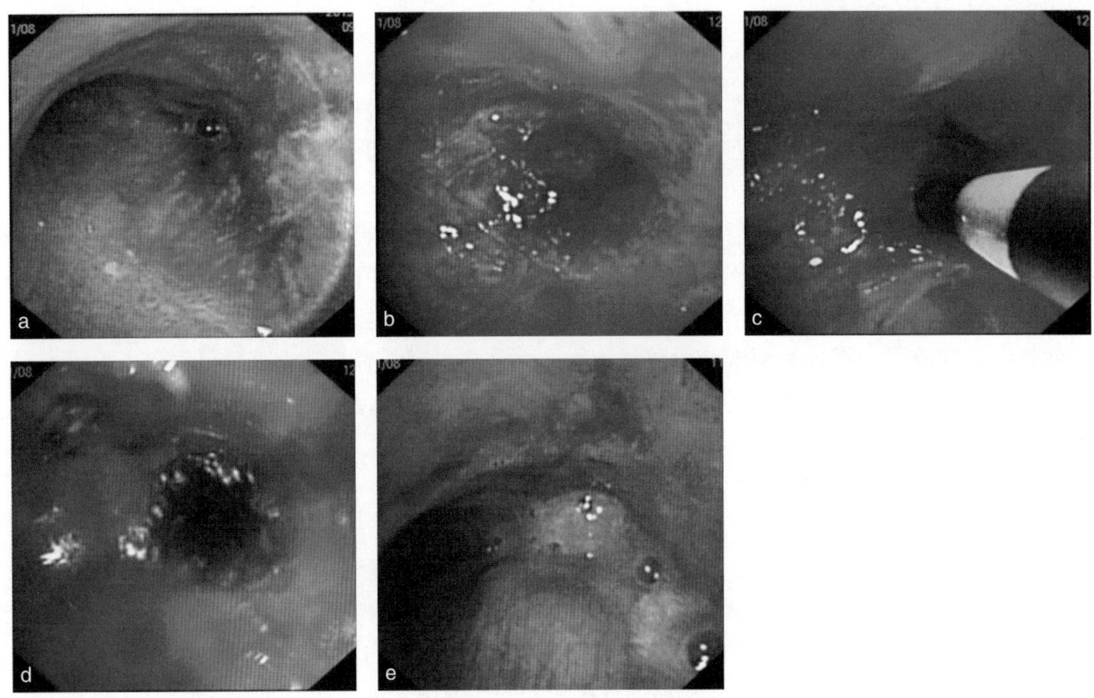

图 2-6-1 支气管镜图

a~b. 2015 年 5 月 30 日支气管镜图，右主支气管完全闭塞；
c~e. 2015 年 5 月 31 日支气管镜图，高频电凝再通右主支气管后大量黏痰涌出。

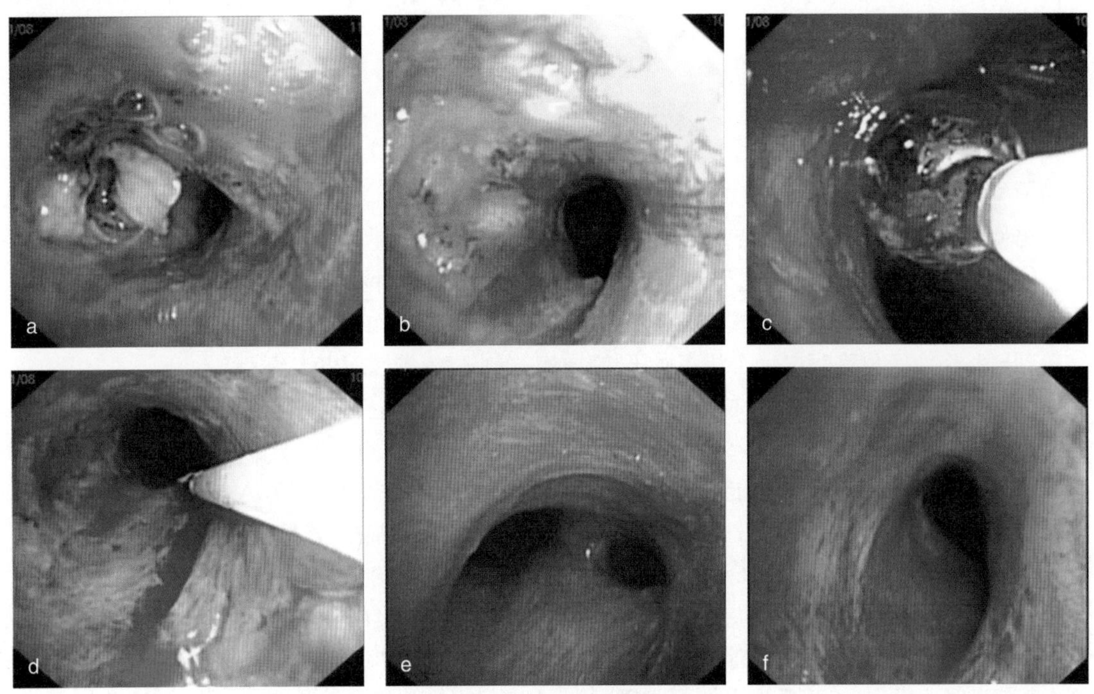

图 2-6-2 支气管镜图

2015 年 9 月右主支气管瘢痕狭窄改善，黏膜恢复光整。

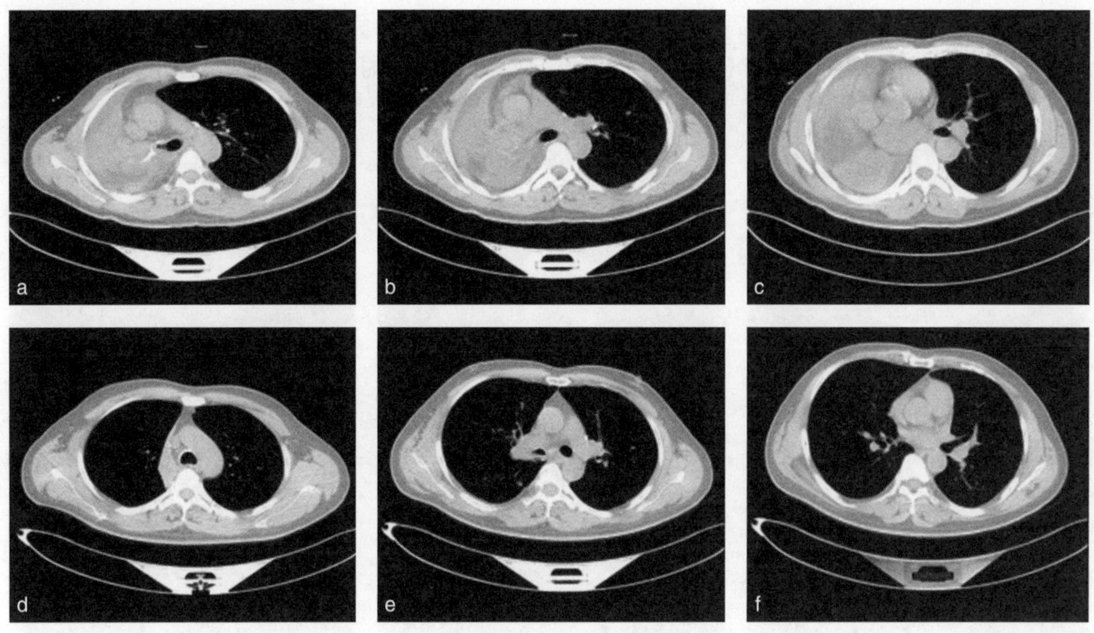

图 2-6-3　CT 图

a~c. 2015 年 5 月 19 日 CT 图；d~f. 2015 年 9 月 28 日 CT 图，可见右中下肺复张，病灶吸收。

典型病例 2

男性，19 岁。因“反复咯血 1 周”就诊。

【入院查体】胸廓对称，双肺呼吸音清，右上肺闻及少许湿啰音，左肺未闻及干、湿啰音。

【辅助检查】血常规、肝功能、肾功能正常。血 T-SPOT.TB 检查结果为 A 抗原 65，B 抗原 59。2017 年 12 月 16 日气管镜检查：右上叶后段见新鲜血液涌出，局部止血治疗，清除气道内血液（图 2-6-4）。2017 年 12 月 18 日痰结核菌涂片阴性，培养阳性，抗结核药物敏感试验提示链霉素、异烟肼、利福平、乙胺丁醇均敏感。2017 年 12 月 8 日胸部 CT 显示右肺斑片影伴空洞形成。2017 年 12 月 16 日气管镜检查结果显示右上叶后段新鲜血液涌出，给予注射用尖吻蝮蛇凝血酶 1 单位、1∶10 000 肾上腺素注射液局部止血。清除右中、下叶支气管内血液。

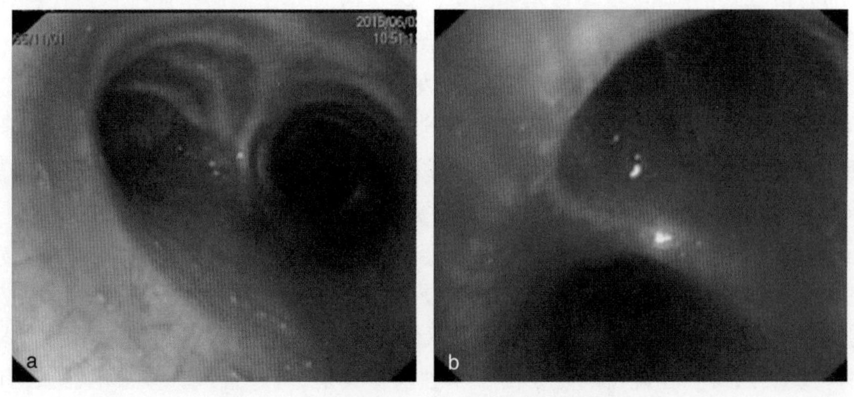

图 2-6-4　2017 年 12 月 16 日气管镜检查图

【治疗】气管镜下止血治疗后未再出血，HREZ治疗2个月后右上肺病灶吸收好转，空洞缩小。治疗前后胸部CT结果对比（2017年12月8日及2018年1月10日）见图2-6-5。

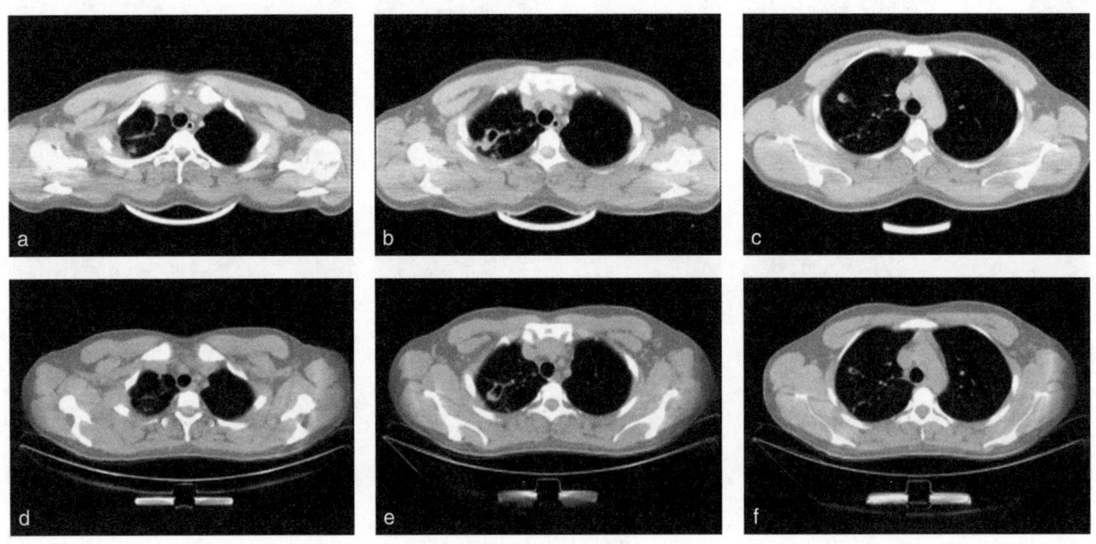

图2-6-5 CT图

a~c. 2017年12月8日CT图；d~f. 2018年1月10日CT图，右上肺病灶吸收好转。

（桂徐蔚　顾　瑾　叶涛生）

第七节　高危人群结核病内科胸腔镜检查

一、胸腔镜发展历史

1913年瑞典内科医生Jacobaeus最早用人工气胸胸膜粘连松解术行人工气胸治疗肺结核。由于当时治疗结核无有效药物，人工气胸是相对有效的方法，因此，内科胸腔镜在欧洲风靡一时，积累了丰富的经验。但当时的技术设备有限，手术具有一定风险，术中和术后均有一定的死亡率。1950年后，随着链霉素的问世，这项技术逐渐被冷落。1973年美国医生用气管镜代替胸腔镜行内科胸腔镜检查，但因器械不能达到完全灭菌和气管镜的局限性未得到大力推广。20世纪90年代，随着腔镜光源的改进和器械的发展，胸腔镜逐步发展，特别是随着半硬质胸腔镜的出现，其操作和气管镜一样，便于内科医生使用，内科胸腔镜得到迅速发展。内科胸腔镜越来越多用来行胸膜活检诊断疑难胸膜腔疾病，使得这些疾病得到明确诊断，同时内科胸腔镜还可治疗包裹性胸腔积液，行胸膜内固定术治疗反复胸腔积液及气胸。近年来有些医生用内科胸腔镜行交感神经切断术、肺大疱切除等，取得了满意的结果。

目前内科胸腔镜分为硬质内科胸腔镜和半硬质内科胸腔镜。硬质内科胸腔镜通常具有更大的操作孔道，可置入更大的活检工具，虽然可以取得更多组织，但在诊断价值和半硬质内科胸腔镜无明显差别。硬质内科胸腔镜在治疗中由于单独操作孔道，可以置入一些手术器械，有更大的操作可能，类似于外科胸腔镜，可以更多更快钳取病灶组织，在治疗结核性包裹性积液中有重要价值。内科胸腔镜是一项将内镜通过穿透胸壁的套管，在直视下观察胸膜腔的变化并可进行胸膜壁层和/或脏层疾病的诊断及治疗的操作技术。

二、适应证

（一）内科胸腔镜在诊断方面的主要适应证

1. 经常规方法不能明确诊断的胸腔积液；
2. 胸膜占位性病变；
3. 弥漫性或局限性靠近胸膜的肺部病变；
4. 胸膜间皮瘤和肺癌等。

（二）内科胸腔镜在治疗方面的主要适应证

1. 胸膜粘连的松解；
2. 急性脓胸的治疗；
3. 血胸、乳糜胸、气胸的治疗；
4. 支气管胸膜瘘的治疗；
5. 恶性或良性顽固性胸腔积液的胸膜固定术。

（三）内科胸腔镜的优势（表 2-7-1）

内科胸腔镜一般局麻，有时加用镇静，使患者术中更舒适。由于使用局麻，患者术后恢复快。内科胸腔镜可以治疗包裹性胸腔积液、气胸等疾病，对患者一般情况要求低，一些不能耐受全麻的脓胸患者可采用内科胸腔镜方法治疗。近年来有医生用内科胸腔镜的方法行交感神经切断术、肺大疱切除术，拓展了内科胸腔镜治疗范围。

表 2-7-1　内外胸腔镜比较表

	内科胸腔镜	外科胸腔镜
麻醉方式	局部麻醉 + 镇静	全身麻醉
切口	1 个或者 2 个	1~4 个
操作地点	内镜室或手术室	手术室
用途	胸膜腔疾病诊断为主，简单治疗	各种复杂胸外手术
费用	偏低	偏高
操作医生	内科医生或者外科医生	外科医生

三、禁忌证

（一）内科胸腔镜的绝对禁忌证

1. 广泛的胸膜粘连　要进行内科胸腔镜操作，患者需要至少 300ml 的局部气胸或 2~4cm 深的胸膜腔空间；
2. 胸膜闭锁；
3. 脓胸纤维板形成；
4. 肺包虫病、囊虫病。

（二）内科胸腔镜的相对禁忌证

1. 血液凝固系统功能障碍；
2. 严重心肺功能不全；

3. 严重肺动脉高压；

4. 恶液质不能承受手术。

四、操作规范

（一）术前准备

1. 设备 电子内科胸腔镜或者硬质支气管镜、专用软套管、无菌缝合包、闭式引流瓶等。

2. 检查前准备 常规行血常规、凝血功能、肝肾功能、血气分析、心电图、胸部CT和胸部B超定位等检查，术前建立人工气胸，注入500ml左右气体。建立人工气胸后胸部正侧位片确定人工气胸是否建立成功。有胸腔积液的患者，用B超可以观察胸腔内粘连程度，引导胸腔镜切口定位。B超检查无辐射，优于CT。如侧卧位B超检查显示积液深度有2cm，不需要建立人工气胸，直接在B超定位下操作即可。对于无胸腔积液的患者行内科胸腔镜检查，操作前尤其要注意胸膜粘连的程度。严重的胸膜粘连是胸腔镜操作禁忌证，强行操作容易损伤肺组织，术前可在透视下观察胸膜粘连的严重程度。

（二）麻醉

手术在局麻下进行，可配合适度镇静及镇痛。镇静剂可选择异丙酚与咪达唑仑，提高患者舒适度，缓解疼痛，诱导患者遗忘操作的不适感，同时也为内科医生的操作创造条件。镇痛药可选择吗啡、哌替啶或芬太尼，可减轻疼痛，减少患者因疼痛导致的烦躁与不适。

（三）操作过程

患者取健侧卧位，上肢上举，使肋间隙增宽。取患者腋前线或腋中线4~8肋间，根据影像和B超确定切口部位，选择胸腔镜切口时注意避开乳内动脉、锁骨下动脉和肋间动脉，避免损伤引起大出血。在低点时要注意膈肌的位置，以免误入腹腔，损伤腹腔脏器。切口通常5~15mm，硬质胸腔镜和半硬质胸腔镜有不同大小套管，根据套管大小选择切口。切口选好后常规消毒、铺巾，2%利多卡因局部麻醉，沿肋间隙做手术切口，钝性分离至肌层，用专用套管由切口垂直插入胸腔。将胸腔镜通过套管进入胸膜腔，拔出针芯，由于大气正压，空气进入胸腔，使肺处于自然萎缩状态，约占整个胸腔1/3。硬质胸腔镜往往需要2个切口，可在光源和视屏导引下行第二个切口，作为操作孔。胸膜腔的观察顺序为从上至下、由近而远的对壁层和脏层胸膜、横膈和纵隔面进行全面检查。胸腔积液多时可先将胸腔积液抽吸干净显露足够的空间，然后重点观察病变部位，并活检及治疗。活检应多点多处，治疗主要是离断粘连带，应尽量避开血管。操作完毕，自切口处留置闭式引流。术后密切观察生命体征。肺复张后，夹闭引流管24小时，复查胸片无气胸存在可拔管。

五、并发症及处理

内科胸腔镜是一种安全有效的操作方法，并发症少（约2%~5%），病死率极低，死亡病例罕见。有报道显示8 000例中有1例死亡（病死率为0.01%）。内科胸腔镜可能发生的并发症分别发生在四个阶段：术前准备、术中操作、术后短期和术后中远期。术前准备并发症：人工气胸、气体栓塞。术中操作并发症：迷走神经反射症状、疼痛、低氧血症、咳嗽和呼吸困难、复张性肺水肿、支气管痉挛、血胸。术后短期并发症：漏气、渗液、发热、切口与胸腔内感染、皮下或纵隔气肿。术后中远期并发症：闭式引流导致伤口疼痛、闭式引流管脱出、粘连和硬化剂的副作用、肿瘤或结核沿切口种植。内科胸腔镜的主要并发症为以下几种。

（一）气体栓塞

气体栓塞为胸腔镜的严重并发症之一，多在进行人工气胸时发生。其发生率极低，为

0.01%~0.05%。常因注气时穿刺针定位不准，误将气体注入血管所致或包裹性积液患者注气时没有注意胸腔内压力变化，致使胸腔内压力过高，气体进入血管所致。

防治策略　①穿刺注气时必须确保穿刺针位于胸腔内，回抽无血时方可注气。②注气速度要缓慢，最好采用人工气胸箱注气，边注气边监测患者胸腔内压力；也可使用 CO_2 气体作为人工气胸的气体，因 CO_2 在血液中的溶解度高，一旦气体进入血液会很快溶解。③严格掌握胸腔镜检查的适应证和禁忌证，对于包裹性积液患者注气时一定要在监测胸腔压力下注气，否则胸腔内压过高，粘连带撕裂，空气通过粘连带血管进入血液。④空气栓塞发生后，应尽量回抽出注入胸腔内的气体，降低胸腔内压，减少空气进一步进入血液，高浓度吸氧，病情允许尽早进行高压氧舱治疗。

（二）疼痛

内科胸腔镜是在局麻下进行的，整个过程患者是清醒的。操作过程中镜头触碰胸壁、胸膜活检时会产生一过性疼痛。

防治策略　①术前辅以哌替啶 50~100mg 肌内注射。②局部麻醉要充分。③操作要熟练，胸膜活检动作要迅速。

（三）迷走神经反射

套管针进入胸膜腔刺激迷走神经，可发生一过性心率减慢、血压下降、出冷汗、脸色苍白等不适。在充分局部麻醉联合静脉镇静下，患者极少发生。

防治策略　①术前舒缓患者紧张焦虑情绪。②局部充分麻醉联合静脉镇静、镇痛。③术中行心电、血压监护，并询问患者有何不适反应。④处理：轻度迷走神经反射不需要特殊处理，严重的迷走神经反射可以吸氧、扩容、皮下注射肾上腺素。

（四）复张性肺水肿

术中积液抽出速度过快，可导致胸腔积液压缩的肺迅速复张而出现肺水肿，患者出现咳嗽、咳白色或粉红色泡沫痰、呼吸困难症状。

防治策略　①采用与外界有三通连接的套管针可以有效防止这种情况发生，因套管侧孔始终与外界相通，在大量胸腔积液患者术中抽液时，空气通过侧孔持续补充入胸腔，操作过程保持胸腔内压力与大气压一致。②可在胸腔镜抽液时，每抽出 500~1 000ml 液体，将胸腔镜从套管中暂时取出，让空气通过套管自动补充进入胸腔。放置引流管时慢慢放气。

（五）出血

较常见的并发症，但多为少量出血，无需特殊处理，偶有大量出血。大出血原因为进针时损伤肋间动脉；胸腔内活检时损伤血管导致出血，如比较大的陈旧的粘连带撕裂、活检时误钳夹血管或血管随胸膜组织撕裂而造成出血。

防治策略　①严格掌握胸腔镜检查的适应证和禁忌证，广泛严重胸膜粘连应视为胸腔镜检查的禁忌证。②行胸膜活检时应避开胸壁血管。③检查结束前应常规检查胸腔内出血情况，特别是行活检部位，如有明显出血，可用活检钳夹着沾有肾上腺素的无菌棉球局部压迫止血，必要时可在胸腔镜直视下利用氩气刀止血。④对于进行性血胸在积极输血、止血的情况下仍持续出血，则要考虑再次胸腔镜下止血或胸外科手术治疗。

（六）低氧血症和呼吸抑制

因静脉镇静、镇痛药物出现呼吸抑制、低氧血症，特别易出现于本身有呼吸衰竭、肝病者。防治策略：术中保持呼吸道通畅，根据血氧监测情况及时调整吸氧浓度，必要时人工辅助通气或者用药物如纳洛酮拮抗。避免一次大量给予镇静镇痛药。

（七）发热

约有 10%~20% 的患者术后出现发热，体温在 38℃左右，一般 48 小时之内可自行恢复正常。如出现胸膜腔感染，选择抗生素抗感染治疗。

防治策略 ①手术器械必须认真清洗和消毒，特别是胸腔镜。②术中严格进行无菌操作。③对于预期手术较长的患者，术前可适当预防应用抗生素。

（八）皮下气肿

部分患者镜检后出现皮下气肿，多见于皮下组织较为疏松的老年患者，轻者可自行吸收，重者需切开排气和行皮下穿刺抽气。

防治策略 ①切口处行钝性分离时应垂直，避免较乱分离致皮下组织松散形成腔隙。②术中和术后应避免患者剧烈咳嗽，必要时可让患者术前口服可待因止咳。③术后置管引流局部皮肤不宜缝合过紧。

（九）漏气

因脏层胸膜破裂而导致支气管肺泡气体通过破裂的胸膜直接进入胸腔。

防治策略 ①选择无明显粘连处进针，避免损伤脏层胸膜和肺组织。②活检时避免损伤脏层胸膜。③操作中避免损伤肺大疱。④处理：轻者经吸氧和胸腔引流可自行恢复，重者形成支气管胸膜瘘需外科处理。

（十）结核和肿瘤种植转移

结核和肿瘤皆有可能发生切口处种植，一般较为少见。

防治策略 ①术中、术后要注意保护局部切口，防止胸腔积液从切口溢出而污染切口。②术中如见干酪样坏死、则高度怀疑结核，应尽早给予抗痨治疗。

总而言之，内科胸腔镜检查安全性高，不良反应发生率低。并发症发生率报道不同，但严重并发症罕见。不良反应可发生在围手术期的任何阶段，严格的术前准备和无菌操作、熟练的术中操作、正确的术后处理对于保证安全和防止并发症非常重要。

六、内科胸腔镜在结核病中的临床应用

西方国家胸腔积液渗出液发生率前三位是恶性胸腔积液、肺炎旁胸腔积液和结核性胸腔积液。我国是结核病高发病国家，结核性胸腔积液在渗出液的发病率中占首位。恶性胸腔积液细胞学检出率平均在 60%(40%~87%)，尤其是胸膜间皮瘤，胸液细胞学检查率极低。结核性胸膜炎胸腔积液 AFB 及培养阳性率低，胸腔镜可直视胸腔内病变情况，并钳取组织行病理检查及基因检查，不仅能提高恶性胸腔积液诊断率，而且可提供精准的分子诊断。

高危人群结核病临床表现及胸腔积液检查可不典型，胸腔积液病原学阳性率低，内科胸腔镜可在直视下观察胸膜腔病变，并在异常组织处取活检，行病理检查及细菌培养。不仅能明确诊断，而且可以指导下一步治疗。高危人群结核性胸膜炎，胸膜病变可表现为严重的胸膜粘连、分房。若反复胸腔穿刺仍有积液，可以在内科胸腔镜直视下分离这些粘连，切断胸腔内分房、分隔，并在最佳位置放置胸腔引流管，促使肺早日复张，减少后期胸膜肥厚。

（一）诊断

胸腔镜可以在直视下观察病变，特别胸膜上的一些微小病变，这些病灶在影像学上不能显示。可疑病灶可通过胸腔镜工作孔道进行钳夹活检、刷检、冷冻活检术，通常必须做多点多次活检。恶性胸腔积液通过细胞学方法有 60% 的诊断率，但胸膜间皮瘤患者往往不能通过胸液获得诊断。因此，对于反复胸腔抽液或者闭式胸膜活检仍未明确诊断的患者应行胸腔镜检查。同时随着现代医

学的发展，肿瘤分子诊断及免疫诊断要求越来越高，这也要求获得更多的病灶组织。无论是硬质胸腔镜还是半硬质胸腔镜，均可以获得更多的病灶组织满足现代诊断要求。

部分患者在胸腔镜检查中由于内镜角度、位置或者病灶自身的特点等多种因素取材不佳或取材失败，难以确诊，仍有一部分患者经过内科胸腔镜后仍然未明确诊断，这部分患者需要密切随访。近 2 年文献报道，冷冻活检技术在活检取材方面有着巨大的优势，在取材的大小和质量上均优于常规活检。支气管镜下腔内病变的冷冻活检价值已经得到了证明，在胸腔镜下常规活检不满意时，也逐步尝试冷冻活检取材，从而提高内科胸腔镜检查的病理学确诊率。结核性胸腔积液患者有时伴有肺部病灶的存在，有肺部病灶的患者行气管镜检查有一定阳性率，但仍有很多患者不伴有肺部病灶，对于不伴有肺部病灶的患者行气管镜检查阳性率低，应积极行内科胸腔镜检查。

结核性胸腔积液可以通过胸腔积液生化检查、细胞计数、免疫检查指标进行诊断。有文献报道，在结核病高发地区，通过胸腔积液的生化检查可以对大部分结核性胸膜炎进行诊断。全球耐药结核患者增加，一些疑难重症的结核病患者表现往往不典型，仅仅根据胸腔积液检测结果易导致误诊漏诊，内科胸腔镜在明确结核性胸腔积液病理诊断方面有重要价值。

内科胸腔镜下可以取得组织，同时送病理检查和组织培养，提高诊断的阳性率并行耐药基因检测，指导患者的进一步治疗。意大利学者 Gianni 等报道 32 例不伴有肺部病灶的胸腔积液患者行内科胸腔镜，19 例患者活检组织培养确诊，阳性率是 68.7%。19 例患者有 9 例患者取胸腔纤维素培养确诊，培养阳性率为 47%，其中有 1 例患者仅通过纤维素培养阳性确诊，总的细菌培养阳性率是 71.8%。有 4 例后续培养结果有耐药情况存在。内科胸腔镜提高了结核性胸腔积液诊治的精准性。有文献报道晚期肿瘤患者胸腔积液经内科胸腔镜检查后确诊为结核性胸膜炎。

活检是内科胸腔镜下取材的主要方法，要注意一些技巧，最重要的是要防止肺撕裂伤导致出血、漏气等并发症。活检部位以壁层胸膜为主，通常避开血管，如有出血，可局部灌注凝血酶 2~4U。活检组织 10~12 块，除组织病理外留取更多标本做进一步检查或者细菌培养。活检部位要特别重视前胸壁、后胸腔和膈肌等不同区域的微小病变。如果考虑为感染，还应留取组织和分泌物进行常规细菌培养。如考虑结核，应进行结核分枝杆菌培养。值得注意的是，结核性胸膜炎患者取胸腔内纤维素细菌培养也有较高的阳性率，一定要重视组织培养这个步骤。如果肺脏表面有明显病变，亦可进行活检，但一定要防止过度牵拉和撕裂肺脏。自荧光和窄谱成像支气管镜技术亦可通过套管进入胸腔，有助于识别良、恶性病变。

结核性胸膜炎在内科胸腔镜镜下表现分四型：胸膜充血型、结节型（包括大结节型、弥漫小结节型、大小结节混合型）、干酪坏死型、纤维素粘连型（图 2-7-1）。四种不同的分型往往混合存在。

结核性胸膜炎胸膜粘连最为常见，参照既往动物实验和文献经验对胸膜粘连进行定量判定，定量判定的方法如下：0 级，胸膜见充血肿胀，散在结节，但胸膜腔内均无胸膜粘连；1 级，整个胸膜腔内见 1~3 条经牵拉即可分离的疏松薄胸膜粘连带；2 级，胸膜腔一个区域有 3 条及以上粘连带，钝性即可分离，整个胸膜腔可以显露；3 级，胸膜腔的每个区域均有散在的粘连带，部分胸膜腔粘连不能显露，分离胸膜粘连时可出现胸膜出血或损伤；4 级，大部分胸膜腔由于粘连而闭合，仅能显露小部分胸膜腔，分离胸膜粘连时可出现胸膜出血或损伤（图 2-7-2）。

Sugiyama 等提出病理改变与分期，第一期为充血水肿期，此期壁层胸膜充血水肿，伴小粟粒状白色结节；第二期为弥漫性结节期，此期壁层胸膜广泛充血水肿，弥漫分布白色结节，个别融合；第三期为纤维沉着期，可见纤维沉着于胸膜，可见网状粘连；第四期为胸膜增厚期，胸膜变白、变硬，难以活检。

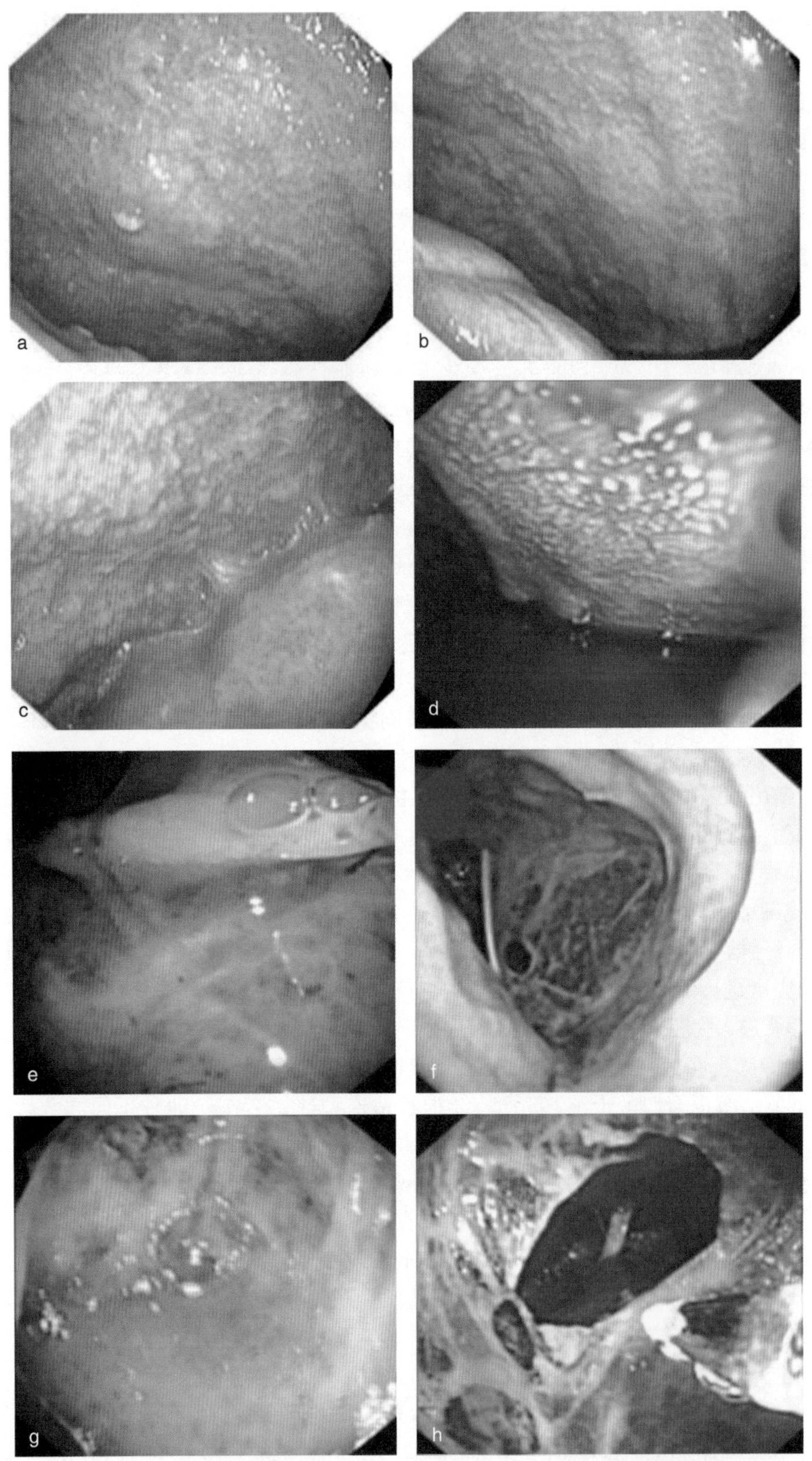

图 2-7-1 a~b. 胸膜充血型结核性胸膜炎支气管镜图；c~d. 结节型结核性胸膜炎支气管镜图；e~f. 干酪坏死型核性胸膜炎支气管镜图；g~h. 纤维素粘连型结核性胸膜炎支气管镜图。

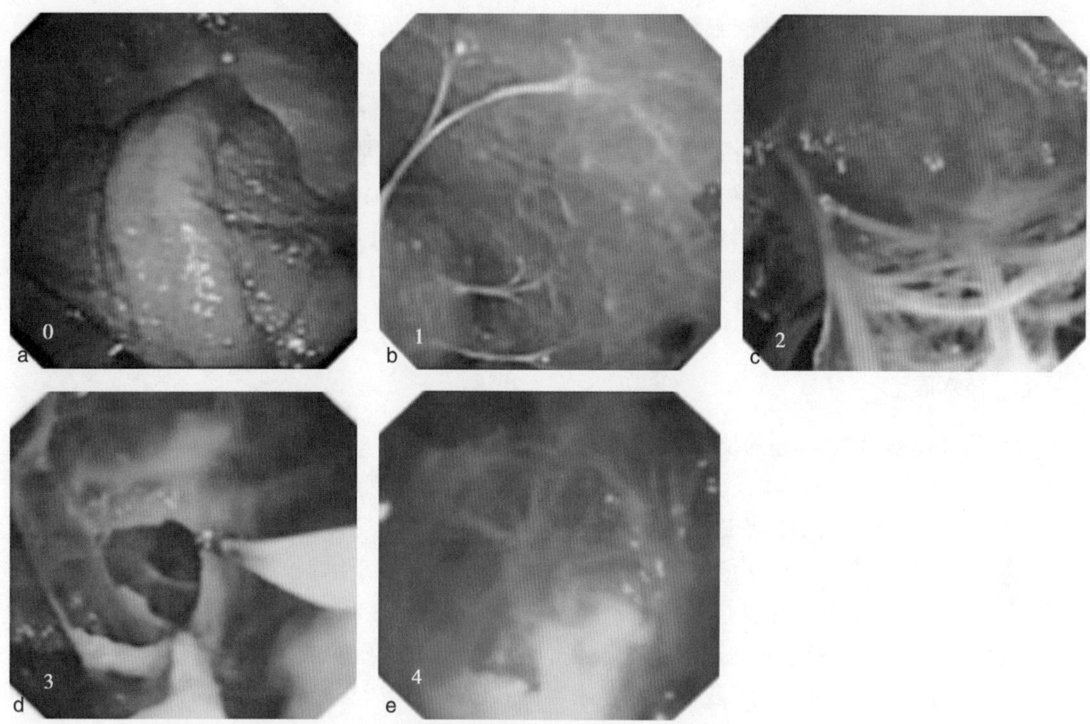

图 2-7-2 a. 0 级结核性胸膜炎胸膜粘连支气管镜图；b. 1 级结核性胸膜炎胸膜粘连支气管镜图；c. 2 级结核性胸膜炎胸膜粘连支气管镜图；d. 3 级结核性胸膜炎胸膜粘连支气管镜图；e. 4 级结核性胸膜炎胸膜粘连支气管镜图。

（二）治疗

1. 结核性胸膜炎 首先要全身治疗。对于积液多的患者，胸腔抽液和胸腔引流是必不可少的一部分，部分患者经过这些治疗后仍有胸膜肥厚或者胸腔包裹，甚至形成脓胸，限制肺的运动，影响肺功能而需要手术治疗。内科胸腔镜可以在早期进行干预，及时将液体抽吸干净，打断分隔，通畅引流，促使肺早日复张而避免以后的手术治疗。

2. 胸腔积液 有很大一部分患者就诊时就表现为大量胸腔积液，常规抽液办法住院时间长，虽然经过反复胸腔抽液，仍形成胸腔包裹或胸膜肥厚。内科胸腔镜可完全和快速排除胸腔积液，一次性将胸腔积液清除干净，大大缩短了住院时间，促使肺早日复张，减少以后胸腔积液包裹的可能性。包裹性胸腔积液的患者可以行胸腔闭式引流，通过引流管注入生理盐水 250ml+ 尿激酶 20 万 U 后浸泡。这种做法有一定疗效，但仍有争议，对有些患者来说效果并不好，胸腔内注射纤维溶解剂并不能减轻胸膜肥厚程度和有效治疗包裹性积液。

3. 结核性脓胸 行内科胸腔镜治疗，可在直视下，充分吸取脓液，清理脓苔，钳夹清理或冷冻冻切治疗术离断粘连带，亦可用电刀或氩气刀进行切割分离。高危人群结核病治疗中的患者往往一般情况差，不能耐受全麻手术，内科胸腔镜在脓胸、胸膜粘连的治疗中有着重要作用。

山东省胸科医院一组回顾性报道，将结核胸膜炎分为 3 型：Ⅰ型无或者少量纤维素的胸腔积液；Ⅱ型网状纤维粘连不伴有胸膜肥厚；Ⅲ型胸腔包裹伴有胸膜肥厚。比较细管引流、粗管引流、内科胸腔镜治疗不同时期结核性胸膜炎，发现内科胸腔镜可以打断分隔，清除胸腔内坏死物，通畅引流，患者术后的引流时间、住院时间较单纯引流时间明显缩短，术后的复发率也明显降低，尤其是对于第Ⅱ类结核性胸膜炎，有效率达到 92.4%，远高于单纯胸腔引流。

结核性自发性气胸、液气胸、脓气胸长期内科治疗(闭式引流及持续负压吸引等)效果不佳,有些患者无外科胸腔镜手术指征时,可行内科胸腔镜下胸膜固定术。常用胸膜固定剂有滑石粉、四环素、高渗葡萄糖、白细胞介素 -2、自体血液、医用生物蛋白胶等。众多胸膜固定剂中以滑石粉粘连效果最好。将 3~5g 灭菌医用滑石粉干粉通过喷雾装置均匀喷洒在胸膜上。若胸腔镜发现胸膜破口,则应以破裂口为中心重点喷洒,或局部给予医用胶粘合。喷洒完毕退出胸腔镜,放置引流管并夹闭,拔出穿刺套管,局部敷料包扎。胸膜固定剂注入 3~6 个小时,应用自闭式引流管负压排出或胸腔穿刺抽出胸腔内渗出液、积气。影像学复查提示气胸明显减少或消失,闭管观察 24~48 小时,若无复发即可拔出引流管,局部加压包扎。

七、技术展望

内科胸腔镜是简单、微创的检查技术,安全性高,使用设备简单易得,术后仅需短暂住院观察。对于高危人群胸膜、膈肌、肺以及纵隔病变,可在直视下发现病变,病理确诊,并可对结核性胸膜炎、脓胸等进行内镜介入治疗。诊断方面,自荧光和窄谱成像支气管镜技术亦可通过套管进入胸腔,有助于识别良、恶性病变。治疗方面,将气管镜电刀、APC、冻切治疗等成熟技术,用于内科胸腔镜治疗,安全、高效,值得临床推广应用。超细内科胸腔镜使用 3.8mm 套管,有 3.3mm 操作孔道,可以到达常规内科胸腔镜不能到达的包裹部位,而且患者术中疼痛更小。3.8mm 切口不会留下明显瘢痕,可以达到真正无痕手术,我们可以在内科胸腔镜进行交感神经切断术、肺大疱切除术等简单的手术。随着器械的进一步完善,今后有望行更多更复杂的手术。

(凌东进 唐怡敏 杨信尊)

参考文献

[1] 中华人民共和国国家卫生和计划生育委员会. 肺结核诊断 (WS 288—2017). 新发传染病电子杂志, 2018. 3 (1): 59-61.

[2] 赵慧王, 春花, 孙蕊, 等. 萋- 尼氏抗酸染色法和金胺 O 荧光染色法在结核分枝杆菌痰涂片检测中的对比. 天津医科大学学报, 2018, 24 (4): 357-360.

[3] 马晓光, 石洁, 徐行勇, 等. 结核分枝杆菌聚合酶螺旋反应检测方法的建立及效果评价. 中国防痨杂志, 2020, 42 (10): 1121-1127.

[4] LOMBARDI G, DI GREGORI V, GIROMETTI N, et al. Diagnosis of smear-negative tuberculosis is greatly improved by Xpert MTB/RIF. PLoS One, 2017, 12 (4): e0176186.

[5] ANDRÉ E, GOEMINNE L, COLMANT A, et al. Novel rapid PCR for the detection of Ile491Phe rpoB mutation of Mycobacterium tuberculosis, a rifampicin-resistance-conferring mutation undetected by commercial assays. Clin Microbiol Infect, 2017, 23 (4): 267e5.

[6] CHAKRAVORTY S, SIMMONS AM, ROWNEKI M, et al. The new Xpert MTB/RIF ultra: improving detection of Mycobacterium tuberculosis and resistance to rifampin in an assay suitable for point-of-care testing. MBio, 2017, 8: e00812-e00817.

[7] DORMAN SE, SCHUMACHER SG, ALLAND D, et al. Xpert MTB/RIF ultra for detection of Mycobacterium tuberculosis and rifampin resistance: a multicentre diagnostic accuracy study. Lancet Infect Dis, 2018, 18 (1): 76-84.

[8] ZAR H, WORKMAN L, NICOL M. Diagnosis of pulmonary tuberculosis in HIV-infected and uninfected chil-

dren using Xpert MTB/RIF ultra. Am J Respir Crit Care Med, 2017, 195: A7610.

[9] World Health Organization. Next-generation Xpert® MTB/RIF Ultra assay recommended by WHO. 2017.

[10] MACLEAN E, HUDDART S, PAI M. Molecular diagnosis of tuberculosis: we need solutions that span the healthcare value chain. Expert Rev Mol Diagn, 2017, 17 (1): 5-7.

[11] YIWEN CHEN, LAHONG ZHANG, LIQUAN HONG, et al. Rapid diagnosis of pulmonary tuberculosis and detection of drug resistance by combined simultaneous amplification testing and reverse dot blot. J Clin Pathol, 2018, 71 (6): 498-503.

[12] NIMMO C, DOYLE R, BURGESS C, et al. Rapid identification of a Mycobacterium tuberculosis full genetic drug resistance profile through whole genome sequencing directly from sputum. Int J Infect Dis, 2017, 62: 44-46.

[13] SHEA JOSEPH, HALSE TANYA A, LAPIERRE PASCAL, et al. Comprehensive whole-genome sequencing and reporting of drug resistance profiles on clinical cases of Mycobacterium tuberculosis in New York State. Journal of clinical microbiology, 2017: 556.

[14] SATTA G, LIPMAN M, SMITH GP, et al. Mycobacterium tuberculosis and whole-genome sequencing: how close are we to unleashing its full potential？ Clin Microbiol Infect, 2018, 24 (6): 604-609.

[15] COLL F, MCNERNEY R, PRESTON MD, et al. Rapid determination of anti-tuberculosis drug resistance from whole-genome sequences. Genome Med, 2015, 27: 51.

[16] LU LL, CHUNG AW, ROSEBROCK TR, et al. A Functional Role for Antibodies in Tuberculosis. Cell, 2016, 167 (2): p 433.

[17] 中华人民共和国国家卫生和计划生育委员会. 肺结核诊断 (WS 288—2017). 新发传染病电子杂志, 2018. 3 (1): 59-61.

[18] 佚名. 现阶段结核抗体检测在我国临床应用的专家共识. 中国防痨杂志, 2018, 40 (1): 9-13.

[19] 刘楠楠, 梁建琴, 王金河, 等. 三种结核抗体试剂盒在结核病诊断中的应用评价. 中国防痨杂志, 2018 (1): 37-40.

[20] 曾江, 肖南昌, 彭海英. HIV/AIDS 合并菌阴肺结核患者 T-SPOT. TB 与结核抗体的诊断价值比较. 实验与检验医学, 2018 (2): 199-200, 206.

[21] World Health Organization. Global tuberculosis report 2017. Geneva: WHO, 2017.

[22] LAI CC, HSU CY, HSIEH YC, et al. The effect of combining QuantiFERON-TB Gold In-Tube test with tuberculin skin test on the detection of active tuberculosis. Trans R Soc Trop Med Hyg, 2018, 112 (5): 245-251.

[23] JACKSON C, SOUTHERN J, LALVANI A, et al. Diabetes mellitus and latent tuberculosis infection: baseline analysis of a large UK cohort. Thorax, 2019, 74 (1): 91-104.

[24] KAY AW, ISLAM SM, WENDORF K, et al. Interferon-gamma release assay performance for tuberculosis in childhood. Pediatrics, 2018, 141 (6): e20173918.

[25] CABRIADA JL, RUIZ-ZORRILLA R, BARRIO J, et al. Screening for latent tuberculosis infection in patients with inflammatory bowel disease: Can interferon-gamma release assays replace the tuberculin skin test？ Turk J Gastroenterol, 2018, 29 (3): 292-298.

[26] MARILENA PETNA, ALESSANDRO SINIGAGLIA, ANGELA GRASSI, et al. Mycobacterium tuberculosis-induced miR-155 subverts autophagy by targeting ATG3 in human dendritic cells. PLoS Pathog, 2018, 14 (1): e1006790.

[27] CUI JY, LIANG HW, PAN XL, et al. Characterization of a novel panel of plasma microRNAs that discriminates between Mycobacterium tuberculosis infection and healthy individuals. PLoS One, 2017, 12 (9): e0184113.

[28] WANG J, ZHU X, XIONG X, et al. Identification of potential urine proteins and microRNA biomarkers for the diagnosis of pulmonary tuberculosis patients. Emerg Microbes Infect, 2018, 7 (1): 63.

[29] DUFFY FJ, THOMPSON E, DOWNING K, et al. A serum circulating miRNA signature for short-term risk of progression to active tuberculosis among household contacts. Front Immunol, 2018, 9: 661.

[30] L LUIES, T L DU. Erratum to: Tuberculosis metabolomics reveals adaptations of man and microbe in order to outcompete and survive. Metabolomics, 12 (2016): 55.

[31] 中华医学会结核病学分会, 结核病病理学诊断专家共识编写组. 中国结核病病理学诊断专家共识. 中华结核和呼吸杂志, 2017, 40 (6): 419-425.

[32] PRADA-MEDINA CA, FUKUTANI KF, PAVAN KUMAR N, et al. Systems immunology of diabetes tuberculosis comorbidity reveals signatures of disease complications. Sci Rep, 2017, 7 (1): 1999.

[33] 邓国防, 王玉香, 陈涛, 等. 风湿免疫性疾病并发结核感染的临床特征分析. 中国防痨杂志, 2018, 40 (4): 392-396.

[34] LEUNG CC. Does tuberculosis increase the risk of lung cancer？ Int J Tuberc Lung Dis, 2016, 20 (6): 712.

[35] 李成海, 邱万成, 周新华, 等. 71 例肺结核并发肺癌患者的 CT 表现特征及临床病理分析. 中国防痨杂志, 2017, 39 (6): 576-580.

[36] HWANG IK, PAIK SS, LEE SH. Impact of pulmonary tuberculosis on the EGFR mutational status and clinical outcome in patients with lung adenocarcinoma. Cancer Res Treat, 2019, 51 (1): 158-168.

[37] 孙元春. 肺结核诊断中低剂量螺旋 CT 和 X 线平片的临床应用效果. 临床医学研究与实践. 2017, 2 (9): 124-125.

[38] 张敬华, 李桂英. 老年肺结核 CT 特点及相关因素. 中国老年医学杂志, 2016, 36 (11): 2778-2779.

[39] CHAKAYA J, KIRENGA B, GETAHUN H. Long term complications after completion of pulmonary tuberculosis treatment: A quest for a public health approach. Journal of Clinical Tuberculosis and Other Mycobacterial Diseases, 2016 (3): 10-12.

[40] 邹庆, 明兵, 张勇. MRI 在痰菌阴性不典型肺结核中的应用价值. 中华临床医师杂志 (电子版), 2017, 11 (9): 1489-1492.

[41] 中华医学会放射学分会传染病放射学专业委员会. 肺结核影像学及分级诊断专家共识. 新发传染病电子杂志, 2018 (2): 118-126.

[42] FRANZBLAU A, TEWATERNAUDE J, SEN A, et al. Comparison of digital and film chest radiography for detection and medical surveillance of silicosis in a setting with a high burden of tuberculosis. Am J Ind Med, 2018, 61 (3): 229-238.

[43] MANOJ MATHUR, RAJESH KB, SUDESH K, et al. Radiological manifestations of pulmonary tuberculosis-a comparative study between immunocompromised and immunocompetent patients. J Clin Diagn Res, 2017, 11 (9): TC06-TC09.

[44] ARUN C, KASRA R, XIAO SHI, et al. Pulmonary tuberculosis: role of radiology in diagnosis and management. RadioGraphics, 2017, 37: 52-72.

[45] HUANG LK, WANG HH, LAI YC, et al. The impact of glycemic status on radiological manifestations of pulmonary tuberculosis in diabetic patients. PloS One, 2017, 12 (6): e0179750.

[46] ZENG J, LIU Z, SHEN G, et al. Mri evaluation of pulmonary lesions and lung tissue changes induced by tuberculosis. Int J Infect Dis, 2019, 82: 138-146.

[47] CADENA AM, FORTUNE SM, FLYNN JL. Heterogeneity in tuberculosis. Nat Rev Immunol, 2017, 17 (11): 691-702.

[48] 舒薇, 孙玙贤, 张立杰, 等. 结核病的研究与创新: 2021 年世界卫生组织全球结核病报告解读. 中国防痨杂志, 2022, 44 (1): 45-48.

[49] MONDONI M, REPOSSI A, CARLUCCI P, et al. Bronchoscopic techniques in the management of patients with tuberculosis. International Journal of Infectious Diseases, 2017, 64-73.

[50] 李雯, 冯靖. 诊断性介入肺脏病学快速现场评价临床实施指南. 天津医药, 2017, 45 (4): 441-448.

[51] 中华医学会呼吸病学分会. 肺部感染性疾病支气管肺泡灌洗病原体检测中国专家共识 (2017 年版). 中

华结核和呼吸杂志, 2017, 40 (8): 578-583.
[52] 中华医学会呼吸病学分会. 良性中心气道狭窄经支气管镜介入诊治专家共识. 中华结核和呼吸杂志, 2017, 40 (6): 408-418.
[53] ROZMAN A, CAMLEK L, MARC-MALOVRH M, et al. Rigid versus semi-rigid thoracoscopy for the diagnosis of pleural disease: a randomized pilot study. Respirology, 2013, 18: 704-710.
[54] 中国医师协会整合医学分会呼吸专业委员会. 内科胸腔镜诊疗规范. 中华肺部疾病杂志 (电子版), 2018, 11 (1): 6-13.
[55] 王洪武. 复杂疾病呼吸内镜介入治疗. 北京: 科学出版社, 2017.

第三章 结核病诊断和分类

第一节 结核病诊断

一、诊断目标

结核病诊断评估的主要目标：及时准确诊断，最大化结核病治疗覆盖率；尽量减少因误诊、延误诊断、过度检查和过度治疗而受到伤害的患者比例；防止个人和家庭遭受灾难性的经济支出。

二、名词定义

（一）肺结核和肺外结核

根据我国《肺结核诊断标准（WS288-2017）》，肺结核指发生在肺组织、气管、支气管和胸膜的结核病变。分为以下五种类型：①原发性肺结核，包括原发综合征和胸内淋巴结结核（儿童尚包括干酪性肺炎和气管、支气管结核）；②血行播散性肺结核，包括急性、亚急性和慢性血行播散性肺结核；③继发性肺结核，包括浸润性肺结核、结核球、干酪性肺炎、慢性纤维空洞性肺结核和毁损肺等；④气管、支气管结核，包括气管、支气管黏膜及黏膜下层的结核病；⑤结核性胸膜炎，包括干性、渗出性胸膜炎和结核性脓胸。肺外结核，指结核病变发生在肺以外的器官和部位。如淋巴结（除胸内淋巴结外）、骨、关节、泌尿生殖系统、消化道系统、中枢神经系统等部位。肺外结核按照病变器官及部位命名。

根据 WHO 2022 年《WHO 结核病整合指南模块 5：儿童和青少年结核病管理》，肺结核为任何经细菌学证实或临床诊断的结核病病例，累及肺实质或气管支气管树，也包括结核性胸内淋巴结病（累及纵隔和 / 或肺门，但没有肺部影像学异常）。粟粒性结核是归类为肺结核，因为肺部有病变。同时患有肺结核和肺外结核病的人应归类为肺结核。肺外结核病，指的是任何经细菌学证实或临床诊断的结核病例，涉及肺以外的器官（例如胸膜、外周淋巴结、腹部、泌尿生殖道、皮肤、关节和骨骼、脑膜）。

上述国内外两种定义，对结核性胸膜炎的归属并不相同，国内定义将其归类为肺结核，而国外定义将其归类为肺外结核。

（二）重症和非重症

为选择合适的敏感结核病治疗方案，WHO 2022 年《WHO 结核病整合指南模块 5：儿童和青少年结核病管理》定义了非重症结核病（non-severe tuberculosis），即淋巴结结核（外周淋巴结结核病或孤立的无气道压迫阻塞的纵隔淋巴结）、单纯性结核性胸腔积液，以及少菌性（paucibacillary，指的是痰涂片和培养均为阴性）、非空洞性疾病，局限于肺的一个肺叶，无粟粒状。除此之外的结核病，都定义为重症。注意，这一定义目前仅适用于 3 个月到 16 周岁的儿童和青少年，并不适用于成年人。WHO 指南推荐，对于 3 个月至 16 岁之间患有非重症结核病的儿童和青少年［不怀疑或没有证据显示存在耐多药或利福平耐药结核病（MDR/RR-TB）］，应使用 4 个月的治疗方案［2HRZ(E)/2HR］（全新推荐：强烈建议，证据确定性适中）。不符合非重症结核病标准的儿童和青少年应接受标准的6个月治疗方案(2HRZE/4HR)或针对重症肺外结核病的推荐治疗方案。

另有两个定义可同时适用于儿童和成年人。病灶广泛性肺结核[extensive(or advanced) pulmonary TB disease]定义为影像学提示存在双侧肺部空洞,或广泛性肺实质损伤。对<15岁儿童来说,影像学提示存在双肺病变或任意肺部空洞,就能定义为病灶广泛。重症肺外结核病(severe extrapulmonary TB)存在粟粒性结核病或结核性脑膜炎。

三、诊断标准

结核病的诊断是以病原学(包括细菌学和分子生物学)检查结果为主,以病原学、病理学结果作为确诊依据。WHO首次发布了阴性诊断建议(negative diagnostic recommendation),反对使用不准确的商业化结核病血清学诊断检测。另外,需结合流行病学史、临床表现、胸部影像学、肺外器官影像学和相关的辅助检查及鉴别诊断等,进行综合分析判断做出诊断。根据上述标准,可分为疑似病例、临床诊断病例、确诊病例(图3-1-1)。

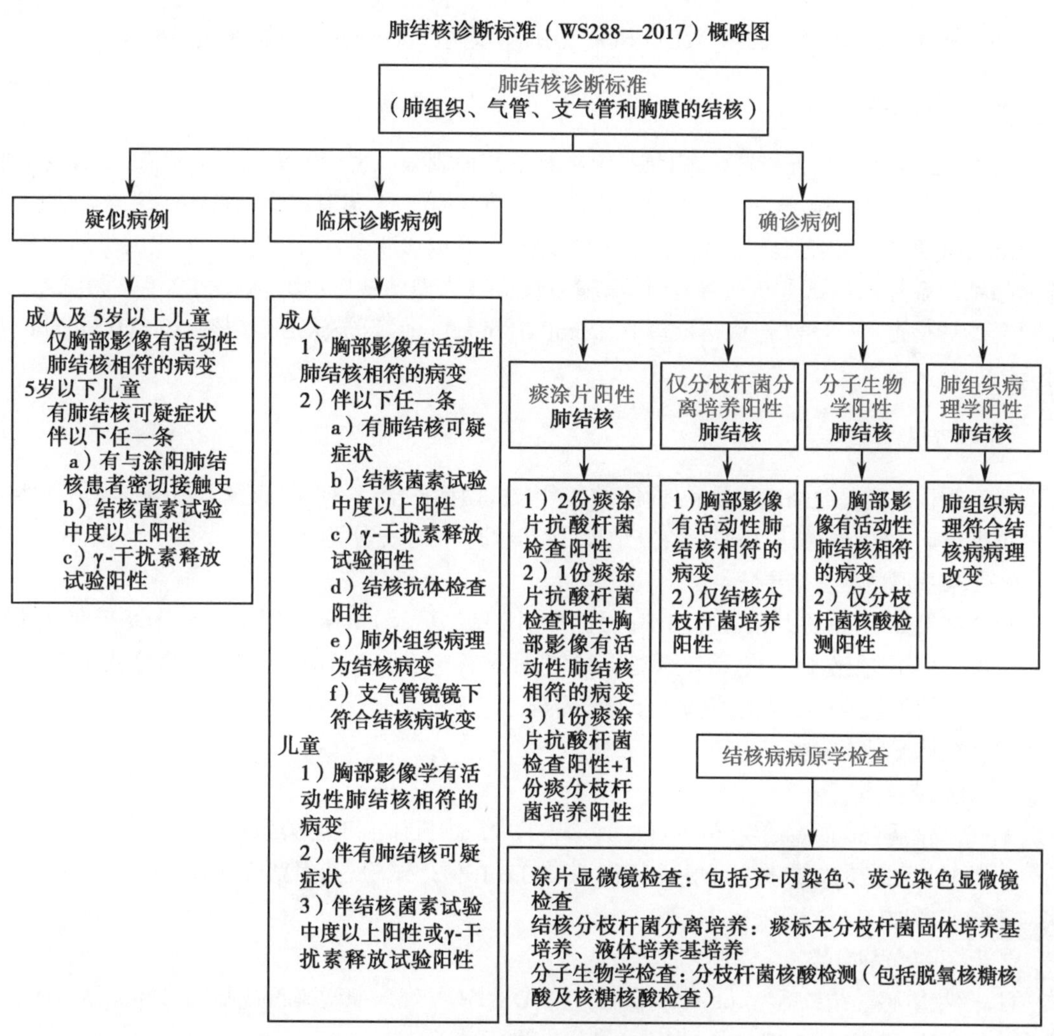

图3-1-1　肺结核诊断标准概略图

儿童肺结核的诊断,除痰液病原学检查外,还要重视胃液提取物等病原学检查。WHO 建议,对于有肺结核体征和症状的儿童,应首选 Xpert Ultra 作为结核病的初步诊断试验和利福平耐药性检测,可用痰液、鼻咽吸液、胃吸液或粪便标本,而不是涂片镜检 / 培养和表型药敏试验(drug susceptibility testing,DST)(更新推荐:强烈建议。检测准确性的证据级别:粪便和胃吸液适中;痰液低;鼻咽吸液很低。)。实施时,需要考虑关于粪便和胃抽吸标本可接受性和可行性。Xpert MTB/RIF 灵敏度不如 Xpert Ultra,尤其是在涂片阴性人群和 HIV 感染人群(包括儿童)。由于 Xpert Ultra 试剂目前没有在我国上市,我国暂时只能用 Xpert MTB/RIF 检测。

(付 亮 陈 涛 王玉香)

第二节 结核病分类

根据中国结核病分类标准和 WHO 相关指南,结核病可按不同的分类方法进行分类。

一、结核感染

机体内感染了结核分枝杆菌,对结核分枝杆菌抗原刺激产生持续免疫反应状态,没有发生临床结核病,没有临床细菌学或者影像学方面活动性结核的证据,但有发生结核病的风险。LTBI 并不会出现明确的结核感染症状和体征,组织病理学也难以诊断,目前没有直接鉴定人类结核分枝杆菌感染的金标准测试。在这种背景下,宿主反应被当做结核感染的标志物之一。根据 WHO 2022 年结核病指南,术语“潜伏结核感染(latent TB infection)”已被术语“结核感染(TB infection)”所取代。

二、活动性结核病

具有结核病相关的临床症状和体征,结核分枝杆菌病原学、病理学、影像学等检查有活动性结核的证据。活动性结核按照病原学检查结果、耐药状况、治疗史分类。

(一) 按病原学检查结果分类

检查结果如下:a)涂片阳性肺结核;b)涂片阴性肺结核;c)培养阳性肺结核;d)培养阴性肺结核;e)分子生物学阳性肺结核;f)未痰检肺结核,即患者未接受痰抗酸染色涂片、痰分枝杆菌培养、分子生物学检查。肺外结核的病原学分类参照执行。

(二) 按耐药状况分类

1. 耐药结核病定义

耐药结核病(drug-resistant tuberculosis,DR-TB)是指机体由于感染耐药结核分枝杆菌(MTB)所发生的难以治愈的结核病;而耐药 MTB 指 MTB 在体外试验(基因型或表现型药敏检测)中证实对某种或多种抗结核药耐受的状态。

2. 耐药结核病分类

(1)药物敏感性结核病(drug-susceptible TB,DS-TB) 经病原学确诊或临床诊断的结核病,且没有证据表明所感染的 MTB 对异烟肼和利福平耐药。

(2)耐多药结核病(multidrug-resistant TB,MDR-TB) 所感染的 MTB 经体外 DST 证实同时对异烟肼和利福平耐药的结核病。这些 MTB 也可以对其他一线或二线抗结核药物耐药。

(3)利福平耐药结核病(rifampicin-resistant TB,RR-TB)　所感染的MTB经体外DST证实对利福平耐药的结核病。这些MTB可以对异烟肼敏感或耐药,也可以对其他一线或二线抗结核药物耐药。MDR-TB和RR-TB经常统称为MDR/RR-TB,都适用MDR-TB治疗方案。

(4)异烟肼耐药结核病(rifampicin-susceptible isoniazid-resistant TB,Hr-TB)　所感染的MTB经体外DST证实对利福平敏感而对异烟肼耐药的结核病。

(5)准广泛耐药结核病(pre-XDR-TB)　所感染的MTB在MDR/RR-TB基础上经体外DST证实同时对任意氟喹诺酮类药物(左氧氟沙星或莫西沙星)耐药。

(6)广泛耐药结核病(extensively drug resistant TB,XDR-TB)　所感染的MTB在MDR/RR-TB基础上经体外DST证实同时对任意氟喹诺酮类药物(左氧氟沙星或莫西沙星)以及至少一种WHO-A组其他药物(贝达喹啉或利奈唑胺)耐药。

3. 结核分枝杆菌耐药分类

(1)天然耐药(natural resistance)　指MTB因基因类型不同,天然对某些抗生素耐受。MTB在分裂繁殖过程中自发发生极少量基因突变,对某种抗结核药物耐药频率为10^{-8}~10^{-6},这种天然具有的耐药性称为天然耐药。

(2)获得性或继发性耐药(acquired or secondary resistance)　指MTB接触抗结核药后对抗结核药物产生了耐受的状态,即治疗前敏感的MTB,在治疗后出现耐药的情况。因为天然耐药菌株存在,当抗结核治疗力度不足时,只能杀灭对抗结核药物敏感的菌株而不能杀灭天然耐药的菌株,使其得以保留繁殖成为优势菌群,导致敏感结核病演变为耐药结核病,这就是获得性耐药的产生机制。获得性耐药主要是因为医务人员提供化疗方案不合理、患者依从性差、药品质量差等原因造成的。

(3)原发性或原始耐药(primary resistance)　指直接感染耐药MTB菌株而导致的耐药。未接受过抗结核药物治疗或抗结核药物治疗不足1个月的耐药结核病患者多属于原发耐药。据估计,初治病例中95%的MDR-TB,复治病例中60%的MDR-TB,均为近期感染耐药MTB菌株所致,即原发性耐药。

(4)初始耐药(initial resistance)　指MTB在治疗初期(不足1个月)便发现了耐药,多数由原发性耐药导致,少数由获得性耐药导致。

(三) 按治疗史分类

1. 初治结核病　初治患者指符合下列情况之一:a)从未因结核病应用过抗结核药物治疗的患者;b)正进行标准化疗方案规则用药而未满疗程的患者;c)不规则化疗未满1个月的患者。

2. 复治结核病　复治患者指符合下列情况之一的患者:a)因结核病不合理或不规则用抗结核药物治疗≥1个月;b)初治失败和复发。

3. 非活动性结核病

(1)非活动性肺结核病　无活动性结核相关临床症状和体征,细菌学检查阴性,影像学检查符合以下一项或多项表现,并排除其他原因所致的肺部影像改变可诊断为非活动性肺结核:a)钙化病灶(孤立性或多发性);b)索条状病灶(边缘清晰);c)硬结性病灶;d)净化空洞;e)胸膜增厚、粘连或伴钙化。

(2)非活动性肺外结核病　非活动性肺外结核诊断参照非活动性肺结核执行。

(付　亮　陈　涛　王玉香)

参考文献

[1] 中华人民共和国国家卫生和计划生育委员会. 肺结核诊断 (WS 288—2017). 新发传染病电子杂志, 2018, 3 (1): 59-61.

[2] 中华人民共和国国家卫生和计划生育委员会. 结核病分类 (WS196—2017). 新发传染病电子杂志, 2018, 3 (3): 191-192.

[3] 中国防痨协会, 中国耐药结核病化学治疗指南编委会. 耐药结核病化学治疗指南 (2019 年简版). 中国防痨杂志, 2019, 41 (10): 1025-1073.

[4] World Health Organization. Meeting report of the WHO expert consultation on the definition of extensively drug-resistant tuberculosis. Geneva: World Health Organization, 2021.

[5] World Health Organization, WHO consolidated guidelines on tuberculosis. Module 4 treatment-drug-susceptible tuberculosis treatment. Geneva: World Health Organization, 2022.

[6] World Health Organization. WHO consolidated guidelines on tuberculosis. Module 5: management of tuberculosis in children and adolescents. Geneva: World Health Organization, 2022.

[7] LLOYD NFRIEDMAN, MARTIN DEDICOAT, PETER DODAVIES. Clinical tuberculosis. 6th ed. Boca Raton and Oxon: CRC Press, 2020.

[8] 国家卫生健康委办公厅. 中国结核病预防控制工作技术规范 (2020 年版). 2020.

第四章　结核病治疗

第一节　化学治疗

主要参考中国结核病行业标准、技术规范和指南，以及 WHO 结核病指南和国际权威结核病教科书。

一、治疗对象

所有被诊断为活动性结核病的患者都需要接受治疗。

二、治疗原则与方式

（一）治疗原则和目标

要对所有能够进行药敏检测的肺结核患者开展药物灵敏度检测，条件性地区要开展分子生物学耐药检测，根据药物敏感结果对患者有针对性地开展治疗。抗结核治疗遵循“早期、联合、适量、规律、全程”的原则。治疗目标是获得无复发的治愈。

（二）治疗方式

治疗期间需严密观察并及时处理药物不良反应。根据肺结核病情和耐药情况采取不同的治疗方式，具体如下。

1. 药物敏感肺结核

药物敏感肺结核的治疗以门诊治疗为主。对一些病情复杂的患者，包括存在较重合并症或并发症者、出现较重不良反应需要住院进一步处理者、需要有创操作（如活检）或手术者、结核病诊断不明确需住院继续诊疗者和其他情况需要住院者，可采取住院治疗，出院后进行门诊治疗。对于耐药性未知的肺结核，治疗方式参照利福平敏感肺结核。

2. 利福平耐药肺结核

利福平耐药肺结核的治疗采取住院和门诊相结合的治疗方式，推荐在首次开展耐药结核病治疗或调整治疗方案时先住院治疗，住院时间一般为 2 个月，可根据病情进行适当调整，但不少于 2 周，出院后转入门诊治疗。WHO 推荐，利福平耐药结核病按照耐多药结核病治疗处理。

（三）治疗药物

1. 药物敏感结核病的治疗药物

（1）抗结核药品种类及用药剂量

一线抗结核药物包括异烟肼（isoniazid，简称 INH 或 H）、利福平（rifampicin，简称 RFP 或 R）、利福喷丁（rifapentine，简称 RFT 或 P）、吡嗪酰胺（pyrazinamide，简称 PZA 或 Z）、乙胺丁醇（ethambutol，简称 EMB 或 E）和莫西沙星（moxifloxacin，简称 Mfx 或 M）。推荐使用固定剂量复合剂（FDC）进行抗结核治疗。一线抗结核药品的剂型、剂量等详见表 4-1-1、表 4-1-2、表 4-1-3。

一般情况下，利福喷丁，<50kg 推荐剂量为 0.45g，≥ 50kg 推荐剂量为 0.6g，每周 2 次用药，主要用于肝功能轻度受损不能耐受利福平的患者。在 WHO 新推荐的 4 个月短程方案中，利福喷丁需每日一次 1 200mg 使用。目前无<12 岁儿童利福喷丁用药剂量。婴幼儿及无反应能力者因不能主诉及配合检查视力，慎用乙胺丁醇。

表 4-1-1 药物敏感结核病抗结核药物剂量

药名	每日疗法		
	成人		儿童
	<50kg	≥50kg	
INH	0.30g	0.30g	10~15mg/kg
RFP	0.45g	0.60g	10~20mg/kg
RFT	—	—	—
PZA	1.50g	1.50g	30~40mg/kg
EMB	0.75g	1.00g	15~25mg/kg
Mfx	0.4g	0.4g	—

表 4-1-2 四联方抗结核 FDC 的剂型、规格和用量

组合	规格	用量			
		体重 30~37kg	体重 38~54kg	体重 55~70kg	体重 ≥71kg
INH + RFP + PZA + EMB	H（75mg）+R（150mg）+ Z（400mg）+E（275mg）	2 片 / 日	3 片 / 日	4 片 / 日	5 片 / 日
INH + RFP + PZA + EMB	H（37.5mg）+R（75mg）+ Z（200mg）+E（137.5mg）	4 片 / 日	6 片 / 日	8 片 / 日	10 片 / 日

说明：以上剂量均为每日 1 次服药。

表 4-1-3 二联方抗结核 FDC 的剂型、规格和用量

组合	规格	用量	
		体重<50kg	体重≥50kg
INH + RFP	H（150mg）+R（300mg）	—	2 片 / 日
	H（100mg）+R（150mg）	3 片 / 日	—
	H（75mg）+R（150mg）	—	4 片 / 日

说明：以上剂量均为每日 1 次服药。

（2）短程方案引入的新药物

药物敏感性结核病的治疗成功率高，其研究趋势是缩短疗程。短程治疗进展主要集中于两个方面：新方案和新策略。新方案方面，研究重点在于：①加大利福霉素剂量，尤其是利福喷丁剂量；②用氟喹诺酮类代替某种一线药物，尤其是莫西沙星。WHO 2022 年《WHO 结核病整合指南模块 4：药物敏感结核病治疗》推荐，用利福喷丁（每日 1 200mg）代替利福平，且莫西沙星（每日 400mg）代替乙胺丁醇，可以把 6 个月疗程缩短为 4 个月。新策略方面，对于符合非重症结核病的病例，药物组合不变，可以把 6 个月疗程缩短为 4 个月（即强化期仍然为 2 个月，而巩固期从 4 个月缩短为 2 个月）。

2. 耐药结核病的治疗药物

抗结核药品种类及用药剂量

WHO 2020 年《WHO 结核病整合指南之模块 4：耐药结核病治疗》根据有效性与安全性，将长程方案中使用的抗结核药物划分为 A、B、C 三组。这一分组方法最初被用于制定个体化长程方案，但短程方案的制定也能参考（表 4-1-4），用药剂量见表 4-1-5。

表 4-1-4　耐药结核病的推荐药物分组表

组别	药物	缩写	主要毒性	注释
A 组： 纳入 A 组所有三种药物 （除非不能使用）	左氧氟沙星 或 莫西沙星	Lfx Mfx	QTc 延长（Mfx>Lfx）、关节痛	Lfx/Mfx 与 Bdq 联用时建议密切监测 QTc，尤其是在含其他延长 QTc 药时
	贝达喹啉	Bdq	QTc 延长、关节痛、肝炎和头痛	
	利奈唑胺	Lzd	周围神经病变、骨髓抑制和眼毒性	骨髓抑制发生在治疗的最初数月此时 Lzd 可能需要停用、酌情输血。在某些情况下 Lzd 可能需要减量使用
B 组： 添加 B 组中一种或两种药物 （除非不能使用）	氯法齐明	Cfz	QTc 延长、皮肤和结膜色素沉着	建议注意皮肤色素沉着；与 FQ、Bdq 和 Dlm 共用时应监测 QTc
	环丝氨酸 或 特立齐酮	Cs Trd	中枢神经系统损害，包括精神病、精神错乱和抑郁	严重者应永久停用
C 组： 当 A 组和 B 组的药物不能组成完整方案时，添加 C 组中药物	乙胺丁醇	E	眼部毒性	
	德拉马尼	Dlm	低钾血症、恶心、呕吐、头晕和 QTc 延长	建议密切监测 QTc，尤其是在与其他延长 QTc 药联合使用时
	吡嗪酰胺	Z	肝毒性、痛风	所有肝酶显著升高的患者均应停用
	亚胺培南 - 西司他丁 或 美罗培南	Ipm-Cln Mpm	癫痫发作	应尽可能通过皮下深静脉导管给药。 通常与克拉维酸盐（口服的阿莫西林 / 克拉维酸钾）共同给药
	阿米卡星 （或链霉素）	Am （S）	肾毒性、耳毒性、电解质紊乱（K^+、Mg^{2+} 和 Ca^{2+}）	糖尿病患者慎用，肾病或听力障碍者禁用
	乙硫异烟胺 或 丙硫异烟胺	Eto Pto	腹泻、恶心、呕吐和甲状腺功能减退	伴恶心、呕吐症状应考虑药物性肝炎或胰腺炎； 监测促甲状腺激素水平
	对氨基水杨酸	PAS	腹泻、甲状腺功能减退、恶心和呕吐	

源自 2020 年《WHO 结核病整合指南模块 4：耐药结核病治疗》。本表格用于指导个体化的、长程的耐多药抗结核方案（短程方案基本上是固定的、标准化的方案，不适用本表格）。本表格中 C 组药物按照使用偏好和其他条件降序排列。2018 年的个体患者数据 meta 分析研究中，在长程方案中没有使用胺苯硫脲（thioacetazone）的数据，加替沙星、高剂量异烟肼的数据也很少，故而无法进行有意义的分析。

表 4-1-5　长程方案药物剂量表

组别	药物(缩写)	剂量(体重分级)		
		<50kg	≥50kg	最大剂量
A 组	左氧氟沙星(Lfx)/ 莫西沙星(Mfx)*	Lfx：400~750mg/d Mfx：400mg/d	Lfx：500~1 000mg/d Mfx：400mg/d	Lfx：1 000mg/d Mfx：400mg/d
	贝达喹啉(Bdq)	前 2 周 400mg/ 天；之后 200mg 每周 3 次(周一、三、五)，用 22 周		400mg/d
	利奈唑胺(Lzd)	300mg/d	300~600mg/d	600mg/d
B 组	氯法齐明(Cfz)	100mg/d	100mg/d	100mg/d
	环丝氨酸(Cs)	500mg/d	750mg/d	750mg/d
C 组	乙胺丁醇(E)	750mg/d	1 000mg/d	1 500mg/d
	德拉马尼(Dlm)	100mg 每日 2 次		
	吡嗪酰胺(Z)	1 500mg/d	1 750mg/d	2 000mg/d
	亚胺培南 - 西司他汀(Ipm-Cln)** 美罗培南(Mpm)	1 000mg 每日 2 次 1 000mg 每日 2 次		
	阿米卡星(Am) 链霉素(S) 卷曲霉素(Cm)***	400mg/d 750mg/d 750mg/d	400~600mg/d 750mg/d 750mg/d	800mg/d 750mg/d 750mg/d
	丙硫异烟胺(Pto)	600mg/d	600~800mg/d	800mg/d
	对氨基水杨酸(PAS)	8 000mg/d	10 000mg/d	12 000mg/d

源自中国结核病预防控制工作技术规范(2020 年版)。注：* 左氧氟沙星与莫西沙星为同一类药物，组成方案时只能选择一种；** 亚胺培南 - 西司他汀或美罗培南应与阿莫西林 / 克拉维酸(Amx-Clv)(125mg 每日 2 次)合用，视为一种药物；*** 卷曲霉素作为可选的药物。

(四) 药物敏感结核病的治疗方案

对于利福平敏感的肺结核患者，首选标准化治疗(2HRZE/4HR)方案对患者进行治疗。

1. 服药方式

(1) 只要可行，肺结核新患者的最佳服药频率是整个疗程期间每日服药(强烈推荐，证据确信度高)。在所有的药物敏感肺结核患者中，不建议在强化期以及继续期启用每周三次隔日服药，日服仍然是推荐的服药频率(WHO 条件性推荐，证据确信度非常低)。与服用散装片剂抗结核药物相比，推荐使用固定剂量复合制剂(FDC)治疗药物敏感结核病患者(WHO 有条件推荐，证据确信度低)。

(2) 抗结核药物均应该空腹给药；如果空腹服药不能耐受，可以事前服用少量食物。药物均应一次性服用；如果一次性服药不能耐受，可以将几种药物分开服用，但不能将一种药物总剂量分次服用。

2. 强化期和巩固期　肺结核新患者在接受含利福平方案治疗的整个过程中，如果在强化期末出现一次痰涂片阳性，不建议延长强化期疗程(WHO 强烈推荐，证据确信度高)。如果存在肺部空洞不能愈合或治疗反应欠佳，疗程可以从 6 个月延长至 9 个月。

3. 药物敏感性检测(DST)　所有结核病患者最好有 DST 结果；对于有既往治疗史的患者，更应该完善 DST。前 2 个月的强化期通常使用异烟肼、利福平、吡嗪酰胺、乙胺丁醇四个药物。如果已经确定异烟肼、利福平敏感，在强化期可以不加用乙胺丁醇。2 个月强化期结束时，如能确定对异烟肼、利福平敏感，则进入巩固期后可停用吡嗪酰胺和乙胺丁醇。如果没有 DST 结果参考，且异烟肼耐药风险较大的话，可以不停用乙胺丁醇，部分医生还建议不停用吡嗪酰胺，以防止出现利福平的获得性耐药。

4. 维生素 B_6　对于所有因饮食缺乏而有神经病变风险的患者（孕妇、哺乳期婴儿、糖尿病患者、艾滋病患者、慢性肾脏病患者、酒精中毒患者和营养不良患者），应补充每日 25~50 毫克的维生素 B_6 进行治疗。对于高危人群，维生素 B_6 最多可以增加到每天 100 毫克。

5. 激素　在罹患结核性脑膜炎的患者中，应该使用 6~8 周剂量递减的地塞米松或强的松方案作为初始的辅助皮质类固醇治疗（WHO 强烈推荐，证据确信度中等）。在罹患结核性心包炎的患者中，可以在疗程初期启用一个皮质类固醇辅助方案治疗（WHO 有条件推荐，证据确信度非常低）。

6. 异烟肼不能使用时的处理　如果异烟肼耐药或不能耐受，而利福平、吡嗪酰胺、乙胺丁醇正常用药 6 个月，则可视为成功治疗。如果异烟肼耐药或不能耐受，而全程加用了氟喹诺酮类且吡嗪酰胺至少使用 3~4 个月，则可视为成功治疗。

7. 利福平不能使用时的处理　如果利福平无法耐受或存在用药禁忌时，需要加用其他抗结核药物，且疗程需要延长到 12~18 个月甚至更长。如果利福平耐药，则需要按照耐多药结核病治理原则处理。

8. 吡嗪酰胺不能使用时的处理　如果吡嗪酰胺耐药、不能耐受，或者吡嗪酰胺导致肝损害的潜在风险较高（比如在老年人群），且异烟肼、利福平被证实敏感，则可以使用异烟肼、利福平两药来治疗结核病，但疗程需要延长到 9 个月；乙胺丁醇可以伴随此两药使用，直到 DST 结果提示对两药敏感。

9. 病原学阴性肺结核的治疗　对于临床症状符合肺结核、胸部影像学符合肺结核、血液 IGRA 阳性，但痰涂片和培养均为阴性的病例，且排除其他诊断者，可诊断为病原学阴性肺结核，并给予标准方案抗结核治疗（ATS 指南建议）。在治疗 2 个月时观察有无临床症状改善或胸部影像吸收好转，两者满足其一就能临床诊断肺结核。对于菌阴肺结核，总疗程 4 个月就已经足够。如果高度怀疑异烟肼耐药，则可四药联合治疗至满 4 个月。

10. 儿童结核病的治疗　在罹患非重症结核病且没有耐多药 / 利福平耐药疑似或确诊证据的 3 个月到 16 周岁的儿童和青少年中，应该使用 4 个月方案［2HRZ（E）/2HR］治疗（WHO 强烈推荐，证据确信度中等）。非重症结核病定义为：外周淋巴结结核病；无气道阻塞的胸内淋巴结结核；单纯性结核性胸腔积液；少菌性、非空洞性疾病，局限于肺的一个肺叶，无粟粒状。不符合非重症结核病标准的儿童和青少年应接受标准的 6 个月治疗方案（2HRZE/4HR）或针对严重肺外结核病的推荐治疗方案。在 HIV 或异烟肼耐药率高的地区，建议在治疗的前 2 个月使用乙胺丁醇。

11. 婴儿结核病的治疗　疑似或确诊肺结核或结核性外周淋巴结炎的 0~3 月龄婴儿，应及时接受为期 6 个月的治疗方案［2HRZ（E）/4HR］治疗。治疗剂量可能需要调整，以协调年龄的影响和对年幼婴儿可能的毒性。调整剂量的决定应由有治疗儿科结核病经验的临床医生做出（WHO 强烈推荐，证据质量低）。

12. HIV 感染合并结核病　罹患结核病的 HIV 携带者（PLHIV）应该至少接受同 HIV 阴性结核病患者相同疗程的抗结核治疗（WHO 强烈推荐，证据确信度高）。无论罹患结核病的 PLHIV 人群的 CD4 细胞计数情况如何，在抗结核治疗开始的两周内就应该尽早开始 ART 治疗（对成人和青少年，WHO 强烈推荐，证据确信度低；对儿童和婴幼儿，WHO 强烈推荐，证据确信度非常低）。

13. 12 周岁以上药物敏感肺结核患者可以使用由异烟肼、利福喷丁（P）、莫西沙星（M）以及吡嗪酰胺组成的 4 个月方案治疗（2HPMZ/2HPM）（WHO 有条件推荐，证据确信度中等）。尚无证据支持使用此短程方案的亚组人群包括：体重小于 40kg 人群；患有某些形式的肺外结核（如结核性脑膜炎、播散性结核、骨关节结核、腹部结核）人群；CD4 计数低于 100 个 /mm^3 的 HIV 感染者；12 岁以下儿童；孕妇、哺乳期妇女和产后妇女。

（五）异烟肼耐药结核病的治疗方案

1. 对确诊为利福平敏感、异烟肼耐药的结核病患者，建议使用利福平、乙胺丁醇、吡嗪酰胺和左氧氟沙星治疗 6 个月（WHO 条件性建议，证据质量极低）。可使用由 HREZ 四药组成的固定剂量复合剂（fixed-dose combination，FDC）（暂无获批的"REZ"FDC 可用），以限制散装药的使用，此时方案则为 HREZ-Lfx。在治疗开始前应明确患者对氟喹诺酮类药物的敏感性。

2. 对确诊为利福平敏感、异烟肼耐药的结核病患者，不建议将链霉素或其他注射剂加入至治疗方案中（WHO 条件性建议，证据质量极低）。

（六）耐多药结核病的治疗方案

MDR/RR-TB 治疗方案的制定取决于诸多因素，包括 HIV 感染、CD4 计数、肝肾等重要器官功能、共病情况、既往结核病史、年龄、结核病情、当地耐药谱、药物和支持性关怀保障等。随着新药问世，MDR/RR-TB 的治疗方案变化很大。许多新方案正在临床试验验证中，将来会对 WHO 指南修订产生影响。临床医生需了解当地耐药谱并知晓新药和老药新用详情。对于未经 DST 的经验性抗结核方案，多数人认为不可持续，也不符合患者的最大利益。我们应该积极追求个体化精准治疗。

1. 推荐的 DST 流程

经快速分子检测法或基因型 DST，首先确认利福平耐药性（常用 Xpert MTB/RIF 或 Xpert Ultra），再经 3~7 天的分子检测［如线性探针法（LPA）、Hain MTB DRplus 和 sl 等］扩展 DST。在 7~10 天内确定绝大多数病例的耐药谱，包括利福平、异烟肼、氟喹诺酮类和二线注射剂（SLID），以及丙硫异烟胺和大剂量异烟肼（inhA 和 katG）。鉴于 LPA 检测痰标本的灵敏度和准确性不甚理想，不能对吡嗪酰胺、乙胺丁醇和贝达喹啉等药检测，故而表型 DST 法仍需继续使用。二代测序可能会弥补部分缺陷，但需时 6~8 周，不符合快速检测的要求，也即无法防止获得性耐药的扩大；痰液直接测序可能要等待 5 到 10 年后才能完善。此外，氯法齐明、环丝氨酸、对氨基水杨酸和碳青霉烯类药也需经表型 DST。因此，短期内仍将依靠基因型和表型 DST 相结合才能组成最佳方案。

2. 治疗方案

根据 WHO 指南，所有 MDR/RR-TB 患者，无论是否同时对氟喹诺酮类耐药，均可从两种（6~9 个月或 9~11 个月）全口服治疗方案中获益。对于广泛耐药性结核病（XDR-TB）患者、经评估不适合短程方案的患者或应用短程方案但治疗失败的患者，可以制定个体化长程（18~20 个月）治疗方案。总之，在保证疗效和复发率不升高的情况下，WHO 指南原则上推荐逐步缩短疗程、减少药物种类。

（1）6~9 个月 BPaL 方案

2022 年 WHO 指南快速沟通中，对于 MDR/RR-TB、≥15 岁、既往从未暴露于这三种药物（应用贝达喹啉、普托马尼或利奈唑胺之一大于 1 个月，可定义为"有暴露"）的患者，推荐 6 个月 BPaLM 方案，可替代原有的 9 个月或更长（>18 个月）的治疗方案；当证实患者对氟喹诺酮类耐药时(即 pre-XDR-TB),可去掉 BPaLM 方案中的莫西沙星。当使用 BPaL 方案时,如果治疗反应欠佳(定义为在治疗 4 个月时痰培养仍然阳性),总疗程可延长至 9 个月。强烈推荐对氟喹诺酮类进行药物敏感性检测(DST),但不应该由于等待 DST 结果而延迟治疗启动。

(2)9~11 个月含贝达喹啉方案

2022 年 WHO 指南快速沟通中,对于成人或儿童 MDR/RR-TB 患者,且无既往暴露于二线药物(包括贝达喹啉)、无氟喹诺酮类耐药、无广泛病灶性肺结核或重症肺外结核病者,推荐使用 9~11 个月含贝达喹啉方案,可替代原有的长程(18~20 个月)治疗方案。该方案包括 4~6 个月强化期(取决于痰涂片转阴时间,如治疗 4 个月时痰涂片未能阴转,可延长强化期疗程至 6 个月),含贝达喹啉(贝达喹啉疗程严格限定在 6 个月内)、莫西沙星、氯法齐明、乙硫 / 丙硫异烟胺(可以把 4 个月乙硫 / 丙硫异烟胺替换为 2 个月利奈唑胺)、高剂量异烟肼、乙胺丁醇和吡嗪酰胺;随后是 5 个月巩固期,包括莫西沙星、氯法齐明、乙胺丁醇和吡嗪酰胺。

(3)18~20 个月个体化长程方案

对于 XDR-TB、经评估不适合短程方案的患者、应用短程方案并治疗失败的患者,可考虑使用个体化长程方案。疗程多数为 18~20 个月,XDR-TB 也许需要更长的疗程。

制定长程方案时,WHO 指南要求耐多药抗结核方案须尽量使用贝达喹啉、氟喹诺酮类和利奈唑胺(A 组)。然后,根据 DST 结果添加其他药,包括氯法齐明和环丝氨酸(B 组),从而构成联合方案。荟萃分析表明,A 组药均可显著降低死亡率(>50%)和治疗成功率;B 组药效果相似,但幅度较低;C 组药未证明对降低死亡率有益。除上述核心药外,如在方案中替代和添加其他药物,均应基于 DST 结果。理想方案应至少含五种有效药(最少四种,不包括吡嗪酰胺和乙胺丁醇),但“最佳方案”的确切药品数仍有争议。它取决于多种因素,包括药品疗效(efficacy)和效力(potency),空洞大小和洞壁厚度,以及疾病严重程度等。设计个体化长程方案的原则(表 4-1-6)。

表 4-1-6　设计 MDR/RR-TB 个体化长程治疗方案时的推荐原则 [a]

类别	推荐原则
给药途径	全口服方案
药物数量	理想方案应使用已证实 / 可能易感的 5 种药(至少 4 种)(通常避免使用以往服用 ≥1 个月的药);在巩固期使用至少 3 种(最好 4 种)可能有效的药。
方案组成	1. 以 3 种 A 组药为基础。A 组药物:新一代氟喹诺酮类、利奈唑胺、贝达喹啉。贝达喹啉和利奈唑胺的最佳疗程尚不确定; 2. B 组辅助药物:如环丝氨酸 / 特立齐酮和 / 或氯法齐明; 3. 如需要,添加 C 组辅助药物,以构成 5 种可能有效的药组合。
疗程	18~20 个月,取决于病情、共病、耐药情况等。
经验性 vs 个性化	药敏检测指导的个性化治疗优于经验性治疗。
其他药物使用	德拉马尼可与贝达喹啉联用,美罗培南或亚胺培南 / 西司他汀应与克拉维酸合用,二线注射药物作为可选。
社会心理、依从性和经济支持	治疗成功的关键要素。
药物不良反应监测	应常规进行。
治疗失败的情况	不应仅添加单一药物到失败的治疗方案中。
HIV 状态	确定 HIV 状态,并为所有 HIV 感染者启动 ART。

续表

类别	推荐原则
外科干预	对治疗失败或复发风险高的患者可考虑。
儿童治疗	原则与成人相同。将贝达喹啉(作为短程和长程方案的组成部分)和德拉马尼(作为长程方案组成部分)的年龄适应证扩大到所有年龄段的儿童。缺乏最佳诊断方法和儿童友好型组合方案仍然是一个重大挑战。

[a] 参考 Clinical Tuberculosis 6th edition。

(付 亮 蔡 翠 任坦坦)

第二节 宿主导向治疗

解决传染病的根本方法是使用有效的疫苗,从而保护人群免于感染,但即使经过几十年的努力,结核病新疫苗研发仍然进展甚微。直接对抗结核分枝杆菌的抗生素药物和免疫疗法的开发可能同样具有挑战性,而这些针对病原体的疗法天然具有耐药的风险。另一种方法是宿主导向治疗(host-directed therapy,HDT),作用于能干扰病原体生存或复制所需的宿主细胞工作过程,或靶向宿主对感染的免疫反应,以增强宿主免疫力或减轻免疫病理损伤。HDT 适用于耐药性病原体、药物不耐受甚至无药可用的情况。HDT 单独治疗或辅助治疗可能有助于达成更短和更有效的治疗,例如过去十年间癌症免疫疗法就取得了惊人成功。免疫疗法具有改善病理损伤、预防永久性功能损害和提高传染病长期生存率方面的潜力,因此应该将其纳入结核病临床实践。除了少数例外情况,迄今为止已进入临床验证的药物都是"老药新用",其中大多数药物的适应证都与传染病治疗无关,这也反映了结核病研究领域资源投入不足的事实。

如上所述,HDT 应用了两大类策略:①基于细胞因子的增强免疫力的策略;②改善免疫病理学损伤的策略。从机制上进一步细分,能促进特定 T 细胞亚群的增殖的治疗包括 IL-2、PD1 抑制剂。能抑制病原体生长的治疗包括 γ 干扰素、1 型干扰素阻断剂、JAK 抑制剂、他汀类药物。能抑制炎症、组织坏死和纤维化的治疗包括甾体类药物、前列腺素抑制剂、COX2 抑制剂、JAK 抑制剂。能同时抑制病原体生长和改善免疫病理学损伤的治疗包括 mTOR 抑制剂、抗氧化剂。

现有证据提示,仅在某些特定情况下有效的治疗为 γ 干扰素,有效性和有害性证据共存的治疗为 1 型干扰素阻断剂,有效性证据一致性较好的治疗为 mTOR 抑制剂、抗氧化剂、甾体类药物、前列腺素抑制剂、COX2 抑制剂、二甲双胍、他汀类药物、伊马替尼(一种 JAK 抑制剂)、金诺芬(一种含金的口服抗风湿药),有害性证据一致性较好的治疗为 PD1 抑制剂,没有显著疗效的治疗为 IL-2。根据 2022 年 WHO 全球结核病报告,二甲双胍、普伐他汀、伊马替尼和金诺芬正处于Ⅱ期临床试验验证中。在大多数临床试验中,这些 HDT 都是与抗结核药物联合使用,而不是单独使用。

第三节 外 科 治 疗

在利福平耐药结核病(RR-TB)或耐多药结核病(MDR-TB)患者中,选择性部分肺切除术(肺叶切除术或楔形切除术)可与推荐的耐多药抗结核化疗方案一起使用(WHO 条件性建议,证据级别很低)。

自抗结核化疗出现之前,外科手术就被用于治疗结核病患者。在许多国家,手术仍然是结核病的治疗选择之一。在许多地区,由于存在耐多药抗结核治疗方案力度不足、结核病严重后遗症风险较大等情况,肺部手术可减少肺部顽固性病理组织、减少细菌负荷,从而改善患者预后。

WHO 在 meta 分析中检查了所有形式的外科手术,发现接受手术患者的治愈率和成功率更佳,且有统计学差异。然而,在成人个体患者数据(adult individual patient data,aIPD)meta 分析中,比较接受部分肺切除患者、接受根治性肺切除的患者与未接受手术患者时,发现接受部分肺切除的患者更佳,且有统计学差异。那些接受全肺切除术的患者并不比那些没有接受手术的患者有更好的结局。在培养转阴后进行部分肺切除术时,预后似乎较好;在接受全肺切除术的患者中则未观察到这种效果。对于这些数据的解读,有几个重要的注意事项。这里很可能存在较大偏倚,因为只有被认为适合手术的患者才会接受手术。在 aIPD 中没有合并 HIV 感染的患者接受肺切除手术的数据,因此不能评估手术对 HIV 感染合并 MDR-TB 患者的影响。接受手术的死亡率和只接受药物治疗的死亡率之间没有显著差异;然而这个结果可能是有偏倚的,因为如果没有进行手术,接受手术患者的死亡风险可能要高得多。

外科手术的相对获益将在很大程度上取决于所选择的目标人群,但目前缺乏这方面的数据。WHO 的分析不能提供对最适合从干预中受益的患者类型,也不能提供或受益最大的手术干预类型。在被认为适合手术的普通患者中,效果预计是中等的。与其他患者相比,广泛耐药结核患者(2021 年前的定义)的成功概率在统计学意义上显著降低(a*OR*:0.4,95%*CL*:0.2~0.9)。这可能是有偏倚的,接受手术的患者可能有其他因素导致不良结局,而这些其他因素无法被纳入考虑或校正。

只有在具备良好的手术设施和经过培训、经验丰富的外科医生的条件下,并仔细选择 MDR-TB 患者,才应考虑部分肺切除术。关于不良事件、手术并发症或长期后遗症的数据不足(其中一些可能是致命的),因此无法进行有意义的分析。尽管围手术期并发症的程度未知,但 WHO 认为总体来说手术能够获益。

(付 亮 蔡 翠 任坦坦)

参考文献

[1] 中国防痨协会, 中国耐药结核病化学治疗指南编委会. 耐药结核病化学治疗指南 (2019 年简版). 中国防痨杂志, 2019, 41 (10): 1025-1073.

[2] 国家卫生健康委办公厅. 中国结核病预防控制工作技术规范 (2020 年版). 2020.

[3] Lloyd N. Friedman, Martin Dedicoat, Peter D. O. Davies. Clinical Tuberculosis. 6th ed. Boca Raton and Oxon: CRC Press, 2020.

[4] World Health Organization. 2018 Technical Guide on the use of next-generation sequencing technologies. Geneva: World Health Organization: 2018.

[5] World Health Organization. WHO consolidated guidelines on tuberculosis. Module 4: treatment-drug-resistant tuberculosis treatment. Geneva: World Health Organization: 2020.

[6] World Health Organization. Meeting report of the WHO expert consultation on the definition of extensively drug-resistant tuberculosis. Geneva: World Health Organization: 2021.

[7] World Health Organization, WHO consolidated guidelines on tuberculosis. Module 4 treatment-drug-susceptible tuberculosis treatment. Geneva: World Health Organization: 2022.

[8] World Health Organization. WHO consolidated guidelines on tuberculosis. Module 5: management of tuberculosis in children and adolescents. Geneva: World Health Organization: 2022.

[9] World Health Organization. Global tuberculosis report 2022. Geneva: World Health Organization: 2022.

[10] AHMAD N, AHUJA S D, AKKERMAN O W, et al. Treatment correlates of successful outcomes in pulmonary multidrug-resistant tuberculosis: an individual patient data meta-analysis. Lancet, 2018, 392 (10150): 821-834.

[11] WALLIS R S, O′ GARRA A, SHER A, et al. Host-directed immunotherapy of viral and bacterial infections: past, present and future. Nat Rev Immunol, 2022: 1-13.

第五章　高危人群结核潜伏感染预防性治疗与感染管控

第一节　高危人群结核潜伏感染主动筛查

一、结核潜伏感染主动筛查

结核病是全球性的公共健康问题，也是我国重点控制的疾病之一。较多研究重点放在活动性结核病的诊断和治疗上，缺乏对高危人群结核感染的诊断、治疗和预防性措施的深入研究。除活动性结核病外，众多高危人群结核潜伏感染者（LTBI）发展成为活动性结核导致结核病的传播和蔓延。但到目前为止，尚缺乏有效的LTBI诊断方法。WHO将结核病的高危人群分成三类。第一类人群包括结核患者的密切接触者、HIV感染者、接受肿瘤坏死因子（TNF）拮抗治疗的患者、肾透析患者、器官移植者和硅沉着病患者。该类人群必须接受结核病筛查。第二类人群包括可能暴露于结核病的人群（如监狱服刑人员、学校工作人员、抗结核一线工作人员、移民、流浪者等）和流动人口。此类人群需要考虑进行结核病筛查。第三类人群为其他人群，包括糖尿病患者、酗酒人群、吸烟人群、低体重人群等，WHO定义这类人群为“在资源条件许可的情况下进行结核病筛查”，不作为常规推荐筛查的人群。

（一）HIV/AIDS患者

结核病仍然是HIV携带者发病和死亡的主要原因，预防和治疗与HIV感染相关的结核病对于提高HIV携带者的生存率至关重要。结核病筛查是降低HIV携带者结核病相关死亡因素的关键。从多数国家成功的防治经验来看，对易感染HIV的高风险人群（most-at-risk population，MARP）实施早期结核筛查是被证实行之有效的手段。截至目前，对此项方法的研究结果表明，LTBI在MARP群体中检出率远高于普通群体在医疗机构的检出率。因此，期望更多的非政府组织（non-governmental organization，NGO）对MARP群体进行积极的结核检测，可以降低结核在MARP群体中的传播率和致死率。

（二）血液透析患者

长期透析的肾病患者因体内细胞免疫功能下降而使其感染结核分枝杆菌后发病的概率大幅度提高。国外文献报道，长期透析的肾病患者结核潜伏感染后，发展为活动性结核病的概率是普通人群的6~25倍，且肾病透析患者合并结核病的病死率高达17%~75%。以结核潜伏感染作为独立因素分析，肾病透析患者病死率可增加42%。因此，肾病透析患者是需要重点关注的结核病高危人群之一，但目前国内对这类人群的重视程度相对较低，相关研究也较少，是我国结核病研究领域的薄弱环节之一。

（三）器官移植患者

器官移植手术后需要服用大剂量免疫抑制剂对抗机体的排斥反应，然而大剂量免疫抑制剂会导致患者的免疫识别功能下降。文献报道实体器官移植患者活动性肺结核发生率是一般人群的20~74倍，发达国家发病率约为1.2%~6.4%，结核病流行区可高达12%，我国约为1.52%~2.29%。不同器官移植发生率有所不同，肝移植患者发病率约为0.47%~2.3%。由于肝移植患者免疫抑制剂与抗结核药物之间的相互作用，LTBI的筛查、诊断和治疗都面临诸多困难。实体器官移植术后结核病的感染与包括死亡在内的不良临床结局相关。因此未来我国的结核病防控工作并不能忽视这类人群并发结核病高风险的存在。

1. 器官移植受体的结核筛查 等待器官移植患者都应进行结核菌素皮肤试验（tuberculin skin test，TST）或γ干扰素释放试验（interferon-gamma release assay，IGRA）或其他感染检测方法来筛查有无结核感染，包括既往接种过卡介苗的患者。而事实上根据统计仅有40.5%~47.0%的患者在移植前进行过检测。对于通过临床病史、体格检查、胸片以及TST和/或IGRA检测结果筛选出的结核感染高危患者，可进行预防性抗结核治疗，以降低肝移植后结核活动性进展的风险。寻找需要预防性治疗的患者，不能仅通过TST或IGRA筛查，也需以当地结核发病率作为指导。对需要给予预防性治疗的所有等待肝移植的患者，都应进行全面的问诊，包括有无既往结核感染史、有无高发病率地区的旅居史、有无与活动性结核患者密切接触史等。

2. 器官移植供体的结核筛查 由于结核感染可通过移植肝脏直接传播，所以供体也应同受体一样接受结核相关筛查，包括详细的病史、TST和/或IGRA等，尤其是在亚洲、非洲等结核高发病率地区。由于无法在死亡供体上完成TST，离体检测目前也少有研究，因此目前死亡供体结核的筛查较为困难，主要依赖于病史、体检、胸片等，条件允许的情况下应采集呼吸及泌尿系统分泌物标本进行送检。在术中如发现肿大淋巴结，应取标本送病理活检、结核菌抗酸染色、结核PCR和结核菌培养等。不论供体还是受体，确诊的活动性结核病是肝移植手术的禁忌证。若供体为结核感染，则术后受体应接受9个月的预防性抗结核治疗。

（四）风湿性疾病患者

风湿性疾病是泛指累及全身肌肉与结缔组织或伴有免疫功能紊乱的自身免疫性疾病，需长期药物治疗，主要以糖皮质激素、免疫抑制剂的联合应用为主。然而，长期使用糖皮质激素和免疫抑制剂将导致机体免疫功能不同程度下降，使得患者对感染的易感性增加。结核分枝杆菌感染为其中之一。结核感染患者没有典型的体征和临床表现，也无传染性，但一旦机体免疫系统发生改变，发展为活动性结核的危险大大提高，且具有传染性。据WHO对于LTBI的管理指南和我国《肿瘤坏死因子拮抗剂应用中结核病预防与管理专家共识》均建议，所有准备接受TNF拮抗剂治疗的患者都应在用药前进行结核病筛查，开始抗TNF-α治疗人群接受LTBI检测及治疗明确获益。因此，在风湿性疾病患者人群中尽早诊断结核感染十分重要，准确诊断有高风险转化为活动性结核的LTBI患者，规范使用抗结核药物治疗可降低结核发病、流行和病死率。

（五）糖尿病患者

2011年WHO和国际防痨和肺部疾病联合会联合发布了《结核病与糖尿病共病治疗和控制的合作框架》。针对结核病高发地区，主张在糖尿病患者中开展结核病监测。糖尿病增加结核发病的风险，在结核病高流行国家中，糖尿病患者应进行系统结核病筛查。研究显示通过症状筛查和胸部影像学检查发现结核病的策略是切实可行的。应对有结核病疑似症状（如连续咳嗽、咳痰超过2周，以及消瘦、发热、咯血等）、影像学表现异常的患者进行筛查。对于糖尿病未控制者及有与结核病患者密切接触史的糖尿病儿童应更为关注。

（六）肺尘埃沉着病

暴露于二氧化硅粉尘和患有硅沉着病是公认的结核潜伏性感染发展的危险因素。硅沉着病和结核病在世界许多地方都很普遍，而且是伴随而生的疾病，特别是在采矿仍然是主要工业的地方。此外，人们越来越认识到LTBI不仅是肺尘埃沉着病的后遗症，而且可能是其发展的原因之一。在许多国家，有针对性地筛查硅沉着病患者和预防性治疗LTBI是结核病控制战略的重要组成部分。2014年，世界卫生组织发布了一份指南来强调消除肺尘埃沉着病对LTBI的预防治疗具有重要意义，其同时也是实现消除结核病的重要组成部分之一。在一项对中国郑州中牟县农村人群 20 486 人进行的分析中，研究人员采用 Quanti FERON-TB Gold In-Tube（QFT-GIT）进行结核分枝杆菌（*M.tb*）感染的检测。研究发现人群中 QFT 阳性率为 20.79%（4 259/20 486）。另外，有 50 名参与者（0.24%）结果不确定。值得指出的是，在调查人群中，有硅沉着病病史的人群与中、重度结核病的风险增加有关。周武旺等对广西省 2008—2010 年住院治疗的硅沉着病患者进行研究，发现有 36.76% 并发结核病，新发硅沉着病患者人群中并发结核病的比例有逐年增高的趋势，已经成为影响社会健康持续发展的重大公共卫生和社会问题。

二、结核潜伏感染筛查方法

现有的免疫学筛查方法包括 TST、IGRA，但仍无法完全确诊 LTBI，所以对于此类患者，应进行详细的病史、结核接触史询问，并通过相关症状体征的鉴别以及胸片等辅助检查进行全套评估。

1. 症状筛查　详细询问结核病相关病史，包括危险因素评估、结核病史、接触史、治疗史、既往接种卡介苗的情况等。危险因素主要包括：①是否有高风险环境工作史，如细菌实验室、医疗机构工作史等；②是否有高风险环境生活史；③是否有已知的结核患者密切接触史；④是否有结核病史或者抗结核药物使用史；⑤是否有静脉注射毒品史；⑥是否为酗酒者；⑦是否为已知的 HIV 感染者；⑧是否有皮质类固醇药物和免疫抑制类药物使用史；⑨是否有非结核分枝杆菌（NTM）感染史；⑩是否有已知的影像学或者微生物学结果提示结核分枝杆菌感染。

2. 胸部 X 线片　由于结核病 90% 为肺结核，因此，胸部 X 线片在结核病的筛查中非常必要，主要用于筛查肺部结核病变及部分纵隔淋巴结结核，不适用于肺外结核病的筛查，如盆腔结核等。胸部 X 线片大大增加了所检测到的传染性结核病病例的比例，应将其作为结核病筛查的一部分，特别是在结核病流行率较高的地区。

3. TST　已广泛应用于 LTBI 的筛查。但对于高危患者而言，其诊断价值有限。中国有些学者的研究表明，通过两步 TST 筛查，可将 TST 灵敏度从 18.6% 提高到 41.9%。但其他学者认为由于前次 TST 可能增加第 2 次检查的假阳性率，因此，在临床实践中，通常在初次 TST 后 3 个月内不建议进行第 2 次 TST 检测。如病情需要，建议采用 IGRA 协助判断。此外，TST 也存在假阳性的可能。由于 TST 采用结核菌素纯蛋白衍生物，与卡介苗及 NTM 抗原有交叉，因此，其结果受卡介苗接种及 NTM 感染的影响。各国对于评价 TST 在高危人群 LTBI 筛检中的意义尚缺乏统一的判定标准，如日本的阳性标准定义为红斑直径 ≥ 20mm 或出现硬结；英国胸科协会（BTS）推荐，有卡介苗接种史的患者，硬结直径 > 14mm 为阳性，无卡介苗接种史的患者硬结直径 > 5mm 为阳性。我国目前尚缺乏大样本相关研究，但考虑到人群普遍接种卡介苗，针对大部分高危人群，硬结直径 ≥ 10mm 为阳性，应给予以警惕，有条件者建议进一步进行 IGRA 检测。

对于移植受体来说，排除活动性疾病及 BCG 接种后，硬结直径 ≥ 10mm 即为阳性反应，硬结 ≥ 5mm 提示可能存在 LTBI。但对于接种 BCG 时间过久的患者，TST 阳性更有可能是结核感染所致。因此对于成年人来说，TST 阳性多数可作为 LTBI 的证据。但由于终末期肝病患者皮肤功能减退，TST 在等待肝移植患者中的灵敏度降低。有研究者通过流式细胞仪检测血液中 PPD 特异性的 T 淋巴细胞，结果显示，等待移植患者与免疫功能正常人群 T 淋巴细胞数目相同，然而血液 PPD 反应阳性的移植前患者，仅有 50% 表现为 TST 阳性。一项包含 139 例肝移植术后合并活动性 TB 感染患者的回顾性研究显示，术前 TST 阳性率仅为 37%。因此 TST 通常用于潜伏性结核感染患者的筛查，尚不足以作为确诊的依据。国内外许多研究表明，IGRA 对于实体器官移植（SOT）患者 LTBI 的诊断同样具有很高的灵敏度和特异度，甚至高于 TST，但 IGRA 的操作费用远高于 TST。

4. IGRA 目前IGRA包括QFT-GIT和结核感染T细胞斑点实验(T-SPOT.TB)2种,需收集患者外周血白细胞,与分枝杆菌特异性蛋白共培养。由于机体感染结核分枝杆菌以后,存在于血液中的特异性淋巴细胞会在再次接触结核分枝杆菌特异性抗原时,产生和分泌干扰素γ。通过定量检测释放的干扰素γ的水平,可对结核分枝杆菌的感染情况做出判断,由此来判定患者是否存在LTBI。IGRA采用的抗原与卡介苗及绝大多数NTM无交叉,可避免卡介苗接种和NTM感染带来的假阳性。并且,因其为体外免疫诊断试验,可最大限度地避免机体免疫状态对实验结果的影响。但由于其价格昂贵,操作较TST复杂,因此在一定程度上限制了其在国内的广泛应用。须强调的是,IGRA阳性只能提示体内存在结核菌,并不能区分LTBI、活动性结核病和非活动性结核病,不能作为结核病是否活动的判断指标。

5. 目前有关TST和IGRA在高危患者中进行LTBI检测的准确性并不完全一致。在LTBI筛查方法评价方面,边赛男等系统综述了在风湿性疾病患者中筛查LTBI不同方法的灵敏度比较,认为酶联免疫斑点技术(ELISpot)的灵敏度优于用酶联免疫吸附试验(QFT-GIT)。新西兰Pyo等对风湿性疾病患者LTBI筛查试验的一致性进行了评价。结果显示,目前有关TST和IGRA在风湿性疾病患者中进行LTBI检测的准确性并不一致。分层分析表明,根据患者来源国的地方性结核病流行状况和基础疾病的特性,临床判断LTBI可能需要制定不同的筛选策略。因传统TST存在一定局限性,只行TST筛查不适用,采用T-SPOT.TB或两者联合应用更适合。因此,目前多数文献推荐联合应用多种方法在高危患者中诊断LTBI。但由于LTBI尚缺乏诊断的金标准,故在评价诊断方法的价值时各研究尚存在差异,推荐使用IGRA联合TST以提高阳性率。筛查流程图(图5-1-1)如下。

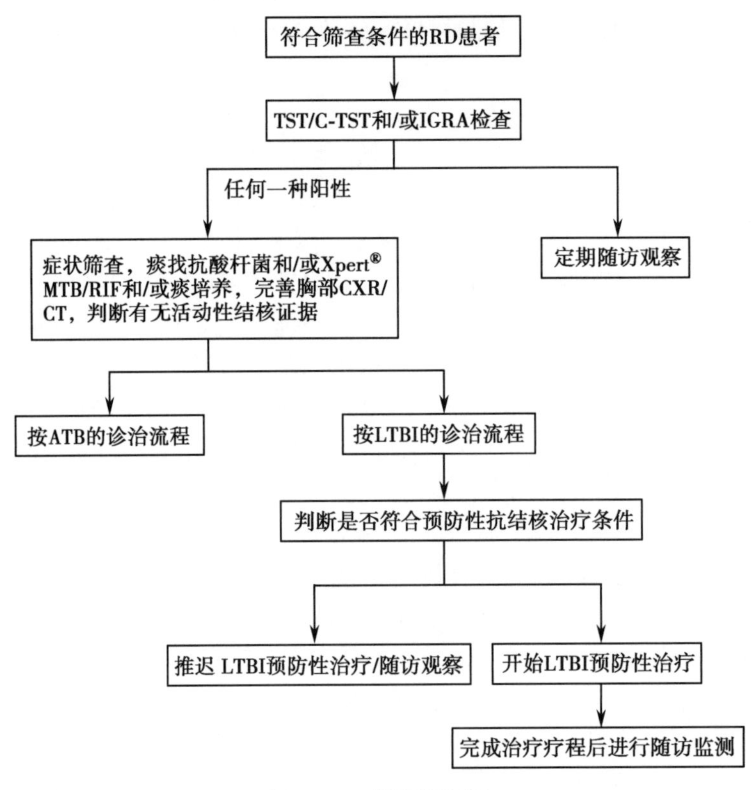

图 5-1-1 筛查流程图

(成 君 张灿有 张 慧 周 琳)

第二节　结核潜伏感染预防性治疗

对 LTBI 进行预防性治疗能减少该人群发生结核病的机会，是结核病预防的重要措施之一。

一、预防性治疗对象

各地区应根据当地实际情况选择预防性治疗的对象，以下 1~3 条为重点对象。

1. 与病原学阳性肺结核患者密切接触的 5 岁以下儿童 LTBI；

2. HIV/AIDS 患者中的 LTBI，或感染检测未检出阳性而临床医生认为确有必要进行治疗的个体；

3. 与活动性肺结核患者密切接触的学生等新近潜伏感染者；

4. 其他人群　需使用抗 TNF-α 治疗、长期进行透析治疗、准备做器官移植或骨髓移植者、硅沉着病患者以及长期应用糖皮质激素或其他免疫抑制剂的 LTBI。

二、预防性治疗前准备

医务人员通过对拟进行预防性治疗的 LTBI 开展症状筛查、全面体格检查和胸部影像学检查，对于排除活动性结核病的 LTBI 要询问其既往疾病史、用药史、药物过敏史和结核病患者接触史等，同时进行血常规、肝功能、肾功能检查，除外用药禁忌，以确定是否可以对其进行抗结核预防性治疗。医务人员在治疗前要向服药者讲解服药方法及可能出现的不良反应等内容，与其签署知情同意书后方可开始治疗。

三、预防性治疗方案

推荐使用的 LTBI 预防性治疗方案见表 5-2-1。

表 5-2-1　预防性抗结核治疗方案

治疗方案	药物	剂量				用法	疗程
		成人		儿童			
		<50kg	≥50kg	剂量	最大剂量		
单用异烟肼方案	异烟肼	300mg/次	300mg/次	10mg/(kg·次)	300mg/次	每日 1 次	6~9 个月
异烟肼、利福喷丁每周方案(3HP 方案)	异烟肼	900mg/次	900mg/次	≥12 岁：15mg/(kg·次) 2~11 岁：25mg/(kg·次)	900mg/次	每周 1 次	3 个月

续表

<table>
<tr><th rowspan="3">治疗方案</th><th rowspan="3">药物</th><th colspan="4">剂量</th><th rowspan="3">用法</th><th rowspan="3">疗程</th></tr>
<tr><th colspan="2">成人</th><th colspan="2">儿童</th></tr>
<tr><th><50kg</th><th>≥50kg</th><th>剂量</th><th>最大剂量</th></tr>
<tr><td>异烟肼、利福喷丁每周方案(3HP 方案)</td><td>利福喷丁</td><td>10~14.0kg：300mg/ 次
14.1~25.0kg：450mg/ 次
25.1~32.0kg：600mg/ 次
32.1~49.9kg：750mg/ 次
≥50.0kg：900mg/ 次</td><td>900mg/ 次</td><td>10~14.0kg：300mg/ 次 mg/ 次
14.1~25.0kg：450mg/ 次
25.1~32.0kg：600mg/ 次
32.1~49.9kg：750mg/ 次
≥50.0 kg：900mg/ 次</td><td>900mg/ 次</td><td>每周 1 次</td><td>3 个月</td></tr>
<tr><td rowspan="2">异烟肼、利福平联合方案</td><td>异烟肼</td><td>300mg/ 次</td><td>300mg/ 次</td><td>10mg/(kg·次)</td><td>300mg/ 次</td><td rowspan="2">每日 1 次</td><td rowspan="2">3 个月</td></tr>
<tr><td>利福平</td><td>450mg/ 次</td><td>600mg/ 次</td><td>10mg/(kg·次)</td><td>450mg/ 次</td></tr>
<tr><td>单用利福平方案</td><td>利福平</td><td>450mg/ 次</td><td>600mg/ 次</td><td>10mg/(kg·次)</td><td>450mg/ 次</td><td>每日 1 次</td><td>4 个月</td></tr>
</table>

注：如果有明确传染源且传染源确诊为耐利福平或耐异烟肼患者，则治疗方案应由临床专家组根据传染源的耐药谱制订，并需做详细的风险评估和治疗方案论证。

四、停药指征

出现以下任意情况者，应立即停药。

1. 完成规定的治疗疗程。
2. 治疗过程中出现严重药物不良反应导致不能继续服药。
3. 因各种原因不规律服药或不能完成整个疗程。
4. 服药期间出现身体任何部位的活动性结核病灶。

（成 君 张灿有 张 慧 周 琳）

第三节 预防性治疗期间的管理

WHO 结核潜伏感染的管理更新指南(2018 年)建议，识别高危人口(感染 HIV 的成人和儿童、有结核病密切接触史的 HIV 阴性的成人和儿童以及其他 HIV 阴性的高危群体)需要排除活动性结核病，进行 LTBI 检测，必要时提供预防性抗结核治疗，并监测不良事件。

一、高危人群的识别与筛查

建议对所有并发 HIV 感染、成人及儿童结核病密切接触者、接受免疫抑制剂治疗者，以及透析、器官移植、矽肺病者进行 LTBI 筛查。在医疗资源允许的情况下推荐对囚犯、医务工作者、结核病高发地区的移民、流浪者、药物滥用者进行 LTBI 筛查。除此之外，由于学校结核病聚集性疫情时有发生，在条件允许时应制定相应的学校结核病防控策略。

二、不良事件监测

在预防性治疗期间发生不良事件的风险必须降到最低。医生在每个月随访时，对接受 LTBI 治疗的个人应进行定期监测，解释疾病过程和治疗的理由，并强调完成治疗的重要性。如果接受治疗的人在两次访视之间出现诸如厌食、恶心、呕吐、腹部不适、持续疲乏或虚弱、黑色尿液、大便苍白或黄疸等症状，应及时复诊。如果在出现这种症状时不能咨询到医生，患者应立即停止治疗。

三、完成规范的预防性治疗

完成规范的预防性治疗是临床受益的重要决定因素，是治疗方案成功的关键。干预措施应根据风险群体的具体需要和当地情况进行调整，以确保坚持和完成治疗。

四、方案管理、监测和评价

国家规划应制定一项 LTBI 管理的国家计划，包括根据当地流行病学和卫生系统，确定高危人群的优先次序。应当为政策和方案创造有利的环境，包括国家和地方政策和标准操作程序，以便实施这些指南中的推荐。LTBI 的项目管理应建立与国家监测监督标准一致的监测和评价系统。应开发适当的记录和报告工具，并制定标准化指标。

五、感染管控

对于结核患者家属应该在患者结核诊断明确后进行结核感染的筛查，必要时及时给予治疗。同时对结核病患者立即开始规范化抗结核治疗，以减少其密切接触者的暴露时间。而对于结核病防治工作者，则应该建立系统的结核感染和患病筛查制度，建立健全结核感染防护设施及监督制度，以最终达到控制感染，尽可能减少或杜绝相应人群罹患结核病的风险。要建立可广泛应用的系统的结核感染防护体系，还需要进行多中心大样本研究，获得更全面的数据作为依据。

（成 君　张灿有　张 慧　周 琳）

第四节　医疗卫生机构结核感染预防与控制

医疗卫生机构里人员组成复杂，包括工作人员、就诊者、陪护者及其他到访者。本章中涉及的人员仅为在医疗卫生机构中工作的人员。

一、医护人员的结核病流行状况

医护人员是结核分枝杆菌感染和结核病发病的高危人群。有学者进行了系统综述研究，发现医务人员的结核分枝杆菌感染率达 37%，是一般人群的 2.27 倍，发病率为 97/10 万，是一般人群的 2.94 倍。

在医护人员中进行的多个队列研究和横断面调查发现，无论是低收入国家还是高收入国家，医护人员结核感染的风险均高于一般人群。Alele 等对撒哈拉以南非洲地区医护人员的结核感染情况进行了 meta 分析，发现其感染率中位数为 62.0%。Ditthawat Nonghanphithak 等采用 Quanti FERON-TB Gold In-Tube，在泰国东北部 Khon Kaen 一家医院的 112 名医护人员中检测，发现其感染率为 18.8%。Ochoa 等采用结核菌素皮肤试验和 Quanti FERON-TB Gold In-Tube 两种方法对哥伦比亚麦德林市 9 家医院的 1 004 名医护人员进行结核感染筛查，通过贝叶斯方法估计感染率约为 62.1%。Sabri 等采用同样的方法获得了更高的感染率，在摩洛哥两个城市的 631 名医护人员中，TST 和 IGRA 阳性率分别为 52% 和 40.7%。也有调查显示医护人员的感染率虽然高于当地一般人群，但较上述研究略低。Napoli 等采用 TST 在意大利罗马一家教学医院对 2 290 名医护人员进行调查，获得的阳性率为 6.1%。近年有研究者对医护人员的活动性结核病发病率开展了调查，Alele 等的 meta 分析结果显示，撒哈拉以南非洲地区医护人员的结核病发病率中位数为 3 871/10 万，其中南非和埃塞俄比亚结核病诊断和研究中心的医护人员发病率最高（分别为 12 500/10 万和 13 714/10 万），比当地一般人群高 50 倍。

中国研究者也开展了相关调查研究。杜建等对全国 203 家结核病专科医院 18 899 名医护人员的资料进行分析，共发现 186 名结核病病例，结核病发病率为 985/10 万，东部、中部和西部地区医护人员的发病率分别为 1 110/10 万、913/10 万和 892/10 万。王晓宁等的研究设计与其类似，但发病率最高的地区为中部地区（919/10 万），其次为西部地区（889/10 万），东部地区最低（612/10 万）。该研究还发现不同级别医疗机构中的医护人员发病率呈现差异，省级机构人员的结核病发病率（505/10 万）低于市级机构（825/10 万）和县级机构（836/10 万）。

医院是结核病的高危场所，医护人员的结核病暴露风险高，且受到其所在机构类型、工作类型、工作时间、机构感染控制措施实施状况等因素的影响。

二、控制策略

在医疗卫生机构内，除了加强医护人员的结核病主动发现外，主要策略是系统实施机构内的结核感染预防与控制措施。

（一）国际现行策略

WHO 在 2019 年发布了《世界卫生组织结核感染预防控制指南（2019 更新版）》。其主要的核心要素包括以下内容。

1. 国家级和医疗卫生机构应制定感染预防控制计划，并由专业的、接受过培训的团队执行。

2. 应对相关的医务人员开展感染预防控制指南的培训，对措施的落实情况开展监控和评估。

3. 实施医疗相关感染的监测，用以指导感染预防控制干预措施的实施和完善，及时发现医疗机构的结核病暴发。

4. 创建良好的环境，保证感染预防控制材料和设备的供应。

5. 在机构内实施行政控制措施，包括及时分诊、恰当采取呼吸分离 / 隔离措施、快速启动结核病患者的有效治疗、倡导呼吸卫生（包括咳嗽礼仪）等。

6. 实施环境控制措施，包括使用上层空间紫外线灯杀菌装置和通风系统。

7. 采用医用防护口罩进行呼吸防护。

（二）中国相关策略

中国疾病预防控制中心在 WHO 结核感染控制指南的框架下，结合中国实际情况，制定了《中国结核感染预防控制手册》和《中国结核感染控制标准操作程序》，主要技术策略为以下内容。

1. 开展结核感染控制的组织管理工作　建立结核感染预防控制的管理组织，开展机构结核感染风险的评估，制定结核感染预防控制的计划和预算，加强结核感染预防控制的人力资源建设，合理进行医疗卫生机构的建筑布局，开展结核感染预防控制的健康教育，实施监控和评价，开展相关科学研究。

2. 在机构水平实施以下结核感染控制措施

(1)行政控制措施　在诊断治疗传染性肺结核患者过程中，通过采取一系列措施防止产生飞沫核，降低感染结核分枝杆菌的风险，包括分诊、咳嗽礼仪教育、开展患者的门诊和住院管理、采取生物安全措施降低实验室风险以及对医务人员进行培训等。行政控制措施是结核感染预防与控制的第一道防线，是环境控制措施和个人防护措施开展的基础。

(2)环境控制措施　对建筑布局进行合理设计，加强通风、采用紫外线杀菌灯等措施对受到或可能受到结核分枝杆菌污染的环境进行处理，降低空气中结核分枝杆菌的浓度。

(3)个人防护　这是结核感染预防与控制的最后一道防线，是行政控制措施和环境控制措施的有益补充。主要为恰当和规范使用医用防护口罩等防护用品，保护易感人群。

三、未来展望

医疗卫生机构是结核病的高危场所，应高度重视感染预防与控制工作。降低机构内的结核分枝杆菌传播风险，可以保护医疗卫生工作者和其他就诊者及其家属，预防结核病的发生，并避免因结核感染而导致的卫生人力资源损失。我国的结核感染控制工作尚未全面规范开展，各项防控措施实施状况欠佳，还存在缺乏政策支撑、人员能力和经费不足、设施设备欠缺等多方面的问题。在中美结核病控制合作项目、全球基金结核病控制项目、中国国家卫生健康委员会 - 比尔及梅琳达·盖茨基金会结核病项目的支持下，已在中国开展了结核病定点医疗机构和结核病防治机构相关人员的培训。中国专家参与世界卫生组织结核感染预防与控制指南的制定，选择医疗卫生机构开展结核感染控制的干预和系统评价试点，有效提高了结核病感染控制专业人员的知识水平和实践能力，改善了机构的结核感染控制状况。

基于成功经验，应加速制定适合中国结核病防治服务体系的结核感染预防与控制指南，用于指导不同类型医疗机构的结核感染预防与控制工作。在加强医护人员的结核病主动发现工作的基础上，全面、规范实施和评价结核感染控制措施。

(成 君　张灿有　张 慧　周 琳)

参 考 文 献

[1] World Health Organization. Guidelines on the management of latent tuberculosis infection. Geneva: World Health Organization, 2015.

[2] 沈佳胤, 卢洪洲. 艾滋病合并结核病的防治研究进展. 中国艾滋病, 2015, 21 (6): 543-546.

[3] ANAND DATE, SURBHI MODI. TB screening among people living with HIV/AIDS in resource-limited settings. J Acquir Immune Defic Syndr, 2015, VN: S270-S273.

[4] SEGALL L, COVIC A. Diagnosis of tuberculosis in dialysis patients: Current strategy. Clin J Am Soc Nephrol, 2010, 5 (6): 1114-1122.

[5] HUSSEIN MM, MOOIJ JM, ROUJOULEH H. Tuberculosis and chronic renal disease. Semin Dial, 2003, 16 (1): 38-44.

[6] SUBRAMANIAN AK, MORRIS MI. AST infectious diseases community of practice Mycobacterium tuberculosis infections in solid organ transplantation. Am J Transplant, 2013, 13 (Suppl 4): 68-76.

[7] FABRIZIO CANTINI, CARLOTTA NANNINI, LAURA NICCOLI, et al. Risk of tuberculosis reactivation in patients with rheumatoid arthritis, ankylosing spondylitis, and psoriatic arthritis receiving non-anti-TNF-targeted biologics. Mediators of inflammation, 2017: 8909834.

[8] 边赛男, 刘晓清. γ- 干扰素释放试验在免疫功能抑制人群中诊断结核分枝杆菌感染的应用. 中华实验和临床感染病杂志 (电子版), 2017, 11:(2): 117-120.

[9] PYO J, CHO SK, KIM D, et al. Systemic review: agreement between the latent tuberculosis screening tests among patients with rheumatic diseases. The Korean journal of internal medicine, 33 (6): 1241-1251.

[10] World Health Organization. Latent tuberculosis infection: updated and consolidated guidelines for programmatic management. Geneva: World Health Organization, 2018.

[11] XIN H, ZHANG H, LIU J, et al. Mycobacterium tuberculosis infection among the elderly in 20486 rural residents aged 50-70 years in Zhongmu County, China. Clin Microbiol Infect, 25 (9): 1120-1126.

[12] 中华人民共和国卫生部. 职业病防治基本知识.[2011-04-18]. http://wwwmob. gov. cn/publicfilea/business/hemlfies/mohwsjdj/a5854/201105/51676.

[13] 国家卫生健康委办公厅. 中国结核病预防控制工作技术规范 (2020 年版). 2020.

[14] UDEN L, BARBER E, FORD N, et al. Risk of tuberculosis infection and disease for health care workers: an updated meta-analysis. Open Forum Infect Dis, 2017, 4 (3): ofx137.

[15] SEPEHRI N, SAGHANEZHAD SM, KHODDAMI F, et al. Meta-analysis of latent tuberculosis in health-care workers in Iran: a retrospective review. Trans R Soc Trop Med Hyg, 2021, 115 (9): 965-974.

[16] ALELE FO, FRANKLIN RC, EMETO TI, et al. Occupational tuberculosis in healthcare workers in sub-Saharan Africa: Asystematic review. Archives of environmental & occupational health, 2019, 74 (3): 95-108.

[17] TND P, RILEY LW, SANCHEZ M, et al. Prevalence and risk factors for latent tuberculosis infection among primary health care workers in Brazil. Cadernos De Saude Publica, 2017, 33 (12): e154916.

[18] NONGHANPHITHAK D, REECHAIPICHITKUL W, CHAIYASUNG T, et al. Risk factors for latent tuberculosis infection among health-care workers in northeastern Thailand. Southeast Asian Journal of Tropical Medicine & Public Health, 2016, 47 (6): 1198.

[19] OCHOA J, LEÓN AL, RAMÍREZ IC, et al. Prevalence of tuberculosis infection in healthcare workers of the public hospital network in Medellín, Colombia: a Bayesian approach. Epidemiology & Infection, 2017, 145 (6): 1095-1106.

[20] SABRI A, QUISTREBERT J, NAJI AMRANI H, et al. Prevalence and risk factors for latent tuberculosis infection among healthcareworkers in Morocco. Plos One, 2019, 14 (8): e221081.

[21] NAPOLI C, FERRETTI F, DI NINNO F, et al. Screening for tuberculosis in health care workers: experience in an italian teaching hospital. BioMed Research International, 2017: 7538037.

[22] DU J, PANG Y, MA Y, et al. Prevalence of tuberculosis among health care workers in tuberculosis specialized hospitals in China. Journal of Occupational Health, 2017, 59 (3): 292-295.

[23] WANG X, HE T, GENG M, et al. Prevalence of and risk factors for tuberculosis among healthcare workers in Chinese tuberculosis facilities. Infectious Diseases of Poverty, 2018, 7 (1): 26.

[24] DENG Y, LIU Y, LI Y, et al. Isolation measures and protection awareness are significant for latent tuberculosis infection: a cross-sectional study based on T-SPOT. TB among health care workers in China. Epidemiology and Infection, 2019, 147: e120.

[25] World Health Organization. WHO guidelines on tuberculosis infection prevention and control 2019 update. 2019.

[26] 张炜敏, 耿梦杰, 宋渝丹, 等. 中国 12 个省 241 家医疗卫生机构结核感染控制情况分析. 中国防痨杂志, 2017, 39 (4): 414-419.

[27] 王晓宁, 何天伦, 耿梦杰, 等. 我国 12 省结核病门诊和实验室感染控制管理措施实施现状的抽样调查及其主成分分析. 中国防痨杂志, 2018 (5): 519-524.

第二部分
特定疾病人群结核病

第六章　HIV/AIDS 合并结核病

第一节　HIV/AIDS 概述

一、流行情况

人类免疫缺陷病毒(human immunodeficiency virus,HIV)感染/获得性免疫缺陷综合征(acquired immunodeficiency syndrome,AIDS)属于一项全球主要公共卫生问题。据世界卫生组织统计,2019 年底,全球约有 3 800 万 HIV/AIDS 人,而非洲区域是受影响最严重的地区,有 2 570 万人存在 HIV 感染,占全球 HIV 感染总数的近三分之二。2019 年,全球有 170 万新感染者,69 万人死于 HIV 相关病症。男同性恋人群、吸毒人群、监狱里的服刑人员、性工作者及其性伴侣和变性人群等是当前 HIV 感染风险增加的主要人群。目前,全球 HIV/AIDS 的发病率和死亡率开始呈下降趋势。在 2000 年至 2019 年间,HIV 新发感染下降了 39%,而获得性免疫缺陷综合征(简称艾滋病)相关死亡减少更明显,下降了 51%。

在中国,自 1985 年发现首例输入性艾滋病病例以来,至今已逾 30 年。中国艾滋病疫情总体保持低流行水平,现存活 HIV/AIDS 人群占全人群的 0.06%,局部地区 HIV 感染较为严重,如云南、新疆、广西、四川和重庆等地,感染率超过了 0.1%。根据中国疾病预防控制中心性病艾滋病预防控制中心的报告,截至 2020 年 12 月,全国报告的存活 HIV/AIDS 人数约 104.5 万,2020 年新发报告 HIV/AIDS 患者 11.2 万例。

目前我国 HIV 主要传播途径是经性途径(异性间和同性间)传播。自 2007 年起,每年报告病例经性传播构成比大于经注射毒品传播,以后每年性途径传播比例逐年升高。2013 年性传播比例超过 90%,到 2020 年,性途径传播比例占 95%(其中异性性行为传播占 70%)。男男性行为(MSM)人群 HIV 感染者增加较快,蔓延迅速,以 20~29 岁感染者增长最多。2011—2019 年,新发现病例超过 1 000 例的省份从 2 个增加到 22 个,广东、广西、四川、重庆、河南和云南新发现超过 5 000 例。每年新报告 15~24 岁学生病例占比从 2010 年的 0.84 人/10 万上升到 2019 年的 4.02 人/10 万。此外,老年感染者增多。2010 年报告 60 岁以上老年人仅 4 751 例,2019 年新发病例中 60 岁以上老年人达 28 763 例。在 2010—2019 年,我国每年报告的 HIV/AIDS 中,≥60 岁年龄组构成比呈逐年上升趋势,从 7.4% 上升至 19.02%,性别以男性为主,呈逐年增高趋势。总之,目前我国 HIV/AIDS 病例流行病学特征为:①总体感染率低,但局部呈上升趋势;②传播途径以性传播为主,MSM 人群 HIV 感染者增加较快,蔓延迅速;③感染者以青壮年为主,年龄范围有扩大趋势,青年学生、老年人 HIV 感染有上升趋势;④流行地区以西南边境和大城市为主,有向全国扩散趋势;⑤早年感染以输入型为主,国内居民感染率有增加趋势,转向主要依靠道德规范去约束,但涉及更广泛人群的经性(异性间和同性间)传播 HIV 途径。

二、诊治现状

(一) 诊断现状

1. 实验室检测　主要包括 HIV-1/2 抗体检测、HIV 核酸定性和定量检测、$CD4^{+}T$ 淋巴细胞计数、HIV 基因型耐药检测等。

2. 诊断及临床分期 HIV/AIDS 的诊断需结合流行病学史(包括不安全性生活史、静脉注射毒品史、输入未经抗 HIV 抗体检测的血液或血液制品、HIV 抗体阳性者所生子女或职业暴露史等)、临床表现和实验室检查综合分析,慎重进行诊断。HIV/AIDS 根据感染过程临床分三个期,分别为急性期、无症状期、艾滋病期。

(1)急性期 通常指在初次感染 HIV 后 6 个月内。23%~92% 感染者可以表现 HIV 病毒血症和免疫系统急性损害产生临床症状。临床表现最常见为发热,可伴有咽痛、腹泻、皮疹、关节疼痛、淋巴结肿大等症状。临床症状一般比较轻,持续 1~3 周后自行缓解。在急性期,血浆中可检测到 HIV-1 p24 抗原和 / 或 HIV RNA 核酸阳性、$CD4^+T$ 淋巴细胞计数一过性减少、$CD4^+/CD8^+T$ 淋巴细胞比值倒置等。

(2)无症状期 指有流行病学史,结合 HIV 抗体阳性即可诊断,或仅实验室检查 HIV 抗体阳性即可诊断。无症状期可以由急性期或无明显急性期进入,一般持续时间 2~8 年。无症状期持续时间长短与 HIV 感染数量和毒力、传染途径、机体免疫力、机体营养状况等均有关。

(3)艾滋病期 有流行病学史、实验室检查 HIV 抗体阳性,加下述各项中的任何一项,即可诊为艾滋病;或者 HIV 抗体阳性,而 $CD4^+T$ 淋巴细胞数 <200 个 /μl,也可诊断为艾滋病。

1)不明原因的持续不规则发热 38℃以上,>1 个月;

2)腹泻(大便次数多于 3 次 / 日),>1 个月;

3)在 6 个月之内体重下降 10% 以上;

4)反复发作的口腔真菌感染、深部真菌感染或马尔尼菲篮状菌病;

5)反复发作的单纯疱疹病毒感染或带状疱疹病毒感染、活动性巨细胞病毒感染;

6)肺孢子菌肺炎(pneumocystis pneumonia,PCP);

7)反复发生的细菌性肺炎或反复发生的败血症;

8)活动性结核或非结核分枝杆菌病;

9)中枢神经系统占位性病变、弓形虫脑病或中青年人出现痴呆;

10)皮肤黏膜或内脏的卡波西肉瘤、淋巴瘤。

(二) 治疗现状

目前,没有针对 HIV 感染的治愈方法。但通过有效的抗反转录病毒药物可使病毒得到控制且利于预防传播,从而使 HIV 感染者和面临 HIV 重大风险人员能够长期享受健康且有益的生活。

1. 治疗原则 不论其临床状况或 CD4 阳性细胞计数,所有 HIV 感染者,包括儿童、青少年和成人、孕妇和哺乳妇女提供终生抗病毒治疗。

2. 治疗目标 ①减少 HIV 相关的发病率和病死率,减少非艾滋病相关疾病的发病率和病死率,使患者获得正常的期望寿命,改善生活质量;②抑制病毒复制,使病毒载量降低至检测下限并减少病毒变异;③重建或者维持免疫功能;④减少异常的免疫激活;⑤减少 HIV 的传播,预防母婴传播。

3. 抗反转录病毒药物治疗(anti-retroviral therapy,ART)药物及方案

(1)抗反转录病毒药物种类:目前国际上共有六大类 30 多种药物(包括复合制剂),分为核苷类反转录酶抑制剂(nucleostide reverse transcriptase inhibitors,NRTIs)、非核苷类反转录酶抑制剂(NNRTIs)、蛋白酶抑制剂(PIs)、整合酶抑制剂(INSTIs)、融合抑制剂(FIs)及 CCR5 抑制剂。国内的抗反转录病毒治疗(ARV)药物有 NNRT1s、NRT1s、PIs、INSTIs 和 FIs 五类药物(包括相关复合

制剂)。

1) NRT1s：包括齐多夫定(zidovudine, AZT)、拉米夫定(lamividine, 3TC)、阿巴卡韦(abacavir, ABC)、替诺福韦(tenofovir disoproxil, TDF)、恩曲他滨(emtricitabine, FTC)、齐多夫定 / 拉米夫定(combivir, AZT+3TC)、恩曲他滨替诺福韦(truvada, FTC/TDF)、替诺福韦艾拉酚胺(tenofovir alafenamide fumarate, TAF)。

2) NNRTIs：包括依非韦仑(efavirenz, EFV)、奈韦拉平(nevirapine, NVP)、利匹韦林(rilpivirine, RPV)、依曲韦林(etravirine, ETV)、艾诺韦林(ainuovirine)。

3) PIs：洛匹那韦 / 利托那韦(lopinavir/ritonavir, KLZ)、阿扎那韦(atazanavir, ATV)、地瑞那韦(darunavir, DRV)。

4) 整合酶抑制剂：拉替拉韦(raltegravir, RAL)、艾维雷韦(elvitegravir, EVG)、多替拉韦(dolutegravir, DTG)、比克替拉韦(bictegravir, BIC)。

5) FIs：艾博韦泰(albuvirtide, ABT)。

6) CCR5 抑制剂：马拉韦罗(maraviroc, MVC)。

(2) 成人及青少年初始 ART 推荐方案：

1) 2 种 NRT1s+1 种整合酶抑制剂；

2) 2 种 NRT1s+1 种 NNRT1s；

3) 2 种 NRT1s+1 种增强型 PIs(含利托那韦)。

(3) 儿童 ART 方案特点

1) 小于 3 岁的儿童　由于婴幼儿体内药物代谢很快，且由于免疫系统功能尚未发育完全，感染不易被控制，体内病毒载量含量很高，因此婴幼儿治疗需要非常强有力的方案(一线方案：ABC/AZT+3TC+KLZ。二线方案：ABC/AZT+3TC+NVP/RAL。TDF、EFV 不能用于小于 3 岁的儿童。出生时有使用 NNRT1s 史的儿童避免再次使用 NNRT1s，推荐给予 KLZ。

2) 大于 3 岁小于 10 岁的儿童　一线方案：ABC/AZT+3TC+EFV/DTG。二线方案：AZT/TDF+3TC+NVP/KLZ/RAL。

3) 大于 10 岁的儿童　一线方案：TDF/ABC+3TC+EFV(DTG)。二线方案：AZT+3TC+ NVP/KLZ/EFV/RAL。

(4) 孕产妇抗反转录病毒治疗方案特点

1) 未开始抗反转录病毒治疗的孕妇　不管 CD4 阳性细胞计数多少，尽快进行治疗。首选方案尽量不使用含 NVP 方案，妊娠前 3 个月不使用含 EFV 方案。但如果无法选择其他方案，首选方案也是可以考虑含 EFV 的治疗方案的。

2) 已经开始抗反转录病毒治疗的孕妇　除了合并三种 NRTIs 方案，其他治疗方案继续保持在孕妇的怀孕生产过程中使用，以预防艾滋病母婴传播。最近美国食品药品监督管理局发出警示，表示 DTG 对胎儿可能有潜在神经毒性风险。

3) 已经生产哺乳期的妇女　母乳喂养存在传播 HIV 的风险，所以对于具备人工喂养条件者，尽量提供人工喂养，并给予指导和支持。对于因不具备人工喂养条件而选择母乳喂养的感染产妇及其家人，要做好充分咨询，指导其坚持正确的纯母乳喂养，且在整个哺乳期间必须坚持抗病毒治疗，喂养时间最好不超过 6 个月。

4) 艾滋病感染母亲所生婴儿　应在出生后尽早(6~12h 内)开始服用抗病毒药物至生后 4~6 周，常规给予 AZT 或 NVP。对于孕期抗病毒治疗不满 4 周或产时发现感染的孕产妇所生儿童服用抗病毒药物时间要延长至出生后 6~12 周。

(5)合并机会感染的艾滋病患者抗反转录病毒治疗方案特点　合并机会感染时,应该在控制机会感染后,2 周内尽快给予抗反转录治疗。如果合并隐球菌脑膜炎,则根据临床情况,尽量在 4~6 周内进行抗反转录治疗。

(6)合并 AIDS 相关肿瘤的艾滋病患者抗反转录病毒治疗方案特点　AIDS 相关肿瘤主要是卡波西肉瘤和淋巴瘤。尽快进行抗反转录病毒治疗,选择骨髓抑制小的抗病毒药物,同时注意化疗药物与抗病毒药物之间相互作用。

4. HIV/AIDS 患者抗反转录病毒治疗的监测

(1)疗效评估　抗病毒治疗的有效性主要通过病毒学指标、免疫学指标和临床症状三方面进行评估,其中病毒学的改变是最重要的指标。

1)病毒学指标　大多数患者抗病毒治疗后血浆病毒载量 4 周内应下降 1 个 lg 以上,在治疗后的 3~6 个月病毒载量应达到检测不到的水平。

2)免疫学指标　在进行 ART 3 个月后,$CD4^+T$ 淋巴细胞数与治疗前相比增加了 30% 或在治疗后 1 年 $CD4^+$ T 淋巴细胞数增长 100 个 /μl,提示治疗有效。

3)临床症状　反映抗病毒治疗效果的最敏感的一个指标是体重增加。对于儿童注意观察身高、营养及发育改善情况。在开始 ART 最初的 3 个月出现的机会性感染应与免疫重建炎症综合征(immune reconstitution inflammatory syndrome,IRIS)相鉴别。

(2)ART 药物毒副作用监测　ART 药物毒副作用多,如骨髓抑制、重度贫血、中枢神经系统损害、肾功能损害、药物性皮炎、药物性肝炎等。其中药物性皮炎和药物性肝炎最常见。

(3)ART 病毒学失败定义及处理

1)病毒学失败定义　在持续进行 ART 的患者中,开始治疗(启动或调整)24 周后血浆 HIV RNA 定量持续大于 200 拷贝 /ml;或病毒学反弹,即在达到病毒学完全抑制后又出现病毒载量 ≥ 200 拷贝 /ml。

2)病毒学失败的处理　首先,评估患者的治疗依从性、药物与药物或药物与食物相互作用,其中依从性是治疗成败的决定因素。其次,需进行病毒耐药检测,根据耐药性测定的结果调整治疗方案。二线治疗方案的选择原则是使用至少 2 种,最好 3 种具有抗病毒活性的药物(可以是之前使用的药物种类中具有抗病毒活性的药物)。

5. HIV/AIDS 的暴露预防性措施

HIV/AIDS 的预防措施多种,包括基于抗反转录病毒药物的预防、男性包皮环切术、注意注射和血液接触过程的安全、防止和控制基于性别的暴力、使用安全套、HIV 和性传播感染的检测和咨询、在结核病治疗过程中的检测和咨询等等,其中基于抗反转录病毒药物的预防是最重要的预防性治疗措施。由于抗反转录病毒药物治疗可将病毒传给其没有受到感染的性伙伴的风险降低 96%,可大大减少 HIV 的传播。

抗反转录病毒药物的预防措施　实行接触前预防性药物措施、接触后预防性药物措施和预防母婴传播措施,可实现 HIV 阻断。

6. HIV/AIDS 治疗转归和目标

虽然 ART 的 HIV 感染者生存人数不断上升,但新发 HIV 感染和 HIV 相关死亡率在过去十年大幅下降。2021 年,全球新发 HIV 感染约为 150 万(110 万 ~200 万)例,比 2010 年下降了 23%。2021 年死亡人数约为 65 万(51 万 ~86 万),比 2010 年下降了 39%。截至 2021 年,全球有 75% HIV 感染者获得抗反转录病毒药物治疗。而在中国,2003 年开始启动免费抗病毒治疗,开始 HIV/AIDS 接受治疗人数比例为 15.9%,治疗并检测病毒的人数中病毒抑制率(<400 拷贝 /ml)为 57.5%。以后

中国治疗 HIV/AIDS 的人数和新增治疗人数逐年增加，截至 2021 年，HIV 感染者治疗覆盖率为 92.6%，病毒抑制率为 95.4%。

（王 辉 周 泱 卢洪洲）

第二节 HIV/AIDS 合并结核病

一、流行情况

研究显示，在 HIV 感染的第一年，无论 CD4 阳性细胞计数多少，结核感染率均增加一倍，而且随着感染者免疫力下降，结核感染风险逐渐加大。与 HIV 阴性人群相比，HIV 阳性人群患结核病的风险估计要高 20~37 倍。随着 ART 的开展，结核感染机会大幅度降低，但在 HIV 阳性人群中结核发生率仍远大于普通人群（据估计是 HIV 阴性人群的 4 倍）。据世界卫生组织统计，在 HIV 阴性人群中，结核潜伏感染（latent TB infection，LTBI）终生进展为活动性结核病的风险为 5%~10%，且多发生在感染后的 18 个月内。而在 HIV 感染者中，LTBI 进展为活动性结核病的风险显著高于 HIV 阴性者，其风险为每年 3%~16%。

世界卫生组织（WHO）最新数据显示，在全球，结核病是第 13 大死因，也是仅次于新型冠状病毒（COVID-19）的第二大传染性杀手。2020 年共有 150 万人死于结核病（其中包括 21.4 万 HIV 感染者）。2020 年，30 个结核病高负担国家占结核病新发病例的 86%，其中八个国家的新发病例占病例总数的三分之二，其中印度的数量居首位，其后依次为中国、印度尼西亚、菲律宾、巴基斯坦、尼日利亚、孟加拉国和南非。

2021 年，全球结核病造成的死亡人数（140 万）是 HIV/AIDS 造成的死亡人数（65 万）的两倍余，COVID-19 大流行对结核病死亡率的影响远远大于 HIV/AIDS。与结核病相比，2019 年至 2021 年期间，HIV/AIDS 的死亡人数继续下降。2021 年造出结核病死亡的危险因素共五大疾病，其中 HIV/AIDS 是其中之一。

HIV/MTB 双重感染临床表现不典型，因而 HIV/MTB 双重感染的诊断很困难。在资源受限地区成人 AIDS 人群中因结核病导致死亡的人数占成人 AIDS 相关死亡总人数比例高达 40% 在 HIV/MTB 双重感染中先天性免疫影响。

近年来，发现先天免疫在控制 MTB 感染中起着重要作用。为了限制 MTB 入侵，Toll 样受体（Toll-like receptor，TLR）以及多种主要免疫细胞，均涉及控制 MTB 的免疫防御。先天免疫细胞还能够产生免疫记忆，增加它们对次级免疫的抵抗传染病的能力。HIV 感染破坏在宿主中主要的免疫细胞免疫功能，是 TB 易感和 LTBI 存在的重要发病原因。

MTB 的早期清除与诱导增强的异源性先天免疫，即训练免疫（trained immunity），有密切关系。表观遗传和代谢的重编程是抗 MTB 感染的训练免疫的中心机制。抑制或逆转训练免疫引起的变化可能是这些疾病的一个有前途的治疗靶点，可以运用于结核病疫苗的开发。

表观遗传的重编程，包括组蛋白尾部修饰和染色质的重组，导致基因表达重组，发展成训练免疫状态。乙酰化是由组蛋白乙酰转移酶（histone acetyl transferase，HAT）催化的可逆组蛋白修饰，与基因转录的激活有关。组蛋白去乙酰化酶（histone deacetylase，HDAC）可以逆转 HAT 的上述作用。HAT 和 HDAC 活性之间的平衡是基因调控的重要决定因素，已成为各种疾病治疗的潜在治疗靶点。此外，还有代谢的变化。研究表明，Akt/ 活性氧簇（reactive oxygen species，ROS）/ 缺氧诱导因子 1α（hypoxia-inducible factor 1α，HIF1α）介导的有氧糖酵解是训练免疫的代谢基础。许多刺激物，如细菌、真菌、寄生虫和病毒，以及它们的成分，都可以诱导训练免疫。β- 葡聚糖是白色念珠菌细胞壁的一种多糖成分，通过刺激单核细胞，可产生对真菌和异源感染的免疫力，是训练免疫研究最广泛的刺激物之一。最近研究发现在 HIV 感染者中，发生 LTBI 者合并念珠菌口腔炎和口腔毛状白斑疾病比例较未发生 LTBI 者更少。这可能 β- 葡聚糖参与训练免疫有关。β- 葡聚糖可以通过抑制 IRG1 的表达来逆转高剂量脂多糖来源的耐受状态，这也可以恢复人巨噬细胞产生细胞因子的能力。巨噬细胞通过 C 型跨膜凝集素受体 dectin-1 激活，诱导特定的表观遗传特征，导致训练免疫。这种训练免疫状态有助于预防结核分枝杆菌感染。几丁质是真菌细胞壁的重要组成部分，也可以影响宿主的免疫状态。脂多糖（lipopolysaccharide，LPS），是大多数革兰氏阴性细胞壁的主要成分。不同剂量的 LPS 对炎症反应的影响也不同。TLR4 和 NADPH 氧化酶（主要是 NOX2）表达的增加导致吞噬能力和 ROS 产生的增强，从而导致 MTB 的消除。高浓度 LPS 分别激活 GSK3 和 Akt，导致先天免疫耐受状态。此外，Fang 等人进行的一项类似研究表明，通过 LPS 训练人髓系白血病单核细胞（human myeloid leukemia mononuclear cells，THP-1）来源的巨噬细胞，诱导训练免疫，部分有助于消除结核分枝杆菌感染，但其潜在的免疫机制在很大程度上仍然不清楚。

肠道 - 肺微生物群失调与机体免疫关系　肠道 - 肺微生物群与机体免疫关系是目前研究热点。人类感染 HIV 或非自然宿主感染 SIV 能够损伤胃肠道黏膜屏障和免疫功能，导致微生物产物易位增加和记忆黏膜 $CD4^+T$ 细胞计数显著减少，从而导致外周组织和血液中的免疫激活。在感染猴免疫缺陷病毒（simian immunodeficiency virus，SIV）的模型中，发现脂多糖结合蛋白（lipopolysaccharide binding protein，LBP）和 IL-6 为 TB 感染的最强预测因子之一。TB 复发的风险还与转化生长因子（transforming growth factor-beta，TGF-β）3 浓度的增加相关。结核病复发前 TGF-β3 的增加可能反映了全身炎症的增加。活动性结核病患者的可溶性细胞间黏附分子（serum intercellular adhesion molecular，sICAM）浓度是升高的，而且与细菌负担和疾病严重程度有关，仍然需要研究来充分了解 sICAM 与结核发生及严重程度之间的关系。

骨髓源性抑制细胞的抑制作用，增加 MTB 发病　骨髓源性抑制细胞（myeloid-derived suppressor cells，MDSCs）在免疫调节中的关键作用。在 TB 和 AIDS 中，病原体来源的分子和炎症介质可以诱导 MDSCs。TB 患者单核 MDSCs（monocytic MDSCs，M-MDSCs）占外周单核细胞（peripheral blood mononuclear cell，PBMC）总的 4%~10%，而多核 MDSC（polymorphonuclear MDSC，PMN-MDSC）比例为 30%。在 HIV 感染中，PMN-MDSC 的 5%，在慢性 HIV 感染高达 8%，而在健康成人中检测不到。MDSCs 与病毒载量正相关，与 $CD4^+T$ 淋巴细胞计数负相关，并在 ART 后有所下降。在 HIV/MTB 共感染时 MDSCs 位于肉芽肿内的坏死区域，存在 NOS2 和 Arg-1 表达的巨噬细胞群体和具有免疫调节功能的抑制性中性粒细胞。

二、临床表现

1. 活动性结核病的临床表现与免疫机能损害程度密切相关　在 $CD4^+T$ 细胞计数 ≥200 个 /μl 的 HIV/AIDS 感染者中，HIV/AIDS 相关的结核病一般与非 HIV 感染者的结核病相似。大多数患者的疾病仅限于肺部，常见的胸部影像学表现为上叶浸润或无空洞。

2. 肺外结核多见　非 HIV 感染结核病患者多以肺结核常见，而 HIV 感染合并结核病患者常存在肺外结核，尤其是当 $CD4^+$ T 淋巴细胞计数 <200 个 /μl 时，艾滋病合并肺外结核明显增多。随着免疫机能丧失程度的提高，肺外或播散性结核病（如淋巴结炎、泌尿生殖道结核、骨结核、胸膜

炎、心包炎和脑膜炎),不论是否有肺部病灶,都较为常见。肺外结核的临床表现与未感染 HIV 的人并不相同。所以患者在涉及体内任何部位的疾病发病过程中必须考虑结核病的可能,尤其是那些存在中枢神经系统(CNS)或脑膜症状的情况。因为尽早诊断结核病,及时抗结核治疗,对改善预后至关重要。在细胞免疫明显受损的结核病患者中,结核病临床表现为一种严重的系统性疾病,出现高热、快速进展和脓毒症综合征临床表现等特征。在 ART 开始后,免疫重建可以暴露出亚临床活动性结核,出现结核感染部位明显的炎症反应。

3. 胸部影像学不典型 HIV 感染早期的肺结核患者,其影像学表现与未感染 HIV 者的肺结核患者相似。病灶多位于肺上叶尖后段、下叶背段,可呈双侧浸润,可有空洞形成、肺部纤维化和萎陷。当 HIV 感染使机体免疫功能受到抑制时,尤其 $CD4^{+}T$ 淋巴细胞计数<200 个 /μl 时,X 线片或 CT 扫描表现呈不典型性改变,多见于中下部病变,可为结节状、磨玻璃状、斑片絮片状、粟粒状、纤维条索状、团块肿块状,以及胸膜肥厚、胸腔积液、淋巴结增大等征象。胸腔积液、纵隔淋巴结肿大较多见,而空洞、粟粒状改变较少见,往往很难与肺部真菌感染、肺癌的影像学表现相鉴别。

4. 耐多药结核病(multi-drug-resistant tuberculosis,MDR-TB)增多 HIV 感染和 MDR-TB 呈现相伴相随的关系。同时,HIV 感染也是广泛耐药结核病(extensively drug-resistant tuberculosis,XDR-TB)发生的独立危险因素。国外学者有研究显示,HIV 感染合并单耐药和耐多药结核病的发生率(37% 和 19%)明显高于非 HIV 感染者(19% 和 6%)。

三、诊断

(一) HIV/AIDS 合并结核病实验室诊断特点

1. 病原学诊断:菌体(抗酸杆菌涂片)、活菌(结核分枝杆菌培养)、核酸(分子生物学:分子快速诊断检测、分枝杆菌菌种鉴定、结核分枝杆菌基因耐药检测)。

(1) 痰涂片抗酸染色 一般活动性结核病的痰涂片阳性率在 30%~60%,而 HIV 感染合并结核病患者痰抗酸染色涂片并不受机体免疫缺陷影响。但由于机体免疫抑制严重时,肺外结核常见,致痰涂片阳性率下降。而且当 $CD4^{+}$ T 淋巴细胞计数<50 个 /μl 时,约 50% 的痰涂片阳性菌经菌种鉴定为非结核分枝杆菌感染。因此,临床需要多次留取标本和留取不同类型标本检测,尽可能减少漏诊率。同时需做结核分枝杆菌培养及药物敏感性试验(drug-susceptibility testing,DST)、菌种鉴定,以区分患者是 MTB 感染还是非结核分枝杆菌感染。

(2) 分子快速诊断检测(molecular WHO-recommended rapid diagnostic test,mWRD):WHO 重点推荐,不仅用于结核分枝杆菌诊断,而且用于结核耐药检测。

1) 半巢式全自动实时荧光定量 PCR 检测(GeneXpert MTB/RIF 和 Xpert MTB/RIF Ultra) GeneXpert MTB/RIF 通过结核分枝杆菌 *rpoB* 基因和突变检测试剂盒(Xpert MTB/RIF)技术可在 2 小时内快速敏感地检测出结核分枝杆菌特异性核酸和利福平耐药基因 *rpoB*,为艾滋病合并结核双重感染患者尽早抗结核治疗提供实验室依据。这项新技术在多中心临床研究中证实具有高灵敏度及特异度,一直被 WHO 力推用于 TB 的诊断。国内外 HIV 感染患者的呼吸道标本进行 Xpert MTB/RIF 检测研究发现,其灵敏度为 67%~98%,特异度为 97%~99%,而针对不同标本及不同人群的汇总灵敏度为 69%,汇总特异度为 97%。有研究发现 Gene Xpert TB 在涂片阳性肺外标本和涂片阴性肺外标本中,结核分枝杆菌的灵敏度高达 95%。此外,结核分枝杆菌的灵敏度随标本类型不同而变化,其中主要为淋巴结(96%)、脑脊液(85%)、胃吸出物(78%)、胸腔积液(34%)及其他非胸腔浆液(67%)。因此,WHO 建议,Xpert MTB/RIF 可作为 HIV/AIDS 患者结核病筛查的首选方法。但是,也有报道表明在胸腔积液中的灵敏度为 28.7%,在菌阴的 HIV/TB 患者的痰液标本中其灵敏度仅为 58.3%。最新研究发现，Xpert MTB/RIF 技术第二代 Xpert MTB/RIF Ultra，其检测灵敏度从 131CFU/ml 降低至 16CFU/ml，适用于菌量较少的标本，在痰涂阴性和结核培养阳性的 HIV/MTB 双重感染患者中 Xpert MTB/RIF Ultra 灵敏度高达 90%，而 Xpert MTB/RIF 仅为 77%，提示 Xpert MTB/RIF Ultra 的检测灵敏度高于第一代 Xpert MTB/RIF。对于有肺外结核病或播散性结核病体征和症状的成人和儿童，Xpert MTB/RIF 或 Xpert MTB/RIF Ultra 均可用血、淋巴结抽吸以及淋巴结活检、胸膜液、腹膜液、心包液体、滑膜液或尿液标本等作为结核病的初始诊断检测方法。

2）尿脂阿拉伯甘露聚糖（lipoarabinomannan，LAM）　脂阿拉伯甘露聚糖是结核细胞壁的主要成分脂多糖，通过新陈代谢降解，由肾脏滤过，尿液排泄出来。LAM 检测通过 ELISA 方法检测出结核分枝杆菌细胞壁多糖。该试验特点为低灵敏度（28%~34%）和高特异度（90%~95%）。虽然尿脂阿拉伯甘露聚糖试验诊断效果受到低灵敏度的限制，但它的优点是检测结果出来快，一小时出结果，而且取材方便，可以检测尿，方便在门诊开展。尿 LAM 试验在低 $CD4^+$T 淋巴细胞计数（<100 个 /μl）HIV 感染患者中显示出更佳的检测效能，其灵敏度为 37%~56%，特异度为 95%。此外，该试验与其他诊断策略联合，如 GeneXpert TB 或痰结核涂片，可以改善诊断效果，提高结核检测的灵敏度。

2. 免疫学诊断：结核菌素皮肤试验、γ 干扰素释放试验、结核抗体 TB-Ab 等。

（1）结核菌素皮肤试验（tuberculin skin test，TST）　TST 简单易行，在结核低流行水平地区和无法获得体外 γ 干扰素释放试验（interferon gamma release assay，IGRA）地区仍有意义。TST 皮试大于 5mm 或以上，提示有结核潜伏感染或活动性结核风险，应进一步排除结核病的可能。但 TST 无法区分 MTB 感染和卡介苗（BCG）接种，在免疫缺陷人群中的灵敏度较低。免疫功能正常的结核病患者 PPD 试验阳性率在 90% 以上，而 HIV 与 MTB 双重感染者的阳性率仅为 15%~40%，出现较高的假阴性。因此，对于 HIV 感染免疫抑制严重者，TST 阴性，不能排除结核感染；TST 阳性，是结核感染有利依据，应该进一步排除存在活动性结核病可能。

（2）体外 γ 干扰素释放试验　IGRA 是一种检测 MTB 感染的灵敏度和特异度均较高的方法，有助于结核病的早期和快速诊断。相对于 TST（56%~95%）而言，IGRA 的灵敏度受免疫缺陷的影响要小，IGRA（92%~97%）具有更高的特异度。IGRA 检测阳性者未来进展为活动性结核病的风险高于 TST 检测阳性者。但在 HIV 与 MTB 双重感染中，IGRA 的检测效率随 $CD4^+$ T 淋巴细胞免疫力的不同而有差异。当 $CD4^+$T 淋巴细胞计数 ≥ 100 个 /μl 时，IGRA 检测灵敏度和特异度的结果与单一结核病患者相似；当在 $CD4^+$T 淋巴细胞计数 < 100 个 /μl 时，IGRA 检测的灵敏度和特异度随着 $CD4^+$T 淋巴细胞计数的减少而降低。尤其当 $CD4^+$T 淋巴细胞计数 < 50 个 /μl 时，IGRA 阳性结果具有结核病诊断意义，但 IGRA 阴性结果不具有排除结核病的诊断意义。

3. 病理学诊断

结核病灶组织病理改变　随着 $CD4^+$T 淋巴细胞介导细胞免疫水平的不同，HIV 感染合并结核病的患者肺部病理改变并不一致。患者在 HIV 感染早期，病理改变为典型的结核性肉芽肿，含有较多的上皮细胞、朗汉斯巨细胞和 $CD4^+$T 淋巴细胞，病灶中 MTB 数量较少。在 HIV 感染晚期（AIDS 期），由于机体重度免疫抑制，多表现为粟粒性肺结核或无反应性结核病，病灶表现为炎性肉芽肿改变，缺乏上皮样细胞与朗汉斯巨细胞，干酪样坏死较少见，$CD4^+$T 淋巴细胞也极少见。

（二）临床诊断的特殊性

1. HIV/AIDS 患者结核病的诊断需要结合临床表现、辅助检查以及影像学检查结果进行综合判断，尤其要注意四大临床表现：咳嗽、发烧、体重减轻或盗汗。诊断有其自身特殊性，不能将用于普通人群结核病的常见诊断方法简单地套用在艾滋病合并结核病患者的诊断中。

2. 在进行诊断时，应注意患者的免疫功能状态，因为免疫缺陷程度对患者的临床表现以及诊断方法的灵敏度与特异度等均存在一定影响。但是，HIV 感染者无论 $CD4^{+}T$ 淋巴细胞计数的高低均可出现结核病。

3. 病原检测和病理学检查仍是目前确诊结核病的主要依据。病原学检查方法主要有抗酸杆菌涂片、结核分枝杆菌（结核菌）培养和快速分子核酸检测。抗酸杆菌涂片和结核菌培养是临床诊断结核病的基本方法，也是目前结核病确诊的主要方法。核酸检测主要分为 DNA 检测和 RNA 检测两大类。核酸检测有助于快速诊断，其灵敏度高于痰涂片，建议对疑似结核病患者至少进行一次相关临床标本的 MTB 核酸检测。目前 WHO 推荐 mWRD 用作 HIV 感染者结核病诊断及结核耐药诊断的主要检测技术。HIV/AIDS 合并结核病病理学改变与其免疫状态有关，随着免疫抑制程度的加重，典型结核性肉芽肿可表现为形成不良甚至完全缺乏。

4. 诊断主要推荐意见

（1）所有 HIV 感染者均应常规进行结核病筛查。常规的筛查项目包括临床症状、痰 mWRD、C 反应蛋白以及胸部 X 线或 CT 检查。胸部影像学检查应包含在任何疑似结核病的筛查中。但胸部 X 线或 CT 正常的患者不能完全排除肺结核可能，对于疑似患者还需要进行 mWRD 和结核菌培养检测。

（2）对于具有结核病相关临床表现的患者，针对可能的结核病发生部位，如中枢神经系统、肺部及腹腔等部位进行筛查。由于肺结核最为常见，因此，肺结核筛查应该包含在任何部位结核病的筛查中。推荐尽可能留取标本，尤其注意留取粪便、尿液、脑脊液、穿刺液、淋巴结组织、病变组织，进行 mWRD、结核菌培养、高通量测序技术（next-generation sequencing，NGS）以及组织病理学检查进一步明确结核病诊断。

（3）对于肺结核的诊断，推荐进行痰 mWRD 和结核菌培养。HIV 感染的疾病晚期或免疫高度抑制以及非空洞性病变时，痰涂片阴性肺结核较为多见，但痰培养的阳性率不受免疫缺陷的影响。推荐联合进行痰 mWRD 和痰结核菌培养。

（4）对于所有新确诊的结核病患者，推荐常规检测 MTB 对一线抗结核药物的敏感性，对于治疗后 4 个月培养仍为阳性或一度转阴后再次转阳的患者，推荐再次进行一线药物的敏感性检测。若 MTB 对一线抗结核药物耐药，推荐检测 MTB 对二线药物的敏感性。曾接受过抗结核治疗或暴露于耐药结核病的患者，推荐进行 MTB 耐药检测。

四、治疗

（一）治疗原则

抗反转录病毒药物治疗（ART）的深入开展，有利于减少结核病发病率，提高结核病治疗成功率。目前 TB/HIV 双重感染患者的治疗包括抗结核和抗反转录病毒药物治疗。抗结核药物和抗反转录病毒药物的不良反应多，各种药物不良反应叠加及部分药物存在相互拮抗作用，均增加了这类患者的药物不良反应和发生耐药结核病的概率，治疗更复杂，效果更差。因此，TB/HIV 双重感染在治疗上面临着治疗时机的选择、药物相互作用、结核相关免疫重建炎症综合征（TB-IRIS）、药物性肝损伤（DILI）等问题。这些问题若未处理好，会导致患者病情急骤加重，甚至死亡。

艾滋病患者结核病方面的治疗原则与非艾滋病患者基本相同，但抗结核药物使用时机、使用频次有其不同点。此外，抗结核药物使用时还应注意与抗病毒药物之间的相互作用及配伍禁忌、结核相关性免疫重建炎症综合征（tuberculosis-immune reconstitution inflammatory syndrome，TB-IRIS）发生等。

总之，对于 TB/HIV 双重感染情况，原则上建议尽早启动抗反转录病毒药物治疗，但启动时机与 $CD4^{+}T$ 细胞计数有关，治疗依从性评估也是十分重要的。

（二）抗结核治疗

1. 抗结核治疗和 ART 治疗时机的选择　总的原则是：只要条件允许应优先考虑抗结核药物治疗，然后再进行抗反转录病毒治疗。根据患者病情，$CD4^{+}T$ 淋巴细胞计数，决定启动 ART 的时机。

(1) 当 $CD4^{+}T$ 淋巴细胞<50 个 /μl 时，先进行强化期抗结核药物治疗。如果患者能忍受结核病的治疗，应尽快开始 ART，可能的话 2 周内开始进行治疗。对于合并中枢神经系统结核患者，ART 可适当延后。在抗结核药物治疗 4 周后尽快给予 ART。

(2) 当 $CD4^{+}T$ 淋巴细胞 ≥ 50 个 /μl 时，对于病情轻的患者，可在抗结核药物治疗 2 周后开始进行 ART 治疗。对于肺结核感染严重者，如低体重指数、低蛋白血症、低血红蛋白、多器官功能障碍等患者，在抗结核药物治疗 4~8 周内开始进行 ART。对于合并中枢神经系统结核患者，可在抗结核药物治疗 2~4 周后开始进行 ART。

(3) HIV 感染合并活动性结核病的妊娠期患者，应尽早行 ART，以阻断 HIV 母婴传播途径。

2. 抗结核治疗方案的选择

(1) 药物敏感结核病　通常使用 2HRZE/4HR 方案，药物用法和剂量同单一肺结核的治疗。但是，在抗结核治疗强化期，强烈推荐每日服药，而不推荐间歇疗法（每周 2 次或 3 次给药）。同时联合维生素 B_6（每日 25~30mg 口服，直至疗程结束），以减少周围神经炎发生。如果在强化期 2 个月末痰菌检查仍为阳性，则延长强化期 1 个月，继续进入巩固期。而在巩固期，可以采取每日服药治疗方法。随着目前研究进展，出现各类短程抗结核治疗方案。

(2) 合并骨或关节结核患者或抗结核药物治疗反应延迟患者（抗结核药物强化治疗 2 个月后仍有结核中毒表现或结核培养阳性）　抗结核治疗方案根据情况可延长至 9 个月。

(3) 合并中枢神经系统结核患者　抗结核药物治疗疗程推荐 6~12 个月，甚至更长。

(4) 耐药结核病　HIV/AIDS 合并耐药结核病如果情况允许应该尽快进行 ART，这可以降低死亡可能性。早期 ART 可能出现结核免疫重建炎症综合征。如果存在耐药的结核性脑膜炎，早期 ART 可能存在严重的不良反应。因此，根据患者临床结核症状控制情况，适当延迟 ART 的时间。治疗过程中注意药物之间毒副作用，如 KLZ 与贝达喹啉联合使用，贝达喹啉血药浓度升高等。

3. HIV/AIDS 患者合并结核病在抗结核治疗过程中激素的应用

合并中枢神经系统或心包结核感染的 HIV/AIDS 患者推荐给予适当激素治疗，这可能有利于提高 HIV/AIDS 患者合并结核病的生存率。

（三）合并乙型病毒性肝炎、丙型病毒性肝炎患者的治疗

1. TB/HIV 双重感染患者须常规进行乙型病毒性肝炎、丙型病毒性肝炎的筛查。如果带有以下风险因素的患者，如静脉药瘾行为、发生有黏膜创伤的性行为、反复的无保护肛交以及近期存在性传播疾病感染的患者，如有不明原因的转氨酶升高但丙型肝炎抗体呈阴性的，应进行 HCV-RNA 检查以提早发现早期感染。而对于乙型肝炎核心抗体阳性但乙型肝炎病毒表面抗原阴性的患者，尤其是转氨酶升高的患者，除了进行乙型肝炎病毒表面抗原测试以外，应进行乙肝病毒 DNA 筛查，以排除潜在的乙肝病毒感染。建议乙型肝炎病毒表面抗原阳性的患者进行丁型肝炎抗体的筛查。建议有丙型肝炎或乙型肝炎肝硬化的患者应进行 HCC（原发性肝癌）筛查。

2. 所有的 HCV/TB/HIV 合并感染者须接受不含干扰素的直接抗 HCV 病毒（DAA）治疗以彻底根除丙肝，不考虑肝纤维化程度以及 DAA 治疗药物是否可及的因素。在 HCV/TB/HIV 合并感

染患者中肝纤维化的发展进程会更快。由于 HCV/TB/HIV 合并感染患者在抗结核治疗和 ART 过程中 HCV 表现活跃，对肝脏损害加重，所以需要评估患者病情，决定抗结核治疗、抗丙肝治疗和 ART 三者治疗时机。如果艾滋病患者肝功能损害更严重，在能够获得 DAA 药物的条件下，可以优先考虑抗 HCV 治疗以达到早期 SVR 快速应答，减少肝损害，促进抗结核治疗及 ART 顺利进行的目的。如果艾滋病患者肺结核感染更严重，则先考虑抗结核治疗，待患者肺结核病情稳定，再相应进行抗丙肝治疗和 ART。HCV/HIV 合并感染患者使用 DAA 治疗的耐受性和治愈率同单独感染丙肝的患者相差无几。因此，针对丙肝 /HIV 合并感染患者的治疗适应证以及治疗方案同单独感染丙肝的患者相同。

3. 所有 HBV/TB/HIV 合并感染的患者须接受包括有 TDF 或 TAF 在内的抗反转录病毒联合疗法（ART），除非有不耐受史。

（1）如果抗乙肝病毒核苷类是抗反转录病毒联合疗法（ART）其中的一部分，建议终生治疗。非活跃性的乙肝表面抗原（HBsAg）阳性患者的抗反转录病毒联合疗法（ART）中（包括拉米夫定），须添加 TDF 或 TAF 作为预防性用药，不考虑化疗或其他免疫抑制治疗时的乙肝 DNA 水平基线问题。

（2）如果忌用 TDF 或 TAF，对于没有使用过拉米夫定的患者，应给予恩替卡韦治疗并给予足量有效的抗反转录病毒治疗。

（3）对于 TDF 或 TAF 在内的抗反转录病毒联合方案患者，应注意监测患者骨密度和 / 或肾功能情况。对于有肝硬化和 CD4 阳性 T 细胞计数低的患者，需在开始抗反转录病毒治疗的第一个月给予密切观察，以观察是否存在免疫重建炎症综合征以及肝转氨酶突然升高引起后续的肝功能失代偿。

（4）HBV/TB/HIV 合并感染患者应避免停止抗反转录病毒联合疗法，因其会大幅提高重型肝炎暴发的风险并且引起乙肝病毒再活化，导致肝炎后的失代偿。

（四）结核相关性免疫重建炎症综合征（TB-IRIS）

在抗结核治疗和高效 ART 过程中，TB-IRIS 是 TB/HIV 双重感染患者最重要和最常见的早期合并症，在单纯结核病患者中不会出现 TB-IRIS。全球 TB-IRIS 发生率在 TB/HIV 双重感染患者中达 11.0%~68.8%。普遍认为，TB-IRIS 发生机制是细胞免疫平衡状态被破坏，出现了过度的炎症反应，考虑与 Th1/Th2、Th17/Treg 免疫比例失衡有关，具体机制仍不清晰。TB-IRIS 最常发生在 ART 后 2 周至 3 个月不等，临床表现多为发热、咳嗽、咳痰、肺部原发病灶扩大、淋巴结肿大等症状与体征，全身中毒症状不明显，对患者精神、食欲影响较小。实验室检查可见乳酸脱氢酶升高、$CD4^{+}$T 淋巴细胞上升、HIV RNA 载量下降。这些均可支持 TB-IRIS 的诊断。临床 TB-IRIS 有两种类型——自相矛盾型 TB-IRIS 和暴露型 TB-IRIS。

1. 自相矛盾型 TB-IRIS

（1）概念　自相矛盾型 TB-IRIS 发生在抗痨治疗之后开始 ART 的时候，发生率在 48%~54%，死亡率为 2%，一般持续 2~3 个月。在抗痨治疗时患者临床症状改善，但在 ART 开始后 1~4 周左右，患者出现新的症状或原来的症状加重，胸部影像学检查阴影扩大。

（2）典型临床表现　反复高热，出现新的淋巴结肿大或原来的淋巴结增大，出现新的肺部浸润病灶或原来的肺部病灶扩大。此外，如果患者诊断播散性结核，发生肝脏 TB-IRIS 也是常见的。肝脏 TB-IRIS 表现为恶心、呕吐、转氨酶异常、黄疸、肝大等。病理穿刺检查发现肝脏 TB-IRIS 为肉芽肿样改变。肝脏 TB-IRIS 在临床上很难与结核药物所致药物性肝炎区分开。

（3）自相矛盾型 TB-IRIS 发生的高危因素为低 CD4 阳性 T 淋巴细胞计数，尤其 CD4 阳性 T

淋巴细胞计数<100 个 /mm^3,以及高 HIV RNA 定量、播散性结核病或肺外结核,以及抗痨治疗和 ART 间隔时间过短(小于 1~2 个月)。

(4)自相矛盾型 TB-IRIS 诊断 TB/HIV 感染患者在 ART 之前抗结核治疗有效,临床症状改善;在 ART 之后患者临床症状恶化,炎症反应明显;伴随 CD4 阳性 T 淋巴细胞计数升高,HIV RNA 拷贝下降,同时排除其他可能引起患者临床症状恶化的原因。

(5)自相矛盾型 TB-IRIS 治疗 对于轻度的 TB-IRIS,可以给予解热镇痛药物,改善和减轻临床症状,有利于病情恢复。对于严重的 TB-IRIS,尤其累及中枢神经系统的 TB-IRIS,建议给激素(地塞米松或泼尼松)治疗。一般激素治疗疗程 3 周左右,开始给予泼尼松 1.5mg/(kg·d^{-1}),2 周后 0.75mg/(kg·d^{-1})。有些患者运用激素,需要减量维持,可能延长至 1 个月以后。在用激素治疗时需要注意排除患者存在卡波西肉瘤或其他严重感染的情况。

(6)预后 一般自相矛盾型 TB-IRIS 致死的不良后果很少,但如果出现脑结核或脑膜结核导致脑梗塞,结核性心包炎导致心包填塞,肺结核灶增多导致呼吸衰竭等严重临床症状,有可能危及患者生命。

2. 暴露型 TB-IRIS

由于患者结核方面临床表现轻,而没有发现结核,所以先开始 ART。在 ART 最早几周时出现炎症表现,类似细菌感染肺炎表现,即高热、急性呼吸窘迫综合征、脓毒血症、肺部实变影。暴露型 TB-IRIS 也可以呈进行性局灶性炎性表现,如脓肿或淋巴结炎。暴露型 TB-IRIS 的治疗建议在 ART 基础上加用标准抗结核方案和激素。

(五) HIV 药物和抗结核药物相互影响及调整

由于主要抗结核药物中的利福平(RFP)是细胞色素 P450(cytochrome P450,CYP)2B6、CYP2C8、CYP2C9、CYP2C19、CYP2D6、CYP3A4、UDP 葡萄糖苷酸转移酶(UDP glucuronosyl transferase,UGT)和 P- 糖蛋白(P-glycoprotein,P-gp)的强诱导剂。利福平能够诱导 CYP3A4 的活性,加速其他药物的代谢,可以明显降低抗病毒药物,如非核苷类反转录酶抑制剂(NNRTI)和蛋白酶抑制剂(PI)的血药浓度。因此,在抗结核和抗 HIV 治疗时,不推荐 RFP 与含蛋白酶抑制剂的药物联用。而与抗 HIV 药物依非韦伦(EFV)联用时,RFP 用量不改变,但两者服用时间尽量隔开 8~12h。利福布汀(RFB)与蛋白酶抑制剂联用时,可使 RFB 的血药浓度提高 45%,故联合使用时 RFB 的用量应减少 1/2,改为 0.15g/d 口服;而与 EFV 联用时,RFB 的血药浓度下降约 38%,故此时 RFB 的用量应增加,改为 0.45g/d 口服。而抗病毒药物 NVP 具有导致严重甚至致死性肝坏死的危险,且在与 RFP 联用时 NVP 的血药浓度明显下降,加大了抗病毒治疗失败的机会,故应对抗结核药物治疗联合 NVP 为主的抗 HIV 药物治疗方案进行更改。在整合酶药物方案中,接受 RFP 治疗的 HIV 感染者可能导致 DTG 治疗浓度不足,增加病毒学失败风险,因此 DTG 治疗改为 2 倍剂量,即每天 100mg/ 次,而接收利福喷汀(rifapentin,RFT)治疗的 HIV 感染者无需调整 DTG 剂量。但含比克替拉韦(bictegravir,BIC)整合酶通过 CYP3A 代谢,与含利福霉素类药物联用,导致 BIC 浓度下降 40% 以上,故不推荐两者联用。此外,由于对患者进行抗 HIV 和抗结核药物治疗后机体免疫功能失衡,因而在治疗过程中出现肝功能免疫性损伤的风险较单一结核病患者升高。尤其是在治疗合并慢性乙型肝炎或丙型肝炎的患者时,HCV 或 HBV 表现活跃,对肝脏损害加重,所以更加需要重视对肝功能的监测,以避免肝功能损伤,甚至肝功能衰竭的出现。

(六) HIV 药物和抗结核药物副作用及处理

1. HIV 感染者在抗结核治疗过程中发生药物副作用情况和非 HIV 感染者差不多,主要是药物性肝炎和药物性皮炎。

2. HIV 感染者在抗结核治疗过程中发生的药物毒副作用与联合 ART 有一定相关性。

3. 由于更换一线抗结核药物会导致抗结核治疗疗效降低，因此如果没有明确证据说明患者的药物毒副作用与一线抗结核药物（异烟肼、利福平、利福布汀）有关，则尽量不停用这类抗结核药物。

4. 药物性肝炎处理 一般 HIV 感染者在抗结核治疗和 ART 过程中转氨酶有短暂轻度升高，可以暂时降酶护肝处理。一旦出现药物性肝炎，则停用所有可能导致肝功能损害的药物，同时评估患者肝功能情况，完善各类嗜肝病毒检查（甲型病毒性肝炎、乙型病毒性肝炎、丙型病毒性肝炎），评估患者是否存在胆道方面疾病以及饮酒史等情况。在停用可能影响肝功能的药物之后，暂时改用乙胺丁醇、氨基糖甙类、莫西沙星或左氧氟沙星抗结核方案，同时寻找肝功能损害的原因。一旦找到肝功能损害的原因，根据情况，逐步重新换回一线抗结核药物，继而逐步重新使用抗 HIV 药物。在重新上药过程中注意密切监测肝功能（推荐每周复查一次肝功能）。

5. 药物性皮炎 所有一线抗结核药物（尤其是异烟肼和利福平）、所有抗 HIV 药物（尤其是非核苷类抗反转录病毒药物）以及复方磺胺甲基异噁唑均可以出现药物性皮炎。如果出现散在皮疹，伴有瘙痒，可以给予抗组胺药物，如氯雷他定或地氯雷他定等，进行抗过敏治疗减轻症状。而所有抗结核药物继续使用。如果出现严重的皮疹，或伴有发热、药物性肝炎，或累及黏膜，则立即停用所有抗结核药物，有关的抗 HIV 药物以及复方磺胺甲基异噁唑。待皮疹消退后，再逐步换回抗结核药物，继而抗 HIV 药物和复方磺胺甲基异噁唑。

五、预后

抗结核药物和抗反转录病毒药物的不良反应多，加之各种药物不良反应叠加及部分药物存在相互拮抗作用，均增加了这类患者的药物不良反应和发生耐药结核病的概率，治疗更复杂。因此，在 TB/HIV 双重感染治疗时，需要考虑治疗时机的选择、结核相关性免疫重建炎症综合征（TB-IRIS）、药物性肝损伤（DILI）、药物相互作用等问题。这些问题若未处理好，会导致患者病情急骤加重，甚至死亡。随着 ART 深入开展，有利于减少结核发病，提高结核病治疗成功率。但是据 2019 年世界卫生组织报告统计，全球结核病治疗的成功率为 85%，而人类免疫缺陷病毒相关结核病治疗的成功率只有 76%，仍然比非 HIV 结核病治疗疗效差。

六、展望

目前 HIV/AIDS 患者合并结核病诊断治疗研究进展较多，诊断研究在于快速精准诊断结核，缩短结核诊断时间，例如 NGS、靶向测序、基于人工智能基因表达的机器分类学习器（complementary machine learning classifier，MLC）。治疗研究主要集中在更短更有效的抗结核方案，以及 ART 新的药物和抗结核药物之间 DDI 等。

（王 辉 周 泱 卢洪洲）

第三节 典型病例

典型病例 1

患者，男，28 岁，无业。反复发热 3 个月，发现 HIV 抗体阳性 1 个月余，再次发热 4 天。

【现病史】患者3个月前出现发热，体温最高39.7℃，伴有畏寒。无寒战，无气促、咳嗽、咳痰。1个月前发现HIV抗体阳性，故于2018年2月19日入院，给予“两性霉素B、莫西沙星”治疗后，体温正常，症状缓解。3月10日给予“TDF、3TC、EFV”抗HIV治疗。2018年3月20日（出院后4天）再次出现发热，最高39℃，伴畏寒，无寒战。发热以午后及夜间为主，自服“布洛芬”后体温下降，伴有食欲减退，无咳嗽及盗汗。

【既往史】既往体健，多年同性性行为。

【入院查体】体温（T）39℃，脉搏（P）137次/分，呼吸（R）24次/分，血压（Bp）111/54mmHg。神清，营养一般，形体适中。双肺呼吸音粗，双肺无啰音。心率137次/分，律齐。腹部、神经系统查体未见异常。

【辅助检查】2018年3月15日血常规：RBC 1.91×10^{12}/L，血红蛋白88g/L。C反应蛋白（CRP）178.92mg/L，降钙素原15.25ng/ml。红细胞沉降率93mm/H。血G试验、GM试验、隐球菌抗原阴性。肺泡灌洗液GM试验阳性。辅助性T淋巴细胞计数101个/μl，血HIV-RNA 17 000/ml。血淋巴细胞结核免疫分析、痰抗酸杆菌涂片、结核GeneXpert检测阴性。3月20日胸部CT结果考虑双肺感染，纵隔多发淋巴结肿大，较3月7日CT片，双肺病变吸收减少，右上纵隔多发肿大淋巴结较前增大（图6-3-1）。4月3日复查胸部增强CT结果，考虑双肺感染，纵隔多发淋巴结肿大，部分坏死（图6-3-2）。4月7日行透支气管壁纵隔淋巴结穿刺活检术，穿刺组织液示结核GeneXpert检测阳性。病理结果显示支气管黏膜急、慢性炎症，纵隔肿物组织显示坏死物质、抗酸染色阳性（图6-3-3）。

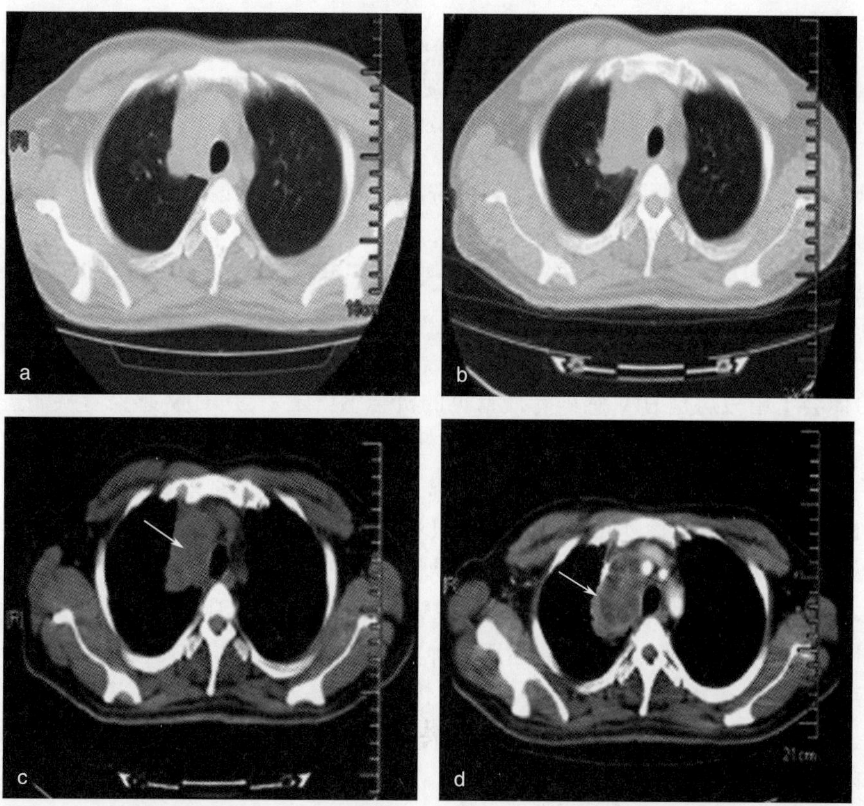

图6-3-1 a. 3月7日胸部CT肺窗影像图；b. 3月20日胸部CT肺窗影像图；c. 3月7日胸部CT纵隔窗影像图；d. 3月20日胸部CT纵隔窗影像图。可见肺部病变减轻，但纵隔淋巴结肿大明显。

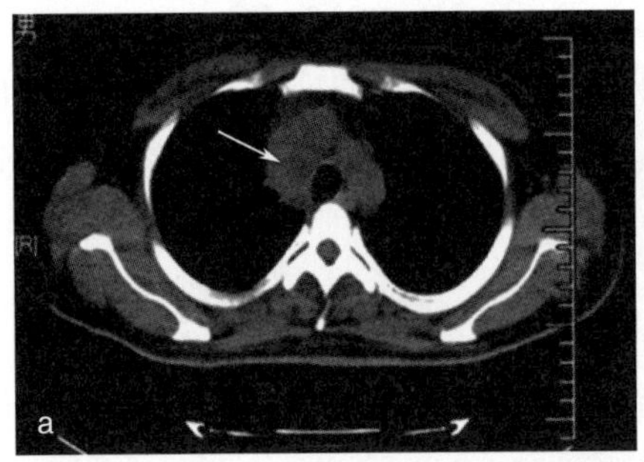
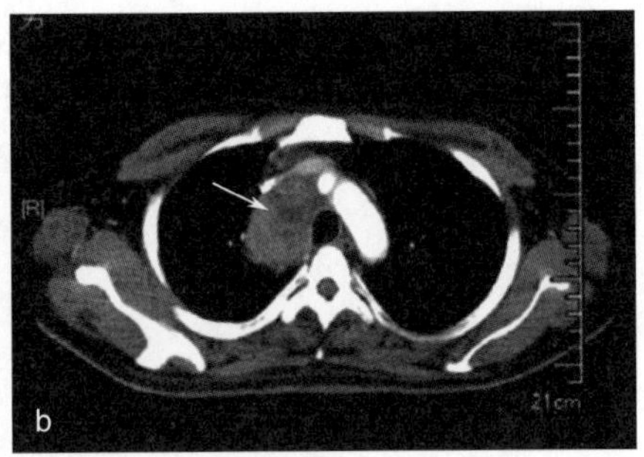

图 6-3-2 4 月 3 日胸部增强 CT 纵隔窗影像图

可见纵隔淋巴结肿大并坏死。

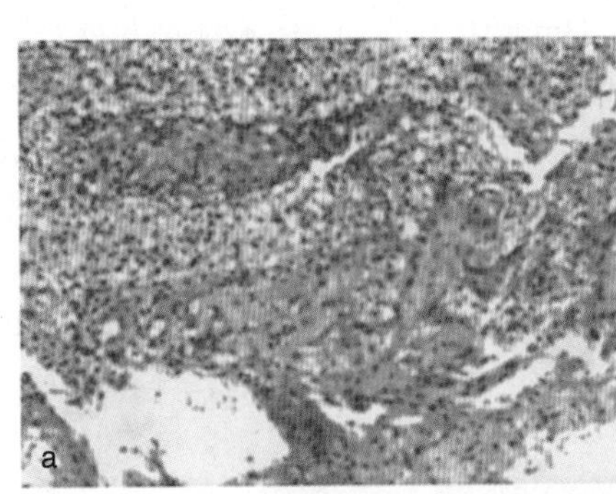
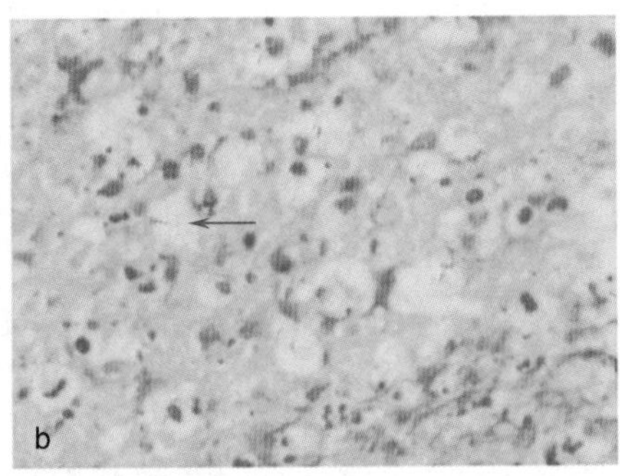

图 6-3-3 支气管壁纵隔淋巴结穿刺活检图

病理 HE 染色提示支气管黏膜局部糜烂，间质水肿，炎性细胞浸润。纵隔肿物组织坏死，炎性细胞浸润。Ziehl-Neelsen 染色显示抗酸杆菌阳性。

查 C 反应蛋白、降钙素原明显升高，肺泡灌洗液曲霉抗原阳性，既往第一次住院给予两性霉素 B 治疗有效。

【诊断】AIDS Ⅳ期，肺部感染（真菌、细菌感染），纵隔淋巴结结核，免疫重建炎症综合征。

【治疗】加用抗结核治疗（异烟肼 + 利福平 + 乙胺丁醇 + 吡嗪酰胺），患者体温正常，于 2018 年 4 月 16 日病情好转出院。

【诊治体会】结核病是 HIV 感染者最常见的机会感染之一，是 HIV 感染者疾病进展的重要影响因素，也是艾滋病患者死亡的重要原因。随着免疫机能下降，不论是否有肺部病灶，肺外结核或播散性结核病都较为常见。对于艾滋病晚期患者，发生机会感染常为多部位、多种病原菌感染，导致 HIV/MTB 合并感染的诊断相对更为困难和复杂。因此，艾滋病晚期患者在涉及体内任何部位的疾病发病过程中必须考虑结核病的可能。从该病例中总结如下。①艾滋病晚期患者，病情复杂，往往多因素（感染性和非感染性并存）混合感染常见，常呈现此消彼长现象。②合并分枝杆菌感染时，临床表现非常不典型，采取联合运用多种实验室方法、多部位取材以查明病原体。③晚期艾滋病合并肺结核给予 ART 后容易出现矛盾型 IRIS 或暴露型 IRIS，根据不同类型给予不同处置方式（见第六章第二节）。④如果怀疑艾滋病合并肺结核未找到结核确诊依据，可以采取预防性抗结核治疗和 ART 治疗策略。如果明确结核病，就在予抗结核治疗 2 周后再进行 ART。

典型病例 2

患者，男，32 岁，劳务工。反复发热 5 个月，ART 后再次发热 1 周。

【现病史】因“发现 HIV 抗体阳性 3 年，咳嗽 7 周，发热 3 周”第一次住院(2016 年 6 月 22 日至 7 月 17 日)，当时诊断为：AIDS Ⅳ期，肺部感染(结核分枝杆菌、马尔尼菲篮状菌，革兰氏阴性杆菌感染)；慢性丙型病毒性肝炎。给予头孢哌酮钠舒巴坦钠针、两性霉素 B 针、HREZ 治疗。因肝损害停用吡嗪酰胺、两性霉素 B 针后肝功能好转。7 月 15 日给予“TDF、3TC、KLZ”ART，同时停利福平，改利福布汀(RFB)。出院 6 天因“发热 2 天”第二次住院(7 月 23 日—9 月 6 日)，先后给予美罗培南、氟康唑、异烟肼、乙胺丁醇、RFB、地塞米松、复方甘草酸苷、谷胱甘肽、ART 等。由于患者肝功能持续损害加重，故先后停用抗结核和 ART，同时人工肝治疗，肝功能未正常，患者自动出院。出院 2 周后因“身目黄染，发热 1 周”第三次住院(9 月 13 日—10 月 4 日)，给予索菲布韦、达卡他韦、阿米卡星、左氧氟沙星、乙胺丁醇、伏立康唑、护肝降黄等。患者病情好转，肝功能终于降至正常出院。出院后自行停伏立康唑片，出院后 3 天，因“再次发热 4 天”于 10 月 11 日第四次入院。入院时高热，伴畏寒，伴咳嗽，少许白黏痰，伴乏力、食欲减退，无盗汗，精神差。

【既往史】十年前有药物依赖史。

【入院查体】T 37.0℃，P 116 次 / 分。神清，全身皮肤、巩膜无黄染。口腔无白斑，双肺呼吸音粗，未闻及啰音，HR 116 次 / 分，律齐。腹部无异常。

【辅助检查】2016 年 10 月 11 日生化：白蛋白 30g/L，球蛋白 35g/L，前白蛋白 99mg/L，胆碱酯酶 377U/L，乳酸脱氢酶 121U/L。C 反应蛋白 27mg/L，免疫球蛋白 E 1 128IU/ml，红细胞沉降率 65mm/h。血 IGRA、血尿巨细胞病毒 DNA 阴性，HCV-RNA PCR 178/ml；$CD4^+$ 细胞计数 24 个 /μl，血 HIV-RNA 为 609 000/ml。2016 年 10 月 12 日胸部 CT 示两上肺弥漫性分布磨玻璃影，伴局部小叶间隔增厚，右下肺实变(图 6-3-4)。2016 年 10 月 17 日(入院第 5 天)胸部 CT 示两肺弥漫性分布磨玻璃影，左下肺病变较前加重(见图 6-3-5)。2017 年 1 月 15 日出院回访胸部 CT 示双肺感染性病变明显吸收(见图 6-3-6)。

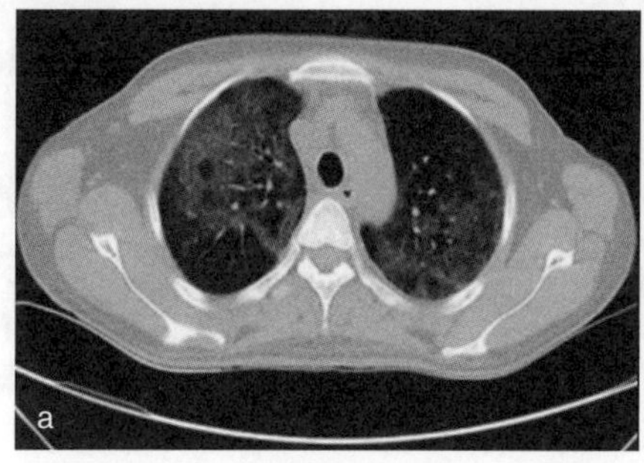

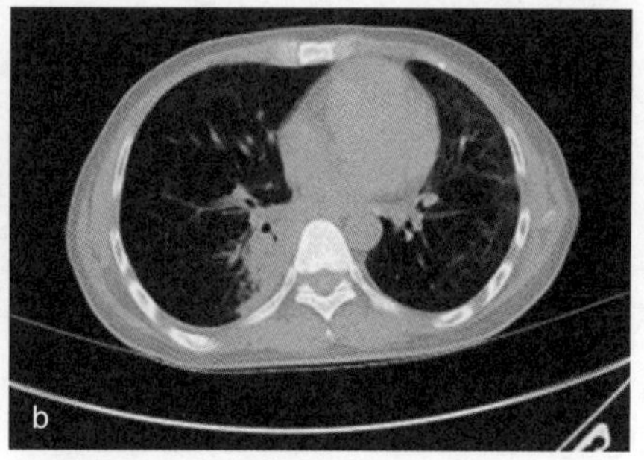

图 6-3-4　2016 年 10 月 12 日胸部 CT 影像图

肺部间质和实质病变。

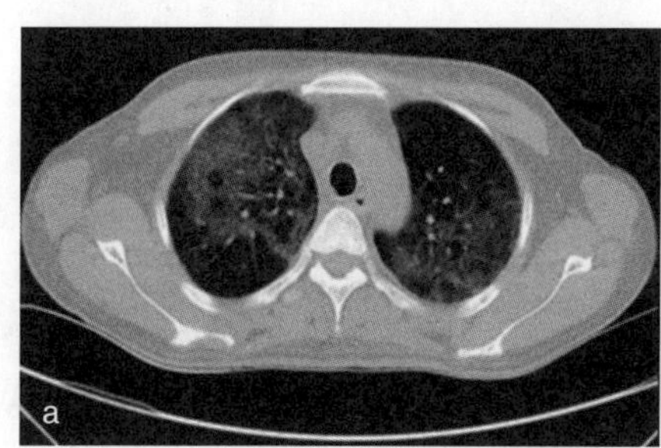

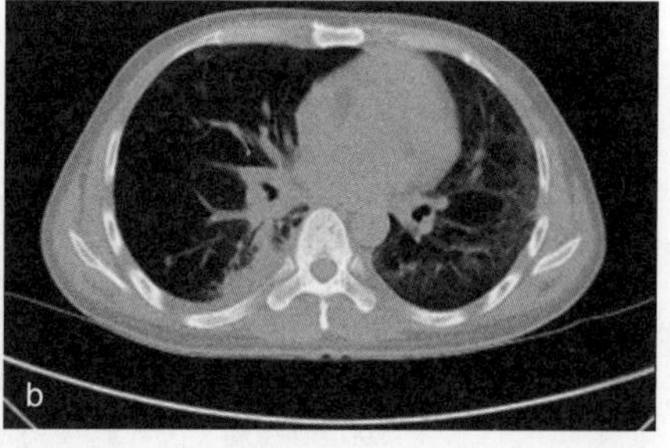

图 6-3-5　2016 年 10 月 17 日胸部 CT 影像图

可见肺部病变加重。

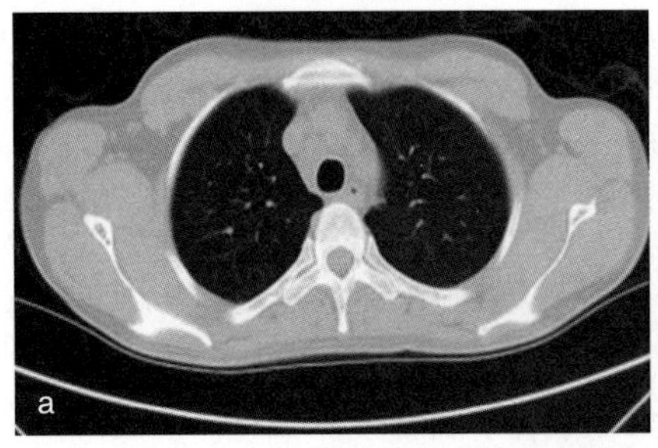

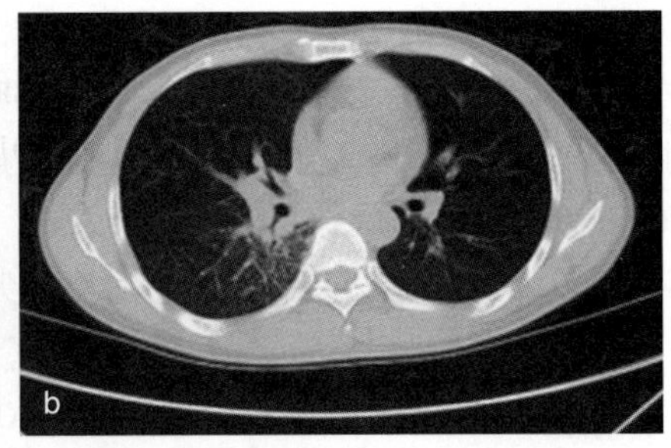

图 6-3-6 2017 年 1 月 15 日胸部 CT 影像图

双肺感染性病变明显吸收。

【诊断】①AIDS Ⅳ期，肺部感染（结核、真菌、卡氏肺孢子虫）。②慢性丙型病毒性肝炎，轻度。

【治疗】入院后给予左氧氟沙星、阿米卡星、乙胺丁醇进行抗结核治疗，继续抗 HCV 治疗。2016 年 10 月 17 日复查胸部 CT 提示病灶加重，加复方磺胺甲噁唑、卡泊芬净进行抗卡氏肺孢子虫肺炎，用伏立康唑抗真菌治疗，异烟肼、乙胺丁醇、阿米卡星、左氧氟沙星抗结核治疗，并进行抗 HCV 治疗、ART 治疗等，患者未再次出现肝脏损害，病情稳定出院。出院后门诊随访继续服用抗结核药物 9 个月后停用，继续长期进行抗 HIV 治疗。

【诊治体会】本患者反复住院 4 次，反复出现肝功能损害，肝功能损害原因都不完全一样，但均与 HIV/HCV/TB 多重混合感染及用药相关，具体情况需要仔细甄别。第一次住院考虑抗结核药物所致肝功能损害，主要是因为 HIV/HCV 共感染者在抗结核治疗中更容易出现肝功能损害。第二次住院肝损害，考虑 TB-IRIS 及 HCV、抗结核和抗 HIV 药物等综合影响，其中 HCV 感染是抗结核药物肝损害的独立危险因素之一。第三次住院肝损害，主要为真菌感染和丙型肝炎。经给予抗丙型肝炎治疗后患者肝功能彻底正常。

随着口服抗丙肝药物出现，对于抗丙肝和抗 HIV 的治疗时机选择，推荐抗丙肝和 ART 治疗不需要考虑上药时机，一经发现，均可以考虑治疗。在抗丙肝治疗过程中建议继续抗 HIV 药物。而对初治丙肝患者的抗丙肝方案，根据丙型病毒性肝炎基因分型，给予不同的抗丙肝方案和疗程。

从此病例中可总结如下：①艾滋病晚期结核患者肝损害原因多样性，分为药物性、免疫性、感染性、病毒性等；②HIV/HCV/TB 共感染患者在抗结核治疗和 ART 过程中 HCV 表现活跃，对肝脏损害加重；③在能够获得 DAA 药物条件下，HIV/HCV/MTB 三重感染时，如果结核病情不严重可以优先考虑抗 HCV 治疗，以使早期抗病毒治疗快速应答，减少肝损害，这有利于抗结核及抗 HIV 治疗顺利进行。

（王 辉 周 泱 卢洪洲）

参 考 文 献

[1] World Health Organization. Latest HIV estimates and updates on HIV policies uptake 2020.[2020-11-21]. https://www. who. int/teams/global-hiv-hepatitis-and-stis-programmes/data-use/hiv-data-and-statistics.

[2] 汪宁. 艾滋病流行状况 “90-90-90”. 中国艾滋病培训会议, 2020,(2): 111.

[3] European AIDS Clinical Society. EACS treatment guidelines 9. 0. belgium. European AIDS Clinical Society,

2017: 16.[2017-10-1].
[4] World Health Organization. Guidelines for the diagnosis, prevention, and management of cryptococcal disease in HIV-infected adults, adolescents and children. 2018.
[5] 中华医学会感染病学分会艾滋病丙型肝炎学组, 中国疾病预防控制中心. 中国艾滋病诊疗指南 (2021 年版). 中华内科杂志, 2021, 12: 1106-1128.
[6] 徐俊杰, 黄晓婕, 刘昕超, 等. 中国 HIV 暴露前预防用药专家共识. 中国艾滋病性病, 2020, 26 (11), 1-8.
[7] FRIGATI LJ, WILKINSON KA, LE ROUX S, et al. Tuberculosis infection and disease in South African adolescents with perinatally acquired HIV on antiretroviral therapy: a cohort study. J Int AIDS Soc, 2021, 24 (3): e25671.
[8] Panel on Opportunistic Infections in Adults and Adolescents with HIV. Guidelines for the prevention and treatment of opportunistic infections in adults and adolescents with HIV: recommendations from the Centers for Disease Control and Prevention, the National Institutes of Health, and the HIV Medicine Association of the Infectious Diseases Society of America. 2020.
[9] World Health Organization. Global tuberculosis report 2020. 2020.
[10] 中国性病艾滋病防治协会. 人类免疫缺陷病毒感染/艾滋病合并结核分枝杆菌感染诊治专家共识. 中华传染病杂志, 2022, 1: 6-19.
[11] ALNIMR AM. Dormancy models for Mycobacterium tuberculosis: A minireview. Braz J Microbiol, 2015, 46 (3): 641-647.
[12] NUNES-ALVES C, BOOTY MG, CARPENTER SM, et al. In search of a new paradigm for protective immunity to TB. Nat Rev Microbiol, 2014, 12 (4): 289-299.
[13] JAYASHANKAR L, HAFNER R. Adjunct strategies for tuberculosis vaccines: modulating key immune cell regulatory mechanisms to potentiate vaccination. Front Immunol, 2016, 7: 577.
[14] VAN DIS E, SOGI KM, RAE CS, et al. STING-activating adjuvants elicit a Th17 immune response and protect against Mycobacterium tuberculosis infection. Cell Rep, 2018, 23 (5): 1435-1447.
[15] SIMMONS JD, STEIN CM, SESHADRI C, et al. Immunological mechanisms of human resistance to persistent Mycobacterium tuberculosis infection. Nat Rev Immunol, 2018, 18 (9): 575-589.
[16] VERRALL AJ, SCHNEIDER M, ALISJAHBANA B, et al. Early clearance of Mycobacterium tuberculosis is associated with increased innate immune responses. J Infect Dis, 2020, 221 (8): 1342-1350.
[17] NETEA MG, JOOSTEN LA, LATZ E, et al. Trained immunity: a program of innate immune memory in health and disease. Science, 2016, 352 (6284): aaf1098.
[18] CHENG SC, QUINTIN J, CRAMER RA, et al. mTOR-and HIF-1 α -mediated aerobic glycolysis as metabolic basis for trained immunity. Science (New York. NY), 2014, 345 (6204): 1250684.
[19] KUSEJKO K, GÜNTHARD HF, OLSON GS, et al. Diagnosis of latent tuberculosis infection is associated with reduced HIV viral load and lower risk for opportunistic infections in people living with HIV. PLoS Biol, 2020, 18 (12): e3000963.
[20] DOMINGUEZ-ANDRES J, NOVAKOVIC B, LI Y, et al. The Itaconate pathway Is a central regulatory node linking innate immune tolerance and trained immunity. Cell Metab, 2019, 29 (1): 211-220e5.
[21] RIZZETTO L, IFRIM DC, MORETTI S, et al. Fungal chitin induces trained immunity in human monocytes during cross-talk of the host with Saccharomyces cerevisiae. J Biol Chem, 2016, 291 (15): 7961-7972.
[22] WHITFIELD C, TRENT MS. Biosynthesis and export of bacterial lipopolysaccharides. Annu Rev Biochem, 2014, 83: 99-128.
[23] FANG F, GE Q, LI R, et al. LPS restores protective immunity in macrophages against Mycobacterium tuberculosis via autophagy. Mol Immunol, 2020, 124: 18-24.
[24] WONG KW. The role of ESX-1 in Mycobacterium tuberculosis pathogenesis. Microbiol Spectr, 2017, 5 (3): 10. 1128.

[25] SIGAL GB, SEGAL MR, MATHEW A, et al. Biomarkers of tuberculosis severity and treatment effect: A directed screen of 70 host markers in a randomized clinical trial. EBioMedicine, 2017, 25: 112-121.

[26] LANG S, BRUDEREK K, KASPAR C, et al. Clinical Relevance and Suppressive Capacity of Human Myeloid-Derived Suppressor Cell Subsets. Clin Cancer Res, 2018, 24 (19): 4834-4844.

[27] GIDEON HP, PHUAH J, JUNECKO BA, et al. Neutrophils express pro-and anti-inflammatory cytokines in granulomas from Mycobacterium tuberculosis-infected cynomolgus macaques. Mucosal Immunol, 2019, 12 (6): 1370-1381.

[28] MANOSUTHI W, WIBOONCHUTIKUL S, SUNGKANUPARPH S. Integrated therapy for HIV and tuberculosis. AIDS Res Ther, 2016, 13: 22.

[29] KHAN PY, YATES TA, OSMAN M, et al. Transmission of drug-resistant tuberculosis in HIV-endemic settings published correction appears in Lancet Infect Dis. Lancet Infect Dis, 2019, 19 (3): e77-e88.

[30] MACPHERSON P, WEBB EL, KAMCHEDZERA W, et al. Computer-aided X-ray screening for tuberculosis and HIV testing among adults with cough in Malawi (the PROSPECT study): A randomised trial and cost-effectiveness analysis. PLoS Med, 2021, 18 (9): e1003752.

[31] DAFTARY A, MONDAL S, ZELNICK J, et al. Dynamic needs and challenges of people with drug-resistant tuberculosis and HIV in South Africa: a qualitative study. Lancet Glob Health, 2021, 9 (4): e479-e488.

[32] SABINE MHERMANS, JULIET ABABIRYE, OLIVE MBABAZI, et al. Treatment decisions and mortality in HIV-positive presumptive smear-negative TB in the Xpert™ MTB/RIF era: a cohort study. BMC Infect Dis, 2017, 17: 433.

[33] DORMAN SE, SCHUMACHER SG, ALLAND D, et al. Xpert MTB/RIF Ultra for detection of Mycobacterium tuberculosis and rifampicin resistance: a prospective multicentre diagnostic accuracy study. The Lancet Infectious Diseases, 2018, 18 (1): 76-84.

[34] World Health Organization. WHO operational handbook on tuberculosis, Module 3: diagnosis-rapid diagnostics for tuberculosis detention, 2021 update. Geneva: World Health Organization, 2021.

[35] DRAIN PK, LOSINA E, COLEMAN SM, et al. Value of urine lipoarabinomannan grade and second test for optimizing clinic-based screening for HIV-associated pulmonary tuberculosis. J Acquir Immune Defic Syndr, 2015, 68 (3): 274-280.

[36] SHAH M, SSENGOOBA W, ARMSTRONG D, et al. Comparative performance of urinary lipoarabinomannan assays and Xpert MTB/RIF in HIV-infected individuals. AIDS, 2014, 28 (9): 1307-1314.

[37] CAI R, CHEN J, GUAN L, et al. Relationship between T-SPOT. TB responses and numbers of circulating CD4+ T-cells in HIV infected patients with active tuberculosis. Biosci Trends, 2014, 8 (3): 163-168.

[38] WALKER NF, CLARK SO, ONI T, et al. Doxycycline and HIV infection suppress tuberculosis-induced matrix metalloproteinases. Am J Respir Crit Care Med, 2012, 185 (9): 989-997.

[39] World Health Organization. WHO consolidated guidelines on tuberculosis, Module 2: screening-systematic screening for tuberculosis disease. Geneva: World Health Organization, 2021.

[40] HORSBURGH CJ, BARRY CR, LANGE C. Treatment of Tuberculosis. N Engl J Med, 2015, 373 (22): 2149-2160.

[41] VAN DER WERF MJ, KODMON C, ZUCS P, et al. Tuberculosis and HIV coinfection in Europe: looking at one reality from two angles. AIDS, 2016, 30 (18): 2845-2853.

[42] NAHID P, MASE SR, MIGLIORI GB, et al. Treatment of drug-resistant tuberculosis. an official ATS/CDC/ERS/IDSA clinical practice guideline. Am J Respir Crit Care Med, 2019, 200 (10): e93-e142.

[43] MO P, ZHU Q, TETER C, et al. Prevalence, drug-induced hepatotoxicity, and mortality among patients multi-infected with HIV, tuberculosis, and hepatitis virus. Int J Infect Dis, 2014, 28: 95-100.

[44] KERKHOFF AD, HAVLIR DV. CROI 2021: Tuberculosis, opportunistic infections, and COVID-19 among people with HIV. Top Antivir Med, 2021, 29 (2): 344-351.

[45] World Health Organization. WHO consolidated guidelines on tuberculosis, Module 1: prevention-tuberculosis preventive treatment. Geneva: World Health Organization, 2020.

[46] National Institute for Health and Care Excellence. NICE guideline: Tuberculosis.[2016-1-13]. https://www.nice. org. uk/guidance/ng33.

[47] FORD N, MATTEELLI A, SHUBBER Z, et al. TB as a cause of hospitalization and in-hospital mortality among people living with HIV worldwide: a systematic review and meta-analysis. J In|ÈAIDS Soc, 2016, 19 (1): 20714.

[48] HABIBI P, DANIELL H, SOCCOL CR, et al. The potential of plant systems to break the HIV-TB link. Plant biotechnology journal, 2019, 17 (1): 1868-1891.

[49] LOMTADZE N, KUPREISHVILI L, SALAKAIA A, et al. Hepatitis C virus co-infection increases the risk of anti-tuberculosis drug-induced hepatotoxicity among patients with pulmonary tuberculosis. PLoS One, 2013, 8 (12): e83892.

[50] Anon. Hepatitis C guidance: AASLD-IDSA recommendations for testing, managing, and treating adults infected with hepatitis C virus. Hepatology, 2015, 62 (3): 932-954.

[51] 中华医学会肝病学分会.《丙型肝炎防治指南》2015 年更新版. 实用肝脏病杂志, 2016 (4): 521-538.

第七章 糖尿病合并结核病

第一节 糖尿病概述

在全球范围内，糖尿病（diabetes mellitus，DM）患者的人数在过去三十年里翻了两番，是全球四大非传染性慢性病之一，也是全球第九大死因。现在全世界每 11 个成人中就有 1 人患有 DM，其中 90% 以上为 2 型糖尿病（type 2 diabetes mellitus，T_2DM）。DM 在世界上每个国家都呈现增加趋势。尽管 DM 人群越来越趋于年轻化，在大多数低收入和中等收入国家，中年或老年人患病的风险最高。亚洲是 T_2DM 的主要流行地区，尤其是中国和印度。T_2DM 的增加与全球化和城市化有关，尽管遗传因素在一定程度上决定个体对 T_2DM 的易感性，但不健康的饮食和久坐不动的生活方式是当前全球流行的重要驱动因素。早期发育因素（如宫内暴露）也有一定的作用。肥胖，尤其是中枢性肥胖，是 T_2DM 的危险因素。T_2DM 可以通过改变生活方式来预防，包括保持合适体重、健康饮食、体育活动、不吸烟、适度饮酒。DM 可导致许多严重的健康问题，所有类型的 DM 都可能导致身体多部位并发症，尤其是微血管和大血管病变。DM 还增加了包括结核病在内的感染性疾病的风险，并且可能增加过早死亡的总体风险。大多数 T_2DM 患者至少有一种并发症，心血管并发症发病率和死亡率居首位。目前，各国已承诺控制 DM 发病率的上升，保证 DM 基本药物的供应，应用推广 DM 基本诊疗技术，改善疾病管理，以减少各种类型糖尿病引起的各种并发症和猝死。

一、流行情况

根据 WHO 世界糖尿病报告，2014 年全球 DM 患者估算约 4.22 亿，在成人患病率为 8.5%。相较于 1998 年糖尿病患者数的 1.48 亿、2000 年的 2.0 亿、2010 年的 3.0 亿，过去 30 年来全球 DM 患者数稳步上升，近几年在中低收入国家增长最快。相关的风险因素，如超重或肥胖人数正在增加。DM 是导致失明、肾衰竭、下肢截肢和其他长期并发症的重要原因，严重影响了生活质量。2015 年 WHO 数据显示 DM 患病率最高的是东地中海地区（13.7%），其次为东南亚地区（8.6%）、西太平洋地区（8.4%）、美洲地区（8.3%）、欧洲地区（7.3%）、非洲地区（7.1%），全球患病率 8.5%。

根据国际糖尿病联合会（IDF）的最新数据，2021 年全球约 5.73 亿 20~79 岁成人患 DM，每 4 名 DM 患者中有 3 名生活在中低收入国家 / 地区，120 万 20 岁以下儿童青少年患有 T_1DM，670 万人死于糖尿病。预计 2030 年糖尿病患者达 6.43 亿人，2045 年糖尿病患者达 7.83 亿人。中国 2021 年 DM 的患者数为 1.4 亿人，居全球首位，其次为印度的 7 420 万人和巴基斯坦的 3 300 万人。根据《中国 2 型糖尿病防治指南（2020 年版）》的数据，我国近 40 年来 DM 患病率显著增加，1980 年全国 14 个省市 30 万人调查资料显示 DM 的患病率为 0.67%；1994 至 1995 年全国 19 省市 21 万人的流行病学调查显示，25~64 岁的 DM 患病率为 2.28%，糖耐量异常（IGT）患病率为 2.12%；2010 年全国流调显示中国 18 岁及以上人群 DM 患病率为 9.7%；2013 年我国慢性病及其危险因素监测显示，18 岁及以上人群 DM 患病率为 10.4%。2015—2017 年全国调查显示我国 18 岁及以上人群糖尿病患病率为 11.2%。2020 年报道的我国成人糖尿病患病率为 12.8%。我国糖尿病流行具有以下特点：①以 T_2DM 为主，T_1DM 及其他类型 DM 少见，男性高于女性；②各民族间糖尿病患病率存在较大差异，满族 15.5%、汉族 14.7%、藏族 4.3%；③经济发达地区明显高于不发达地区，城市高于农村；④未诊断 DM 比例高；⑤肥胖和超重人群 DM 患病率显著增加。

二、诊断与治疗

《中国 2 型糖尿病防治指南(2020 年版)》仍然依据 WHO 标准进行糖代谢状态分类及糖尿病诊断。依据静脉血浆葡萄糖而不是毛细血管血糖测定结果诊断糖尿病。糖代谢状态分类见表 7-1-1。

表 7-1-1　糖代谢状态分类表

糖代谢状态	静脉血浆葡萄糖 /($mmol\cdot L^{-1}$)	
	空腹血糖	糖负荷后 2h 血糖
正常血糖	<6.1	<7.8
空腹血糖受损	6.1~<7.0	<7.8
糖耐量减低	<7.0	7.8~<11.1
糖尿病	≥7.0	≥11.1

注：空腹血糖受损和糖耐量减低统称为糖调节受损，也称糖尿病前期；空腹血糖正常参考值下限常为 3.9mmol/L。

糖尿病诊断标准依据静脉血浆葡萄糖或糖化血红蛋白(HbA1c)。典型糖尿病症状加上随机血糖≥11.1mmol/L；或加上空腹血糖≥7.0mmol/L；或加上口服葡萄糖耐量试验(OGTT)2h 血糖≥11.1mmol/L；或加上 HbA1c≥6.5% 可诊断糖尿病。典型糖尿病症状包括烦渴多饮、多尿、多食及不明原因体重下降，如无典型糖尿病症状，需改日复查确认。随机血糖指不考虑上次用餐时间，一天中任意时间的血糖，不能用来诊断空腹血糖受损及糖耐量减低。空腹状态指至少 8h 没有进食热量。对于镰状细胞贫血、妊娠(中、晚期)、葡萄糖 -6- 磷酸脱氢酶缺乏症、艾滋病、血液透析、近期失血或输血、促红细胞生成素治疗等情况下只能根据静脉血浆葡萄糖水平诊断糖尿病，且不推荐采用 HbA1c 筛查囊性纤维化相关糖尿病。而急性感染、创伤或其他应激情况可出现暂时性血糖升高，不能以此时的血糖值诊断糖尿病，须在应激消除后复查，再确定糖代谢状态。此时检测 HbA1c 有助于鉴别应激性高血糖和糖尿病。

糖尿病根据病因学证据分为 4 种类型：1 型糖尿病(T_1DM)、2 型糖尿病(T_2DM)、特殊类型糖尿病和妊娠期糖尿病。T_1DM 包括免疫介导型和特发性 T_1DM。特殊类型糖尿病包括胰岛 β 细胞功能单基因缺陷、胰岛素作用单基因缺陷、胰源性糖尿病，以及内分泌疾病、药物或化学品、感染所致糖尿病，另外还包括不常见的免疫介导性糖尿病及其他与糖尿病相关的遗传综合征等。

据国际防痨和肺部疾病联合会 2019 年 DM 管理指南，糖尿病的治疗目标是减少短期和长期并发症，如心血管疾病、眼睛病变和肢体病变。DM 管理主要包括：调节饮食、减肥、体育锻炼、戒烟、避免过量饮酒、降糖药物治疗、降低心血管疾病及相关并发症风险的措施。降低心血管疾病及相关并发症风险的措施包括抗高血压药物、降脂药物和抗血小板凝聚药物(必要时)，以及糖尿病足和眼睛等特殊并发症的处理。根据美国糖尿病协会(ADA)糖尿病管理标准，降糖药物治疗中，针对 T_1DM，胰岛素是其最重要的治疗药物。对于 T_2DM，如无禁忌证起始治疗首选二甲双胍。新诊断的 T_2DM 患者，HbA1c≥9% 应考虑两药联合治疗；新诊断的 T_2DM 患者，有明显高血糖症状和 / 或 HbA1c≥10% 和 / 或血糖≥16.7mmol/L，考虑开始胰岛素治疗；如果单药或两药联合治疗在 3 个月内没有达到或维持 HbA1c 治疗目标(多数非妊娠成人合理的 HbA1c 目标是<7%)，加用另一种降糖药物；对于没有达到上述血糖目标的没有明显并发症的 2 型糖尿病患者，不应推迟药物强化治疗，包括考虑胰岛素的治疗。生活方式管理是 T_2DM 的基础治疗措施，应贯穿 DM 治疗的始终。

三、糖尿病对结核病控制的挑战

DM使活动性结核病发病风险增加2~4倍。如不采取有效应对措施，全球DM负担的增加将对全球TB控制目标的如期实现构成挑战。患有糖尿病的情况下结核病可能表现为更为严重的症状和体征。DM对TB治疗预后产生不利影响，导致痰菌阴转延迟，并增加TB治疗中的死亡率、治疗失败率和成功治疗后结核病再出现的风险。长期血糖控制欠佳与TB患病风险及预后密切相关。同样，TB也可引起应激性高血糖，并可能导致易感人群出现糖尿病。

（杨澄清 吴 嘉 张 颖）

第二节 糖尿病合并结核病

世界范围内结核病与糖尿病双重流行的负担不容乐观。DM提高了结核病的发病率，是妨碍结核病控制的关键因素。新兴的DM流行可能会影响WHO“结核病防治战略”在降低结核病发病率方面所取得的成效。

一、流行情况

自二十世纪以来，结核病在DM患者中仍然是严重和致命的威胁。在过去的十年中，中低收入国家DM患者出现巨大的上升，全球结核病发病率下降缓慢。目前数据显示90%的结核病患者和70%的DM患者生活在中低收入国家。全球DM流行率预计在未来20年将显著上升，特别是在一些结核病负担高的低、中等收入国家。事实上，10个全球DM发病率最高的国家中有8个为结核病高负担国。肺结核是DM最常见的感染并发症之一。一项来自英国的研究显示DM中结核潜伏感染（LTBI）的患病率较正常人群升高15%。有关DM发生结核病的危险因素的报告不完全一致，有的研究认为，性别（男性）、老年、城市居住、吸烟、血糖控制不良、营养不良、既往结核病史为危险因素。在不同研究中，与非DM患者相比，DM患者发生活动性结核病风险分别增加3.59倍[4项前瞻性研究，95%置信区间（*CI*）2.25~5.73]、1.55倍（16项回顾性研究，95%*CI* 1.39~1.72）和2.09倍（17项病例对照研究，95%*CI* 1.71~2.55）。总体上DM使得活动性结核病风险增加2~4倍。

二、发病机制及病理特点

糖尿病合并结核病的发病机制复杂，尚不完全清楚。但其发生机制有一定的特点。

（一）宿主的免疫效应机制

糖尿病患者的固有免疫和获得性免疫功能均受损，导致患者对结核分枝杆菌（MTB）易感，还容易导致患者抗结核药物治疗失败，死亡风险增加。糖尿病患者增加了患结核病的易感性。在免疫机制方面包括宿主对MTB的识别能力下降、吞噬细胞的活性下降、产生趋化因子及细胞因子的活性下降，还包括免疫细胞数的减少及IL-1β、IL-6、IFN-γ及TNF-α等细胞因子水平的改变，从而使得MTB容易在体内引起播散。有研究发现两病共病的患者肺泡巨噬细胞活性降低，体循环中的葡萄糖浓度升高，后者可引起活性氧（ROS）和促炎细胞因子白细胞介素（IL）-1和IL-6的分泌增加，可进一步抑制巨噬细胞的功能。糖尿病患者体内转化生长因子-β（TGF-β）通过激活AGE（糖基化终产物）及其受体RAGE[通过磷脂酰肌醇信号通路（PKC通路）]增加，从而抑制了谷胱甘肽(GSH)的产生,NADPH(还原型辅酶Ⅱ)在多元醇途径中被大量利用,导致GSH总体水平下降和ROS升高,从而可改变体内细胞因子的水平。由于GSH的增加可上调γ干扰素(IFN-γ)和IL-12的功能,有利于宿主抵抗MTB感染的免疫反应。而在糖尿病患者中,GSH的消耗可导致相关细胞因子水平改变及细胞免疫功能的改变。糖尿病患者体内的肿瘤坏死因子-α(TNF-α)和IFN-γ水平显著下降,导致宿主对抗MTB的保护功能下降,从而导致结核病的发生。结核病与糖尿病共病时会引起体内细胞转录组学、蛋白质组学、代谢组学的改变,从而引起免疫反应失调包括Ⅰ型IFN的下降。

（二）代谢因素

糖尿病患者具有特定的代谢改变,体内的代谢改变会损害宿主的免疫保护效应,后者可助长MTB对宿主的感染、发病及进展。患者血糖的控制与否直接影响疾病的发展及转归。有研究表明,某些代谢网络可能与结核病进展有关,尤其是编码参与脂肪酸代谢和蛋白质分解代谢的分子的基因与结核病的进展显著相关。此外,与代谢控制相关的葡萄糖、糖化血红蛋白(HbA1c)、甘油三酯、高密度脂蛋白胆固醇(high density lipoprotein cholesterol,HDL-C)、脂蛋白和激素的基础水平共同创造了一个孵育环境,可在两病共病的患者体内帮助MTB的生存及结核病灶的扩散。还有研究表明,结核病与糖尿病共病与患者体内维生素D缺乏有关。

（三）病理特点

结核病的病理变化主要包括渗出性病变、增生性病变和坏死性病变。在结核病的发展过程中,由于结核分枝杆菌毒力的强弱、感染菌量的多少以及机体自身免疫力不同等因素的影响,上述三种病理变化常混杂存在。在不同阶段,多以某种病理改变为主并相互转化。DM合并肺结核具有机体免疫力低下和细菌大量繁殖的基础,更容易出现多发性的段性或叶性的肺实变、干酪样坏死,坏死物质经引流支气管排出后可形成多发或单发的空洞。坏死物质经支气管引流可形成病灶播散,易合并支气管结核等特点。

三、临床表现

与普通结核病相比,DM-TB临床表现有时不典型。血糖控制不佳的患者,临床症状更重。在一项回顾性研究中,DM合并肺结核患者与不合并糖尿病的肺结核患者比更常见咳嗽、盗汗、咯血和乏力的症状。DM-TB患者常表现以下临床特点:①好发年龄40~70岁,男性居多;②起病较急骤,进展快;③病变范围广,干酪样病变多;④空洞多,排菌多;⑤耐药病例多。一般来说,非糖尿病患者肺结核的胸部影像学好发于上肺,主要以肺部浸润影、空洞样病变、肺门或肺门旁淋巴结肿大为主。而DM-TB患者的影像学表现为病灶范围广泛,常累及胸膜,多叶受累常出现融合,空洞常见。糖尿病合并肺结核患者下肺受累发生率较高。血糖控制欠佳患者更常见的是空洞性病变。

四、主动筛查和早期发现

（一）TB患者中筛查DM

WHO和国际防痨和肺部疾病联合会推荐所有成人TB患者均应进行DM筛查。建议在结核病诊断及登记时进行DM的筛查。空腹血糖(FBG)及糖化血红蛋白(HbA1c)为最适宜的DM筛查工具,OGTT虽然被认为是DM诊断的金标准,但在繁忙的结核病诊疗中通常很难实施。推荐的筛查流程见图7-2-1。

（二）DM患者中筛查TB

DM患者需进行TB筛查以及筛查方式取决于TB的地区流行情况。推荐在TB患病率超过

100/10 万地区才考虑对 DM 患者进行系统的 TB 筛查，但 WHO 不推荐对 DM 患者进行结核潜伏感染的筛查(图 7-2-2)。

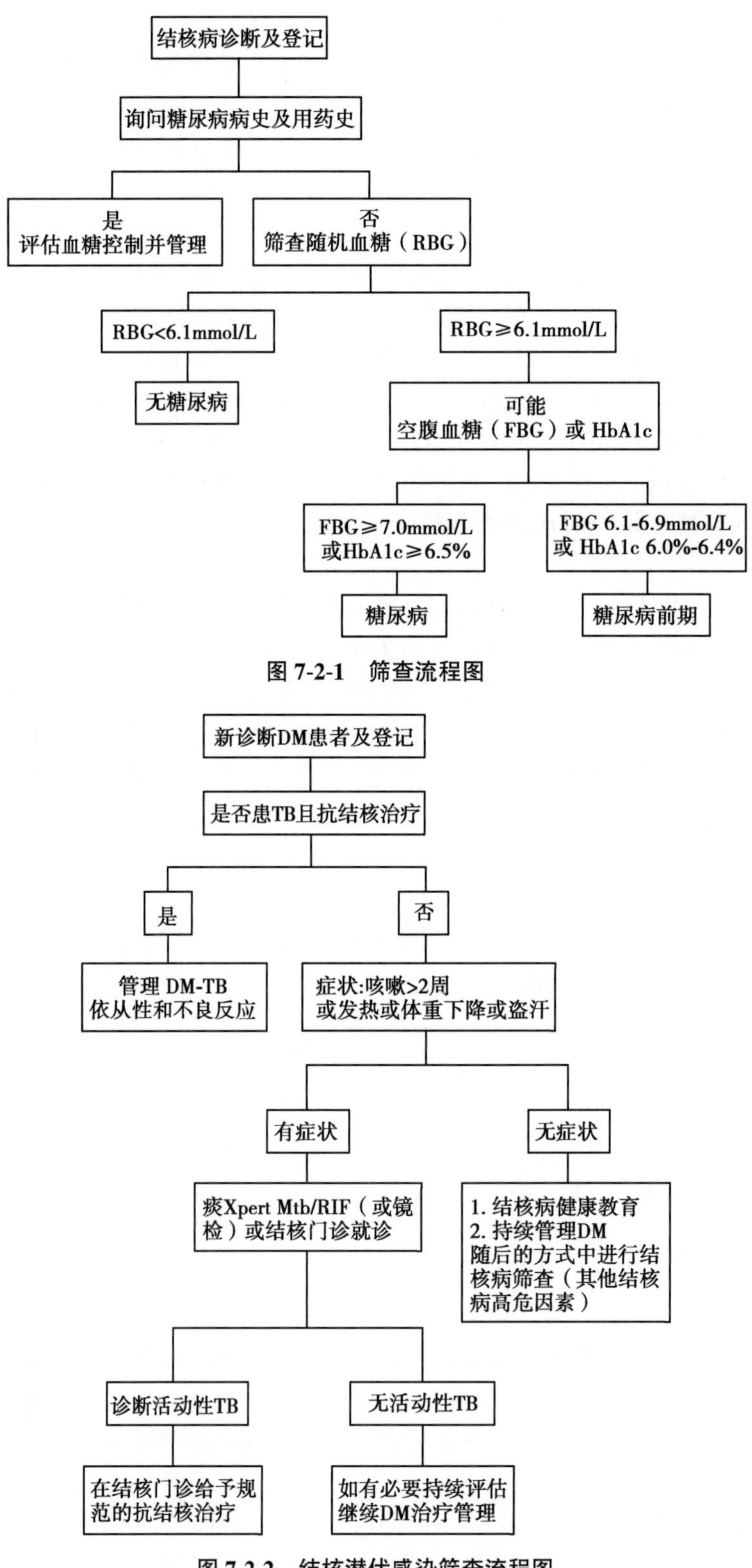

图 7-2-1 筛查流程图

图 7-2-2 结核潜伏感染筛查流程图

五、治疗

（一）治疗方案

1. 药物敏感结核病治疗方案

WHO 2022 年敏感结核病治疗指南中没有对糖尿病合并结核病提出单独的治疗方案。因此，一般情况下，对于结核病合并糖尿病患者仍按照 6 个月标准抗结核方案（2HRZE/4HR）进行治疗。我国主张 DM-TB 抗结核治疗疗程比普通肺结核长，一般为 9~12 个月。推荐化疗方案为 2HRZE/10HRE。

2. 耐药结核病治疗方案

由于糖尿病增加了耐药结核病发病风险，且与结核病不良治疗结果相关，因此需要在治疗开始时（应用分子生物学检测技术）仔细评估患者的耐药情况。目前，糖尿病与非糖尿病患者的耐多药结核病和广泛耐药结核病的治疗相似，主要参考《2022 WHO 耐药结核病整合指南》、中华医学会结核病学分会《中国耐多药和利福平耐药结核病治疗专家共识（2019）》和中国防痨协会《耐药结核病化学治疗指南（2019）》相关指南与专家共识制定抗结核化疗方案，但由于糖尿病本身易引起脏器功能损害以及治疗过程中较易导致不良事件发生，制订方案时需要进行风险评估。

（1）耐利福平及耐多药结核病治疗方案

1）长程利福平及耐多药结核病治疗方案　对于需要使用长程方案 RR/MDR-TB 的患者，方案中应包括所有 3 种 A 组药物以及最少 1 种 B 组药物，以保证抗结核治疗开始时至少有 4 种可能有效的药物，且贝达喹啉（BDQ）疗程结束后继续期仍有至少 3 种可能有效药物。若方案中只能包括 1~2 种 A 组药物，则 2 种 B 组药物都应该被纳入方案。若 A 组和 B 组药物不足以组成有效方案，则应该选择 C 组药物以补充方案。不建议将阿米卡星（Am）和卷曲霉素（Cm）纳入 RR/MDR-TB 患者的长程方案中。建议 RR/MDR-TB 患者的长程方案中包括左氧氟沙星（Lfx）或莫西沙星（Mfx）。BDQ 可以用于 6~17 周岁 MDR-TB 患者的长程方案。

2）短程利福平 / 耐多药结核病治疗方案　对于确诊的、符合条件的 RR/MDR-TB 患者（即此前未接受过本方案中所含二线抗结核药物治疗或接受过但不超过一个月，可以排除对氟喹诺酮类药物耐药的无明显进展期病变的患者），建议治疗方案为 9~12 个月含 BDQ 全口服方案，即 9~12 个月的含 BDQ、不含注射剂的方案——4-6BDQ（6m）-Lfx（Mfx）-Cfz-Z-E-H^{high}-Pto（Eto）/5Lfx（Mfx）-Cfz-Z-E。

（2）耐异烟肼结核病治疗方案　对于确诊利福平敏感 / 异烟肼耐药结核病患者（Hr-TB），建议治疗方案为 6~9 个月的 R-Z-E-Lfx。不建议在治疗方案中加入链霉素（SM）或其他注射剂。

（3）氟喹诺酮类耐药 MDR-TB 患者治疗方案　应当使用贝达喹啉 + 利奈唑胺和普瑞玛尼构成的治疗方案。

3. 肺外结核治疗方案

糖尿病合并肺外结核的抗结核治疗方案遵循普通肺外结核病治疗方案。需注意的是，在全身化疗基础上，部分患者需要对肺外结核病灶实施外科手术切除或坏死物清除和局部抗结核药物治疗，局部抗结核用药必须是全身抗结核用药中的 1~2 种，避免因单纯局部小剂量或低剂量用药导致耐药。

（二）药物相互作用和药物不良反应

1. 利福平为肝微粒体酶的诱导剂，可使磺脲类、格列奈类和噻唑烷二酮类等药物的药效减弱，影响其降糖效果。使用利福平应避免合用此类降糖药物。

2. 抗结核药物所致药物性肝损伤是最常见的抗结核药物不良反应。而口服降糖药也具有肝毒性，当口服降糖药与抗结核药物联用时，尤其是与异烟肼、利福平、吡嗪酰胺等具有肝损害的抗结核药物联用时，可增加药物肝毒性。需密切监测消化道症状和肝功能，及时发现不良反应并对症处理，必要时减少多种肝毒性药物联用。

3. 注射类抗结核药物，如链霉素、卡那霉素、阿米卡星、卷曲霉素等具有肾毒性，而糖尿病患者易合并糖尿病肾病。当合并糖尿病肾病时，应避免使用这类药物，如临床治疗十分需要，需根据肾功能酌情减量使用并密切监测肾功能及尿常规。

4. 乙胺丁醇、利奈唑胺等可导致视神经损伤，当合并糖尿病视网膜病变时，需谨慎使用乙胺丁醇并密切监测视力、色觉及视野。

5. 异烟肼、环丝氨酸、乙硫异烟胺 / 丙硫异烟胺、利奈唑胺和氟喹诺酮类药物可引起外周神经炎，而糖尿病为其高危因素，使用时需密切监测。当合并糖尿病周围神经病变时，使用需谨慎。

6. 口服抗结核药物常出现药物性胃肠道不良反应，而口服降糖药，如二甲双胍等，可增加抗结核药物的胃肠道不良反应发生率。

（三）血糖控制目标

糖尿病患者血糖控制公认目标为 HbA1c<7%。国际防痨和肺部疾病联合会 2019 年 DM 管理指南推荐结核病治疗期间，血糖控制目标为 HBA1c<8% 或 FBG<10mmol/L。结核病治疗期间的血糖监测推荐 FBG。HbA1c 同样可作为结核病治疗期间的血糖监测，但不推荐 2~3 个月内重复检测。监测频率取决于糖尿病的严重程度。当 HbA1c<8% 时，建议 3 个月后重复检测血糖或 HbA1c。当 HbA1c>10% 时，应更频繁地测量 FBG，如每 1~2 周一次，直到血糖达到合理控制范围。如果非空腹状态就诊，也可以测量餐后血糖，目标值<11.1mmol/L。理想情况下，胰岛素在使用时需要患者监测血糖。故参照既往标准，建议对糖尿病合并肺结核患者设定个体化的血糖管理目标（见表 7-2-1）。

表 7-2-1 结核病合并糖尿病患者治疗期间血糖控制目标表

临床类别	血糖控制目标
结核病治疗期间	
年龄较轻、病程较短、预期寿命较长、无并发症、未并发心血管疾病	HbA1c<7.0%，空腹<7.0mmol/L，非空腹<10.0mmol/L
并发心脑血管疾病、有心脑血管疾病高风险、高龄、结核病病情严重	HbA1c<8.0%，空腹 7.8~10.0mmol/L，非空腹 7.8~13.9mmol/L
非结核病治疗期间	
年龄较轻、病程较短、预期寿命较长、无并发症、未并发心血管疾病	HbA1c<6.5%，空腹 4.4~6.1mmol/L，非空腹 6.1~7.8mmol/L
大多数非妊娠成年 T_2DM 患者	HbA1c<7.0%，空腹 4.4~7.0mmol/L，非空腹<10.0mmol/L
高龄、低血糖发生风险较高且无法耐受低血糖、存在多器官功能不全、预期生存期低于 5 年、需重症监护	HbA1c<8.0%，空腹 7.8~10.0mmol/L，非空腹 7.8~13.9mmol/L

（四）预后

结核病合并糖尿病患者预后欠佳。与无糖尿病的结核病患者相比，具有更高的治疗失败率、复发率和死亡率。有研究显示，结核病合并糖尿病患者的死亡率、治疗失败率和复发率分别为无糖尿病患者的6倍、2.5倍和3.89倍。因此，需要高度重视结核病合并糖尿病的治疗管理。然而，目前我国结核病合并糖尿病的治疗管理建议仍缺乏更多的临床研究资料，未来应进行前瞻性临床试验和大型队列研究，以获取更高级别的循证医学证据，为制定我国结核病合并糖尿病的治疗管理策略提供重要的指导作用。

（杨澄清　吴 嘉　张 颖）

第三节　典 型 病 例

典型病例1

患者，男，42岁。发热6天。

【现病史】患者6天前受凉后发热，体温最高39℃，以低热为主，伴轻微咳嗽，咳白黏痰，不伴盗汗，无咯血，无胸痛，无呼吸困难，无恶心呕吐，无头痛，无手指发麻，为求治疗来我院，门诊胸片提示“肺结核”，收住院。起病来，患者精神饮食睡眠欠佳，大小便正常，体力减轻，体重下降。

【既往史】糖尿病10年，既往使用精蛋白人胰岛素混合注射液治疗，未监测血糖。近几年因工作不便、三餐不定时，未再降糖治疗。胆囊息肉10年。否认肺结核、高血压、心脏病及肝病。

【体格检查】体温36.5℃，脉搏124次/分，呼吸20次/分，血压121/72mmHg。神清，消瘦，全身皮肤黏膜无黄染，浅表淋巴结未触及，颈软，右上及左下肺可闻及湿啰音，心律齐，未闻及病理性杂音，腹软，无压痛，双下肢无水肿。

【辅助检查】入院时随机手指血糖25.7mmol/L。血常规：血红蛋白109.00g/L，中性粒细胞比例79.40%。生化：血清白蛋白（ALB）26.1g/L，空腹静脉血糖9.40mmol/L，糖化血红蛋白（HbA1c）11.2%，血小板压积（PCT）0.81ng/ml，超敏C-反应蛋白（hCRP）43.04mg/L，红细胞沉降率（ESR）45.0mm/h，凝血功能正常，D二聚体正常。大便常规正常。尿酮体++。乙型肝炎表面抗原（HBsAg）+，乙型肝炎e抗体（HBeAb）+，乙型肝炎核心抗体（HBcAb）+。HBV-DNA 5 000 000.00IU/ml；HCV-Ab阴性，梅毒阴性，HIV-Ab阴性。肿瘤标志物CA125 87.45U/ml，余正常。PPD 10×10mm，结核抗体阳性，痰抗酸染色3次均为++++，痰TB-DNA阳性，痰TB-RNA阳性，痰Xpert检出结核分枝杆菌，未检出利福平耐药，HAIN未检出异烟肼及利福平耐药，结核菌培养阳性，敏感菌株。尿微量白蛋白正常。支气管镜舌叶、左下背段支气管感染，灌洗液抗酸染色+++，真菌培养阴性。胸部影像学图片如下（图7-3-1）。

【诊断】①继发性肺结核初治。②肺部感染。③2型糖尿病。④慢性乙型病毒性肝炎。⑤低蛋白血症。⑥胆囊息肉。

【治疗】入院后给予头孢他啶抗感染7天，恩替卡韦抗病毒治疗，胰岛素降糖治疗，监测血糖，糖尿病教育、饮食及运动。患者由于合并乙肝，给予3HRE-Lfx/9HRE抗结核治疗，进行护肝治疗，抗结核治疗2个月时复查痰抗酸染色（±7条）3次，复查胸部CT发现病灶有吸收，HbA1c 7.8%，延长1个月强化期治疗。抗结核治疗3个月时复查痰抗酸染色阴性3次，复查胸部CT（图7-3-2）显示病灶有吸收，HbA1c 5.7%，调整为HRE进入巩固期抗结核治疗。抗结核治疗6个月时痰抗酸染色阴性3次，胸部CT提示病灶明显吸收。抗结核治疗1年停药。

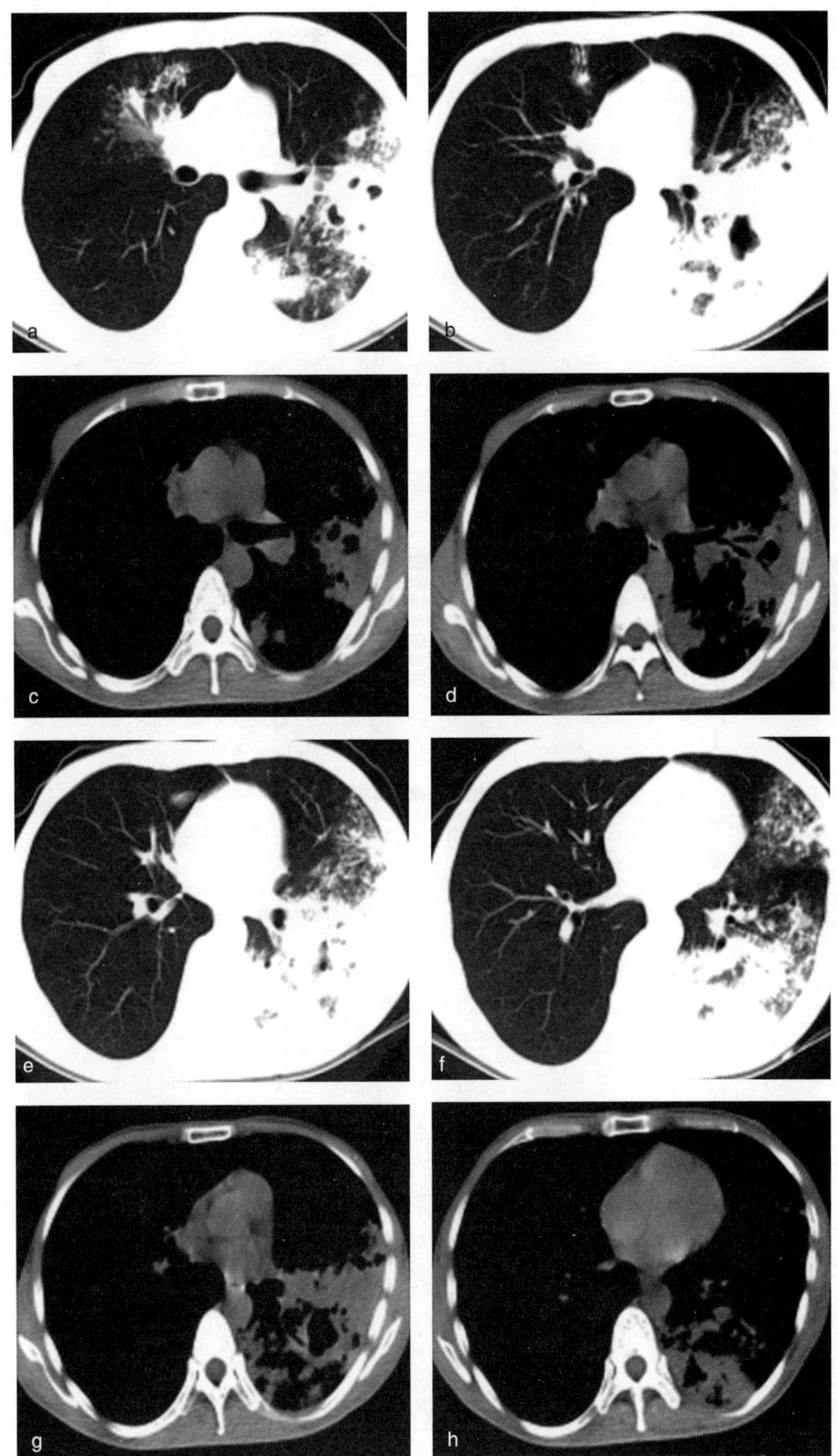

图 7-3-1 刚入院时胸部 CT 影像图

胸部 CT 显示左肺大片实变，病灶边界模糊，实变周围可见磨玻璃影、结节和小叶性肺实变，实变内见多处无壁空洞形成，可见支气管气象，右肺可见小叶性肺实变及树芽征。

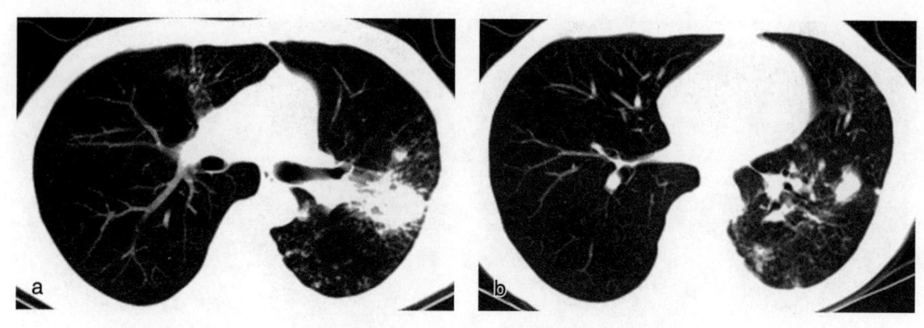

图 7-3-2 抗结核治疗 6 个月时胸部 CT 影像图

双肺病变明显吸收。

【诊治体会】此例患者有 10 年糖尿病病史，由于工作等原因未积极控制好血糖，导致并发肺结核。发现肺结核时中毒症状重，痰抗酸染色提示菌量大，肺部影像学表现重。胸部 CT 表现为双肺病灶，左肺多发无壁空洞，呈干酪性肺炎改变，合并低蛋白血症，营养不良，抗结核治疗痰菌转阴慢。但患者积极控制血糖，规则抗结核治疗，适当延长抗结核疗程，后续治疗效果好。

典型病例 2

患者，男，45 岁。间断咳嗽咳痰伴发热 2 个月余。

【现病史】患者 2 个月余前无明显诱因出现咳嗽，咳痰，多为白黏痰，伴发热，午后及夜间为主，最高体温 39℃以上，伴畏寒，无寒战。伴右侧胸痛，深呼吸及咳嗽时明显，无呼吸困难，无咯血，无恶心呕吐。行胸部 CT 怀疑肺结核就诊结核病专科医院，查痰菌阳性，给与 HRftELfx 治疗症状有好转。2 个月后药敏回报提示耐多药结核病收治我院。

【既往史】糖尿病 10 年，精蛋白人胰岛素注射液 18U-20U-20U 三餐前皮下注射降糖治疗，血糖控制差。其父患耐多药结核病、糖尿病去世，其子患耐多药结核病已完成疗程治愈。否认肺结核、高血压、心脏病及肝病。

【体格检查】体温 36.8℃，脉搏 104 次 / 分，呼吸 20 次 / 分，血压 134/90mmHg。神清，消瘦，全身皮肤黏膜无黄染，浅表淋巴结未触及，颈软，双肺呼吸音清晰，双肺未闻及啰音，心律齐，未闻及病理性杂音，腹软，无压痛，双下肢无水肿。

【辅助检查】血常规：白细胞 11.86×10^9/L，血红蛋白 159.00g/L，中性粒细胞比例 73.5%。生化：空腹静脉血糖 14.98mmol/L，HbA1c 11.3%，PCT 0.10ng/ml，hCRP 37.08mg/L，ESR 29mm/h，凝血功能正常。D 二聚体正常，大便常规正常。尿糖（GLU）++++。HBsAg（-），HCV-Ab 阴性，梅毒阴性，HIV-Ab 阴性。肿瘤标志物 6 项正常。PPD 15mm × 15mm，结核抗体阳性，痰抗酸染色（+）3 次，痰分枝杆菌培养阳性（++++），菌种鉴定为人型结核分枝杆菌，药敏对 H-R-E-S-Ofx-Lfx-Mfx-Eto 均耐药，对 Am-Km-Cm-Pas-Rfb-Cfz 均敏感。尿微量白蛋白正常。支气管镜右中叶外侧段脓性分泌物，肺泡灌洗液抗酸染色 +。肺泡灌洗液结核菌培养阳性药敏与痰一致，一般细菌培养阴性，真菌培养阴性。胸部影像学检查结果如下（图 7-3-3）。

【诊断】①继发性肺结核，双肺涂片 +，菌培养 ++++，初治，广泛耐药结核病前期。②2 型糖尿病。

【治疗】入院后经耐多药专家小组讨论调整为 Am-Lzd-Cs-Cfz-Rfb-Pas 抗结核治疗，胰岛素（诺和灵 30R）降糖治疗，监测血糖，糖尿病教育、饮食及运动。调整治疗 1 个月后复查胸部 CT 检查结果如下（图 7-3-4）。

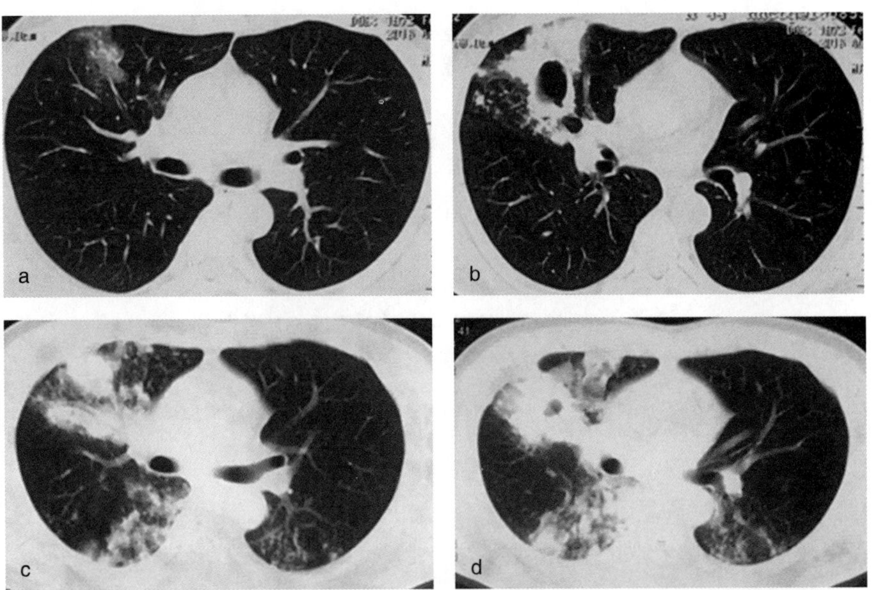

图 7-3-3　a~b. 刚发病时胸部 CT 影像图，可见右中叶实变伴空洞形成，周边有卫星灶；c~d. H-Rft-E-Lfx 抗结核治疗 2 个月胸部 CT 影像图，可见双肺多发性肺实变、空洞、树芽征，病灶较抗结核治疗前明显进展。

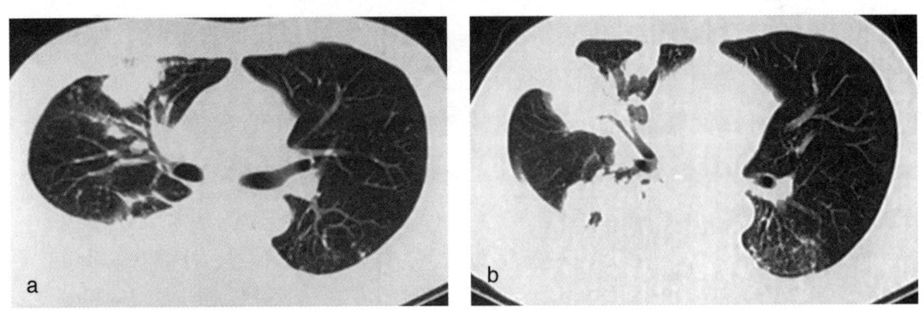

图 7-3-4　调整药物 Am-Lzd-Cs-Cfz-Rfb-Pas 抗结核治疗 1 个月后胸部 CT 影像图
调整为耐多药方案治疗后双肺病灶较前有吸收，但右侧胸腔新出现积液。

给予右侧胸腔穿刺置管引流胸腔积液，右侧胸腔积液检查结果显示，李凡他试验阳性，细胞数 3 700 × 10^6/L，淋巴细胞 75%，CL 102.6mmol/L，总蛋白 37.7g/L，GLU 7.76mmol/L，ADA 37.1U/L，LDH 258U/L，CEA 正常，结核菌培养阴性，细胞学见大量淋巴细胞。继续目前方案抗结核治疗。

患者耐多药治疗方案：6Am-Lzd-Cs-Cfz-Rfb-Pas/18Cs-Rfb-Pas-Am/Clv（备注：Am 治疗 3 个月改为隔日疗法，Lzd 及 Cfz 治疗 6 个月因无药停用）。

【治疗转归】临床治愈。

【细菌学转归】调整为耐多药方案 1 个月后每月查痰抗酸染色及结核菌培养均为阴性。

【影像学转归】调整为耐多药方案 1 个月后新出现胸腔积液，积极引流后坚持抗结核治疗 3 个月复查胸片明显吸收，后每 3 个月复查胸部 X 线片（胸片）（图 7-3-5）病灶逐步明显吸收并趋于稳定。耐多药方案治疗 24 个月停药时胸部 CT 结果如下（图 7-3-6）。

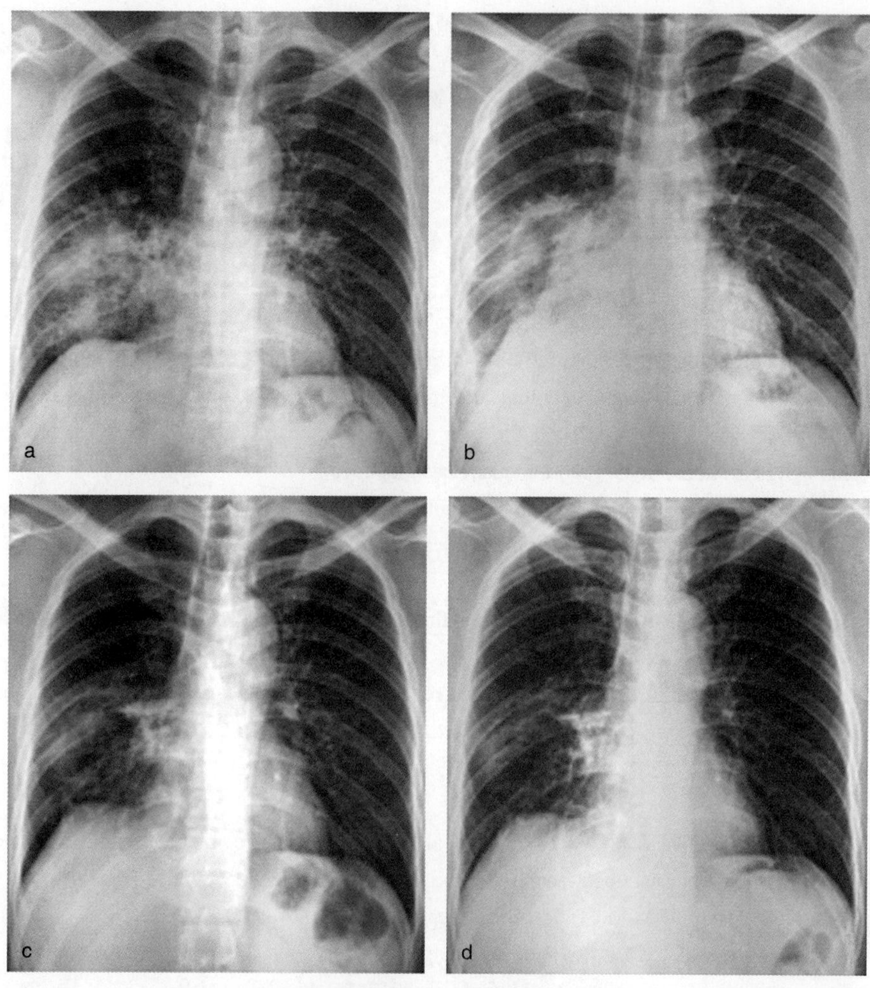

图 7-3-5　a. 调整为耐多药方案时的胸片结果；b. 耐多药方案治疗 3 个月时胸片结果；c. 耐多药方案治疗 6 个月时胸片结果；d. 耐多药方案治疗 18 个月时胸片结果。

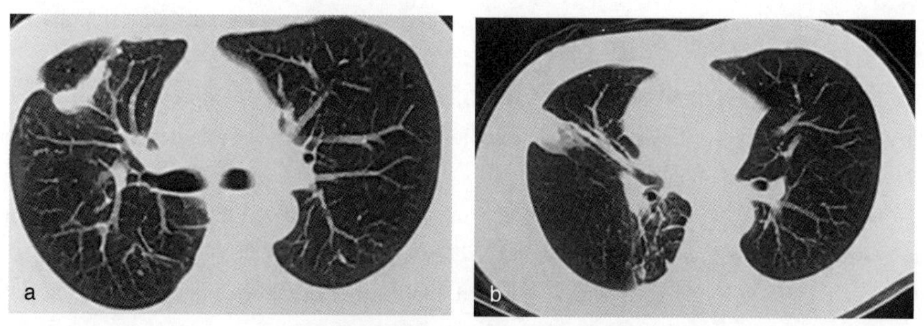

图 7-3-6　耐多药方案治疗 24 个月停药时胸部 CT 影像图

结果显示残留纤维硬结灶。

【诊治体会】此例为一例糖尿病合并耐多药肺结核患者。患者父亲及儿子均为耐多药肺结核，患者为密切接触者，同时合并糖尿病高危因素，在患者未发病前是否需预防性治疗有争议。但患者发现肺结核时，应参照其父亲及儿子的药敏结果及时给予耐多药方案进行治疗。患者虽然为广泛耐药结核病前期，且合并糖尿病，肺部病变范围广泛伴胸腔积液，但积极控制血糖，并规律抗结核治疗，后续治疗效果良好。

（杨澄清 吴 嘉 张 颖）

参考文献

[1] World Health Organization. Disease burden and mortality estimates. 2018.

[2] ZHENG Y, LEY SH, HU FB. Global aetiology and epidemiology of type 2 diabetes mellitus and its complications. Nat Rev Endocrinol, 2018, 14 (2): 88-98.

[3] World Health Organization. Global report on diabetes. 2016.

[4] The Union. Management of diabetes mellitus-tuberculosis. 2019.

[5] ADA. Summary of revisions: Standards of medical care in diabetes-2019. Diabetes Care, 2019, 42 (Suppl 1): S4-S6.

[6] International Diabetes Federation. IDF diabetes Atlas. 10th edn. Brussels, Belgium: International Diabetes Federation, 2021.

[7] LI Y, TENG D, SHI X, et al. Prevalence of diabetes recorded in mainland China using 2018 diagnostic criteria from the American Diabetes Association: national cross sectional study. BMJ, 2020, 369: m997.

[8] 中华医学会糖尿病学分会. 中国 2 型糖尿病防治指南 (2020 年版). 中华糖尿病杂志, 2021, 13 (4): 315-409.

[9] AL-RIFAI R H, PEARSON F, CRITCHLEY J A, et al. Association between diabetes mellitus and active tuberculosis: A systematic review and meta-analysis. PLoS One, 2017, 12 (11): e187967.

[10] World Health Organization. World Tuberculosis Report 2022. Geneva: WHO, 2022.

[11] GIRARDI E, SANE S M, GOLETTI D, et al. The global dynamics of diabetes and tuberculosis: the impact of migration and policy implications. Int J Infect Dis, 2017, 56: 45-53.

[12] WORKNEH M H, BJUNE G A, YIMER S A. Prevalence and associated factors of tuberculosis and diabetes mellitus comorbidity: A systematic review. PLoS One, 2017, 12 (4): e175925.

[13] CRITCHLEY J A, RESTREPO B I, RONACHER K, et al. Defining a Research Agenda to Address the Converging Epidemics of Tuberculosis and Diabetes: Part 1: Epidemiology and Clinical Management. Chest, 2017, 152 (1): 165-173.

[14] MCMURRY H S, MENDENHALL E, RAJENDRAKUMAR A, et al. Coprevalence of type 2 diabetes mellitus and tuberculosis in low-income and middle-income countries: A systematic review. Diabetes Metab Res Rev, 2019, 35 (1): e3066.

[15] LEUNG C C, YEW W W, MOK T, et al. Effects of diabetes mellitus on the clinical presentation and treatment response in tuberculosis. Respirology, 2017, 22 (6): 1225-1232.

[16] BARSS L, ORLIKOW E, PHANG S, et al. Clinical implications of diabetes mellitus in adults with TB: Risk for poor outcomes and mortality. Chest, 2016, 150 (4): 206A.

[17] WORKNEH M H, BJUNE G A, YIMER S A. Diabetes mellitus is associated with increased mortality during tuberculosis treatment: a prospective cohort study among tuberculosis patients in South-Eastern Amahra Region, Ethiopia. Infect Dis Poverty, 2016, 5: 22.

[18] LIU Q, LI W, XUE M, et al. Diabetes mellitus and the risk of multidrug resistant tuberculosis: a meta-analysis. Sci Rep, 2017, 7 (1): 1090.

[19] 唐神结, 高文. 临床结核病学第 2 版. 北京: 人民卫生出版社, 2019.

[20] RUSLAMI R, MENZIES D. Finding the right dose of rifampicin, and the right dose of optimism. Lancet Infect Dis, 2017, 17 (1): 2-3.

[21] MAHARJAN B, CHALISE H N, THAPA M. Tuberculosis and diabetes mellitus comorbidity among the ageing population: A threat to the public health system of nepal. J Nepal Health Res Counc, 2018, 16 (2): 110-117.

[22] HUANGFU, UGARTE-GIL, GOLUB, et al. The effects of diabetes on tuberculosis treatment outcomes: an updated systematic review and meta-analysis. The international journal of tuberculosis and lung disease, 2019, 23 (7): 783-796.

[23] DEMLOW S E, OH P, BARRY P M. Increased risk of tuberculosis among foreign-born persons with diabetes in California, 2010-2012. BMC Public Health, 2015, 15: 263.

[24] CHARLOTTE JACKSON, JO SOUTHERN, AJIT LALVANI, et al. Diabetes mellitus and latent tuberculosis infection: baseline analysis of a large UK cohort. Thorax 2019, 74 (1): 1-4.

[25] AYELIGN B, NEGASH M, GENETU M, et al. Immunological Impacts of Diabetes on The Susceptibility Of Mycobacterium Tuberculosis. J Immunol Res, 2019, 2019: 6196532.

[26] FERLITA S, YEGIAZARYAN A, NOORI N, ET AL. Type 2 Diabetes Mellitus And Altered Immune System Leading To Susceptibility To Pathogens, Especially Mycobacterium Tuberculosis. J Clin Med, 2019, 8 (12).

[27] ECKOLD C, KUMAR V, WEINER R J, et al. Impact of intermediate hyperglycaemia as well as diabetes on immune dysfunction in tuberculosis. Clin Infect Dis, 2020, 11: 8.

[28] DUFFY F J, WEINER J R, HANSEN S, et al. Immunometabolic signatures predict risk of progression to active tuberculosis and disease outcome. Front Immunol, 2019, 10: 527.

[29] WANG Q, MA A, SCHOUTEN E G, et al. A double burden of tuberculosis and diabetes mellitus and the possible role of vitamin D deficiency. Clin Nutr, 2020, 1: 30.

[30] World Health Organization. WHO consolidated guidelines on tuberculosis, Module 4: treatment-drug-resistant tuberculosis treatment. 2022.

[31] 中华医学会结核病学分会. 中国耐多药和利福平耐药结核病治疗专家共识 (2019 年版). 中华结核和呼吸杂志, 2019, 42 (10): 733-749.

[32] 中国防痨协会. 耐药结核病化学治疗指南 (2019). 中国防痨杂志, 2019, 41 (10): 1025-1073.

[33] 赵雁林, 陈明亭. 中国结核病防治工作技术指南. 北京: 人民卫生出版社, 2021.

[34] LIN K H, LUO C W, CHEN S P, et al. Alpha-glucosidase inhibitor can effectively inhibit the risk of tuberculosis in patients with diabetes: A nested case-control study. Biomed Res Int, 2020: 8085106.

第八章　慢性肾脏病合并结核病

第一节　慢性肾脏病概述

慢性肾脏病（chronic kidney disease，CKD）是由多种原因导致的肾脏结构和功能不可逆性改变，不一定存在肾小球滤过率（GFR）的下降，可持续数月或数年，已经成为全球性公共健康问题。来自不同队列研究（种族、估计 GFR 公式、蛋白尿测量方法）的研究结果具有一定差异，但明确的是高收入国家（包括美国和澳大利亚）的 CKD 患病率一直维持在 11% 左右，而且 CKD 患病率和进展具有种族和社会阶层差异。经济基础低的患者 CKD 进展风险比经济基础高的患者高 60%。英国的非裔和亚裔、西班牙裔美国人，以及澳大利亚、新西兰、加拿大土著居民 CKD 风险和进展风险较高。不同地区 CKD 的病因也有所差异，糖尿病和高血压是中、高等收入国家人群 CKD 的主要原因。在亚洲和撒哈拉以南非洲，则主要为肾小球肾炎 CKD 和不明原因的 CKD。HIV 感染是撒哈拉以南非洲地区 CKD 的常见原因，肾脏受累率可达 5%~83%。乙肝和丙肝的全球患病率为 2%~4%，与严重肾脏病变和慢性肾脏病相关。2012 年，张路霞、王海燕等在 *the Lancet* 杂志上公布了中国首个多中心 CKD 调查结果，显示中国成年人群 CKD 的患病率为 10.8%，而知晓率却不足 15%，导致部分患者失去早期治疗的机会。鉴于肾脏病的隐匿性，人群的知晓率、干预率和控制率均较低，多数 CKD 患者都是在肾功能严重受损出现临床症状或发展到终末期肾病阶段才被发现，以致错过了最佳的治疗时机。因此世界卫生组织将慢性肾脏病的定义进行了修订，以期早期发现潜在的 CKD 患者。世界卫生组织规定凡是肾损害（包括肾脏病理改变，血、尿、影像学异常有 1 项者）≥3 个月者可诊断为 CKD。2006 年国际肾脏病学会（ISN）和国际肾脏基金联合会（IFKF）也联合倡议从 2006 年起将每年的 3 月份第 2 个星期四定为“世界肾脏病日”，以唤起全球各界人士对 CKD 的关注，提高广大民众的 CKD 防治知识水平。

CKD 的国内外诊治情况　为了早期发现慢性肾脏病患者，现有的国际指南将满足以下一条或两条，持续 3 个月以上，定义为 CKD。①每 $1.73m^2$ 肾小球滤过率（GFR）<60ml/min。②肾损伤标志（≥1 个）：a. 蛋白尿（尿白蛋白肌酐比≥30mg/g）；b. 尿沉渣异常；c. 肾小管功能紊乱导致电解质及其他异常；d. 组织学异常；e. 影像学检查显示肾脏结构异常；f. 肾移植史。鉴于以上 CKD 的定义，目前在肾脏疾病治疗上主张依据其病因、发病机制、病变部位、病理诊断和功能诊断的不同，选择不同的治疗方案。现有的治疗原则包括去除诱因、一般治疗、针对病因和发病机制的治疗、针对合并症及并发症的治疗和肾脏替代治疗。具体治疗方法包括以下几点。①去除诱因治疗包括防止脱水导致的血容量不足，抗感染，改善心功能保证有效循环容量及肾脏有效血容量供应，防止医源性肾损伤等。②一般治疗包括应用 ACEI 及 ARB 控制高血压，防止低血压，降脂治疗，抗凝治疗，纠正酸中毒及电解质紊乱，利尿等治疗。③针对病因治疗包括针对常见的遗传性肾脏病、IgA 肾病、糖尿病肾病、狼疮性肾炎及紫癜性肾炎等的治疗。④使用多种免疫抑制剂治疗原发性及部分继发性肾小球肾炎，控制蛋白尿、血尿，防止肾功能恶化。⑤肾脏替代治疗包括同种异体肾移植、血液透析、腹膜透析及即将进入临床的智能人工肾。

慢性肾脏病多数比较隐匿，即使部分患者出现了症状及体征，也往往轻微，不易察觉。同时患者警惕性不高，往往认为是其他疾病，而失去早期治疗的机会。因此很多患者确诊时已经到尿毒症阶段。另外由于肾脏活检的普及程度不够，很多基层医院还是所谓的经验性治疗，同时由于经济水平限制了多数新型药物的使用，治疗手段受限。部分医生及患者对中药治疗存在误区，导致近年中草药肾病的发生率逐年增加。同时进入尿毒症阶段的患者，往往由于透析不充分，导致各种指标，如血压、血红蛋白水平、钙磷代谢指标达，标率不够。另外临床医师没有太多关注肾脏患者的免疫功能问题，继发性感染发生率较高。国内普遍肾脏移植供体不足，导致肾脏移植治疗数量大幅度降低，很多中心城市血透床位比较紧张。这些客观存在的问题都大大降低及制约着肾脏疾病的治疗效果。

（胡 峰 陈 亮 孙丽珍）

第二节 CKD 合并结核病

一、流行病学

慢性肾脏病（chronic kidney disease，CKD）患者中结核病患病率达到正常人的 6~30 倍。基于住院患者和地区登记的资料表明，血液透析和腹膜透析患者的结核病患病风险比常人增加 3~25 倍，因为免疫抑制剂的使用及其他多种机制导致 CKD 患者免疫功能受损，以及可能同时合并隐性感染，各阶段 CKD 患者感染结核的风险均增加，是结核病的高危人群。英国国家卫生与保健研究所（NICE）报告 CKD 患者、透析患者感染结核的相对危险是普通人群的 10~25 倍，尤其是肾移植受体。

目前我国尚无各阶段 CKD 患者结核病发病率的完整数据。基于仅有的住院患者和地区登记的资料表明，血液透析和腹膜透析患者的结核病患病风险比常人高 3~25 倍。随着医疗保障的改善，我国 CKD 患者和透析人群逐渐增多。国家卫生健康委员会肾脏病质量控制中心数据显示，2016 年我国透析人口已经超过 55 万例，所以合并结核病的患者也逐年增多。国外也有文献报道，维持性透析肾脏病患者的结核病患病率为普通人群的 6~50 倍，病死率高达 17%~75%。以结核感染作为独立危险因素分析，尿毒症透析患者病死率可增加 42%，因此，尿毒症透析患者被列为结核病高危人群。

国内陆军军医大学第二附属医院肾内科袁发焕等对所在科室 1997—2001 年 1 069 例慢性肾衰的住院患者做了总结，探讨了该组肾功能衰竭患者合并结核病的发病率及临床特点，并与同期重庆市有关资料进行对比分析，发现 1 069 例慢性肾衰患者中，合并结核病者 49 例，其发病率（4 592/10 万），显著高于重庆市同期其他人群结核病发病率（151/10 万，$P<0.001$）。其中半数以上是不典型肺外结核。且随着肾功能衰竭程度的加重，结核的发生率逐渐升高，但抗结核抗体和 PPD 的阳性率分别为 12.2% 及 14.3%，而普通结核患者抗结核抗体及 PPD 的阳性率分别为 71.3% 及 57.1%，二者比较存在显著差异（$P<0.05$），体现了该类疾病的隐匿性。

肾移植患者需要服用多种大剂量免疫抑制剂对抗机体排斥反应，因此患者免疫识别、免疫调节功能会有所下降。国内张庆等报道肾移植患者结核病发病率为 1.52%~2.29%，肾移植患者合并结核病的累积病死率高达 14.8%。国外文献报道肾移植患者，活动性肺结核发生率是普通人群的 20~74 倍，但结核发病者主要为 LTBI。2013 年国外一项研究表明，肾移植术后获得结核病的原发感染在亚洲、非洲等发展中国家发生率更高。随着同种异体肾移植技术的日益成熟及新的免疫抑制剂的广泛使用，肾移植患者的人肾存活期越来越长，肾移植群体越来越多，使用免疫抑制剂的时间就会越来越长，因此接受肾移植的肾脏病患者也被作为结核病高危人群。

因此，CKD 人群的结核病防控工作不容忽视。这类人群存在并发结核病的高风险。但目前国内对这类人群的重视程度相对较低，认识不足，针对此类患者的管理措施及诊治有待进一步提高。

二、危险因素

1. 免疫功能缺陷 肾小球滤过率（GFR）降低致体内代谢废物排泄减少，导致免疫缺陷，主要包括粒细胞减少、单核细胞 / 巨噬细胞吞噬功能降低、抗原呈递细胞的功能缺陷、B 细胞数目减少和生成抗体的能力下降、T 细胞凋亡加快。这些变化均不同程度、不同途径增加了感染结核菌的风险。尤其低 IgG 血症导致机体吞噬细胞活性及免疫调节作用低下，进而使机体抗感染能力降低。Barr 的研究发现狼疮性肾炎（LN）患者同时存在 $CD8^{+}$ T 细胞和自然杀伤细胞数量减少，免疫抑制剂、皮质类固醇的应用加重了细胞免疫和体液免疫缺陷。细胞因子网络平衡失调，导致中性粒细胞、巨噬细胞、单核细胞的吞噬功能降低。这些因素综合起来导致机体易感染结核分枝杆菌。

2. 原发病的存在 狼疮性肾炎、糖尿病肾病存在自身抵抗力的减退，血糖控制不理想、部分患者发展至尿毒症阶段出现肺实质及肺血管炎症，肺组织顺应性及呼吸道的自净作用均降低。另有研究表明，持续高血糖有利于细菌在体内增殖，增加结核分枝杆菌易感性。

3. 肾上腺皮质激素及免疫抑制剂的使用 鉴于多数肾病的免疫发病机制，治疗上常使用大剂量肾上腺糖皮质激素及免疫抑制剂，抑制其他调节免疫和炎症反应的因子，抑制人主要组织相容性复合体（MHC Ⅱ类分子）的表达。免疫抑制剂则对 T、B 淋巴细胞及其分泌的细胞因子及参与的炎症过程进行干预。此两类药物的免疫抑制作用使患者感染结核的风险大大增加。

4. 25- 羟维生素 D_3 缺乏 CKD 进展到 3 期即可出现 25- 羟维生素 D_3 浓度降低，至 CKD 5 期，则普遍存在 1，25- 羟维生素 D_3 的缺乏，致抗原提呈细胞（antigen presenting cell，APC）耐受性降低，初始 $CD4^{+}$T 细胞向调节性 T 细胞分化减弱，从而抑制免疫球蛋白的产生。

5. 营养不良 CKD 患者，尤其进入肾脏替代治疗阶段的患者，普遍存在蛋白质、热量、维生素及微量元素等摄入不足或丢失过多，引起营养不良，导致中枢淋巴器官（胸腺）和周围淋巴器官（脾和淋巴结）的大小、重量、组织结构、细胞密度和成分都有明显的退行性改变，导致继发性免疫缺陷。

6. 透析不充分 尿毒症患者由于经济因素及依从性差等多种原因致透析不充分，内环境失衡，造成包括红细胞免疫功能在内的机体免疫功能低下，诱发肺部感染。国内有研究表明，维持性血液透析的患者，透析不充分，心脏容量负荷加重，致患者长期处于肺淤血状态，换气功能降低，为细菌的定植提供了有利条件，增加了肺结核菌感染的概率。

7. 既往感染复发 患者可能在慢性肾衰出现之前感染过结核。慢性肾衰出现后机体抵抗力减弱，静止结核病灶死灰复燃，出现结核病症状。目前我国大部分传染性结核病患者仍自由活动在城市和乡村，加上不少患者不良的卫生习惯，如随地吐痰等，造成了结核菌的传播。因此我们有必要再次强调要重视结核潜伏感染者的存在。

三、临床表现

1. 一般症状 CKD 并发结核感染的患者，往往有不规则低热，个别可出现弛张热，少数可无发热，尤其透析阶段的患者并发结核感染通常不发热，临床上容易造成漏诊。50% 以上的患者可合并盗汗、浆膜腔积液、全身不适、消瘦，可有明显咳嗽、咳痰。CKD 患者合并结核感染多部位累及是其特点，不明部位的结核占比较高约 50% 以上，肺部受累仍最常见，其余依次为结核性胸膜炎、结核性腹膜炎、结核性心包炎、膀胱结核、淋巴结核、骨与关节腰椎结核等。

2. 血清学及实验室检查特点 红细胞沉降率升高多见，PPD 及血清结核抗体阳性率偏低，痰及尿查结核菌阳性率亦较低。但经纤维支气管镜肺活检、肺泡灌洗液检测和颈淋巴结活检阳性率高。免疫学检测显示，此类患者免疫功能处于紊乱状态，表现为体液免疫功能紊乱，T 细胞亚群比例失调。

3. 影像学特点　此类患者胸片有特异表现，如钙化、纤维化、渗出，浆膜腔积液的发生率高，浸润型肺结核占比高，空洞形成常见。

4. 不典型结核在此类患者中比例较高，主要表现为不明原因长期发热，伴有咳嗽、咳血或咯血。常规抗生素治疗无效。或者有顽固性浆膜腔积液，积液中查结核分枝杆菌 DNA 阳性。或者不明原因消瘦、食欲减退。

四、诊断

1. 结核病诊断标准　根据肺部影像学表现、病源学或组织病理检查结果、体液检查结果，并结合临床治疗反应综合诊断。

2. 诊断的特殊性

(1) 不典型性　CKD 患者合并结核感染，即使是活动性结核，其临床表现也多不典型，临床上很容易误诊、漏诊及延迟诊断，尤其是肺外结核和表现不典型的肺结核，更是如此。所以，应对 CKD 患者定期筛查以早期诊断结核病。但针对 CKD 患者，当前还缺乏公认的经济有效的筛查策略和诊断标准。

因此，首先应提高 CKD 合并 TB 感染的警惕性，对 CKD 患者，若有不明原因的发热，特别是长期不规则低热患者，在排除血液病、风湿性疾病及肿瘤的情况下，应首先考虑是否合并了结核病，必要时可考虑诊断性抗结核治疗，不要过分强调结核病的定位及所谓的诊断金标准，以免贻误治疗时机。因此，在诊断上，要综合分析结核病史、影像学检查结果、TB 患者接触史、结核感染 T 淋巴细胞斑点试验（T-SPOT.TB）、TST 等多种资料，必要时要经内科专家小组共同讨论。

(2) 重视 LTBI　临床上往往缺乏 LTBI 直接的诊断依据，但在临床诊断中要给予足够重视，也可以作为诊断依据之一。胸部 X 线检查显示既往有结核感染、结核菌素试验阳性常常被作为证据。另外既往结核感染病史、患者所处的地理位置及生活环境也是诊断时要考虑的因素。

(3) 既往感染史　将 CKD 患者作为结核高危人群，尤其 CKD 5 期患者，包括但不限于胸部 X 线片、TST 和 IGRA 检查。应询问并记录结核病史和结核接触史。若曾经接受过抗结核治疗，则应询问并记录治疗方案、各种药物使用时间、总疗程等。

(4) 检测方法　既往常用的结核病检验方法有抗结核抗体和 PPD 试验，但在 CKD 合并结核病患者中，其阳性率显著降低，抗结核抗体和 PPD 试验对 CKD 患者合并结核病的诊断有一定局限性。最近发现了比较好的检验方法，如应用酶联免疫吸附法（ELISA）检测的 γ 干扰素释放试验（interferon gamma release assay，IGRA），对 LTBI 有较高的诊断价值。

五、治疗

1. 治疗原则

(1) 原则上要早期、联合、规律，且要适宜的剂量，具体抗结核治疗方案（包括药物种类、给药间隔、剂量、疗程）制定需要结合肾小球滤过率的高低。对大多数非耐药结核患者实施四联抗结核治疗，疗程 2 个月，继之二联治疗 4 个月，抗结核治疗总有效率为 90%。中枢神经系统感染者应四联抗结核治疗 2 个月，继之二联治疗 10 个月，总疗程 1 年。慢性肾脏病患者尤其是肾功能异常者，由于存在抗结核药物的代谢及清除障碍，抗结核治疗不良反应增加。部分患者可出现血转氨酶轻度升高。因此慢性肾脏病患者抗结核治疗应注意药物及剂量个体化原则，尽量减少肝肾不良反应，同时加强改善患者营养状态，纠正贫血，调节免疫功能，治疗是相对安全有效的。抗结核药物和糖皮质激素、抗凝剂、免疫抑制剂相互作用，慢性肾脏病合并结核感染治疗具有特殊性、复杂性。及时合理调整用药以及严密监控是治疗成功的关键，防止耐多药结核病例的出现。

(2)多学科合作原则 推荐活动性结核病要由结核科、肾科共同制定诊疗方案。

(3)治疗优先原则 临床上出现持续存在的结核病症状和体征，推荐先给予治疗而不是等待细菌学结果。

2. 治疗药物的注意事项

针对 CKD 患者的抗结核药物使用有很多特殊性。①治疗药物浓度：部分抗结核药会从肾脏排泄以及通过血液透析 / 腹膜透析部分丢失，目前对 CKD 患者抗结核药物的最佳剂量存在不同意见。②获益与风险：CKD 和 GFR 下降导致药物副作用增加，需要慎重考量预防性抗结核治疗的获益与风险。③注意耐多药结核的产生：药物蓄积的副作用导致患者依从性下降、中断治疗、采用间断治疗的方案等，导致耐多药结核病的风险增加。④监测肝肾功能：若 CKD 患者同时合并 HBV 感染，抗结核治疗过程中需要密切监测其肝炎病毒复制情况和肝功能情况。⑤治疗的复杂性：CKD 患者抗结核药物对敏感患者推荐用 6 个月疗程，神经系统感染者用 1 年以上。但低蛋白血症、肾功能不全、透析清除、免疫抑制剂使用等决定了 CKD、透析患者、肾移植术后患者的抗结核药物的药代动力学的复杂性。

3. 各种抗结核药物的特殊性

(1)利福平(R)在血浆中 80% 与蛋白结合，10% 以原型从尿液排泄，大部分经肝脏代谢成无活性的 3- 甲酰利福霉素自尿液排出。在各期 CKD 患者中，不需要调整剂量，利福平不能被透析清除。

(2)吡嗪酰胺(Z)与血浆蛋白结合率较低(10%~20%)，仅 3%~4% 以原型从肾排泄，主要在肝脏代谢。尿毒症患者有药物蓄积或排泄延迟现象，CKD 4~5 期患者应适当调整给药剂量。应注意吡嗪酰胺可抑制尿酸排泄，导致尿酸蓄积引发痛风。单次血液透析可使血药浓度下降 45%，推荐透析前 24h 或透析后服药。腹膜透析不清除吡嗪酰胺。

(3)乙胺丁醇(E)与血浆蛋白结合率为 20%，且很少被代谢，80% 以原型从肾脏排泄。注意肾功能不全患者需减量给药，但血液透析可清除。

(4)氨基糖甙类中大约 80% 的链霉素、卡那霉素和卷曲霉素以原型从尿中排泄。链霉素相对于其他氨基糖甙类药物，其肾脏毒性小。血液透析前给药，40% 氨基糖甙类可被透析清除，应注意调整给药剂量。

(5)氟喹诺酮类药物(FQ)中的氧氟沙星、环丙沙星都依赖肾脏清除，用于 CKD 或透析患者时应适当减量。血液透析对此类药物清除效果差，透析后不需要补充。

4. CKD 合并结核感染的肾移植问题

关于 CKD 合并结核患者抗结核治疗多久可以做肾移植，尚无定论。有 8 例抗结核疗程满 1 年的患者做肾移植后情况良好，而抗结核治疗疗程不满半年的 2 例患者做肾移植后症状复发，经治疗无效而死亡，提示 CKD 合并结核病的患者应坚持抗结核治疗 1 年以上方能做肾移植。若过早做肾移植，大量的免疫抑制剂可能使患者结核复发且难于控制。

六、预后

CKD 合并结核病患者预后与普通结核病相比，预后差。有研究显示 CKD 合并结核病患者的死亡率高达 31%。与普通结核病患者比较，存在更高的治疗失败率、复发率、死亡率及全因死亡率。CKD合并结核病患者的结核治疗效果欠佳主要由于患者依从性差、药物耐受性差，同时受细胞免疫受损、耐药率高、血浆抗结核药物浓度降低和痰菌阴转延迟等因素影响。除了结核病治疗效果差外，CKD还影响结核病患者的相关生活质量。

七、主动筛查

1. 对没有进展到透析阶段的CKD患者，尚无标准提示应该何时筛查LTBI或活动性肺结核。鉴于中国为结核高发病率国家，所有CKD患者均应视为结核病高危人群，确诊CKD时以及随访过程中应定期行肺部影像学检查，在透析开始前3个月要对LTBI、活动性结核进行筛查，追问接触史、结核病史及治疗史，询问系统性症状，针对性体检。

2. 对维持性透析患者，每6个月行肺部影像学检查，对有活动性结核密切接触史的透析患者，应在接触后一段时间内适当缩短复查时间间隔。对透析过程中出现的原因不明的发热、体重下降、不能解释的肺部浸润、顽固性腹泻、浆膜腔积液、淋巴结肿大患者，应尽快行结核相关检测。

3. 针对器官移植患者，建议在实体器官移植前常规进行结核病筛查。移植后至少要每季度进行血清学及影像学检查。

八、展望

经过近些年慢性肾脏病患者的规范化管理，慢性肾脏病患者的治疗及预后得到极大的提高，一般不需要住院化疗。但现有研究提示慢性肾脏病患者更容易出现抗结核药物不良反应，不耐受抗结核治疗。CKD可降低抗结核治疗成功率，升高结核病的死亡率和复发率，还与耐药结核病的发生有关。关于CKD-TB的最佳抗结核治疗方案尚存争议。一方面，目前有少数观察性研究提示在不改变药物组合的情况下，适当延长抗结核疗程(9个月)比标准疗程(6个月)也许更为有效。另一方面，据文献查阅及多方调查，我国的结核病专科医院系统与结核病防控系统多使用1年的疗程，并且还存在过度治疗的情况(如疗程长、剂量大)，导致不必要的患者负担和卫生资源浪费。在目前致力于缩短抗结核疗程的大势之下，结核病合并CKD的疗程问题不应该反其道而行。故而，WHO指南推荐方案与现有研究及我国实际情况存在差异，过短的和过长的疗程均存在问题。前瞻性临床试验或回顾性研究是较好的切入点，探讨结核病合并CKD不同疗程(6个月、9个月、1年、>1年)的有效性和安全性。同时探索适当延长疗程的优势(如9个月的疗程)，积极改善患者获益和卫生经济效益，是亟待解决的问题。

(胡 峰 陈 亮 孙丽珍)

第三节 终末期肾病合并结核病

一、流行病学

终末期肾病(end-stage renal disease，ESRD)是慢性肾脏病(chronic kidney disease，CKD)最严重的阶段，需要进行肾脏替代治疗(renal replacement therapy，RRT)，包括血液透析(hemodialysis，HD)、腹膜透析(peritoneal dialysis，PD)或肾移植。据2016年中国肾脏病年度数据报告显示，透析患者平均年龄为55.6岁，年龄调整患病率为419.12/100万，相应人数估计约为578 000人。HD为主要治疗方式(91.94%),HD 和 PD 的年龄调整患病率分别为 384.13/100 万和 34.99/100 万。发病率随着年龄的增长而增加。在未来十年,全球 ESRD 流行率预计将急剧上升,预计增长最快的将是印度和中国等中低收入国家。Liyanage 等人估计,到 2030 年全球将有 540 万人接受 RRT,预计 RRT 人数增幅最大的将是亚洲,将从 2010 年的 100 万增加到 2030 年的 220 万。

结核病(tuberculosis,TB)作为一种可预防的传染病,仍然是 ESRD 患者的一个重要临床和公共卫生问题。透析患者结核病的发病率是一般人群的 6.0~52.5 倍,血液透析与腹膜透析的结核病发病率分别为 3.3% 和 1.2%。ESRD 患者罹患结核病多为结核分枝杆菌在透析中心的传播和结核潜伏感染(LTBI)的重新激活。一项有关结核病基因分型的研究表明,在 ESRD 患者中只有 20% 的结核病例可能是由于新近结核传播造成的,其余 80% 的病例是由于 LTBI 重新激活造成的,而透析患者中 LTBI 患病率很高,在 20%~70% 之间。故而针对这一人群需要有效措施预防结核病。ESRD 患者结核病的总死亡率为 20%~30%。因此,ESRD 患者被列为结核病高危人群。

由于不典型的临床表现(如胸片肺下叶浸润、结核菌素皮肤试验(TST)阴性、痰标本抗酸杆菌涂片阴性)以及肺外结核的高发生率,ESRD 患者中结核的诊断极具挑战性。

二、危险因素

目前 ESRD 人群合并结核病主要的发病机理为细胞免疫下降导致结核分枝杆菌侵入机体后无足够的能力去清除或抑制病原菌。我国结核流行背景有地域差异,区域分布、性别、年龄、吸烟史、结核病接触史、卡介苗接种史、25- 羟基维生素 D 水平及抗生素使用种类、糖皮质激素及免疫抑制剂使用情况等任何影响患者免疫状态的因素都有可能成为结核病的危险因素。

三、临床特点

ESRD 患者的结核临床表现通常是隐匿和非特异性的。患者经常表现出系统性综合征,例如发热、厌食以及体重下降。这些症状与尿毒症患者普遍存在的疲劳、营养不良等其他非特异性表现相似,可能掩盖了潜在结核病的病程。这种不典型的表现往往会导致延误准确的诊断和治疗,有时甚至导致患者死亡。60%~80% 的患者出现肺外结核,其或单独存在,或合并肺结核,甚至有全身播散的表现。因此,当 ESRD 患者出现发热、体重减轻和 / 或淋巴结病等症状时,肾科医师应高度怀疑并考虑结核的可能性。腹膜透析患者是结核性腹膜炎的好发人群,常见的临床表现为发热、腹痛以及腹透液浑浊,腹腔积液的细胞学检查无特异性,可以是淋巴细胞为主,也可以是中性粒细胞为主。因此,对于分枝杆菌培养阴性但抗生素治疗效果不佳的腹膜炎患者,需考虑结核性腹膜炎的可能。维持性血液透析(maintenance hemodialysis,MHD)患者合并结核感染时肺外结核发生率高,临床表现不典型,实验室检查灵敏度低。既往对 MHD 合并 TB 患者的研究表明,在出现的首发症状中,肺结核(pulmonary tuberculosis,PTB)组患者咳嗽、咳痰及发热比例明显高于肺外结核(extrapulmonary tuberculosis,EPTB)组,而病变部位疼痛比例则明显低于 EPTB 组。两组其余症状相似,包括胸闷、乏力、纳差、腹胀等。EPTB 组患者常见的结核感染部位为骨和关节(34.8%)、胸膜(30.4%)、腹膜(10.9%),其中 54.3% 存在两个及以上部位的感染。PTB 组痰结核分枝杆菌培养的阳性率为 29.5%,而 EPTB 组痰结核分枝杆菌培养的阳性率为 9.1%。国外的研究提示类似结果。Vikrant S 回顾性研究了 32 例接受维持性透析(PD 或 HD)并被诊断为结核病的 ESRD 患者,其中 HD 占 53.1%,PD 占 46.9%。诊断为结核病时的平均透析时间为 15.1 个月 ± 13.9 个月。超过四分之三的患者有肺外受累。胸膜 - 肺(40.6%)、腹膜(34.4%)和淋巴结(15.6%)是结核病最常见的部位。约 6.3% 为播散性结核,3.1% 为心包结核。结核的临床表现为不明原因的发热(28.1%),体质症状为厌食、发热、盗汗和体重减轻(34.4%),以及胸片异常(37.5%)、腹水 / 腹膜炎(34.4%)、胸腔积液(25%)、淋巴结病(18.8%)、脑膜脑炎(6.3%)、心包积液(3.1%)。腹膜结核在腹膜透析中表现为无法解决的腹膜炎,在血液透析中表现为腹水。

以上特点体现了 ESRD 患者结核感染的隐匿性和非特异性。ESRD 患者结核病的风险增加,故在此类患者在诊断时需高度怀疑结核病。在 ESRD 患者中建立结核病筛查方案是非常必要的,需要进一步的流行病学研究来充分评估这一问题。

四、诊断

1. 终末期肾病(ESRD)的诊断标准　诊断标准遵循 2012 年 KDIGO 指南,即由各种原因引起的慢性肾脏结构和功能障碍,当肾脏损伤指标(如蛋白尿、血尿或解剖学)异常或肾小球滤过率(glomerular filtration rate,GFR)<60ml/(min·1.73m^2),其中任一指标异常>3 个月定义为 CKD。当患者的 GFR 降至 15ml/(min·1.73m^2)以下时,则符合终末期肾病的诊断标准。

2. 结核病诊断标准　详见第三章第一节。

3. 终末期肾病合并结核病诊断的特殊性　透析患者合并结核感染,其临床表现多不典型,临床上很容易误诊、漏诊及延迟诊断。所以,应对透析患者定期筛查以早期诊断结核病。应提高对 CKD 合并 TB 感染的警惕性,CKD 患者若有不明原因的发热,特别是长期不规则低热,在排除血液病、风湿性疾病及肿瘤的情况下,应首先考虑是否合并结核病,必要时可考虑诊断性抗结核治疗,不要过分强调结核病的定位及所谓的诊断金标准,以免贻误治疗时机。因此,在诊断上,要综合分析结核病史、影像学结果、TB 患者接触史、结核感染 T 细胞斑点试验(T-SPOT.TB)、TST 等多种资料,必要时由内科专家小组共同讨论。

五、治疗

1. 治疗原则

终末期肾病患者抗结核治疗方案(药物种类、药物剂量、给药间隔、疗程等)的制定需要综合考虑 GFR 下降以及透析对药物代谢动力学的影响。抗结核药分为一线药物和二线药物。一线药物包括异烟肼、利福平、吡嗪酰胺、乙胺丁醇、链霉素;二线药物包括卡那霉素、阿米卡星、卷曲霉素、氟喹诺酮类药物、乙硫异烟胺、丙硫异烟胺、环丝氨酸、对氨基水杨酸等。所有活动性结核患者均应使用四联一线抗结核药物治疗。对大多数非耐药结核菌感染的患者应遵循 6 个月的治疗时间,涉及中枢神经系统的结核患者治疗时间则为 1 年。

终末期肾病患者的抗结核治疗较普通患者复杂,因为部分抗结核药物经肾脏代谢,部分药物可被血液透析清除,为了减少药物蓄积所致的毒副作用及血药浓度不能达标所致的耐药,制定合理的用药方案变得尤为重要。抗结核治疗疗程长,药物毒副反应大,在临床诊断中对于高度怀疑的对象应加强排查其他疾病,避免不恰当用药。需严格把握用药指征。2010 年英国胸科学会(BTS)指南推荐血液透析患者使用标准四联方案,异烟肼、利福平的用量及频次无改变,吡嗪酰胺 25~30mg/kg、乙胺丁醇 15~25mg/kg 均为每周 3 次,并推荐于透析后用药,也可以选择透析前 4~6 小时用药,具体的方案受患者依从性、药代动力学等的影响。2016 年中国医院协会血液净化中心管理分会专家组提出的专家共识同意 BTS 指南用药方案,但用药时间略有不同,推荐异烟肼于透析结束后用药,吡嗪酰胺透析前 24 小时或透析后服药,利福平 450mg/d,因利福平不被透析清除,不需要监测血药浓度。2022 年中国慢性肾脏病合并结核病的治疗专家共识建议 CRF 患者制定抗结核治疗方案时,尽量选择经肝脏、肝肾双通道或者肝肾之外代谢通路的药物。具明显肾脏毒性,且主要经肾脏代谢的药物应避免使用，GFR<30ml/(min·1.73m^2)时的抗结核治疗方案推荐，初治结核病 HRZ3E3/4HR；复治结核病 3HRZ3E3(Lfx3/Mfx)/6HRE3(Lfx3/Mfx)；耐多药及利福平耐药结核病 6Mfx(Lfx3)LzdCfzCs3Pas(Pto)/12Mfx(Lfx3)LzdCfzCs3。初治及复治肺外结核病，疗程可延至 12 个月甚至更长。以上研究均推荐抗结核期间给予以维生素 B_6 时口服以减少异烟肼不良反应。推荐活动性结核病要由结核科、肾病科共同制定诊疗方案。治疗优先原则：临床上出现持续存在的结核病症状和体征，推荐先给予治疗而不是等待细菌学结果。

2. 治疗方法

当 GFR<30ml/(min·1.73m^2)时，抗结核治疗推荐方案如下。

初治结核病：2HRZ3E3/4HR。

异烟肼 300mg/d，1 次 /d；利福平体质量<50kg 450mg/d，体质量≥50kg 600mg/d，1 次 /d；吡嗪酰胺 1 500mg/d［或 25~35mg/(kg·次)］，3 次 / 周；乙胺丁醇 750mg/d［或 15~25mg/(kg·次)］，3 次 / 周。粟粒性肺结核或结核性胸膜炎疗程可适当延长，强化期为 3 个月，巩固期 6~9 个月，总疗程 9~12 个月。肺外结核病的疗程需参照国家的相应指南延至 12 个月甚至更长。

复治结核病：3HRZ3E3(Lfx3/Mfx)/6HRE3(Lfx3/Mfx)。

HRZE 用法同前。左氧氟沙星 400~600mg/ 次，3 次 / 周；莫西沙星 400mg/d，1 次 /d。对所有复治结核病的患者进行药物敏感性检测，包括表型药敏和分子药敏检测，根据耐药的结果进行方案制定。强化期包括 4 个以上的有效药物，巩固期包含 3 个以上的有效药物。若发现方案中有除利福平之外的单个药物耐药，可给予氟喹诺酮类药物替代，更推荐应用莫西沙星。粟粒性肺结核或结核性胸膜炎及肺外结核病疗程可延至 12 个月甚至更长。

耐多药及利福平耐药结核病：6Mfx(Lfx3)LzdCfzCs3Pas(Pto)/12Mfx(Lfx3)LzdCfzCs3。

莫西沙星 400mg/d，1 次 /d；利奈唑胺 300~600mg/d，1 次 /d；氯法齐明 100~300mg/d，1 次 /d；丙硫异烟胺 600~800mg/d，2~3 次 /d；对氨基水杨酸 800~1 200mg/d，1~3 次 /d；左氧氟沙星 750~1 000mg/ 次，3 次 / 周；环丝氨酸 250mg/d，1 次 /d 或透析后 500mg/ 次，3 次 / 周。应根据药物的有效性和安全性、DST 方法的可靠性及结果的可信度、患者既往用药史、药物耐受性及潜在的药物间相互作用等选用药物。耐多药结核病治疗方案中使用的抗结核药物分为 3 组。A 组为首选药物，包括左氧氟沙星或莫西沙星、贝达喹啉、利奈唑胺。B 组为次选药物，包括氯法齐明、环丝氨酸。C 组为备选药物，依次为吡嗪酰胺、乙胺丁醇、德拉马尼、丙硫异烟胺、阿米卡星或卷曲霉素、对氨基水杨酸、亚胺培南 / 西司他丁或美罗培南。选药顺序：应首先选用所有的 A 组 3 种药物，接着选用 B 组 2 种药物，若 A 和 B 组中的药物不能使用，可以选用 C 组药物，以组成有效的治疗方案。口服药物优先于注射剂；强化期至少由 4 种有效抗结核药物组成，巩固期至少有 3 种药物继续治疗。氨基糖苷类药物的肾毒性较大，应避免应用。德拉马尼缺乏 CKD 4~5 期及透析患者使用的数据，不推荐使用。贝达喹啉在 CKD 1~3 期患者用药时不需要调整剂量，CKD 4~5 期及透析患者应谨慎使用。

终末期肾病患者无论是血液透析还是腹膜透析，都会清除部分药物，导致体内的血药浓度下降，清除能力与药物的相对分子质量、分布容积(影响因素有药物的脂溶性与水溶性程度等)、药物与血浆蛋白结合特性、给药时间、药物筛选系数、药物电荷及药物转运方式等相关。所以在制定终末期肾病患者抗结核化疗方案时应充分考虑上述因素，在常规药物使用原则的基础上不断进行调整和校正，从而保证治疗的顺利进行。

六、预后

终末期肾病合并结核病患者的预后取决于能否早期诊断和及时治疗。与普通结核病相比，终末期肾病合并结核病患者预后更差。Hidetoshi Igari 等的回顾性队列研究对 759 名涂阳肺结核病患者进行对比,CKD 患者死亡率为 25.4%,非 CKD 患者死亡率为 12.4%,而肾小球滤过率<30ml/(min·1.73m^2)的患者治疗效果尤其差,死亡率为 50.0%。Hussine 等人的研究发现,终末期肾病血液透析患者发生结核病风险是一般人群的 6.9~52.5 倍,其死亡率可高达 17%~75%。有研究对血液透析患者合并结核患者的预后进行多变量分析,发现开始透析至结核发病的时间≤1 年和 BMI≤20kg/m^2 为预后的独立危险因素。亦有研究根据 39 例患者数据进行单变量分析,发现女性、尿素清除率<65% 预后较差,同时营养状态和年龄可能是影响患者预后的重要因素。

七、主动筛查

ESKD 人群中的结核筛查有以下两个目的:筛查可在病程早期发现无症状或症状最轻的活动性结核,从而限制患者的发病率、死亡率和结核传播的可能性;筛查还可发现 LTBI,使活动性疾病发展风险最高的患者开始 LTBI 预防治疗。在 ESKD 患者中,结核病筛查应结合病史、体格检查、免疫学检测和胸部 X 线片进行。

未进入规律透析的 ESRD 患者,在透析开始前 3 个月要对 LTBI、活动性结核进行筛查,追问接触史、结核病史及治疗史,询问系统性症状,针对性体检。对维持性透析患者,应每 6 个月行肺部影像学检查。对有活动性结核密切接触史的透析患者,应在接触后一段时间内适当缩短复查时间间隔。对透析过程中出现原因不明的发热、体重下降、不能解释的肺部浸润病灶、顽固性腹泻、浆膜腔积液、淋巴结肿大的患者,应尽快行结核相关检测。

LTBI 筛查的主要方法是免疫学检测,包括结核菌素皮肤试验(TST)和干扰素释放试验(IGRA)。TST 是一种廉价且有坚实证据基础的检测方法,但在 ESKD 人群中假阴性结果的发生率明显高于一般人群,并且,在以前接种卡介苗的情况下,TST 结果可能呈假阳性。故目前主张 TST 联合 IGRA 筛查,以增加其灵敏度和特异度。

八、活动性结核患者管理

1. 血液透析室人群高度集中,维持性血液透析合并结核患者不论其住院与否,均需每周 2~3 次往返社区和医院,在血液透析治疗室停留和接受 4 个小时治疗。我国目前绝大多数血液透析室不具备呼吸道传染病防控设施条件,容易引发医护人员与患者、患者之间、患者家属之间的呼吸道传染病传播。维持性血液透析合并结核患者在其接受抗结核治疗期间需要接受结核科和血液透析室医护人员的共同接诊和管理,和 / 或需要陪护辅助就医和日常生活照顾。此类患者身患多种疾病的特殊性,以及其就医与生活行踪轨迹,决定了他们的治疗和管理难度,对结核科和血液透析室医护人员提出更多更高的要求。

2. 维持性血液透析合并结核患者的收治　建议依据本地区维持性血液透析治疗患者数量及呼吸道传染病的流行情况,指定设置定点血液透析治疗医院,主要收治传染性结核的血液透析患者。定点血液透析治疗医院应具备呼吸道传染病的医疗服务能力。其血液透析室应具备呼吸道传染病的防控设施。有传染性的在透析或拟导入透析治疗的结核病患者,应转入定点血液透析治疗医院进行血液透析治疗。符合出院标准后需要进一步居家隔离的患者,建议继续在定点医院进行血液透析。疑似结核的在透析或拟导入透析治疗的患者,应收住院单人隔离治疗。住院期间应迅速完善相关检测和检查,尽快明确诊断。无紧急血液透析适应证的患者,可延缓血液透析。存在紧急血液透析适应证的患者,可采用床旁肾脏替代治疗。

3. 处于呼吸道传染病隔离观察期的患者　①建议集中在指定机构进行隔离观察和床旁肾脏

替代治疗。②拟导入透析治疗的患者，无紧急血液透析适应证，可延缓至隔离观察期结束后再进行透析导入。存在紧急血液透析适应证的患者，可先在隔离区进行床旁肾脏替代治疗。③符合标准出院后需要进一步隔离观察的患者，建议继续在定点医院进行血液透析，完成隔离观察。

4. 对于接受开放性结核或者耐药性结核患者的血液透析治疗室，需要设立空气传播隔离室（AIIR） 空气传播隔离室是一个配备了特殊的空气处理和通风功能的房间，每小时换气次数达到6~12次，需要执行相应预防措施的患者应被安排在AIIR中。在该类治疗区域需要妥善安置这些患者。尽可能使用单间病房，如果没有单间，应保证和临近的透析单元床间距至少3英尺（约为1米）以上，同时建议临近的患者戴口罩。如果有可能，在床与床之间可以拉上隔帘或者安放其他的物理隔断。应使用适当的个人防护装备（PPE），接触这些患者应采取相应的飞沫预防措施，进入相应的治疗单元的医务人员和家属或看护人应戴N95或更高级别的口罩或呼吸器。接触后应更换工作服或隔离服并保持手部卫生。

5. 结核区域的血液透析治疗室院感管理除了按照中华人民共和国卫生行业标准WS/T511—2016《经空气传播疾病医院感染预防与控制规范》要求执行外，同时满足最新的《血液净化标准操作规程（2021版）》中的“血液透析室（中心）感染控制标准操作规程”要求标准。如果没有AIIR，包括门诊透析中心等开放式布局的环境，应该给此类患者戴上口罩并安排在关着门的独立房间内。应限制该患者在透析中心内的活动，直到患者被转移到具有AIIR的医疗机构或离开医院返回家庭环境中。在该名患者离开这个房间后，房间应空置并进行充分换气，通常应持续1小时以上。血液透析中心应该教育所有相关人员（医护人员、患者及其家属、访客等）关于控制呼吸道分泌物的措施，减少传播机会。在透析中心的入口处，应张贴一些醒目的标志，用以指导患者和其他有呼吸道症状的人在咳嗽或打喷嚏时捂住口鼻。应使用一次性纸巾进行擦拭，当手与呼吸道分泌物接触后应立即进行洗手或卫生手消毒。透析中心应提供一次性纸巾以及相应的非接触式的垃圾箱；应向有咳嗽症状或有其他呼吸道症状的人员提供口罩，并监督他们在进入透析中心时佩戴；除治疗区域外，在患者候诊区域也应该配备便捷可用的手卫生设施，包括快速手部消毒液的自动出液器、非接触式的洗手池、自动皂液出液器等。

6. 多学科合作，信息互通共享，实现一体化共同管理

结核科和血液透析室（中心）、营养科等医护人员对维持性血液透析合并结核患者的抗结核、血液净化治疗、营养、并发症及药物毒副作用等多方面管理至关重要。对于患者的治疗与康复情况需要及时地沟通和协作，才能完成这部分患者的一体化管理，做好结核患者的治疗与管理工作。维持性血液透析合并结核患者，由于慢性肾脏病及长时间肾功能衰竭带来的一系列食欲减低、营养不良等身体各种机能的衰退，以及焦虑、忧郁、失业、家庭矛盾等心理及社会问题导致失去战胜疾病的信心与生活下去的勇气，而更加需要帮助。由于维持性血液透析合并结核患者以门诊或短期住院+门诊的不住院化学治疗为主，需要的是以医务人员为主，患者家属或陪护人员为辅，对维持性血液透析合并结核患者开展全程督导和直接面视下服药（DOT），提高患者治疗的依从性，确保患者做到全程规律服药。

7. 维持性血液透析合并结核患者的随访

维持性血液透析合并结核患者除按照最新的《血液净化标准操作规程》定期复查血液传播传染病及血液净化相关复查随访项目外，还需要对其在结核相关指标，包括痰、血液、影像学指标等进行复查。

（陈 烨　黄建溶　杨焕芳）

第四节 典 型 病 例

典型病例 1

男性，63 岁，无业，因“反复咳嗽 1 个月余，加重伴胸闷 1 天”于 2018 年 4 月 14 日入院。

【现病史】患者自述 1 个多月前无明显诱因开始出现阵发性咳嗽，咳少量白痰，活动后胸闷气喘，来我院就诊，查痰结核分枝杆菌 DNA 阳性，诊断肺结核，胸腔积液，于 2018 年 3 月 16 日开始给予异烟肼、利福平、吡嗪酰胺抗结核治疗，患者抗结核治疗后咳嗽稍有好转，治疗期间在外院检查发现包裹性胸腔积液，行胸腔穿刺抽液，自述胸腔积液检查提示漏出液（未见报告单），今日出现胸闷气促加重就诊我院，急诊拟“肺结核、尿毒症”收入我科，起病来，患者精神、睡眠可，食欲差，无尿，少量大便，体重未见明显改变。

【既往史】发现糖尿病、高血压 5 年，曾服用药物控制，血压、血糖控制不佳，发现肾功能不全 3 年，规律血液透析（血透）2 年，每周三次。查体结果：体温（T）37.3℃，脉率（P）86 次 / 分，呼吸（R）20 次 / 分，血压（BP）194/74mmHg，尿毒症面容，眼睑水肿，左下肺呼吸音稍低，未闻及明显干、湿啰音。

【辅助检查】4 月 24 日 CT：双肺结核可能伴右侧胸腔包裹性积液形成，请结合临床情况。我院痰结核分枝杆菌 DNA 阳性，痰分枝杆菌培养阳性，菌种鉴定结果提示结核分枝杆菌感染。

入院后完善相关检查血气分析。血常规：白细胞（WBC）5.94×10^9/L，中性粒细胞百分比（N%）64.7%，血红蛋白（HGB）80g/L，血小板（PLT）229×10^9/L。大便常规正常，凝血功能及肝功能正常。肾功能：尿素氮（BUN）33.07mmol/L，肌酐（Cr）1 132.3μmol/L，尿酸（Ua）565.8μmol/L。空腹血糖 6.6mmol/L，HbA1c 7%，心肌肌钙蛋白 I（cTnI）和肌酸激酶同工酶（CK-MB）正常。乙型肝炎、丙型肝炎、梅毒、艾滋病相关检查阴性。彩超：双肾萎缩，右侧包裹性胸腔积液，大量分隔机化无法定位，左心室增厚，心功能正常。心电图提示左心室高电压。

【诊断】①继发性肺结核，双肺，痰培（+），初治。②结核性胸膜炎。③2 型糖尿病。④糖尿病肾病，慢性肾功能不全，CKD5 期，肾性贫血。

【治疗】入院后继续抗结核治疗（异烟肼、利福喷丁、莫西沙星）及维持性血透、控制血压及血糖、促红细胞生成素纠正贫血、补钙、补充维生素 D、营养支持等相关治疗。患者血压逐渐下降，胸闷缓解，彩超提示胸腔积液无法定位穿刺引流，于 5 月 16 日出院门诊继续治疗，期间多次复查痰结核菌涂片、培养均为阴性，CT 提示双肺病变吸收好转，胸腔积液减少。于 2019 年 3 月停药（图 8-4-1）。

【诊治体会】患者慢性肾衰竭（尿毒症期维持性血透中），属于结核病高危人群，需要进行肺结核筛查以便能早期诊断早期治疗。慢性肾衰竭维持性血透合并肺结核患者抗结核方案制订需要注意选用代谢产物可经血液透析清除或经肝胆排泄的药物，对慢性肾衰竭维持性血透患者，异烟肼、利福霉素类及莫西沙星可正常剂量使用，吡嗪酰胺大部分可经过透析清除，可 1 周 3 次给药，且选择在透析后给药。有条件可监测血药浓度，因糖尿病肾病患者多合并周围神经病变及视网膜病变，一般不选用乙胺丁醇，同时可加用维生素 B_6 预防周围神经病变。该例患者经过异烟肼、利福喷丁、莫西沙星抗结核治疗 1 年后痊愈停药。

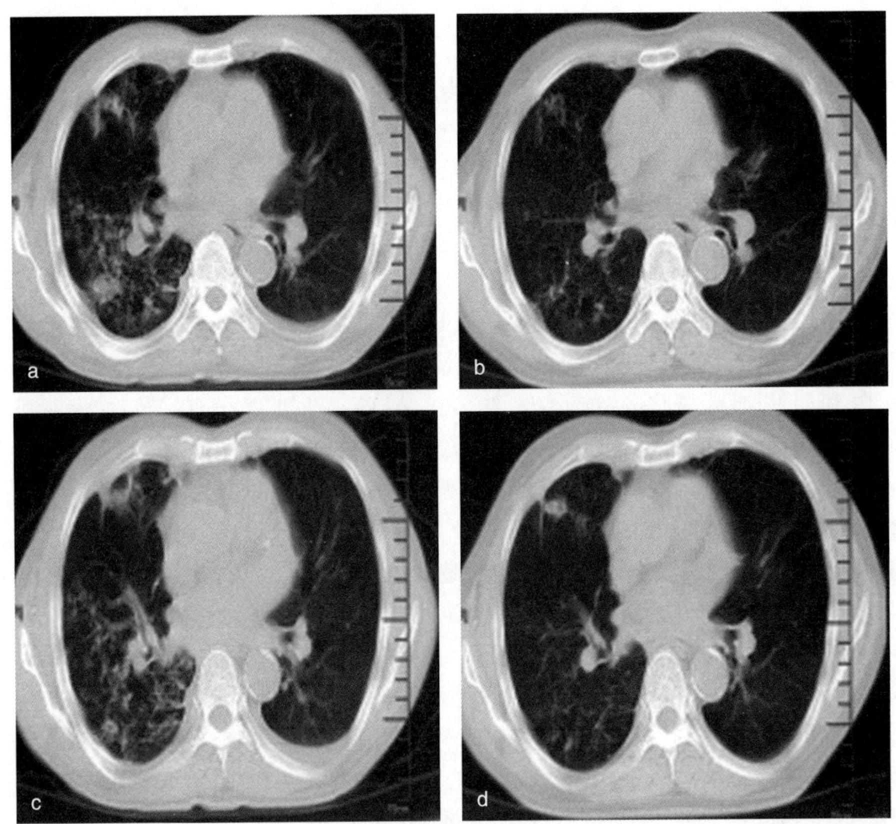

图 8-4-1 a~b. 2018 年 4 月 14 日胸部 CT 影像图；c~d. 2018 年 11 月 19 日胸部 CT 影像图。

典型病例 2

患者男，34 岁，主因“间断咳嗽 2 年余”于 2018 年 10 月 9 日入院。

【现病史】患者 2 年前无明显诱因出现咳嗽，伴活动时气促，2017 年 1 月 14 日外院胸部 CT 显示双肺结核可能，三次痰 AFB ++++。给予 HRM 抗结核治疗 1 个月后患者自行停用结核药，之后未进行抗结核治疗，仍反复咳嗽、咳痰，2018 年 5 月 21 日复查胸部 CT，结果提示双肺病灶增多。今为进一步治疗就诊我院。

【既往史】2 年前发现肾功能明显异常，开始不规律血液透析及腹膜透析治疗。查体：T 36.5℃，P 107 次 / 分，R 20 次 / 分，BP 124/75mmHg，贫血貌，呼吸音清，未闻及干、湿啰音及胸膜摩擦音。

【辅助检查】2017 年 1 月 12 日胸部 CT 显示双肺空洞、条索影，3 次痰 AFB ++++。2018 年 5 月 21 日复查，胸部 CT 提示双肺病灶增多。入院后检查：血常规 WBC 8.81×10^9/L，HGB 90g/L，大便常规正常，血气分析正常。凝血功能正常。血生化检查 ALB 38.8g/L，ALT<6.0U/L，AST 13.8U/L，BUN 25.56mmol/L，Cr 774.1μmol/L，Ua 620.7μmol/L，GLU 5.03mmol/L。胸部 CT 提示双肺散在多发斑点状及斑片状高密度影，内见多发空洞。T-SPOT.TB 阳性，红细胞沉降率（ESR）103mm/h，CRP、PCT 正常。痰 AFB ++，GeneXpert TB 阳性，利福平耐药检测阴性。痰结核菌十项药敏试验均敏感。常规心电图正常，胸部 CT 结果考虑双肺继发性肺结核合并多发空洞形成，对比 2018 年 5 月 21 日 CT，双肺各叶病灶较前有所进展，空洞大致同前。喉镜：喉结核。心脏彩超：三尖瓣少

量反流；静息状态下未见明显室壁运动异常；心功能正常。泌尿系彩超：双肾弥漫性损害，符合肾功能不全改变；双肾积水；双侧输尿管扩张；膀胱未见明显异常；前列腺稍大。

【诊断】①浸润型肺结核，痰培(+)，初治。②喉结核。③肺部感染。④慢性肾功能不全，CKD5期，肾性贫血。

【治疗】入院后给予抗结核治疗（HRZ_3M）及维持性腹膜透析、纠正贫血、补钙、补充维生素D及营养支持治疗。治疗期间检测2小时血浆异烟肼、利福平、吡嗪酰胺药物浓度在正常范围内，患者咳嗽、咳痰等症状逐渐缓解，多次查痰逐渐阴转，CT提示双肺病变逐渐吸收好转。于2019年10月治愈停药。

【诊治体会】肾功能衰竭透析人群属于结核病高危人群，需要常规进行结核病筛查，如T-SPOT或PPD、胸片及痰结核分枝杆菌相关检查。该患者明确诊断慢性肾功能衰竭（CDK5期）合并肺结核、喉结核，早期治疗不规范反复自行停药，后复查CT提示双肺病灶进展，痰菌持续阳性，于2018年10月再次给予规范抗结核治疗，方案为HRZ_3M，1年后治愈停药。对于慢性肾衰进行腹膜透析患者，选用抗结核药物首先应该没有明显肾毒性，其次药物代谢产物应该能经过腹膜透析清除或通过肝脏胆道代谢排泄，以避免药物蓄积中毒可能，条件允许时最好检测血药浓度。具体药物选用异烟肼、利福霉素类药物、莫西沙星等，对于异烟肼、吡嗪酰胺及乙胺丁醇等能通过透析清除的药物，需要在透析后服药避免药物透析清除后药物浓度过低影响疗效（图8-4-2）。

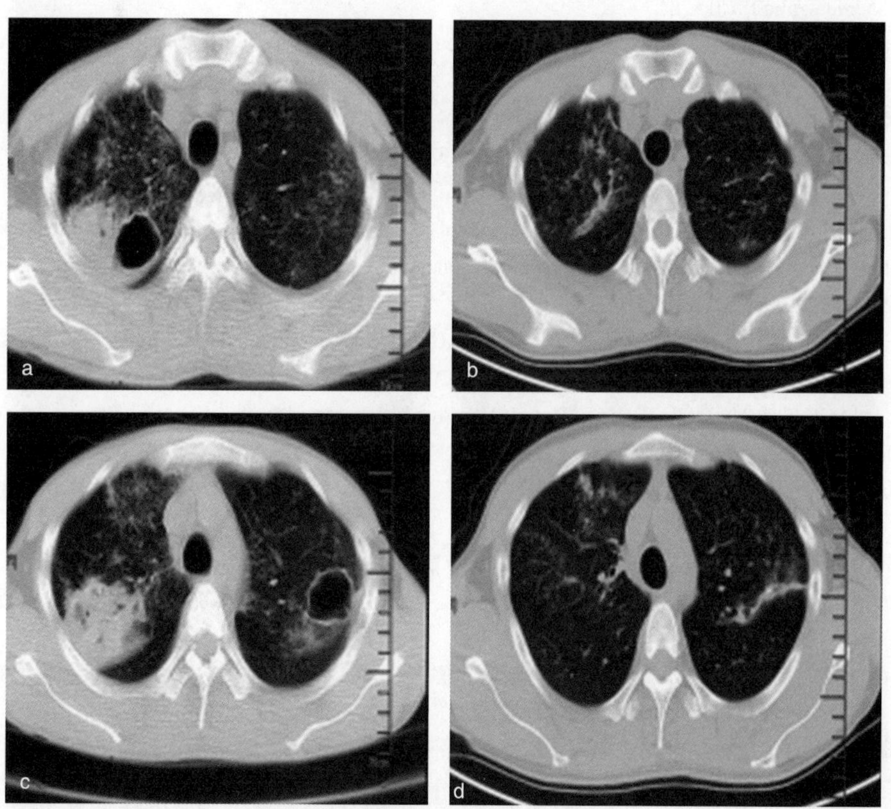

图8-4-2　a~b.2018年10月9日胸部CT影像图；c~d.2019年12月3日胸部CT影像图。

（陈 烨　黄建溶　杨焕芳　詹森林）

参考文献

[1] ZHANG L, WANG F, WANG L, et al. Prevalence of chronic kidney disease in China: across-sectional survey. Lancet, 2012, 379 (9818): 815-822.

[2] WEBSTER AC, NAGLER EV, MORTON RL, et al. Chronic Kidney Disease. Lancet, 2017, 389 (10075): 1238-1252.

[3] British Thoracic Society Standards of Care Committee and Joint Tuberculosis Committee, MILBURN H, ASHMAN N, et al. Guidelines for the prevention and management of Mycobacterium tuberculosis infection and disease in adult patients with chronic kidney disease. Thorax, 2010, 65 (6): 557-570.

[4] 石炳毅, 王强. 中国器官移植术后结核病临床诊疗指南 (2016 版). 中华移植杂志 (电子版), 2016, 10 (2): 49-52.

[5] REIS-SANTOS B, GOMES T, HORTA BL, et al. Tuberculosis prevalence in renal transplant recipients: systematic review and meta-analysis. J Bras Nefrol, 2013, 35 (3): 206-213.

[6] 王黎霞, 成诗明, 陈明亭, 等. 2010 年全国第五次结核病流行病学抽样调查报告. 中国防痨杂志, 2012, 34 (8): 485-508.

[7] 曹玉红. 肺结核的现状与流行趋势分析. 中国伤残医学, 2014, 22 (8): 296-297.

[8] World Health Organization. Guidelines on the management of latent tuberculosis infection. Geneva: World Health Organization, 2015.

[9] Subramanian AK, Morris MI. Mycobacterium tuberculosis infections in solid organ transpiantion. Am J Transplant, 2013, 13 (Suppl 4): s68-s76.

[10] THOMAS E ROGERSON, SHARON CHEN, JEN KOK, et al. Tests for latent tuberculosis in people with ESRD: A systematic review. Am J Kidney Dis, 2013, 61 (1): 33-43.

[11] California Tuberculosis Controllers Association. Guidelines for tuberculosis (TB) screening and treatment of patients with chronic kidney disease (CKD), patients receiving hemodialysis (HD), patients receiving peritoneal dialysis (PD), patients undergoing renal transplantation and employees of dialysis facilities.(2007-01-01) [2016-09-12]. www. ctca. org.

[12] CHAO YANG, BIXIA GAO, XINJU ZHAO, et al. Executive summary for China kidney disease network (CK-NET) 2016 annual data report. Kidney Int, 2020, 98 (6): 1419-1423.

[13] LIYANAGE T, NINOMIYA T, JHA V, et al. Worldwide access to treatment for end-stage kidney disease: a systematic review. Lancet, 2015, 385: 1975-1982.

[14] 中华医学会结核病学分会. 慢性肾脏病合并结核病的治疗专家共识 (2022 版). 中华结核和呼吸杂志, 2022, 45 (10): 996-1008.

[15] PRASAD N, JHA V. Hemodialysis in Asia. Kidney Dis (Basel), 2015, 1 (3): 165-177.

[16] 陈汝满, 安娜, 徐明芝, 等. 2017 年海南省维持性血液透析患者肺结核流行情况及其影响因素分析. 中国全科医学, 2020, 23 (15): 1942-1949.

[17] 朱倩莹, 程耀, 唐建, 等. 尿毒症维持性血液透析患者合并结核分枝杆菌感染调查及其影响因素分析. 中国国境卫生检疫杂志, 2021, 44 (2): 130-132.

[18] 任瑞霖, 张五星, 周伟, 等. 终末期肾病维持性血液透析患者并发肺结核与肺外结核的临床特点. 解放军医学杂志, 2021, 46 (3): 274-279.

[19] VIKRANT S. Tuberculosis in dialysis: Clinical spectrum and outcome from an endemic region. Hemodial Int, 2019, 23 (1): 88-92.

[20] DOBLER CC, MCDONALD SP, MARKS GB. Risk of tuberculosis in dialysis patients: a nationwide cohort study. PLoS One, 2012, 6: e29563.

[21] HANNAH HA, MIRAMONTES R, GANDHI NR. Sociodemographic and clinical risk factors associated with tuberculosis mortality in the United States, 2009-2013. Public Health Reports, 2017, 132: 366-375.

[22] World Health Organization. Global tuberculosis report 2019. Geneva: World Health Organization, 2019.

[23] STERLING TR, NJIE G, ZENNER D, et al. Guidelines for the treatment of latent tuberculosis infection. MMWR Recomm Rep, 2020, 14; 69 (1): 1-11.

[24] HOUBEN RM, DODD PJ. The global burden of latent tuberculosis infection: a reestimation using mathematical modelling. PLoS Med, 2016, 13: e1002152.

[25] CHAO YANG, BIXIA GAO, XINJU ZHAO, et al. Executive summary for China kidney disease network (CK-NET) 2016 annual data report. Kidney Int, 2020, 98 (6): 1419-1423.

[26] LIYANAGE T, NINOMIYA T, JHA V, et al. Worldwide access to treatment for end-stage kidney disease: a systematic review. Lancet, 2015, 385: 1975-1982.

[27] 中华医学会结核病学分会. 慢性肾脏病合并结核病的治疗专家共识 (2022 版). 中华结核和呼吸杂志, 2022, 45 (10): 996-1008.

[28] 中国医院协会血液净化中心管理分会专家组. 中国成人慢性肾脏病合并结核病管理专家共识. 中国血液净化, 2016, 15 (11): 577-586.

[29] PRASAD N, JHA V. Hemodialysis in Asia. Kidney Dis (Basel), 2015, 1 (3): 165-77.

[30] MIN J, KWON SK, JEONG HW, et al. End-stage renal disease and risk of active tuberculosis: a nationwide population-based cohort study. J Korean Med Sci, 2018, 13, 33 (53): e341.

[31] 徐玲玲, 叶红. 维持性血液透析患者合并活动性结核的单中心临床分析. 中国中西医结合肾病杂志, 2017, 18 (3): 246-247.

[32] SHARIF MR, CHITSAZIAN Z, MOOSAVIAN M, et al. immune disorders in hemodialysis patients. Iran J Kidney Dis, 2015, 9 (2): 84-96.

[33] 国家感染性疾病临床医学研究中心, 深圳市第三人民医院,《中国防痨杂志》编辑委员会. 肺结核活动性判断规范及临床应用专家共识. 中国防痨杂志, 2020, 42 (4): 301-307.

[34] WANG F, YU J, ZHOU Y, et al. The use of TB specific antigen/phytohemagglutinin ratio for diagnosis and treatment monitering of extrapulmonary tuberculosis. Front Immunol. 2018, 9: 1047.

[35] FRIEDRICH SO, RACHOW A, SAATHOFF E, et al. Assessment of the sensitivity and specificity of Xpert MTB/RIF assay as an early sputum biomarker of response to tuberculosis treatment. Lancet Respir Med, 2013, 1 (6): 462-470.

[36] HONEYBORNE I, MTAFYA B, PHILLIPS PP, et al. The molecular bacterial load assay replaces solid culture for measuring early bactericidal response to antituberculosis treatment. J Clin Microbiol, 2014, 52 (8): 3064-3067.

[37] 葛均波, 徐永健. 内科学. 8 版. 北京: 人民卫生出版社, 2013.

[38] United States Renal Date System. The 2008 annual data report graphics as microsoft power point color slides. United States Renal Data System. 2010.

[39] CHITNIS AS, SCHECTER GF, CILNIS M, et al. Epidemiology of tuberculosis cases with end-stage renal disease, California, 2010. American Journal of Nephrology, 2014, 39 (4): 314-321.

[40] 金弢. 临床行血液净化患者的抗结核药物使用规则. 结核病与肺部健康杂志, 2017, 6 (1): 21-24.

[41] IGARI H, IMASAWA T, NOGUCHI N, et al. Advanced stage of chronic kidney disease is risk of poor treatment outcome for smear-positive pulmonary tuberculosis. J Infect Chemother, 2015, 21 (8): 559-563.

[42] JEBALI H, BARRAH S, RAIS L. Saudi journal of kidney diseases and transplantation: an official publication of the Saudi Center for Organ Transplantation. Saudi Arabia, 2017, 28 (6): 1362-1368.

[43] 中华人民共和国国家卫生和计划生育委员会. 经空气传播疾病医院感染预防与控制规范 WS/T511-2016. (2017-01-17)[2017-05-10]. http://www. nhfpc. gov. cn/zhuz/s9496/2017017e0e8fc6725843aabba8f841f2f585d2. shtml.

[44] 中华医学会结核病学分会. 慢性肾脏病合并结核病的治疗专家共识 (2022 版). 中华结核和呼吸杂志, 2022, 45 (10): 996-1008.

[45] MILBURN H, ASHMAN N, DAVIES P, et al. Guidelines for theprevention and management of Mycobacterium tuberculosis infection and disease in adult patients with chronic kidney disease. Thorax, 2010, 65 (6): 557-570.

[46] STAGG HR, ZENNER D, HARRIS RJ, et al. Treatment of latent tuberculosis infection: a networkmeta-analysis. Ann Intern Med, 2014, 161 (6): 419-428.

[47] 中国防痨协会. 高危人群结核分枝杆菌潜伏感染检测及预防性治疗专家共识. 中国防痨杂志, 2021, 43 (9): 874-878.

第九章　职业性尘肺病合并结核病

第一节　职业性尘肺病概述

职业性尘肺病(pneumoconiosis)是我国法定职业病之一。其是由于在职业活动中,长期吸入生产性粉尘且粉尘在肺内潴留而引起的以肺组织弥漫性纤维化为主的疾病,不可治愈且逐年加重。术语“粉尘”应理解为固相中的颗粒物,但不包括活生物体,尤其是二氧化硅、石棉和煤粉尘是已知尘肺的重要危险因素。职业性二氧化硅暴露可涉及许多行业及职业,如煤炭、黄金和其他矿物开采、采石、隧道建设(铁路和公路)、铸造厂、水泥或玻璃厂、陶瓷和瓷器制造、大理石行业和采砂等。因此,面临二氧化硅相关疾病风险的人群较为广泛。

目前我国法定的尘肺病包括:硅沉着病(矽肺)、煤工尘肺、石墨尘肺、碳黑尘肺、石棉肺、滑石尘肺、水泥尘肺、云母尘肺、陶工尘肺、铝尘肺、电焊工尘肺、铸工尘肺及其他尘肺。

一、流行情况

2018 年全国共报告各类职业病新病例 23 497 例,其中职业性尘肺病 19 468 例,是最主要的职业病,且呈现地区性、行业聚集性等特点。近年来,尘肺病整体发病呈持续高发、逐年上升,且发病工龄缩短的趋势。存在尘肺病危害的企业数量大,以东部经济发达地区小型企业为主,且有向中西部地区转移的趋势,主要分布在煤矿开采、洗选业、有色金属采选业以及开采辅助活动行业。

我国矿源丰富,从事各种金属及其化合物开采、生产及使用的工人众多。但是,由于一些用人单位不履行职业病防治主体责任,职业健康监护不到位,加上部分农民工缺乏职业防护和维权意识,农民工罹患尘肺病后往往得不到及时诊断和救治。因此,尘肺病具有隐匿性和潜伏期长的特点。

二、发病机制

因固相颗粒难以被免疫系统清除,尘肺病很难治愈。因二氧化硅粉尘(矽尘)致肺纤维化的能力最强,其所致矽肺也是尘肺病中病情最严重的,其发病机理可参考矽肺的形成过程。矽尘吸入肺后,被巨噬细胞吞噬,吞噬小体与细胞中的溶酶体结合形成次级溶酶体。矽尘不仅不会被溶酶体中的酶消化掉,还会破坏溶酶体膜并使吞噬细胞崩解死亡。崩解的巨噬细胞还会释放致纤维因子,产生大量胶原纤维,与巨噬细胞残体形成胶原性矽结节,最终结节发生玻璃样变。小结节互相融合形成大结节,并压迫周围血管、支气管,使供血、通气受阻。矽尘还可刺激肺泡Ⅱ型上皮细胞释放一种类脂物质,刺激骨髓加速生成吞噬细胞。另一方面,从破裂巨噬细胞内释放出来的矽尘颗粒,可以再被吞噬细胞吞噬,周而复始。尘肺病诊断后应及时调离粉尘作业。罹患尘肺病后,即使患者已脱离粉尘环境多年,肺内的病变仍在继续。

三、诊治现状

患者有生产性矿物性粉尘相关职业病史,并根据临床资料,依据 GBZ70—2015《职业性尘肺病的诊断》,由专业职业病诊断机构的具有职业性尘肺病诊断资格的医师给予职业性尘肺诊断证明书，做出尘肺的诊断。

尘肺病是个慢性且具有复杂的病理过程的疾病，其发病机制仍不完全清楚，病变是进行性、不可逆的，目前尚无特效治疗药及根治办法，理论上肺组织已经形成的纤维化是不可逆转和恢复的。加强全面的健康管理，积极开展临床综合治疗，包括对症治疗、并发症 / 合并症治疗和康复治疗，以达到减轻患者痛苦、延缓病情进展、提高生活质量和社会参与程度、增加生存收益、延长患者寿命的目的。

国内有一些针对尘肺病的抗纤维化药物，用以清除肺内矽尘，抑制肺纤维化，起到延缓病情或减少并发症的作用。汉防己甲素（粉防己碱）是从防己科千金藤属植物粉防己块根中提取的双苄基异喹啉类生物碱，属于双苄基异喹啉类化合物，具有多种生物学效应，在治疗纤维化、门静脉和肺动脉高压，以及在免疫机能调节及肿瘤防治等方面具有一定作用。吡非尼酮是一种具有广谱抗纤维化作用的吡啶化合物。它具有通过调节或抑制成纤维细胞生长因子（FGF）的表达而抑制肺纤维化和瘢痕形成从而降低纤维化死亡率的潜在能力，在 IPF 治疗中显示可延缓用力呼气肺活量下降速率，可能在一定程度上降低病死率，推荐轻到中度肺功能障碍的 IPF 患者应用。盐酸替洛肟（分子式 $C_{25}H_{34}N_2O_3 \cdot 2HCl$）是自原料芴生成 2，7- 双磺酸芴钾盐提取而得，口服可诱导生成干扰素，实验研究认为对矽肺具有抑制磷脂增长、抑制巨噬细胞吞噬二氧化硅颗粒时产生的化学发光量，从而有抑制肺纤维化作用。此两种药物都已获批准进行治疗矽肺Ⅱ期临床试验，目前正在启动或开展中。

全肺灌洗在疾病早期，因吸入的粉尘沉积在呼吸道及肺泡，可以尝试采用用于清除患者气道中的痰液、分泌物和灰尘或纤维化细胞因子，以延缓尘肺病的发展。但是，到目前为止，尚无证据支持全肺灌洗对肺功能或肺纤维化具有有益作用。作为一种侵入性手术，尚不清楚全肺灌洗是否会对肺稳态产生长期的负面影响。

肺移植是解决包括矽肺病在内的末期肺部疾病的一种可行方法，并且在年轻患者中最有希望。肺移植后矽肺患者的三年生存率可以达到 76%。但是，肺移植受者的中位生存期仅为 6~7 年。可用供体肺局限、明显的禁忌证、费用高、手术难度大、手术风险高等特点严重限制了肺移植的应用。

尘肺病临床表现以咳嗽、咳痰、胸闷、气喘为主，应予以药物对症治疗，呼吸困难和缺氧时需考虑控制性氧疗。尘肺患者由于长期接触生产性粉尘致肺间质纤维化，呼吸系统的正常生理清除功能下降，免疫功能紊乱，这些常致复杂多菌群感染。当出现肺部感染、气胸、呼吸衰竭及心病等合并症时，应给予积极治疗。

日常增强营养，生活规律化，注重保暖，进行适当的体育锻炼，呼吸康复，以期达到减轻症状、延缓病情进展、提高生活质量、延长生命的目的。特别值得注意的是，尘肺病患者必须戒烟，并注意避免接触二手烟，这对改善病情和预后十分重要。

（赖晓宇 周 琳 罗济伦）

第二节 尘肺病合并结核病

一、流行情况及危险因素

（一）尘肺病结核潜伏感染状况

暴露于二氧化硅粉尘和矽肺是公认的结核潜伏感染发展的危险因素。尘肺病和结核病在世界许多地方都很普遍,而且是伴随而生的疾病,特别是在采矿仍然是主要工业的地方。在许多国家,有针对性地筛查尘肺病患者和预防性治疗潜伏性结核病感染(LTBI)是结核病控制战略的重要组成部分。2014年,世界卫生组织发布了一份指南来强调消除尘肺病对结核潜伏感染(LTBI)的预防治疗具有重要意义。其同时也是实现消除结核病的重要组成部分之一。在一项对中国郑州中牟县农村人群20 486人进行的分析中,研究人员采用Quanti FERON-TB Gold In-Tube(QFT-GIT)进行结核分枝杆菌(MTB)感染的检测。研究发现人群中QFT阳性率为20.79%(4 259/20 486),50名参与者(0.24%)结果不确定。值得注意的是,在调查人群中,有尘肺病病史与中、重度结核病的风险增加有关。

(二) 尘肺病合并肺结核的流行状况

2021年WHO全球结核病报告,美洲区和欧洲区中的47个国家的结核病发病率低于10/10万,30个结核病高负担国家中的大多数国家发病率位于150/10万至400/10万之间,其中中非、加蓬、菲律宾和南非等国的发病率高于500/10万。肺结核是尘肺最严重也是最常见的并发症,其在尘肺患者中的发病率高达20%,并且随着尘肺临床分期的提高,并发肺结核的概率也随之上升。在许多中低收入国家,包括印度,暴露于二氧化硅的地下矿工的肺结核病仍然是一种重要疾病。丁新平等对某矿业集团1963—2010年尘肺病并发肺结核病例进行回顾性分析,结果发现尘肺病合并肺结核发病率前3位的尘肺病依次为矽病(23.8%)、铸工尘肺(16.7%)、煤工尘肺(15.9%)。尘肺病合并肺结核发病率前5位的工种依次为纯掘进工、主掘进工、主采煤工、铸工及煤矿混合工。在一项评估1 153名南非金矿工人的前瞻性研究中,矽肺患者的结核病年发病率为2.7%,而无矽肺患者的年发病率为0.98%,除南非外,其他一些具有大型采掘工业的国家,如巴西、印度和中国,亦有很高的肺结核发病率。据报道广西、四川、山东、湖南等地尘肺患者并发肺结核的比率分别为9.31%~36.76%、2.15%~8.64%、4.88%~27.63%和3.50%~15.70%。王龙义等对1988—2017年海南省确诊的尘肺病例回顾分析,在确诊报告的704例尘肺病例中并发肺结核70例,占9.94%。Ⅰ期、Ⅱ期和Ⅲ期尘肺肺结核发生率分别为7.77%(37/476)、12.50%(20/160)和19.12%(13/68),尘肺期别越高,肺结核的发生率越高。李宝平等调查了北京矿务局440例煤工尘肺合并肺结核的发病情况,结果Ⅰ期尘肺合并肺结核发病率为19.5%,Ⅱ期为13.0%,Ⅲ期为48.0%。高劲松等对某矿业集团1963—2013年12月确诊的1 130例煤工尘肺合并肺结核患者进行回顾性分析,结果Ⅰ期尘肺合并肺结核发生率为13.1%,Ⅱ期为24.9%,Ⅲ期为66.8%。

南非的一项研究中,对1 153名年龄较大的金矿工人进行了为期7年的常规矿井监测,发现其中178人患上了肺结核。在335例无矽肺患者中,肺结核的年发病率为981/10万,在818例矽肺患者中,肺结核的年发病率为2 707/10万。男性患者中,与未患矽肺的人群相比,矽肺患者患肺结核的相对风险为2.8(95%*CI*,1.9~4.1)。在这项7年的研究中,结核病的发病情况表明,这些矽肺患者中有四分之一的人将在60岁时患上结核病。2006年,Ehrlich R.I.等人对520名年龄超过37岁的金矿工人进行了研究。研究发现南非金矿工人结核患病率为19.4%。在巴西进行的一项前瞻性研究表明,接触二氧化硅最多的工人比接触二氧化硅最少的工人患肺结核概率高3.22倍。

二、发病机制

在各类型尘肺中,矽肺最易并发肺结核。肺结核常是矽肺患者的直接死亡原因,比例可达40%~50%。矽肺合并肺结核,其发病率受人群中结核感染率、患者的年龄和营养状况、医疗水平与防治措施等影响。矽肺患者由于长期接触生产性粉尘,呼吸系统的防御机能受到损害,患者抵抗力显著降低,从而易感染肺结核。矽肺合并肺结核后,患者体内的粉尘与结核菌协同作用引起复杂的组织反应，使其病理改变、临床表现和X线征象均不同于单纯的矽肺与结核病，死亡率也显著增高。矽肺在一定程度上能够增强结核分枝杆菌对肺部组织的侵袭力，两者之间存在协同作用。而疾病的发展取决于粉尘含量、结核分枝杆菌毒性、机体营养状况和免疫功能。目前对于矽肺患者易并发肺结核的原因可能与如下几点有关：①粉尘的长期高浓度吸入会损伤气道纤毛，致其运动减弱，导致其排出病菌的能力下降，有利于结核分枝杆菌定植；②巨噬细胞被大量破坏后，不能及时清除进入肺部的病菌，有利于结核分枝杆菌在体内的繁殖与散播；③肺结节及纤维化使局部毛细血管及淋巴管循环受阻而持续缺血、缺氧，大大降低了对病菌的抵抗力，为结核病的发生发展提供了有利的环境；④长期吸入粉尘对呼吸道形成慢性刺激，使呼吸系统出现“脱敏现象”，对病原菌的免疫应答降低。

三、病理特点

其病理改变，可以以最典型的矽肺合并肺结核为例。矽肺合并肺结核的病理改变较为复杂，给临床病理诊断带来了极大难度。国外学者将矽肺合并肺结核按病理形态分为结合型和分离型。矽肺早、中期，多以分离型出现，即矽肺病理改变和结核病病理改变保存各自特点，外观上较易区分。其结核改变较为典型，以渗出、增生、变质为主。而结合型则为两种病变相互掺杂，基本需要借助显微镜才可辨别疾病性质。

根据其病理表现，可将结合型矽肺结节分为矽肺结核结节、矽肺结核团块、矽肺结核空洞、矽肺干酪性肺炎及胸膜改变等如下几种。

1. 矽肺结核结节

形态结构复杂，既不同于单纯矽结节，也不同于单纯结核结节，其特点为较单纯矽结节大，直径3~5mm，呈灰黑色，周围有灰白/黄色坏死物，或有灰红色包膜，结节边界清楚，触之较硬韧，结节中心多含灰白色或灰黄色干酪样坏死物，有时还能看到残存矽结节样排列的胶原纤维，外周可见大量尘细胞沉着，矽结节或矽尘纤维灶中央可见干酪样坏死。矽肺结核结节是病理诊断矽肺结核的主要依据。

2. 矽肺结核团块

一般多在矽肺基础上发生结核，而后融合扩大而成。肉眼观察，团块形态不规则，边缘不整、质硬、切面可见灰黑色矽肺团块上有黄色小片状干酪坏死灶，部分有大量矽肺结核结节紧密排列而成，镜检矽肺结核结节借助增生的纤维组织、萎陷的肺组织将其相互连接构成，有时还可由矽肺结核结节、矽结节、粉尘灶及结核结节相互融合构成，矽肺结核团块一般其体积均在2cm×2cm×2cm以上，随着矽肺的进展，矽肺结核团块可累及整侧肺叶的大部分(跨肺叶、段分布)。

3. 矽肺结核空洞

多发生在矽肺结核团块的基础上，由于病灶内的干酪样物质发生软化、液化，经支气管排出后形成。空洞可单个或多个，大小不等，矽肺结核空洞要比单纯结核空洞大得多，从几厘米到十几厘米，外形不规则，呈分房状，洞壁厚薄悬殊，厚者可达5mm以上，洞壁有矽结节，表面附薄层干酪坏死物，洞壁由内至外，镜下可见坏死、肉芽组织和纤维包膜两层。

4. 矽肺干酪性肺炎

当矽肺结核患者全身抵抗力很差时，大量结核菌可经支气管侵入肺组织，发展为矽肺干酪性肺炎。根据病变波及范围的大小可分为小叶性或大叶性干酪性肺炎。干酪性肺炎中间或周边伴有矽肺病变，病灶实变，切面病灶处为灰黄色干酪坏死物质，镜下可见肺泡腔内以渗出、变质为主的结核性病变，也可见增生性结核病变。矽肺病变掺杂其中。

5. 矽肺结核球

矽肺结核球是结核球与矽肺病变混合的一种球形病灶，直径为2~5cm，边界清晰，周围绕以完整的纤维包膜，色灰白、灰黄夹有灰黑色。镜检病灶内含有大量干酪样坏死物质，抗酸染色涂片可找到结核分枝杆菌，病灶中常有梭形胆固醇空隙及数量不等的钙盐沉着。

6. 矽肺结核性胸膜炎

矽肺与结核病都有不同程度的胸膜反应，可表现为浆液、纤维素的渗出，继而发生胸膜粘连、增厚。然而在矽肺合并结核后，胸膜的变化更明显，并与肺内结核病变的严重程度密切相关。特别是在矽肺结核空洞形成处附近的胸膜，其增厚程度更甚，严重者可致一侧胸腔闭锁。肉眼观察，增厚之胸膜呈灰白色，其间有灰黑色斑点、条索，厚薄不均，最厚可达1.5cm，触之很硬，镜下所见增厚的胸膜为大量增生的胶原纤维和少许纤维细胞构成，有时胸膜上可见增生性结核性肉芽组织。

矽肺结核随着病情进展，大多数病例都为结合型，也有不少病例既有分离型，又有结合型，即混合型。矽肺结核的病理特点为组织破坏严重并容易进展、液化出现空洞，使病变播散蔓延。局部胸膜增厚明显，肺门常出现矽性与结核性淋巴结增生等病理改变。

四、临床表现

尘肺病患者的临床表现主要是以呼吸系统症状为主的咳嗽、咳痰、胸痛、呼吸困难四大症状。而当合并有肺结核时，其临床表现依病情的不同发展阶段也有所不同，但一般较单纯的尘肺病或肺结核严重。其临床症状多样，以咳嗽最为常见，此外还有气急、胸痛、午后低热、盗汗、乏力、咯血等。另一方面，尘肺病合并肺结核相较于单纯结核病，病情发展快，易出现结核病灶的渗出、干酪坏死物排空形成空洞。同时，尘肺病合并结核患者因全身抵抗力差，会出现较多并发症，包括肺部感染、心力衰竭、肺心病、呼吸衰竭、自发性气胸等，而导致死亡率增高。而在X线检查方面，相对于单纯肺结核，尘肺病合并结核会有更为多样、复杂的表现，呈现出结节影、球形灶、团块影、空洞、小叶或大叶肺炎、胸膜炎等。

五、诊断及鉴别诊断

（一）诊断

在确诊尘肺病的基础上，有尘肺病和结核病的临床表现及体征。尘肺病临床表现以气急为主，无发热；而合并结核感染时，可出现午后低热、乏力、咯血等结核感染症状。根据影像学征象、痰菌培养及其他辅助性实验室检查进行确诊，并排除其他肺部类似疾病。

1. 病原学诊断

检出结核分枝杆菌是诊断尘肺合并结核的金标准。尘肺合并结核患者痰菌阳性率较单纯肺结核低，因尘肺病变中结核病灶被纤维组织包围，使结核分枝杆菌不易经支气管进入痰液，病灶周围纤维组织收缩，引起支气管扭曲、变形和闭塞，气道纤毛运动能力下降，导致结核分枝杆菌不易排出有关。但当到达疾病晚期，病情重和有空洞的尘肺合并结核患者痰菌阳性率明显增高，故在临床诊断过程中需多次查痰。也可采用发光二极管荧光显微镜（light emitting diode-fluorescencemicroscopy，LED-FM）、结核菌液基夹层集菌技术、BACTEC MGIT 960快速培养、半巢式全自动实时荧光定量PCR检测（Xpert MTB/RIF）、基质辅助激光解吸电离飞行时间质谱技术（matrix-assisted laser desorption/ionization time of flight mass spectrometry，MALDI-TOF MS）、实时荧光核酸等温扩增检测技术（simultaneous amplification and testing，SAT）、环介导等温扩增技术（1oopmediated isothermal amplification，LAMP）、交叉引物扩增技术（crossing priming amplification，CPA）和等温扩增荧光检测技术、PCR 测序等诊断技术以提高检出率。

2. 免疫学诊断

结核病免疫学检测技术是指通过检测结核抗原或机体对 MTB 的体液及细胞免疫应答反应，直接或间接反映感染存在的方法。常用方法有结核抗体检测、结核菌素皮肤试验（tuberculin skin test，TST）和 γ- 干扰素释放试验（interferon gamma release assay，IGRA）。

利用酶联免疫吸附测定（ELISA）检测待检患者抗结核抗体。其原理是将抗原、抗体，如分枝杆菌复合物抗体（PPD-IgG）、结核分枝杆菌特异性菌壁抗原（LAM-IgG）等吸附于固相载体上，加入检样和酶结合物反应后，再利用酶催化其底物呈色，来检测抗体或抗原的方法。当检测检样中抗体时，将抗原包被于固相载体，加入待测血清反应，如其中含有相应抗体，可与包被抗原结合，加入酶标记第二抗体或酶标记抗原使之与待测抗体反应，在固相载体上形成抗原 - 待测抗体 - 酶标复合物，然后测定待测抗体的有无及含量来协助尘肺合并活动性肺结核的诊断。由于各种结核抗体检测方法特异度与灵敏度报道异质性较大，近年来已不推荐作为结核病的实验室检查方法。

TST 是基于Ⅳ型变态反应（迟发型细胞超敏反应）原理的一种皮肤试验，用来检测机体有无感染过结核分枝杆菌。由于其操作简单、成本低，被广泛应用于 MTB 感染诊断，对结核病的诊断有一定参考价值。但其操作和结果读取易受人为因素影响，无法区分接种卡介苗和非结核分枝杆菌感染的影响，对免疫抑制患者特异性较低等缺陷，特异度及灵敏度未能达到理想的预期。由于矽肺患者其巨噬细胞反复吞噬矽尘、崩解，其数量及功能受损，结核免疫的效应细胞功能也受到影响，导致全身免疫力低下，阳性率相对较低。

IGRA 是一种利用体外细胞免疫方法检测机体是否感染结核的新方法。其原理为机体初次感染结核分枝杆菌后会产生致敏的 T 淋巴细胞，当机体再次感染结核分枝杆菌时，致敏的 T 淋巴细胞会释放较高水平的细胞因子，其中最重要的为 γ- 干扰素（IFN-γ）。通过对 IFN-γ 的检测，可以对结核分枝杆菌的感染状况进行判断。IGRA 检测技术包括酶联免疫斑点技术和酶联免疫吸附试验技术。前者需要对血标本进行淋巴细胞分离后再进行培养，实验室条件要求相对较高，操作较复杂；后者直接用血标本进行培养，减少了分离淋巴细胞的步骤。与 TST 比较，IGRA 检测结果不受卡介苗接种的影响，较少受人类免疫缺陷病毒感染和非结核分枝杆菌感染的影响。IGRA 具有更高灵敏度和特异度。在中国香港一项对男性矽肺患者 IGRA 和 TST 的研究，IGRA 测试可显著预测活动性结核病（*OR*=4.50；95%*CI*，1.03~19.68），TST 则没有显著预测活动性结核病的发展，提示 IGRA 在矽肺患者 LTBI 的靶向筛查中比 TST 表现更好。

3. 病理学诊断

肺活体组织检查有多种多样的形式，其中以支气管镜检查和经胸壁皮肤针刺肺活检常用，可辅助进行病理诊断。

4. 放射学诊断

在尘肺病合并肺结核初期，两者形成的结节相互渗透少，用 X 线容易做出诊断及区分。但随着病情发展，X 线片表现相对复杂，不易与单纯尘肺病或结核感染鉴别。单纯尘肺病 X 线片表现团块密度均匀、边缘清楚，短期内变化不大，团块内缺血坏死性空洞及胸膜反应少见。尘肺病结核团块则表现为团块影在短期内明显增大，边缘不清，团块内出现空洞，伴有同侧或对侧的播散病灶，局部有胸膜粘连。当在确诊尘肺病的基础上出现以下影像学征象时，需考虑合并肺结核：①在结核的好发部位，如肺尖或锁骨下，出现不对称小片状或斑片状密度不均阴影；②上叶肺野结节或浸润病灶在短期内增多，且大小、密度不均，边缘模糊；③团块状影在短期内明显增大，边缘不清，向四周扩展而非纵向扩展，缺乏周围代偿性肺气肿，有斑片状阴影或结节状卫星灶，伴有局部或广泛胸膜增厚粘连；④团块影或斑片状影内出现空洞，空洞大、形态不规则，伴有同侧或对侧散播病灶；⑤两肺不对称的斑片状阴影，密度不均，边缘不清，与肺门有引流支气管索状阴影相连，同侧肺门上提，纵隔、气管向病侧移位；⑥团块状阴影短期增大明显，轮廓不清，局部有胸膜粘连；⑦出现胸膜腔积液。

胸部X线片表现的复杂多样决定了在利用胸片进行诊断时，应尽量避免使用静止孤立的阶段性影像做结论。同时肺部疾病的影像学改变是一个渐变的过程，动态观察胸片能系统　掌握病情演变过程，更准确地判断阴影性质，为诊断提供更为可靠的依据，减少误诊。如确为合并感染肺结核，在经过正规抗结核治疗半年以上，可见影像学显示肺部病灶有明显吸收好转。CT检查已成为某些X线检查诊断有困难的病原学阴性肺结核患者的重要补充诊断手段。CT在尘肺病合并病原学阴性肺结核的诊断中的价值在于：①能发现更小病灶及平片漏诊的盲区病灶，如心后区、脊柱旁、后肋膈角和肺门阴影重叠的病变；②当尘肺病存在广泛的胸膜肥厚、胸膜钙化时，准确显示出肺内特征性的结核病变；③能发现不典型的空洞和对空洞有无引流支气管等特征进行甄别；④增强扫描鉴别球形肺结核与肺癌、尘肺结核融合团块；⑤高分辨薄切CT可显示早期(2周内)粟粒性肺结核。

（二）鉴别诊断

1. 单纯尘肺病融合团块与尘肺结核鉴别

尘肺病团块影常为双侧，多发生在双上肺后段，呈“腊肠”状，与肋骨垂直，边缘整齐，无毛刺，且常有边缘气肿带，结块影内钙化多见，两肺可见以背段分布为主的弥漫性小叶中心结节，较少形成空洞，且多伴有肺门与纵隔多发肿大、钙化淋巴结，典型者为蛋壳样钙化。而尘肺结核发生部位多偏向肺尖部，病变范围较大，病变两侧不对称，密度不均，病灶轻重不一，边缘模糊，有空洞、树芽状影、渗出、干酪坏死、钙化等影像特点，尤其当病灶出现空洞及树芽状影等征象且病变短期内有变化进展时，提示合并结核可能。而单纯尘肺病融合病变发展时间较长，约1~2年不等。

2. 尘肺结核与肺癌的鉴别

肺癌块影常为单个，多发生在肺上、中叶，呈类圆形或不规则团块状，可见支气管鼠尾样截断，边缘有分叶、膨隆、毛刺，胸膜凹陷，可见血管由凹陷处进入病灶，结块影内钙化较少见(部分可为泥沙样钙化)，病灶内部可有空泡和充气支气管征，可有血管集束征。常规CT增强扫描呈不均匀强化，动态增强病灶可见缓升缓降征象，而尘肺病结节团块一般不强化或轻度强化。

3. 尘肺结核与尘肺病其他感染鉴别

尘肺病合并肺部感染多是由细菌或病毒引起的炎症反应，一般为原有呼吸道疾病症状加重，急性起病，咳嗽、咳痰增多，高热伴或者不伴发热，血白细胞升高或正常，在影像上表现为一个或多个肺段、肺叶的片状、小片状模糊影，边缘欠清，形态单一，需与浸润型尘肺结核相鉴别，但结合临床及实验室检查，及抗感染治疗后病灶吸收较快等可鉴别。

4. 尘肺结核空洞与尘肺病空洞

尘肺结核空洞的影像学特征为空洞巨大，内壁凹凸不平，往往有乳头状凸出。这是由于肺组织干酪坏死和尘肺纤维组织液化速度不一致的结果。洞腔也可呈多房性，空洞侧或对侧肺野常有树芽状影、渗出等支气管播散灶。单纯尘肺病罕见空洞，若见空洞形成，是由于血管扭曲变形导致的缺血性空洞，所以其空洞洞腔很小，内壁很厚，有时空腔仅隐约可见，无支气管播散等病灶，可以结核空洞鉴别。

六、治疗

由于尘肺结核是尘肺病患者死亡的最危险因素，除在加强全面的健康管理，积极开展临床综合治疗外，需提倡早期抗结核治疗，同时注意营养支持，适度锻炼，增强机体抗感染能力。如前所述，尘肺病病情迁延形成的结节、团块及纤维化使毛细血管闭塞、血流量减少，此时进行肺结核治疗的药物很难维持有效的血药浓度，且患者的病程较长，依从性差，易产生耐药等原因，在制定化疗方案时要注意多种药物联合，且应适当延长疗程。20 世纪 90 年代中国香港的一项研究显示，采用 6~8 个月的短程方案，治疗尘肺结核 3 年复发率为 22%，5 年为 33%；而普通肺结核患者仅各为 1.4% 和 3.4%，提示短程方案不适合尘肺病合并结核患者。

制定合理的治疗方案，必须充分、全面考虑以下情况：①尘肺的分期；②结核病的治疗史；③结核病灶在肺野中的分布。根据患者的既往用药史、药敏结果及基础疾病等，合理选用抗结核药物组成有效的化疗方案，并严格遵循“早期、规范、全程、适量、联用”的化疗原则。尘肺结核的化疗疗程长，用药种类较多，应特别注意防治药物的不良反应。对少数药物治疗效果欠佳、痰菌持续阳性、并发肺结核空洞或经正规抗结核治疗半年而空洞不闭合者，经过外科评估后可行手术治疗。

1. 抗结核治疗

尘肺结核的抗结核化疗原则与普通结核病相同，根据《中国结核病预防控制工作技术规范(2020 年版)》要求，已经取消根据既往治疗史来制定初治、复治抗结核标准方案，而根据利福平敏感与否来精准制定治疗方案。但鉴于尘肺结核患者的特殊性，部分患者很难得到病原学及药敏依据，因而在制定治疗方案时要注意结合既往用药史、多种药物联合，且应适当延长疗程。目前以下得到公认的一些经验性治疗方案可供参考。

(1)初治患者

目前众多研究证实，短于 9 个月的抗结核治疗方案复发率高，疗效不肯定。强化期建议不低于 3 个月。目前采用初治方案一般为 12~18 个月方案，如：3HRZE/9HRE；3SHRZ/9HRZ；3HRZE/15HR。

(2)复治患者

有研究表明，尘肺结核的耐药率比单纯肺结核高。尘肺结核属难治性肺结核，复治尘肺结核的治疗更为困难。所以一旦需要复治，其疗效则更差，尽量获得药敏结果，根据药敏结果个体化制定抗结核治疗方案，强化期不宜少于 5 种药物，巩固期为 3~4 种药物，强化时间以 3~6 个月为宜，总疗程为 18~24 个月。18 个月方案适用于Ⅰ期和Ⅱ期尘肺结核患者，24 个月方案适用于Ⅱ期尘肺结核患者。常用方案如：3HRZSE/6HRZE/9HRE；6HRZSE/12HRE；3HRZES/9HRZ/12HR。

(3)耐药患者　参照第四章第一节选择治疗方案。

2. 对症治疗及免疫治疗

主要是止咳祛痰、氧疗、营养支持等辅助治疗。可配以免疫增强剂治疗，如注射用母牛分枝杆菌(微卡)、白细胞介素 -2(IL-2)、γ 干扰素等，以提高患者免疫功能，增强抗感染能力。

七、预后

尘肺是一种慢性进行性疾病，至今仍无特效疗法，且合并有尘肺的结核患者其痰菌转阴率较单纯肺结核患者低。杨晓丽等对 2016—2021 年北京京煤集团总医院尘肺结核科诊断并登记为煤工尘肺合并肺结核病例进行回顾性分析发现，122 例患者中，治愈 30 例，完成疗程 73 例，治疗成功率为 84.43%(103/122)，不良结局率为 15.57%(19/122)。多因素 logistic 回归分析结果显示，煤工尘肺Ⅰ期 *OR*=0.085（95%*CI*，0.013~0.550）和Ⅱ期 *OR*=0.156（95%*CI*，0.033~0.746）的合并肺结核患者易治疗成功。年龄 51~65 岁 *OR*=33.311（95%*CI*，2.184~507.947）、患者来源中因症推荐或因症就诊 *OR*=14.641（95%*CI*，3.632~59.026）、重症 *OR*=164.962（95%*CI*，25.418~1 070.603）的煤工尘肺合并肺结核患者治疗易失败。在一项关于尘肺的对照临床试验中，随机选择患者接受 6 个月或 8 个月的联合链霉素、异烟肼、利福平和吡嗪酰胺每周三次的治疗。总的来说，只有 80% 的患者在 2 个月后痰培养转为阴性。接受 6 个月治疗的患者中有 22% 在 3 年的评估中复发，而接受 8 个月治疗的患者中有 7% 复发。在另一项研究中，随机选择患者接受利福平、异烟肼、吡嗪酰胺和乙胺丁醇进行 5 个月的治疗，研究发现尘肺合并结核病患者复发的概率更高，相对于无尘肺患者的 *OR* 值为 1.55（95%*CI*，0.97~2.48）。在尘肺患者的疗效和毒性方面，有必要进行更多的研究，以寻求更好的抗结核治疗方案。黄艳妹等对 30 例初治涂阳肺结核合并尘肺患者实施异烟肼 + 利福平 + 吡嗪酰胺 + 乙胺丁醇 + 注射用母牛分枝杆菌（微卡）治疗，治疗后半年复发率为 3.33%。尘肺期别、初治还是复治、是否多耐药、有无合并糖尿病及是否免疫辅助治疗，对痰菌不阴转影响不大；而是否耐药（耐多药）以及是否存在肺空洞、药物不良反应，是否用药依从性差才是煤工尘肺结核患者出现痰菌持续不阴转的主要影响因素。

尘肺合并肺结核后，不仅使病情恶化，治疗困难，导致尘肺合并结核后加速患者死亡，广东、安徽、四川、山东、江苏、山东、河南、北京等地对当地煤工尘肺的死因调查显示，肺结核占比 11.71%~33.11%。中国一项 meta 分析结果显示，尘肺病合并总病死率为 31.2%，Ⅰ期、Ⅱ期和Ⅲ期尘肺患者的合并病死率分别为 25.4%、39.8% 和 57.5%，矽肺、煤工尘肺、铸造工尘肺、石棉尘肺和水泥尘肺患者合并病死率分别为 35.8%、32.4%、24.7%、35.1% 和 5.5%，肺结核并发症是尘肺患者死亡的危险因素，合并 *RR* 为 1.82（95%*CI*，1.59~2.08），不同阶段、不同类型的尘肺和是否合并肺结核的尘肺病死率存在显著差异。彭娟娟等报道，Ⅰ期硅沉着病结核（尘肺结核）患者的病死率为 33.29%，Ⅱ期硅沉着病结核患者的病死率为 53.98%，Ⅲ期硅沉着病结核患者的病死率为 73.25%，结核合并硅沉着病的病死率随着尘肺期别增加而增加。所以敏感有效药物的使用，优化综合治疗模式，防止耐多药的发生，促进肺空洞闭合，防范药物不良反应，加强临床治疗管理，做好患者宣教工作，提高患者抗结核治疗的依从性，是改善预后的有效措施。

八、主动筛查

王一丹等将 2000—2013 年发表的有关尘肺合并肺结核情况的文献进行了 meta 分析，总样本量 117 370 人，其中有 18 682 人尘肺合并肺结核，尘肺合并肺结核感染率为 14.8%。尘肺种类中以铸工尘肺合并结核感染率最高（16.0%）。40 岁以下年龄段尘肺患者合并结核感染率最高，为 23.1%。尘肺合并结核的感染率中Ⅰ期为 13.8%，Ⅱ期为 19.3%，Ⅲ期为 45.1%。Ⅲ期尘肺合并结核发生率是尘肺患者结核总合并率的 3 倍。因此极有必要对尘肺病患者尽早主动进行可疑症状、影像学、结核病的免疫学及痰病原学等结核病的相关项目的筛查，以便及早诊断、及早治疗。

1996 年，加拿大报道了对南非金矿硅沉着病患者联合应用异烟肼、利福平、吡嗪酰胺 3 个月预防硅沉着病结核，经 5 年观察给药组与对照组硅沉着病结核患病分别是 11/191 和 15/191。2000 年，国内报道了将Ⅰ期、Ⅱ期煤工尘肺患者分为甲、乙、丙 3 组，分别服用异烟肼、利福平和安慰剂，以及异烟肼（6 个月）、利福平（3 个月），服药后观察 5 年，甲组较丙组（对照组）肺结核患病率减少 77.5%，乙组较丙组患病率减少 88.3%；而甲组和乙组之间肺结核患病率差异无显著性。蔡淑琪等采用异烟肼、利福平联合服用 3 个月，间断 3 个月，再服 3 个月的方案，预防尘肺合并结核。经 5

年观察，发现研究组和对照组比较各期尘肺合并结核的患病率减少 76.40%，Ⅰ、Ⅱ期尘肺合并结核病患病率减少 94.13%，Ⅲ期尘肺并结核患病率下降 55.39%。对煤工尘肺潜在结核感染的化学预防可以降低各期煤工尘肺结核的患病率，尤对Ⅰ、Ⅱ期尘肺病效果显著。

尘肺病患者已被 WHO 列为肺结核高危人群。随着尘肺期别的进展，尘肺合并肺结核率也逐渐增高，接触粉尘时间愈长，年龄愈大，尘肺合并结核率也愈高，因而对结核潜伏感染患者给予预防性治疗可以降低结核病的发病率，避免尘肺患者并发症的发生，延长寿命，提高患者生活质量。预防性治疗方案详见第五章第二节。

九、展望

尘肺合并肺结核是是尘肺病中最常见的并发症且危害巨大，在我国职业病发病率中一直居前列。降低尘肺合并肺结核病的发病率的有效措施，包括控制或减少暴露于二氧化硅粉尘，确保治疗结核病的连续性或延长抗结核治疗，加强职业卫生专业人员的管理，制定作业场所职业卫生相关制度，为工人提供补偿，加强职业健康培训和教育，提高作业人员的生活质量，开展医学监测并定期安排结核病相关的常规健康检查，制定适当的政策，防止工人或员工吸入粉尘。

（赖晓宇 周 琳 罗济伦）

第三节 典型病例

典型病例 1

男，54 岁，煤矿工。胸闷、咳嗽、咳痰 2 个月余，加重伴发热 10 余天。

【现病史】患者于 2 个月前无明显诱因出现咳嗽、咳痰，痰为黄色黏痰，量大，易咳出，伴有胸闷、憋喘，无发热，无胸痛等不适，于当地医院诊断为硅沉着病Ⅲ期，给予抗感染、止咳、化痰及对症治疗。10 天后患者出现低热、盗汗，体温在 37.4℃至 38.3℃之间，行痰抗酸杆菌涂片示阳性。体重较之前减轻约 5kg。

【既往史】从事挖煤工作 20 余年，诊断硅沉着病 15 年。

【入院查体】T 36.3℃，P 107 次 / 分，R 25 次 / 分，BP 140/96mmHg。全身浅表淋巴结未触及肿大。双肺叩诊清音，双肺呼吸音清晰，左肺可闻及散在哮鸣音，右肺未闻及哮鸣音，双肺未闻及湿啰音，无胸膜摩擦音。心率 107 次 / 分，律齐，各瓣膜听诊区未闻及杂音。双下肢无浮肿。

【辅助检查】胸部 CT（图 9-3-1）：双侧胸廓对称，双肺可见散在点状、片状、大片状密度增高影，左肺中叶可见空洞形成，纵隔内未见明显液体密度影。血常规：平均红细胞体积 82.2fL↓，平均血红蛋白浓度 366g/L↑，中性粒细胞百分比 70.4%↑，淋巴细胞百分比 18.2%↓，单核细胞百分比 10.8%↑，血小板压积 0.215%↑。红细胞沉降率 28mm/h↑。多次痰抗酸杆菌涂片：阳性。痰结核菌培养加药敏试验：结核分枝杆菌，利福平、异烟肼均敏感。

【诊断】1. 继发性肺结核，双肺，涂（+），初治。2. 尘肺病。

【治疗】给予抗结核及对症治疗，抗结核治疗方案：3HRZE/9HRE（H 0.3q.d.、R 0.6q.d.、Z 0.75b.i.d.、E 0.75q.d.）（图 9-3-1）。

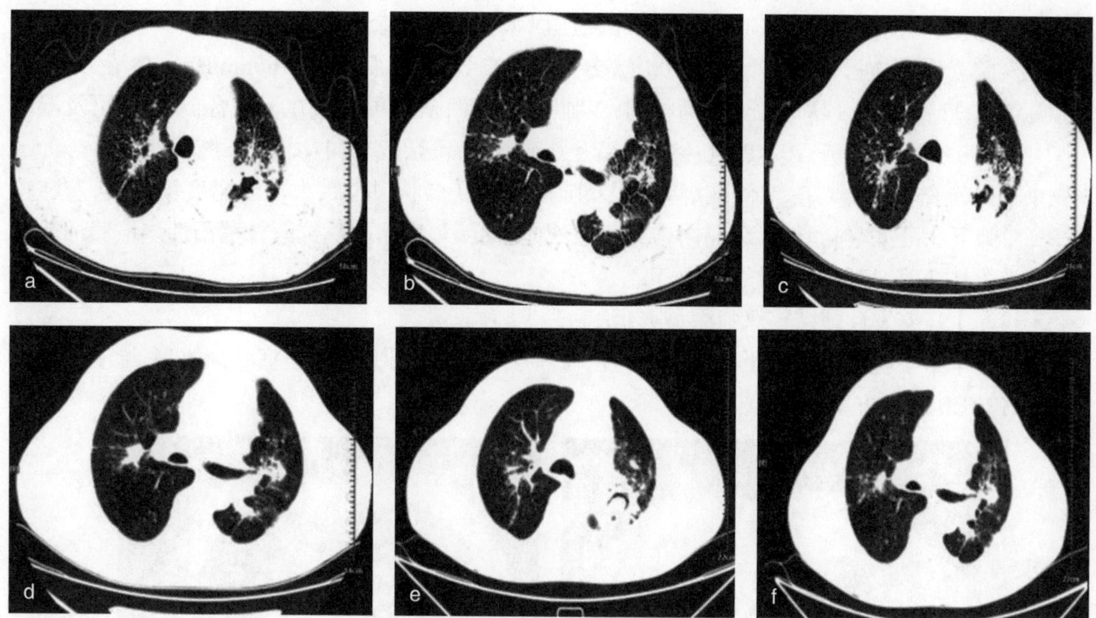

图 9-3-1 a~b. 2015 年 4 月 13 日胸部 CT 影像图，双肺以肺门为中心对称性多发小结节、斑块实变、纤维条索状阴影，左肺实变内空洞形成，空洞壁厚，内壁不规则，气道扭曲变形；c~d. 2015 年 10 月 14 日胸部 CT 影像图，双肺渗出病灶、斑块阴影稍好转，但左肺空洞变化不明显；e~f. 2016 年 5 月 3 日胸部 CT 影像图，斑块状阴影等病灶有所吸收，空洞内见空气新月征，考虑合并曲菌球形成。

【诊治体会】患者为中年男性，慢性病程，有粉尘接触史。以咳嗽、咳痰、胸闷 2 个月余，加重伴发热 10 余天入院，入院后查抗酸杆菌阳性，鉴定为结核分枝杆菌，异烟肼和利福平敏感。既往有硅沉着病病史 15 年。影像学特征：双上肺多发对称性中心分布的间质结节伴斑块影，左上肺空洞形成，病灶周围条索纤维灶。硅沉着病（尘肺）伴结核诊断明确，给予 3HRZE/9HRE 抗结核方案和止咳化痰对症等治疗，患者咳嗽、发热等症状好转。影像学检查显示双肺散在小结节及渗出性斑片阴影吸收好转，但左肺空洞吸收不理想。考虑尘肺基础上容易合并有肺纤维化，且空洞壁较厚，内壁不规则，考虑与尘肺纤维化致使肺小血管狭窄甚至闭塞，药物不易渗入结核病灶有关。空洞长期存在，容易将空气中的曲霉菌吸入到空洞内，其在内定植、繁殖、聚集并与纤维蛋白和黏膜细胞形成球形肿物。此类患者可以由无症状到反复咯血，咯血特点为反复、迁延、数量不一，部分为致命性大咯血，出血的原因考虑为：①肺曲霉菌局部侵犯空洞壁上血管导致炎性损伤，且肺曲霉菌释放有溶血性质的内毒素和蛋白溶解霉等，引起空洞壁发生变化，导致出血；②菌球在空洞内活动刺激空洞内壁的血管。一旦尘肺空洞合并曲菌球形成，除了容易出现咯血外，还容易导致结核复发，预后较差。对这类抗结核空洞吸收不佳，且合并曲菌球的患者，除了延长抗结核疗程外，在无手术禁忌证情况下应该首选手术治疗。同时应对尘肺患者进行早期结核筛查，及早干预，避免空洞形成，提高疗效。

典型病例 2

患者为男性，76 岁，采煤工。反复咳嗽、咳痰伴气短 15 年，加重伴痰中带血 1 周。

【现病史】近 15 年反复出现咳嗽咳痰，伴活动后胸闷气短明显，休息后可缓解，多好发于冬春季或受凉后，经胸片、心脏 B 超等检查诊断为“肺气肿，肺心病”，正规治疗后症状好转，但症状反复，且逐渐加重。此次于 1 周前因受凉后再次出现咳嗽、咳黄脓痰，伴痰中带血，量少，轻微活动感胸闷气短明显，无发热、胸痛、心慌心悸、盗汗、腹痛腹泻等不适。

【既往史】从事采煤工作 30 余年，诊断煤工尘肺病史 10 年余。

【入院查体】体温 36.6℃，脉搏 90 次 / 分，呼吸 22 次 / 分，血压 110/60mmHg。神清，精神欠佳，喘息貌，口唇发绀，颈静脉充盈，桶状胸，双肺呼吸音粗，双肺可及散在干鸣音，双下肺可及湿啰音。心率 90 次 / 分，律齐，A_2<P_2，心尖部心音<剑突下心音，杂音未闻及。双下肢轻度水肿。

【辅助检查】胸部 CT：双侧胸廓对称，双肺可见散在点状、片状、大片状密度增高影，左肺较显著，左肺下叶可见空洞形成，纵隔内未见明显液体密度影，痰涂片找抗酸杆菌阳性。培养加药敏为：结核分枝杆菌，利福平和异烟肼敏感。

【诊断】1. 继发性肺结核双肺涂（+）初治。2. 尘肺病。

【治疗】给予抗炎、化痰、平喘、对症治疗，患者咳嗽、咳痰、胸闷、气短症状渐改善，给予抗结核治疗 3HRZE/12HR 方案治疗（图 9-3-2）。

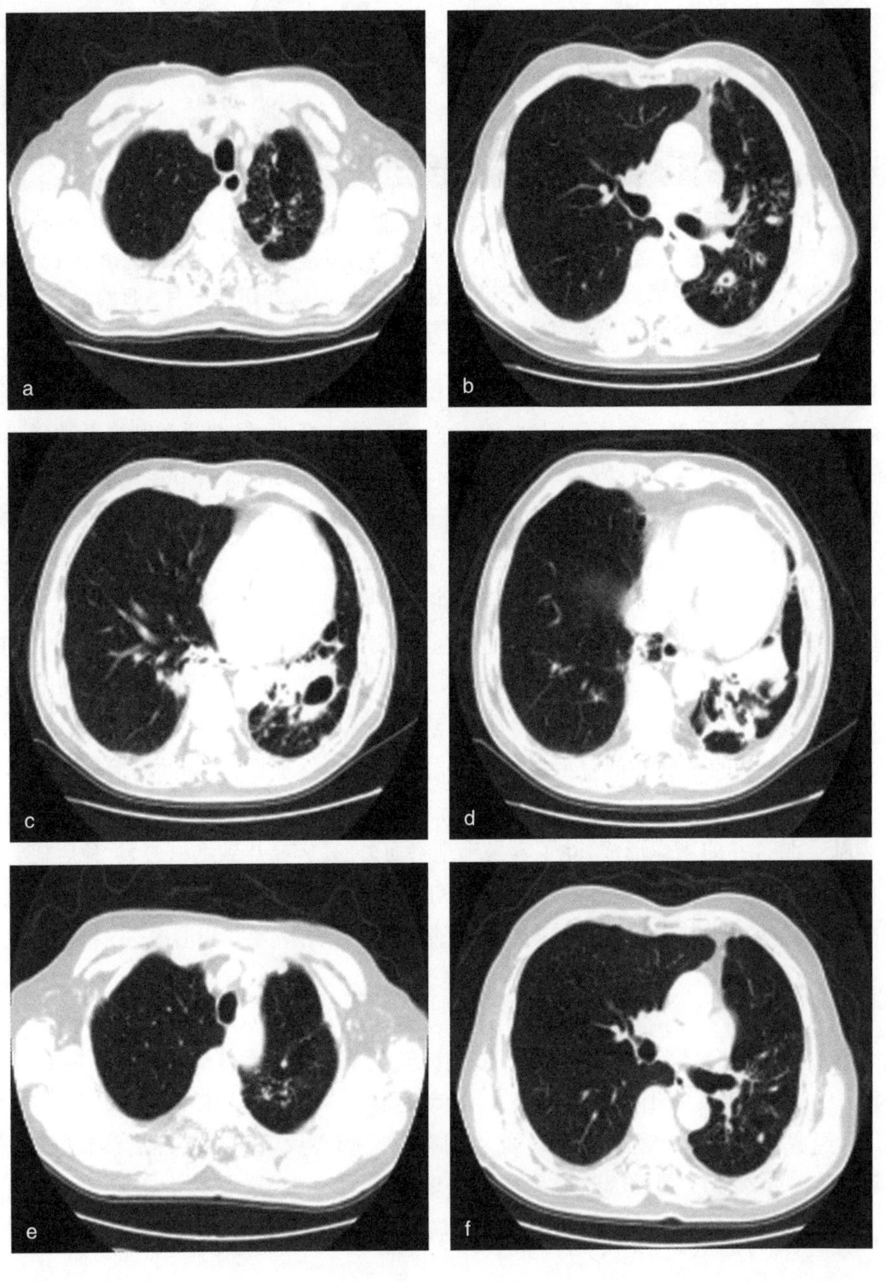

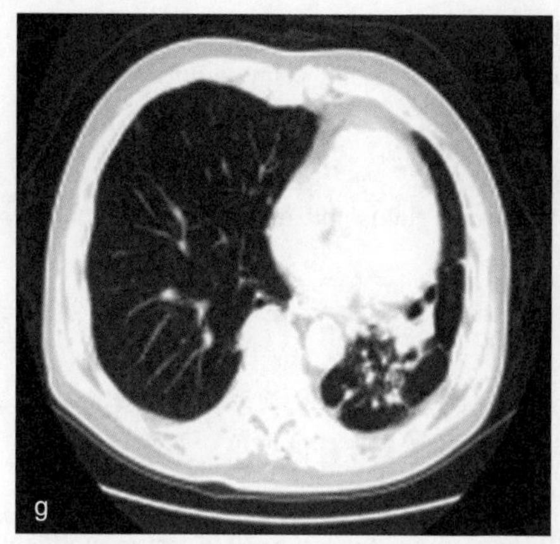

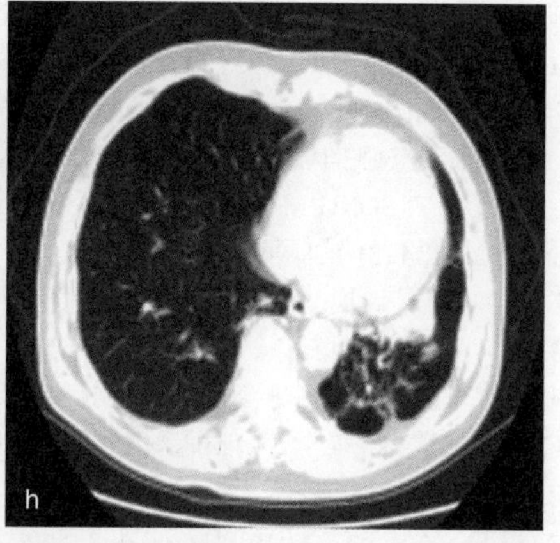

图 9-3-2　a~d. 2015 年 1 月 4 日胸部 CT 影像图，可见左侧肺为主的多发结节、实变、小叶间隔增厚，纤维条索，气道结构扭曲变形，纵隔左侧偏移，左下空洞形成，内壁光滑；e~h. 2016 年 2 月 2 日胸部 CT 影像图，左肺实变、结节等病灶明显吸收，空洞闭合，局部肺气肿形成。

【诊治体会】该病例为老年男性，慢性病程，采煤工，本次以反复咳嗽、咳痰伴气短 15 年，加重伴痰血 1 周入院。入院后胸部 CT 显示双侧胸廓对称，双肺可见散在点状、片状、大片状密度增高影，左肺较显著，左肺下叶可见空洞形成，痰涂片及培养证实为结核分枝杆菌，且对利福平敏感，诊断明确，给予 3HRZE/12HRE 抗结核方案治疗，症状明显好转，左下肺空洞、斑片阴影明显吸收，这例患者抗结核取得了良好的效果。考虑除早期获得药敏结果外，还与患者病灶以肺部实变渗出为主，空洞为实变中形成，周边纤维化程度低，空洞周边血管和肺组织受到破坏较少，肺结构破坏轻微，血管受到纤维化的影响较少，药物较容易渗透病灶，病灶内部的药物浓度达到有效的杀菌浓度有关。煤工尘肺是工人在煤炭开采、运输和使用过程中吸入以二氧化硅为主的混合煤粉尘引起的以肺组织纤维化为主的病变，病情慢性进行，呈不可逆发展，严重影响劳动能力，增加感染风险。结核是尘肺常见和严重的并发症，其易感原因是由于肺组织中沉积着难溶性矽尘，破坏了巨噬细胞功能，削弱巨噬细胞吞噬和灭菌能力；巨噬细胞被大量破坏，使结核免疫的效应细胞功能也受到影响，使机体对肺结核的获得性免疫难以建立；支气管黏膜纤毛破坏，分泌物排除不畅、堆积，导致呼吸道防御功能减退，有利结核分枝杆菌及其他细菌入侵。而且尘肺期别越高，患者肺部损伤越严重，肺结核治疗效果越差。因此，尘肺结核治疗应该早诊断、早治疗，疗程要适当延长，尽量获得药敏试验结果，指导临床治疗。

（赖晓宇　周 琳　罗济伦）

参考文献

[1] 中华人民共和国国家卫生和计划生育委员会. 职业性尘肺病的诊断 (GBZ 70—2015). 北京: 中国标准出版社, 2016.

[2] MANDRIOLI D, SCHLÜNSSEN V, ÁDÁM B, et al. WHO/ILO work-related burden of disease and injury: Protocol for systematic reviews of occupational exposure to dusts and/or fibres and of the effect of occupational exposure to dusts and/or fibres on pneumoconiosis. Environ Int, 2018, 1 (19): 174-185.

[3]《中国职业医学》编辑部. 2018 年全国职业病报告情况. 职业卫生与应急救援, 2019, 37 (3): 221.
[4] ZHAO J Q, LI J G, ZHAO C X. Prevalence of pneumoconiosis among young adults aged 24-44 years in a heavily industrialized province of China. Journal of Occupational Health, 2019, 61 (1): 73-81.
[5] 毛翎, 彭莉君, 王焕强. 尘肺病治疗中国专家共识 (2018 年版). 环境与职业医学, 2018, 35 (8): 677-689.
[6] QI X M, LUO Y, SONG M Y, et al. Pneumoconiosis: current status and future prospects. Chinese Medical Journal, 2021, 134 (8): 898-907.
[7] 时宇花, 韦玉莹, 周艳. 尘肺病合并肺结核实验室诊断技术研究进展. 中国职业医学, 2020, 47 (3): 373-378.
[8] 中国医疗保健国际交流促进会临床微生物与感染分会, 中华医学会检验医学分会临床微生物学组, 中华医学会微生物学和免疫学分会临床微生物学组. 综合医院结核分枝杆菌感染实验室检查共识. 中华检验医学杂志, 2022, 45 (4): 11.
[9] LEUNG CC, YAM WC, YEW WW, et al. T-Spot. TB outperforms tuberculin skin test in predicting tuberculosis disease. American journal of respiratory and critical care medicine, 2010, 182 (6): 834-840.
[10] XIN H, ZHANG H, LIU J, et al. Mycobacterium tuberculosis infection among the elderly in 20486 rural residents aged 50-70 years in Zhongmu County, China. Clinical Microbiology and Infection, 2019, 25 (9): 1120-1126.
[11] ZUMLA A, GEORGE A, SHARMA V, et al. The WHO 2014 global tuberculosis report-further to go. The Lancet Global Health, 2015, 3 (1): e10-e12.
[12] 王龙义, 唐天统, 陈玉珅, 等. 海南省 30 年尘肺病发病特征分析. 中国工业医学杂志, 2020, 33 (2): 160-163.
[13] 高劲松, 李凤, 陈垒. 煤工尘肺合并肺结核 1130 例分析. 中国工业医学杂志, 2014, 27 (5): 381-382.
[14] PENG FD, WANG YJ, ZHANG B, et al. Serum metabolomics in latent pneumoconiosis tuberculosis patients based on ultra performance liquid chromatography tandem quadrupole time of flight mass spectrometry. Chinese Journal of Industrial Hygiene and Occupational Diseases, 2020, 38 (4): 246-250.
[15] SHAFIEI M, GHASEMIAN A, ESLAMI M, et al. Risk factors and control strategies for silicotuberculosis as an occupational disease. New Microbes and New Infections, 2019, 27: 75-77.
[16] SUREKA B, MITTAL A, MITTAL MK, et al. Silicotuberculosis: Importance of evaluation of serial radiographs. Annals of African Medicine, 2013, 12 (4): 255.
[17] FRANZBLAU A, TEWATERNAUDE J, SEN A, et al. Comparison of digital and film chest radiography for detection and medical surveillance of silicosis in a setting with a high burden of tuberculosis. 2018.
[18] 丁丽, 王伟, 许雪春, 等. 矽肺患者结核分枝杆菌临床分离培养与抗结核药物敏感检测. 中国职业医学, 2015, 42 (1): 46-48.
[19] 杨晓丽, 李宏艳, 王皎磊, 等. 煤工尘肺合并肺结核患者治疗转归及影响因素分析. 结核与肺部疾病杂志, 2022, 3 (2): 125-130.
[20] TANG H, WANG Y, CHEN H, et al. Case fatality rate in patients with pneumoconiosis in China: a meta-analysis. Chinese Journal of Industrial Hygiene and Occupational Diseases, 2015, 33 (3): 229-232.
[21] 黄艳妹, 罗宛华, 王婷. 微卡治疗初治涂阳肺结核合并尘肺的效果分析. 临床医学, 2018, 38 (10): 2.
[22] 牟菁, 白丽琼, 姜顾礼, 等. 尘肺患者并发肺结核的易感因素研究进展. 中国防痨杂志, 2018, 40 (4): 5.
[23] 郑莹, 向婷婷, 彭明芳, 等. 1964—2019 年武汉市尘肺病患者死亡情况分析. 职业与健康, 2021, 37 (16): 2165-2171, 2176.
[24] 王一丹, 唐浩, 陈卉, 等. 尘肺病合并肺结核发生情况的 meta 分析. 职业与健康, 2015, 31 (1): 16-19.
[25] COWIE RL. Short course chemoprophylaxis with rifampicin, isoniazid and pyrazinamide for tuberculosis evaluated in gold miners with chronic silicosis: a double-blind placebo controlled trial. Tubercle and Lung Disease, 1996, 77 (3): 239-243.
[26] NJIE GJ, MORRIS SB, WOODRUFF RY, et al. Isoniazid-rifapentine for latent tuberculosis infection: a

systematic review and meta-analysis. American Journal of Preventive Medicine, 2018, 55 (2): 244-252.

[27] RUAN QL, HUANG XT, YANG QL, et al. Efficacy and safety of weekly rifapentine and isoniazid for tuberculosis prevention in Chinese silicosis patients: a randomized controlled trial. Clinical Microbiology and Infection, 2021, 27 (4): 576-582.

第十章 慢性阻塞性肺疾病合并结核病

第一节 慢性阻塞性肺疾病概述

一、流行情况

2020—2022年慢性阻塞性肺疾病全球倡议（GOLD）给出了慢性阻塞性肺疾病（COPD）的定义：COPD是一种常见的、可预防和可治疗的疾病，其特征是持续的呼吸症状和气流受限，通常是由大量有害颗粒或气体暴露导致气道和/或肺泡异常所引起。最近发布的2023版GOLD指南（GOLD 2023）对COPD的定义有所变化：慢性阻塞性肺疾病（COPD）是一种以慢性呼吸道症状（呼吸困难、咳嗽、咳痰）为特征的异质性肺部状态，是由气道异常（支气管炎、细支气管炎）和/或肺泡异常（肺气肿）引起，导致持续性（常为进行性）气流阻塞。该定义强调了COPD是多种原因引起的气道性疾病，吸烟不是唯一的因素。GOLD 2023强调了COPD的症状（呼吸困难、咳嗽、咳痰、急性加重）及其异质性，更加直观，贴近临床实际情况。2023年GOLD进行了新的分类：基因相关性COPD（COPD-G），如α1-抗胰蛋白酶缺乏；肺异常发育相关性COPD（COPD-D），如早年事件，包括早产儿及低出生体重；环境相关COPD；吸烟相关COPD（COPD-C）及生物燃料和污染相关COPD（COPD-P）；感染相关COPD（COPD-I），儿童期感染、HIV感染相关以及本章节讨论的结核相关COPD；COPD合并哮喘（COPD-A）；未知病因的COPD（COPD-U）。给出COPD的新分类强调了COPD为多种病因引起的疾病，可以针对这些不同类型的COPD或病因设计针对性研究。

COPD最常见的呼吸症状为呼吸困难、咳嗽和/或咳痰。患者对这些症状的报告可能不足。慢性阻塞性肺疾病的主要危险因素是吸烟，但其他环境暴露，如生物质燃料暴露和空气污染可能也有影响。除这些暴露因素外，宿主因素还使人易患COPD，其中包括基因异常、肺发育异常和衰老加速。目前COPD是世界第四大死因，但预计到2020年将成为第三大死因。2012年，超过300万人死于COPD，占全球死亡人数的6%。COPD是一个重要的公共卫生挑战，既可以预防，也可以治疗。COPD是全世界慢性发病率和死亡率的主要原因，许多人多年来一直患有COPD，并因COPD或其并发症过早死亡。在全球范围内，由于COPD风险因素的持续暴露和人口老龄化，预计未来几十年COPD的负担将会增加。

研究发现，与发达国家相比，中国的COPD患者负担更重。在2008年COPD分别被认为是中国城市和农村地区的第四和第三大死因。我国不同地区COPD患病率存在较大差异，部分原因是不同地区暴露于风险因素的程度和社会经济发展的差异。全国不同省市报告的COPD患病率在1.20%~8.87%之间。男性COPD患病率（7.76%）高于女性（4.07%）。COPD在农村（7.62%）比在城市（6.09%）更为普遍。我国COPD的诊断率为23.61%~30.00%。COPD患者接受门诊治疗的比例在50%左右，入院率在8.78%~35.60%之间。烟草暴露和生物燃料/固体燃料使用是COPD的两个重要危险因素。COPD是中国三大死因之一，其直接医疗费用为人均每年72~3 565美元，占当地人均年收入的33.33%~118.09%。COPD患者的生活质量状况比非COPD患者差，且COPD患者抑郁风险较高。我国COPD患者的经济负担和生活质量较高，需要采取相应措施，加强疾病预防和管理，减轻COPD带来的疾病负担。

二、发病机制

COPD 的病理变化特征被发现在气道、肺实质和肺血管。在 COPD 中观察到的病理变化包括慢性炎症、肺不同部位逐渐增多的特异性炎症细胞，以及由于反复损伤和修复而导致的结构性变化。一般来说，气道的炎症和结构变化随疾病的严重程度而增加，并在戒烟时持续存在。COPD 可能存在全身性炎症，并可能在 COPD 患者的多种合并症中发挥作用。COPD 发病机制主要涉及几个方面。①气流受限和气体陷闭。小气道中的炎症、纤维化和管腔渗出液的程度与 FEV_1 和 FEV_1/FVC 比值下降相关，并且可能与 COPD 特征性的 FEV_1 加速下降相关。外周气道受限使呼气相气体陷闭逐渐加重，从而导致充气过度。静态过度充气会降低吸气能力，通常与运动过程中的动力性过度充气有关，从而导致呼吸困难增加和运动能力受限。②气体交换异常。气体交换异常导致低氧血症和高碳酸血症，并且在 COPD 中具有多种发病机制。通常，随着疾病的进展，氧和二氧化碳的气体传输情况会恶化。肺通气减少可能是由于通气驱动力减少或无效腔通气增加引起。当由于重度受限和过度充气以及呼吸肌损伤而增加呼吸力时，可能会导致二氧化碳潴留并导致通气减少。肺泡通气异常和肺血管床减少使 VA/Q（通气灌注比）进一步恶化。③黏液分泌过多。黏液分泌过多会导致慢性咳嗽，这是慢性支气管炎的特征，不一定与气流受限有关。相反，并非所有的 COPD 患者都有症状性黏液分泌过多。黏液分泌过多是由于杯状细胞数量增加和黏膜下腺肥大所致，两者都是由于香烟烟雾和其他有害物质对气道的长期刺激引起。几种介质和蛋白酶刺激黏液分泌过多，其中许多通过激活表皮生长因子受体（EGFR）发挥作用。④肺动脉高压。肺动脉高压可在 COPD 病程后期发展，主要归因于小肺动脉的缺氧性血管收缩，最终导致结构改变，包括内膜增生和后来的平滑肌肥大 / 增生。即使在轻度 COPD 患者中，或在易患肺气肿的吸烟者中，肺微血管血流也存在明显异常，随着疾病的进展而恶化。在 COPD 中还观察到血管中的炎症反应类似于气道中的炎症反应，以及内皮细胞功能障碍的证据。肺气肿中肺毛细血管床的丢失可能进一步导致肺循环压力升高。进行性肺动脉高压可能导致右心室肥大，并最终导致右侧心力衰竭。有趣的是，已显示在 CT 扫描中所测得的肺动脉直径与急性加重的风险相关，而与既往急性加重史无关。这表明肺血管系统受累是 COPD 症状和急性加重的主要驱动因素，但未被充分认识。⑤急性加重。COPD 患者通常会因细菌或病毒（可能共存）感染、环境污染物或未知因素而触发呼吸道症状急性加重。在细菌或病毒感染发作期间会发生炎症反应加剧的特征性反应。在急性加重期间，过度充气和气体陷闭增加，呼气流量减少，从而导致呼吸困难加重。VA/Q 异常也会加重，可能导致低氧血症。急性加重期间，有证据表明呼吸道炎症增加。其他情况（肺炎、血栓栓塞和急性心力衰竭）可能与 COPD 急性加重相仿或促进 COPD 急性加重。⑥全身性特征。大多数 COPD 患者伴随其他慢性疾病，这些疾病与 COPD 有着相同的风险因素，例如吸烟、衰老和缺乏运动，从而可能对健康状况和生存产生重大影响。气流受限，尤其是过度充气会影响心脏功能和气体交换。循环中的炎性介质可能导致骨骼肌萎缩和恶病质，并可能引发或加重合并症，例如缺血性心脏病、心力衰竭、骨质疏松症、血红细胞性贫血、糖尿病和代谢综合征。

三、诊治现状

COPD 的诊断主要根据有慢性咳嗽或咳痰、呼吸困难以及反复下呼吸道感染等病史以及 COPD 家族史和 / 或婴幼儿时期相关风险因素（例如出生体重降低、早产儿）、风险因素暴露史（如遗传因素、长期吸烟史、生物质燃料暴露、职业粉尘、气体、烟雾和其他化学物质暴露等）、肺功能诊断（吸入支气管扩张剂后，其 $FEV_1/FVC<0.70$）来确诊。COPD 的鉴别诊断疾病包括哮喘、充血性

心力衰竭、支气管扩张、肺结核、闭塞性细支气管炎及弥漫性泛细支气管炎等。根据 GOLD 2023，COPD 的主要预防和管理治疗包括以下几个方面。

1. 戒烟是关键。尼古丁替代治疗和药物治疗可靠地增加长期戒烟率。由医务人员提供立法性吸烟禁令和咨询，可改善戒烟率。

2. 目前尚无证据支持电子烟作为戒烟辅助剂的有效性和安全性。

3. 药物治疗可以减轻 COPD 的症状，降低急性加重发作率和严重程度，改善健康状况和运动耐量。数据表明对肺功能下降率和死亡率产生获益效应。

4. 每个药物治疗方案应根据症状的严重程度、急性加重的风险、副作用、共病、药物的可用性和费用、患者的反应、偏好和使用各种药物输送装置的能力来进行个体化。

5. 需要定期评估吸入技术。

6. COVID-19 疫苗对严重急性呼吸综合征冠状病毒 2（SARS-CoV-2）感染非常有效，COPD 患者应按照国家推荐进行疫苗接种。

7. 流感疫苗可降低下呼吸道感染的发生率。

8. 肺炎球菌疫苗可降低下呼吸道感染的发生率。

9. CDC 推荐在青少年期未接种疫苗的 COPD 患者接种 Tdap 疫苗（dTaP/dTPa；百日咳、破伤风和白喉），以及推荐所有 COPD 患者常规接种带状疱疹疫苗。

10. 肺部康复及其核心部分，包括运动训练联合疾病特异性培训，可改善所有级别 COPD 严重程度患者的运动能力、症状和生活质量。

11. 对于重度休息状态下慢性低氧血症（如肺心病或继发性红细胞增多症，$PaO_2 \leq 55mmHg$ 或$<60mmHg$）患者，长期氧疗可改善生存率。

12. 对于稳定期 COPD 患者和休息或运动诱导的中度血氧饱和度下降的患者，不应常规给予长期氧疗。然而，在评估患者对氧疗的需求时，必须考虑患者的个体因素。

13. 对于重度慢性高碳酸血症和急性呼吸衰竭住院史的患者，长期无创通气可降低死亡率，防止再次住院。

14. 选择难治性晚期肺气肿患者进行优化医疗护理、外科或支气管镜介入治疗可能使患者获益。

15. 姑息疗法在控制晚期 COPD 的症状方面有效。

COPD 稳定期常用的治疗药物主要有以下几种。

1. 支气管扩张剂

支气管扩张剂能升高 FEV_1 而改善肺功能，机理是通过改变气道平滑肌的张力引起气道扩张而起作用。患者呼气流量的改善反映了气道腔扩大而不是肺弹性回缩力的改变。支气管扩张剂往往会减少休息时和运动中的动态过度充气，并改善运动耐力。这些变化的程度，尤其是对于重度和极重度 COPD 患者，很难通过静息时 FEV_1 的测定来预测。

β_2 受体激动剂　其主要作用是通过刺激 β_2 肾上腺素受体来舒张气道平滑肌，来增加 cAMP 并产生对支气管收缩的拮抗作用。β_2 受体激动剂分为短效 β_2 受体激动剂（SABA）和长效 β_2 受体激动剂（LABA）两类。SABA 的作用时间通常为 4~6 小时。定期和按需使用 SABA 可改善 FEV_1 和症状。对于 COPD 患者的单剂量按需使用，与常规的支气管扩张剂相比，常规使用左沙丁胺醇似乎没有优势。LABA 的作用持续时间为 12 小时或更长时间，并不排除按需 SABA 治疗所带来的获益。

每天两次的福莫特罗和沙美特罗吸入，可显著改善 FEV_1 和肺活量、呼吸困难、健康状况、急性加重发作频率和住院次数,但对死亡率或肺功能下降率没有影响。茚达特罗是一种每天服用一次的 LABA,可改善呼吸困难、健康状况和急性加重发作频率。吸入茚达特罗后,一些患者会出现咳嗽。奥达特罗和维兰特罗是辅助治疗的 LABA,每日一次,可提高肺功能和改善症状。

对于敏感患者,刺激 β_2 肾上腺素能受体可导致静息时窦性心动过速,并有潜在的促心律失常作用。对于大剂量使用 β_2 受体激动剂的老年患者,不管是通过什么途径给药,严重的躯体震颤会造成很大影响。所以对于敏感人群和长期使用剂量需要进一步关注。

抗胆碱能(毒蕈碱)药物 抗毒蕈碱药物可阻断乙酰胆碱对气道平滑肌中表达的 M_3 毒蕈碱受体的支气管收缩作用。短效抗毒蕈碱剂(SAMA)异丙托溴铵也可阻断抑制性神经元 M_2 受体,这可能会引起迷走神经诱发的支气管收缩。长效毒蕈碱拮抗剂(LAMA),例如噻托溴铵、阿地溴铵、格隆溴铵和乌美溴铵,与 M_3 毒蕈碱受体的结合时间更长,与 M_2 毒蕈碱受体的离解速度更快,从而延长了支气管扩张药物作用的时间。

一项随机对照试验的荟萃分析发现短效的毒蕈碱拮抗剂异丙托溴铵,单独使用比短效 β_2 受体激动剂在改善肺功能、健康状况和口服激素的需求方面稍占优势。LAMA 治疗(噻托溴铵)能够改善症状和健康状况,也可以提高肺康复效果,降低急性加重和相关住院率。临床研究像是 LAMA 治疗(噻托溴铵)比 LABA 治疗能更好降低急性加重频率。一项纳入轻症状和轻到中度气流受限定义的早期慢阻肺患者使用噻托溴铵治疗的研究显示其能够使 FEV_1 增加,降低重度 COPD 的急性加重频率,减少其 FEV_1 的下降速率。

临床显示,大剂量使用此类药物的吸入制剂是安全的,最主要的副作用是口干。偶有前列腺症状报道,但是没有数据显示它们之间存在因果关系。需要注意的是,其他 LAMA 的安全性数据较少。

2. 吸入性糖皮质激素

体外证据表明,COPD 相关的炎症对皮质类固醇的反应有限。此外,某些药物包括 β_2 受体激动剂、茶碱或大环内酯类药物可能会部分促进 COPD 患者对皮质类固醇药物的敏感性。体内研究数据表明,COPD 患者对吸入性糖皮质激素(ICS)的剂量反应相关性和长期(>3 年)安全性尚不清楚,需要进一步研究,因为 ICS 对 COPD 的影响可以通过联合 LABA 来调节。

单独应用 ICS 的疗效 大多数研究发现,仅接受 ICS 的常规治疗并不能改善 FEV_1 的长期下降或 COPD 患者的死亡率。评估仅接受 ICS 常规治疗对 COPD 患者死亡率的影响的研究和荟萃分析尚未提供有益的确凿证据。

ICS 联合长效支气管扩张剂治疗 对于中度及极重度 COPD 患者,ICS 联合 LABA 在改善肺功能、改善健康状况和减少病情急性加重方面比单独使用两种成分更为有效。大多数研究发现,与单独使用 LABA 相比,LABA/ICS 固定剂量联合用药(FDC)在对急性加重方面获益更大。

COPD 稳定期药物治疗目的是减轻症状,降低急性加重的风险和严重程度,改善 COPD 患者的健康状况和运动耐量药物治疗的评估、启动和随访管理程序(GOLD 2020)。

目前根据 2020 年 COPD 稳定期 ABCD 以及 2023 年 GOLD ABE 评估方案对症状和恶化风险的个体化评估,开始了对慢性阻塞性肺疾病进行药理学治疗的模型。没有高质量的证据的随机对照试验来支持新诊断 COPD 患者的初始药物治疗策略。然而,一项真实世界的观察研究表明,对于既往急性加重史和外周血嗜酸性粒细胞>300 个 /μl 的患者,ICS/LABA 治疗 COPD 比 LAMA 治疗更有效。初始药物治疗程序见下图(图 10-1-1)。

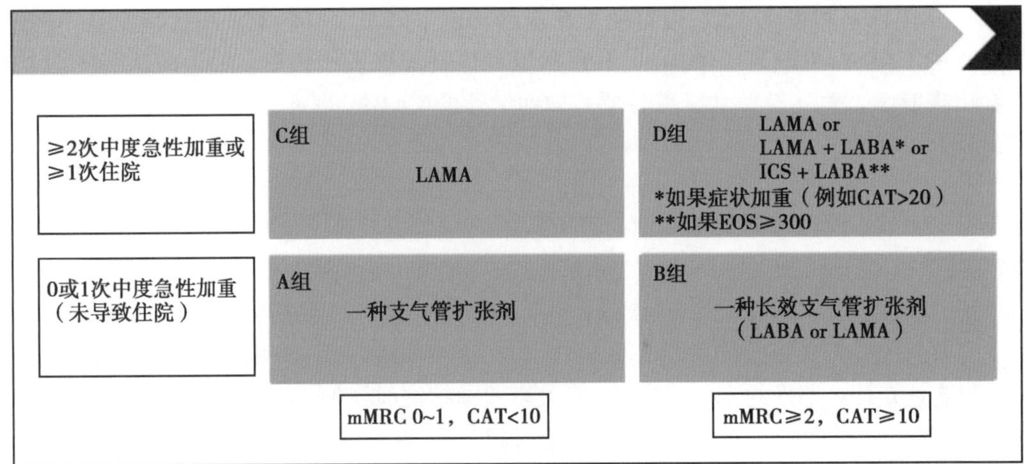

图 10-1-1 初始药物治疗程序图

实施治疗后，应重新评估患者是否达到治疗目标，并确定成功治疗的任何障碍。在回顾患者对治疗开始的反应后，可能需要调整药物治疗（图 10-1-2）。

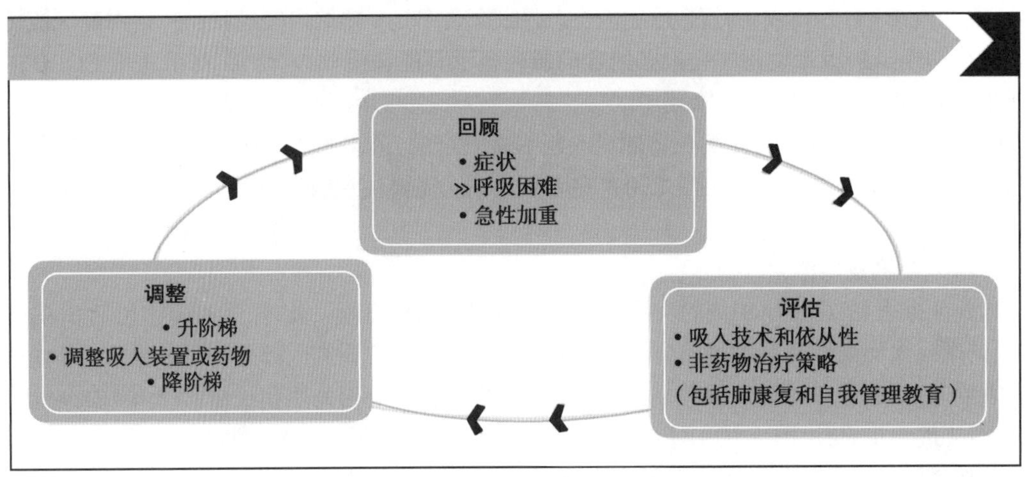

图 10-1-2 管理周期图

对随访治疗则提供了一个单独方案，其中管理仍基于症状和急性加重，但推荐不依据于患者诊断时的 GOLD 分组。这些随访推荐旨在促进对接受维持性治疗的患者的管理，无论是在初始治疗后早期还是在多年的随访后。这些推荐包含了最近临床试验的证据，以及使用外周血嗜酸性粒细胞计数作为生物标记物来指导 ICS 治疗用于预防急性加重，即每年 COPD 中度急性加重 ≥ 2 次、血液嗜酸性粒细胞 ≥ 300 个 /μl，要应用含有 ICS 的药物吸入治疗方案（图 10-1-3）。

如果治疗后仍存在呼吸困难 ①若使用单支气管扩张剂治疗后仍然有持续呼吸困难或运动受限症状，推荐应用双支气管扩张剂。若加用双支气管扩张剂仍不能改善症状，则降级为单药治疗，需要考虑更换吸入装置或药物成分。②若在 ICS+LABA 治疗基础上仍有持续呼吸困难或运动受限症状，推荐升级至三联治疗。在下列情况下可以考虑由 ICS+LABA 转为 LABA+LAMA：ICS 用于无急性加重病史患者的症状治疗，或 ICS 治疗效果不佳，出现 ICS 不良反应需要停药。③在任何情况下，均应鉴别由于其他原因（非慢阻肺）所致的呼吸困难，并给予恰当治疗。吸入技术和依从性是导致疗效不佳的可能原因。

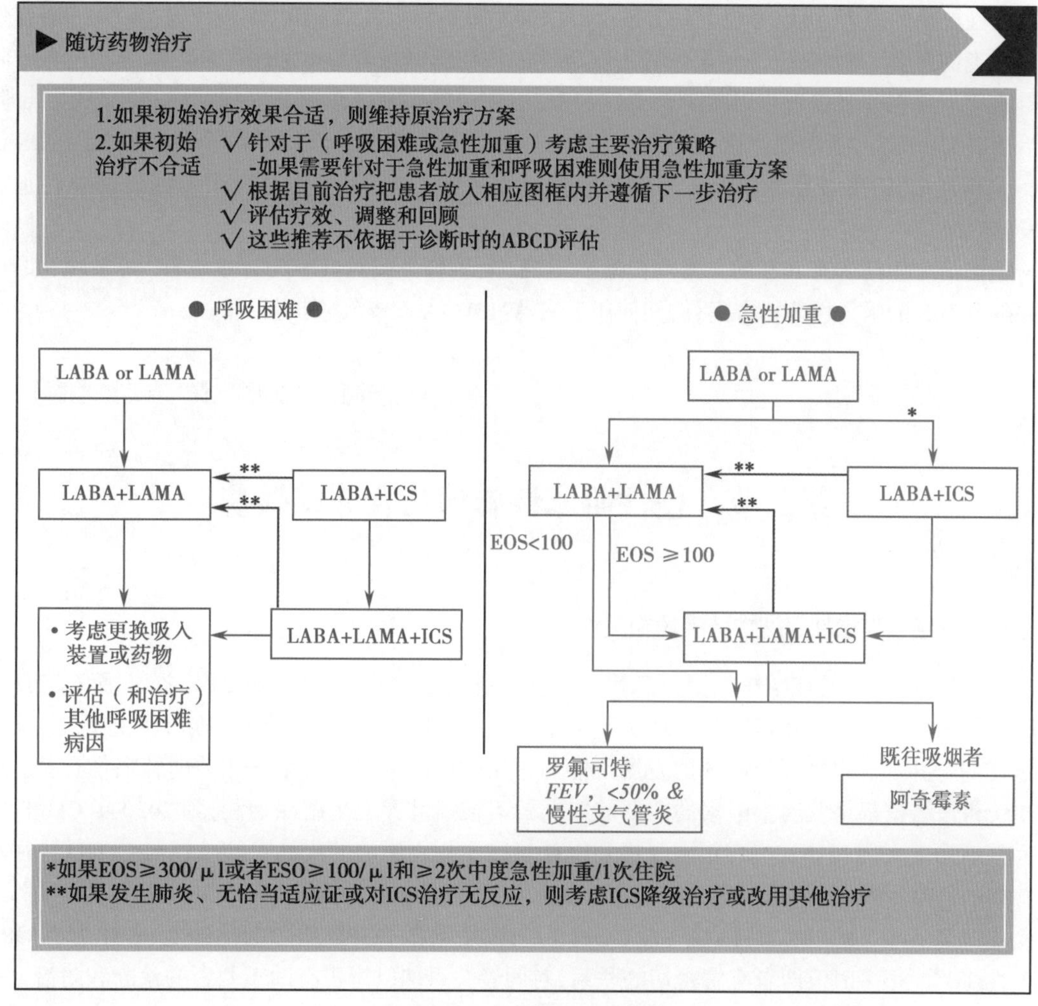

图 10-1-3　随访药物治疗图

根据有效性和安全性数据提出升级和降级策略。应常评估升级治疗反应,如果无临床获益和/或出现副作用,应考虑降级治疗。在接受治疗的COPD患者中,也可以考虑降级治疗。这些患者随后可能需要较少治疗,因其一些症状得到缓解后而恢复正常。对于考虑改变治疗方案,尤其是降级治疗的患者,应在密切的医疗监督下进行治疗。应充分认识到,升级治疗并未进行系统检测;降级-升级治疗的试验很有限,仅包括ICS。

如果治疗后仍出现急性加重　①使用长效单支气管扩张剂后出现持续急性加重的患者,推荐升级至双支气管扩张剂或ICS+LABA治疗。ICS+LABA推荐用于既往诊断或疑似哮喘患者。外周血嗜酸性粒细胞计数(血EOS计数)可用于识别可能从ICS治疗中获益的患者。对于近1年发生1次急性加重的患者,血EOS计数≥300个/μl可识别更易从ICS+LABA治疗中获益的患者。对于近1年发生≥2次中度急性加重或≥1次重度急性加重住院的患者,血EOS计数≥100个/μl,因为ICS在频繁或重度急性加重的患者中疗效更为明确。②接受双支气管扩张剂治疗后发生急性加重的患者,根据血EOS计数推荐下列两种方案。a.升级至三联疗法。血EOS计数≥100个/μl的患者添加ICS可能获益,血EOS计数越高,疗效越好。b.若血EOS计数<100个/μl,添加罗氟司特或阿奇霉素。③应用ICS+LABA治疗后出现急性加重的患者,推荐升级至三联疗法。当ICS治疗效果不佳,出现ICS不良反应时考虑停用ICS并转为LABA+LAMA。④使用三联疗法治疗后

出现急性加重的患者,可以考虑下列方案。a. 添加罗氟司特。针对 $FEV_1\%$ 预计值<50% 和有慢性支气管炎的患者,尤其是近 1 年至少有 1 次急性加重住院的患者。b. 加用大环内酯类抗生素。阿奇霉素用于现在非吸烟者可以减少其急性加重,但在治疗决策中需要考虑细菌耐药的产生。c. 降级治疗,停用 ICS。当出现激素相关不良反应(如肺炎)或疗效不佳时,考虑停用 ICS。血 EOS 计数≥300 个 /μl 的患者在撤除 ICS 后出现急性加重风险增加,因此需要严密监测以防急性加重复发。

随访治疗任何含有 ICS 的方案均提醒要重视"发生肺炎或对 ICS 无有效应答"等情况,如有,则去除含 ICS 的吸入性药物方案,例如使用 LABA+LAMA 双支气管扩张剂。

(马志明 李剑鹏 谭 洁 陈瑜晖)

第二节 慢性阻塞性肺疾病合并结核病

一、肺结核与慢性阻塞性肺疾病相关性

众多研究表明,既往结核病史是患慢性阻塞性肺疾病(COPD)的危险因素之一,而 COPD 也是肺结核的易患因素。在慢阻肺全球防治策略中明确指出:结核病既是慢阻肺的危险因素,又是其潜在的合并症。慢性气流阻塞的发展可能与常见的危险因素或肺结核相关的肺损伤有关。而 COPD 和肺结核都是发展中国家的主要健康问题。根据世界卫生组织预测,到 2020 年 COPD 将成为全球第五大因残导致生存年限受损和全球第三个死亡原因的疾病。肺结核与 COPD 往往具有共同的危险因素,两者常常需要相互鉴别诊断,甚至患者常常共同患病。COPD 发生在既往肺结核病史的患者中,表述为"结核相关性 COPD"。TB 发生在 COPD 患者的基础上,表述为"COPD 相关性 TB"。很多时候两者有着密切的联系,对两者关系加以辨析有助于两者的诊断和防治。有学者将它们这种临床特征称之为 TOPD。

TOPD 有区别于单纯 COPD 的一些临床特征,发病年龄、咳血、肺功能情况、急性加重及住院次数方式有所不同,并且值得关注的是应强调早期诊断和充分治疗结核病,以减轻 COPD 的未来负担。还应强调避免吸烟和生物燃料烟雾暴露等常见风险因素,以防止两者的发展。要关注血清维生素 D 水平降低和糖尿病带来的不利影响。总体而言,TB 和 COPD 两者在发病及临床特征上相互影响。肺结核与气流阻塞的流行病学有一定相关性,患过 TB 的 COPD 患者更加容易存在肺功能的损伤,常表现有结核性肺毁损、陈旧性结核疤痕病、小气道阻塞、支气管扩张,甚至肺实质损坏加速。另一方面 COPD 患者有更高的患 TB 风险,不容忽视的是 COPD 患者不规范(不应该和过度)使用 ICS 对 TB 风险增高的影响,极大加重了抗击 TB 负担和难度。TOPD 的管理需要明确其管理目标,发现和减少 TB 与 COPD 共同暴露风险因素,特别是 COPD 要遵循 GOLD 指南稳定期治疗规范,重视 TOPD 患者的教育和自我管理。不过 TOPD 与非结核相关 COPD 之间在临床、病理生理学、影像学、气道炎症以及治疗反应方面的差异有待于大样本病例 - 对照研究。然而明晰 COPD、TB 及 TOPD 各自之间的联系与不同,对于临床的辨别与诊治有重要意义,有利于治疗方案的个性化及长期预后。

不可逆的气道阻塞是肺结核(TB)的重要后遗症,可能导致大部分慢性阻塞性肺疾病(COPD)。Aggarwal 等的研究显示,结核相关的 COPD 患者占全部 COPD 患者的比例很大(32.4%)。在临床实

例中年轻人中更加显著,其他慢阻肺患者相比,结核相关的慢阻肺患者可能有更频繁的住院风险,不同于最大的吸烟有关的COPD患者,因此可能需要不同的管理。关于结核病和COPD之间因果关系的大多数证据来自已治疗结核病患者或者来自COPD人群调查的肺功能研究。在这些研究中,研究设计差异、所使用的COPD诊断标准及既往结核病史导致了不同的结果。此外,吸烟、生物燃料暴露、儿童期呼吸疾病史等混杂因素也限制了两种疾病相关性程度方面的研究。除了吸烟以外,现已认为COPD可发生在既往有结核病史的患者。这种COPD表型有多种命名:结核后阻塞性气道疾病或TB相关性COPD。早在2014年Allwood等发表的文章中将其命名为结核相关性阻塞性肺疾病(TOPD)。关于慢性气流阻塞和TOPD是否不同或相似至今仍存在争论。

图10-2-1简要表示慢性气流阻塞和TOPD之间的联系。肺结核与COPD往往具有共同的危险因素,两者常常需要相互鉴别诊断甚至可能共同患病,COPD发生在既往肺结核病史的患者上表述为"结核相关性COPD",TB发生在COPD患者的基础上表述为"COPD相关性TB",很多时候两者有着密切的联系。

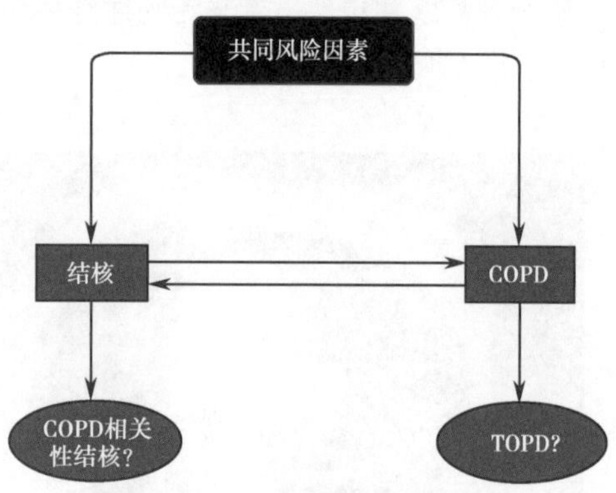

图10-2-1　结核相关性阻塞性肺疾病(TOPD)关系图

二、结核相关性慢性气流阻塞(CAO)的发生机制

确切机制尚不明了。下面一些研究报道了结核相关性慢性气流阻塞(CAO)的发生机制。主要包括支气管扩张、支气管狭窄和闭塞性细支气管炎以及肺气肿病理变化加速。图10-2-2显示结核相关性慢性气流阻塞的机制(图10-2-2)。

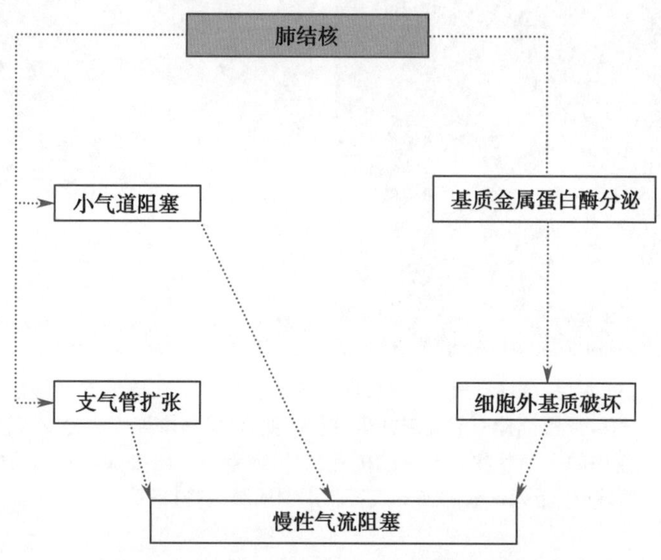

图10-2-2　结核相关性慢性气流阻塞机制图

(一) 小气道阻塞

小气道为非软骨性气道,其内部直径<2mm。结核病变可能使小气道受累,导致气流阻塞。众所

周知，肺结核患者影像学可表现为小叶中心结节、树芽征及边缘模糊的结节影（图 10-2-3、图 10-2-4）。在初次抗结核化疗 5 个月后，这些病变显著吸收。在结核病高发国家，结核是闭塞性细支气管炎的主要原因。Gothi 等的系列研究发现，92% 的闭塞性细支气管炎是感染后，其中 78% 是结核感染后。细支气管炎的影像学特征为气体陷闭，胸部 CT 特点为呼气相显示其衰减区域。尽管抗结核治疗后支气管内和肺实质病变得到改善，但此影像学特点可能会持续存在。Allwood 等通过动态定量 CT 肺影像和肺功能测定、体积描记术和弥散功能评估已治愈肺结核的气流阻塞状况。具有明确结核病既往史的患者与无既往结核病史的患者比较，其气体陷闭、肺纤维化和肺气肿发生率较高，弥散功能也显著下降。

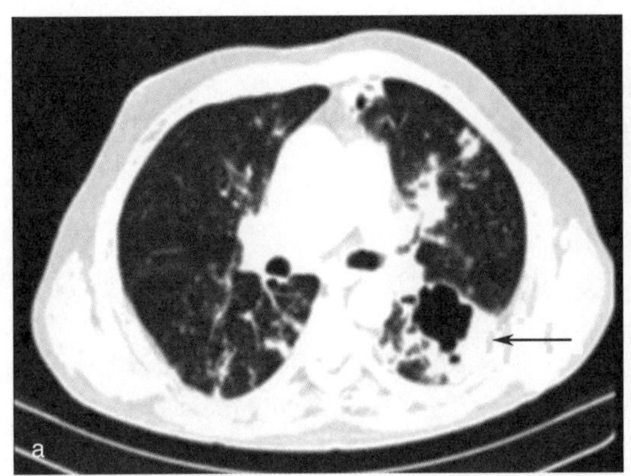

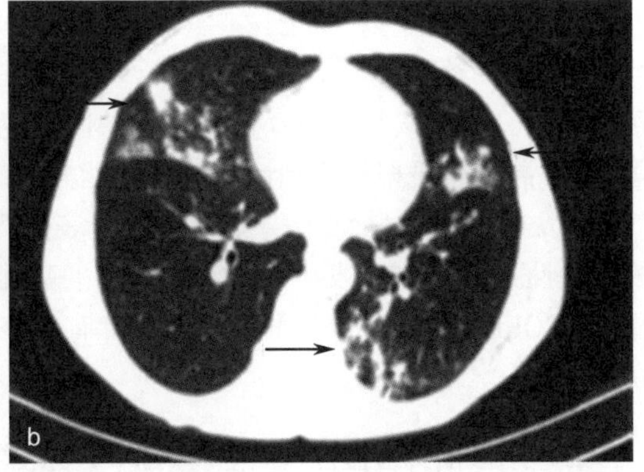

图 10-2-3 a. 肺结核合并糖尿病患者胸部轴状位 CT 图，可见左下肺不规则空洞，双肺小叶中心结节及树芽征；b.HIV 阳性肺结核患者胸部 CT 肺窗影像图，可见双肺实质多发气腔结节，右中叶、左舌叶及左下叶结节融合成片状阴影。

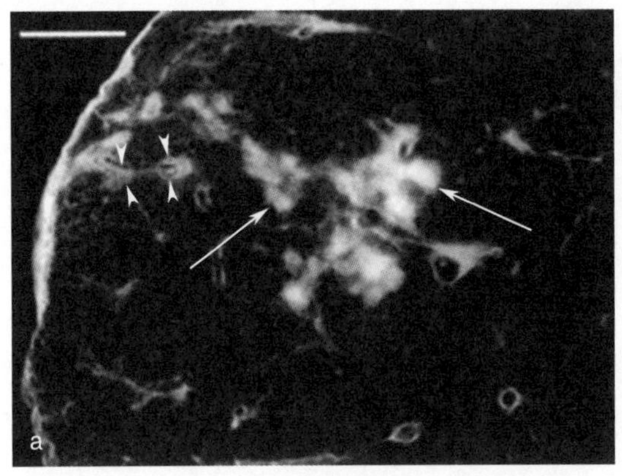

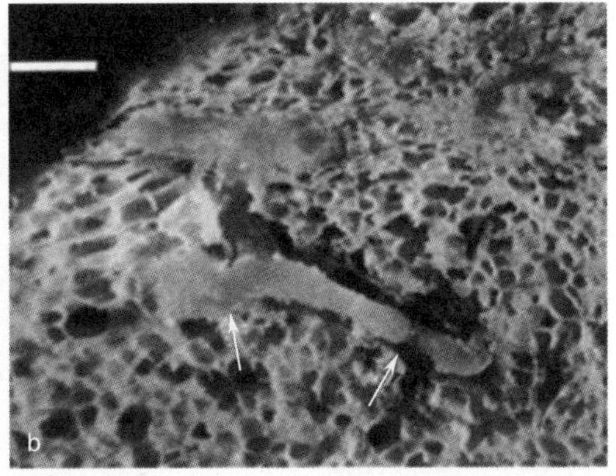

图 10-2-4 a. 患者女，50 岁，肺结核支气管播散，部分肺部影像显示充填细支气管管腔的小叶中央分支线状病变（箭头），细支气管周围延伸引起其末端呈杵状改变，注意多个连续的分支线性病变，其具有由呼吸性细支气管和肺泡管内的干酪状物质产生的树芽状外观（箭头）；b. 在 a 中用箭头标记的放大图像显示黄色干酪状坏死物质填充直径 1mm 的细支气管和周围的肺泡管（箭头）。

（二）支气管扩张

在发展中国家结核后支气管扩张较常见，尤其是复发结核病史的患者。Palwatwichai 等在一项来自泰国的回顾性研究中发现 50 例支气管扩张患者中有 32% 例有结核病既往史，结核病可能是支气管扩张最常见的基础病因之一。支气管扩张的形成主要是由于支气管内阻塞、支气管周的纤维化或淋巴结肿大压迫性阻塞等，是慢性气流阻塞的主要原因。瘢痕形成区域内的支气管扩张称为牵拉性支气管扩张。结核病患者也可能出现支气管狭窄和气道阻塞的特征。Chae 等报道肺不张(84%)及肺气肿并支气管扩张(89%)是结核性毁损肺最常见的 CT 表现。

（三）肺实质损坏加速

结核性肺实质炎症可能导致肺细胞外基质(ECM)的破坏，此特征与 COPD 特征相似。基质金属蛋白酶(MMP)是一个钙依赖性含锌内肽酶系家族，介导结核患者肺组织重塑。MMP 通过降解 ECM 的成分(肺泡壁支架)参与结核病和 COPD 的发病机制。不同的 MMP 在分枝杆菌感染方面作用也有所不同。MMP-9 有助于稳定肉芽肿的形成，而参与感染。然而，潜伏性 TB 的再激活可导致 MMP-1 分泌。MMP-1 引起肺泡破坏，并导致结核性空洞。Finlay 等发现肺泡巨噬细胞是肺气肿肺中 MMP 的重要来源。与健康对照组比较，COPD 患者 BAL 中 MMP-9 数量显著升高。类似的研究发现，与正常对照比较，COPD 患者肺实质 MMP-1 表达增加。Ⅱ型肺泡细胞产生 MMP-1 并参与肺组织损害。因此 MMP 可能是两种疾病关联的一种共同介质，然而还需要更多的研究进一步阐明 MMP 在结核和 COPD 发病机制方面所起的作用。Singh 等研究了结核患者不同抗分枝杆菌基因对 MMP 水平的影响。结核患者 BALF 中 MMP-1、MMP-2、MMP-3、MMP-7、MMP-8 和 MMP-9 水平升高，显示结核与组织损伤相关。各种抗分枝杆菌药物，如利福平、莫西沙星和阿奇霉素，通过降低 MMP 的上皮细胞基因表达和分泌而显示出免疫调节作用。这些需要进一步研究探讨抗结核药物治疗是否可以通过抑制气道上皮细胞中 MMP 的表达来预防未来 COPD 的发展。

三、结核病与 COPD 常见共同风险因素

结核病与 COPD 两者在发病过程有着许多密切的联系，另一方面两者存在许多共同的风险因素，常见的有社会经济地位低下(LSES)、吸烟与生物燃料暴露、血清维生素 D 水平低下及糖尿病等，下面根据相关文献做简要概述。

（一）吸烟

对于 COPD 来说，吸烟是一个传统的已公认的风险因素。有 3 个系统性综述和 meta 分析显示主动吸烟是结核感染、活动性结核、结核病相关性死亡的一个风险因素。主动吸烟对结核病的影响大于结核感染。主动吸烟的其他影响包括结核复发和结核相关性死亡。在成功完成初次结核治疗后，主动吸烟可导致复发性肺结核。Yen 等发现每天吸烟超过 10 支则使其结核复发风险升高，其风险 2 倍于不吸烟 / 戒烟者。主动吸烟也是随访失联、病情加重、结核药物耐药、痰涂片转阴缓慢和死亡率升高的风险。由于在发展中国家结核与吸烟的双重流行，吸烟对结核的影响巨大，因此公共卫生政策必须把戒烟纳入国家控制结核病项目。国际抗结核病和肺病联盟已经认可了这一观点。Lin 等认为如果维持 80% 的 DOTS 覆盖率，到 2033 年完全停止使用烟草和固体燃料将使结核病发病率降低 14%~52%。吸烟与结核病之间的机制关联尚不清楚，但可能涉及免疫和氧化途径。吸烟引起的大多数免疫异常在停止吸烟后六周内是可逆的。

（二）生物燃料暴露

在发展中国家生物燃料暴露是 COPD 的一个重要的非吸烟因素。来自印度、尼泊尔和巴西的一些研究报道，生物燃料烟雾暴露是结核病的独立风险因素。Misra 等发现生活在主要使用生物质燃料烹饪的家庭中的人群，发生活动性肺结核的比值比(*OR*)为 3.56。由于许多人在发展中国家使用生物质燃料进行加热或烹饪，因此这种风险很大。

（三）社会经济地位低下

社会经济地位(SES)低下是 COPD 和结核的共同风险因素。SES 是几个指数的综合衡量指

标，如收入、教育、职业、住房条件、居住地和拥挤指数。SES 低下也是 COPD 患者健康状况不佳的原因。Kanervisto 等在人群研究中发现基础教育水平也是 COPD 的独立风险因素（*OR* 1.8）。在一项 250 例结核病患者的病例对照研究中，Gupta 等发现，SES 是结核病的危险因素。在多变量 logistic 回归分析中，发现下列因素与结核病高风险显著且独立相关：年龄、教育水平、拥挤程度、住房类型、水供应以及家庭中的消费品数量。SES 低下的个体有几个风险因素可能增加结核病的风险，如营养不良、室内空气污染、嗜酒、拥挤及通风不良的地方、不健康的烹调习惯。

（四）维生素 D 缺乏

维生素 D 缺乏是结核和 COPD 两种疾病的潜在风险因素。Nnoaham 等在系统性综述及 meta 分析中评估了低血清维生素 D 水平与活动性肺结核风险的相关性。1980 年至 2006 年 7 月间发表了几个观察性研究，研究表明低血清维生素 D 水平与活动性肺结核风险升高相关。Zeng 等在 meta 分析中确认血清维生素 D 水平范围与结核风险升高相关。他们报道血清维生素 D 水平 <25nmol/L 与结核风险显著相关。Nursyam 等在随机临床试验研究中探讨补充维生素 D 对结核病预后的影响。与安慰剂比较，补充维生素 D 能提高痰菌阴转率及病变吸收。维生素 D 通过先天性和适应性免疫系统在宿主防御结核分枝杆菌免疫方面起重要作用。维生素 D 也在 COPD 初次起病、发病机制、急性加重和肌肉骨骼并存病的发生起重要作用。早期生活事件已被认为是 COPD 风险因素，在早年引起肺生长受损的任何事件都可能导致 COPD 风险升高。维生素 D 对于肺生长发育非常必要，其缺乏有可能导致早期阶段的慢性肺部疾病。

四、慢性阻塞性肺疾病合并结核病发生的风险因素

COPD 对肺结核的影响主要体现在 COPD 疾病特征，包括患者特征如吸烟、药物使用（主要是 ICS）等对 TB 发病率增高的影响。

1. COPD 疾病基础增加 TB 风险

Inghammar 等探讨了 COPD 对结核发病率和死亡率的影响，该研究中共有 115 867 例 40 岁以上确诊为 COPD 出院的患者，主要是评估其结核风险。COPD 患者活动性结核的风险比（*HR*）升高了 3 倍（95%*CI*，2.4~4.0），主要取决于肺结核风险升高。logistic 回归显示，存在活动性肺结核的 COPD 患者与一般普通结核对照人群比较，在结核首次诊断第一年内，其死亡风险升高了 2 倍（*OR* 2.2，95%*CL*，1.2~4.1）。这项由大量 COPD 患者组成的基于人群的研究表明，这些患者与一般人群相比，发生活动性结核病的风险增加。此结果应引起人们关切 COPD 的全球负担将增加活动性结核病的发病率。在将来的研究中需解决潜在的促成因素。

2. 使用 ICS 增高 TB 风险

吸入性糖皮质激素（ICS）在慢性呼吸系统疾病患者的治疗中发挥重要作用，常见于支气管哮喘、慢性阻塞性肺疾病（COPD）稳定期的治疗。特别在于 COPD 患者中，已有大量研究证实 ICS 可以增加 COPD 患者诸多不必要的副反应风险，其中包括肺炎、骨折、糖尿病、口腔念珠菌病等，同时也有研究提到 ICS 可以引发肺结核风险。令人担忧的是，在一项以“评估肺科医生在处方慢阻肺治疗药物的时候是否遵循 GOLD 指南”为目的的研究中，研究结论表明 ICS 在中度慢阻肺患者中的过度使用高达 80% 以上，提示在慢阻肺治疗中存在严重的 ICS 处方过度现象。需要引起我们关注的是，早在 GOLD 2017 中新增表述指出 ICS 长期安全性尚不明确。一项体内研究表明，ICS 在慢阻肺患者中的剂量 - 反应关系以及长期（>3 年）安全性尚不清楚，需要进一步研究。这一风险在有活动或静止期结核或真菌感染的患者更需要引起重视，在 Seretide 产品英文版说明书中提示临床医生在这种情况下需要慎重使用，而 Seretid 中就含有糖皮质激素成分丙酸氟替卡松。而临

床应该充分关注 COPD 患者中使用 ICS 对 TB 风险的影响。

在 2014 年的一篇 meta 分析中，目的是判断使用 ICS 是否增加 COPD 患分枝杆菌感染的风险。该分析检索了 PubMed、OVID、EMBASE 和 Cochrane Library 数据库，共纳入 5 篇符合标准的文献。该结论在亚组分析中也得到一致性验证，亚组分为 TB 组、继往 TB 组、高剂量 ICS 组、COPD 组、口服糖皮质激素组。亚组结论：①在 TB 亚组中，ICS 与 TB 的风险存在相似的相关性（*RR*=1.34；95%*CI*，1.15~1.55；*P*=0.000 1）；②在继往 TB 亚组中，患者组与对照组比较，既往有肺结核病史的患者在应用 ICS 后发生肺结核风险增高（*RR*=1.61；95%*CI*，1.35~1.92；*P*<0.000 01）；③在 COPD 亚组中，有 COPD 病史的患者在应用 ICS 后，其分枝杆菌感染的风险升高（*RR*=1.42；95%*CI*，1.18~1.72；*P*=0.000 3）；④针对高剂量 ICS 吸入（氟替卡松>500μg/day），其与 TB 高风险呈显著相关（*RR*=1.60；95%*CI*，1.28~1.99；*P*<0.000 1）；相应的其他等效剂量 ICSA，如 100mg 倍氯米松、50mg 倍氯米松 HFA、80mg 布地奈德、200mg 氟羟泼尼松龙、32mg 环索奈德、50mg 氟替卡松和 200mg 氟尼缩松也会出现相似的 TB 高风险性；⑤在口服糖皮质激素（OCS）患者应用 ICS 并不升高分枝杆菌感染的风险（*RR*=1.12；95%*CI*，0.80~1.56；*P*=0.53）。

在韩国的一项回顾性队列研究中，依据于肺结核的影像学表现，评估 ICS 使用者肺结核发生的风险。在 2000 年 1 月至 2005 年 12 月期间共有 616 例患者纳入研究，并接受随访至 2010 年 12 月 31 日。根据是否使用 ICS 及既往是否有肺结核影像学遗留病变表现，患者被分为四组，分别是“有 TB 疤痕 ICS 使用组”“无 TB 疤痕的 ICS 使用组”“有 TB 疤痕的非 ICS 使用组”和“无 TB 疤痕的非 ICS 使用组”。Kaplan-Meier 评估显示，应用 ICS 患者且既往有肺结核遗留病变，其肺结核发生风险升高（*P*<0.001）。多变量 Cox 回归显示，使用 ICS 对于有正常胸部影像学表现（*HR*=9.079；95%*CI*，1.012~81.431；*P*=0.049）以及既往有肺结核遗留病变的患者（*HR*=24.946；95%*CI*，3.090~201.365；*P*=0.003），ICS 是一个独立风险因子。研究结论认为使用 ICS 的 COPD 患者其肺结核发生的风险升高，既往有肺结核遗留病变的患者其风险进一步升高。特别是有陈旧 TB 疤痕的 COPD 患者在使用 ICS 上必须要慎重。

Lee 等实施了一项巢式病例 - 对照研究，选择 2007 年 1 月至 2010 年 12 月间使用吸入性呼吸治疗药物的 853 439 例成年患者。初次吸入药物后被诊断为 TB 的患者作为病例组。对于每例患者，有 5 例对照个体在年龄、性别方面进行匹配，选择确诊的哮喘和 COPD 患者以及开始使用吸入剂的日期。共有 4 139 例结核患者与 20 583 例对照组进行匹配。研究结论显示，ICS 使用与 TB 诊断率升高相关（a*OR*=1.20；95%*CI*，1.08~1.34），此相关性呈剂量依赖性。亚组分析显示，ICS 使用升高了未使用 OCS 患者 TB 发生率，但在 OCS 使用者不是这种情况。ICS 使用升高了 TB 中等负担国家的 TB 风险，而这往往容易被忽视，临床医生应该意识到长期使用高剂量 ICS 的患者有更高发生 TB 风险的可能。

Miravitlles 等最近系统性回顾了 ICS 对 COPD 治疗长期不良反应，共纳入 90 篇参考文献中 83 项研究，包括 26 项随机临床试验（RCT），33 项队列研究和 24 项巢式病例 - 对照（NCC）研究。对 19 项随机对照试验的分析表明，暴露于 ICS 1 年后，肺炎风险增加了 41%（*RR*=1.41，95%*CI*，1.23~1.61）。此外，队列研究和 NCC 研究显示 ICS 与结核分枝杆菌疾病风险存在相关性。ICS 的使用与口腔念珠菌病和发声困难等局部疾病之间存在强相关性。ICS 与糖尿病和骨折风险之间的相关性较不明确，仅在高剂量 ICS 时呈显著性相关。由于大多数 COPD 患者为老年人群，共病较多，因此适当的风险 - 获益平衡对于 ICS 的使用指征至关重要。

2019 年 Castellana 等进行了一项系统回顾和荟萃分析，以评估吸入性糖皮质激素（ICS）对阻塞性肺疾病患者结核病风险的影响。回顾性分析发现，36 351 例患者使用 ICS，147 171 例患者未使用ICS。与未使用ICS相比,使用任何ICS与结核病风险升高相关(OR=1.46;95%CI,1.06~2.01;P=0.02;I^2=96%)。同样的结果也发现在当前使用与未使用ICS比较,以及使用高、中、低剂量ICS的患者中与未使用ICS比较。当同时评估使用口服糖皮质激素(OCS)时,仅在未使用OCS的患者中证实了ICS的独立作用(OR=1.63;95%CI,1.05~2.52;P=0.03;I^2=94%)。仅0.49%的结核病例可归因于ICS暴露。结果提示,尽管ICS与结核病相关,但该危险因素对结核病流行病学的影响似乎有限。因此,以ICS为基础的吸入治疗很有必要。应在个体基础上考虑这一风险,尤其是从潜在结核感染(LTBI)进展为结核高风险的患者。

3. 吸烟可能增加TB易感性

据估计,全世界有13亿人消费烟草,其中大部分生活在不发达国家或发展中国家,而这些国家肺结核比例也较高。因此,吸烟对感染相关公共卫生问题的最大影响可能是增加结核病的发病风险。

2018年全国成人烟草流行调查的结果显示,我国≥15岁人群吸烟率为26.6%,其中男性为50.5%,女性为2.1%。据此计算,我国≥15岁居民现在吸烟者为3.08亿(男性2.96亿,女性1 180万)。另外,城市人口吸烟率(25.1%)低于农村人口(28.9%);受教育程度低的人群吸烟率高,小学及以下教育水平的男性吸烟率高达57.8%;在不同职业人群中,教师吸烟率最低,为9.8%,其次是医生,为14.2%。

研究发现,吸烟在结核病发病机理中的作用与纤毛功能障碍、免疫应答降低和巨噬细胞免疫应答缺陷相关,伴或不伴CD4阳性细胞计数下降,会增加对结核分枝杆菌感染的易感性。

烟草同样也是COPD患病的危险因素,而大部分慢阻肺患者都具有吸烟史。目前需要进一步阐明CS对结核分枝杆菌感染免疫系统的影响,对于防治TB有重要意义,特别对于COPD人群。

在一项CS暴露对小鼠结核分枝杆菌感染和体外感染的易感性研究中,对照组与吸烟暴露的C57BL/6小鼠感染结核分枝杆菌后的肺部及脾脏细菌负荷量比较,发现在不同的时间点吸烟暴露鼠肺部细菌负荷量和脾脏细菌负荷量均显著高于对照鼠(图10-2-5)。

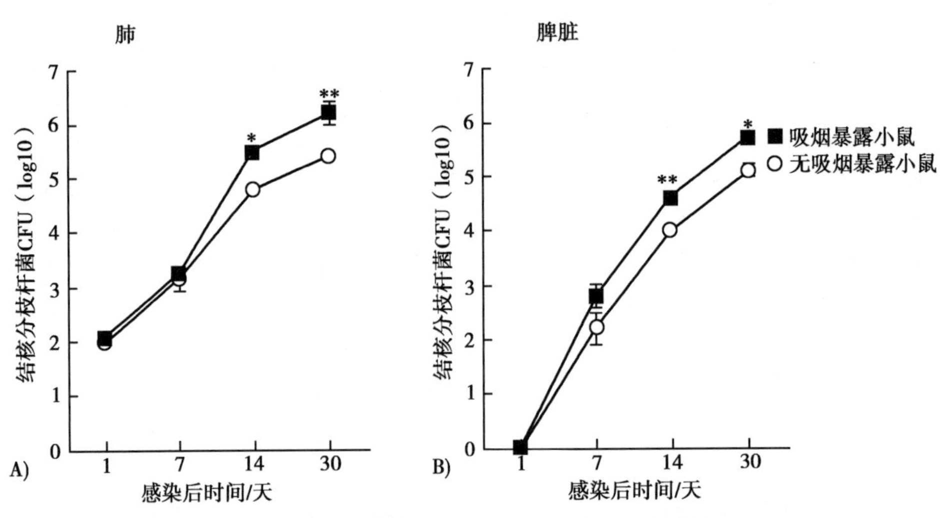

图10-2-5 烟草暴露下的小鼠感染结核分枝杆菌情况

另外,在该研究中感染后CS暴露鼠肺泡巨噬细胞与受感染的对照鼠比较,在各时间点TNF-α产生量较少,在第14天IL-12产生量较少;感染后CS暴露鼠脾巨噬细胞与受感染的对照鼠比较,在终末点TNF-α产生量显著减少,在第30天IL-12产生量减少。显示吸烟暴露增加了鼠肺与脾脏结核分枝杆菌感染的细菌负荷,同时吸烟暴露鼠肺和脾脏巨噬细胞释放较低水平的IL-12和TNF-α。

4. 细胞免疫受损

肺泡巨噬细胞通过补体受体 C1、C3 和 C4 与结核分枝杆菌结合。活化的淋巴细胞释放细胞因子，同时募集巨噬细胞、成纤维细胞和其他淋巴细胞。参与肉芽肿形成的主要细胞因子是 TNF-α，在结核分枝杆菌抗原暴露后即可由巨噬细胞释放。TNF-α 激活巨噬细胞和树突状细胞。在吸烟者中，尼古丁通过 α7 尼古丁受体激活减少巨噬细胞产生 TNF-α，从而阻止其保护作用，有利于结核病的发生。

在一项探讨肺结核合并 COPD 患者细胞因子的变化及其意义的研究中，通过检测 152 例肺结核合并 COPD 患者的免疫功能，与 150 例肺结核患者、157 例 COPD 患者和 50 例同期住院的健康志愿者进行比较，使用流式细胞术检测外周血中的 T 淋巴细胞群，采用 ELISA 检测血清 sIL-2R、IL-6，IFN-c、TNF-α 的水平。研究结果显示合并 COPD 和不合并 COPD 的 TB 患者及不合并 TB 的 COPD 患者其 $CD4^{+}$T 淋巴细胞百分比显著低于对照组。TB 患者组 $CD4^{+}/CD8^{+}$ 细胞比值显著低于对照组。合并 COPD 和不合并 COPD 的 TB 患者及不合并 TB 的 COPD 患者其 sIL-2R、IL-6、IFN-γ、TNF-α 浓度显著高于对照组。此外，结核合并 COPD 患者其 sIL-2R、IL-6、TNF-α 浓度显著高于非 COPD 的 TB 患者。COPD 合并 TB 患者 sIL-2R、IL-6、TNF-α、IFN-γ 浓度显著高于不合并 TB 的 COPD 患者。不合并 TB 的 COPD 患者其 TNF-α、IL-6 血清水平与 FEV_1 呈显著负相关。研究结论提示肺结核合并 COPD 患者的细胞免疫功能受损，其免疫功能受损程度明显高于肺结核患者和 COPD 患者。这也可能是 COPD 患者使用相关免疫抑制剂增高 TB 风险的潜在机制。

五、TOPD 的临床特点

TOPD 的临床特征其实包括了 COPD 的特征和 TB 的特征及其相互影响。COPD 及 TB 各自的临床特征已非常明确，而两种疾病相互影响对临床特征的不同表现少有被提及。相关文献资料报道，TOPD 患者在发病年龄、咳血、肺功能情况、急性加重及住院次数方式有所不同。较于其他 COPD 比较，TOPD 涉及小于 40 岁的年轻患者，且女性患者偏多倾向。TOPD 患者咯血较常见，因为 TOPD 患者可能发展成支气管扩张。关注到 TOPD 与 COPD 比较，FVC 和吸入支气管扩张剂后 FEV_1 值更低，支气管舒张试验阳性率低于 COPD，提示气流阻塞呈不可逆性。在呼吸困难、咳嗽、急性加重和住院次数方面，TOPD 与 COPD 两组患者则无显著性差异，但显示 TOPD 住院次数较多。收住 ICU 的 TOPD 和 COPD 患者相比较，TOPD 结核性肺炎发生率高于 COPD 患者。

六、慢性阻塞性肺疾病合并结核病的治疗与管理

（一）关注 COPD 稳定期的管理目标

TOPD 的管理目标与 COPD 稳定期管理目标一致。COPD 稳定期的管理目标，分为减轻症状和降低风险两个方面。减少症状目标包括有缓解症状、改善运动耐力和改善健康状态。降低风险目标包括预防疾病发展、预防和治疗急性加重和减少死亡率。

（二）发现和去除 TB 与 COPD 共同暴露风险因素

识别并去除接触致病因素对于慢阻肺的治疗和预防至关重要。吸烟是最常见和最容易识别的慢阻肺致病因素，应当不断反复劝诫所有的烟民戒烟。任何时期的戒烟对于 COPD 患者都是有利的。此外，也应当注意避免接触职业性的粉尘、烟雾和有害气体，以及室内外的空气污染物。同时注意 TOPD 糖皮质激素应用问题、结核相关的结构性肺病的管理和糖尿病患者的管理。

（三）遵循 GOLD 指南稳定期治疗规范

详见本章第一节。

(四) TOPD 患者的抗结核治疗原则

TOPD 患者与普通肺结核患者抗结核治疗方案选择无明显差别，但有时存在个体差异。一些 TOPD 患者既往有结核病史，注意排查 MDR-TB。TOPD 患者相对肺组织受损范围大，多存在结构性肺病，如合并非发酵菌感染（如铜绿假单胞菌感染）和非结核分枝杆菌肺病，在抗结核治疗同时相关方面的治疗。

(五) 重视 TOPD 患者的教育和自我管理

需要重视 TOPD 的教育与自我管理。针对 GOLD 的 ABCD 组而言，所有患者建议拥有自行处理行为风险因素的管理能力，包括戒烟、保持和增加体力锻炼、确保合适的睡眠和健康饮食的。针对 B 组和 D 组患者，更重要的是学习自我管理呼吸困难、能量保持技巧、应急管理策略。针对 C 组和 D 组患者，需要自身避免急性加重因素、监测和管理症状加重、制定书面行动计划并与医疗保健专业人员保持定期联系 / 沟通。最后 D 组患者要与其医疗保健人员讨论姑息策略和进一步的医疗护理方向，随访是非常有必要的。

七、展望与小结

就目前而言，仍有许多问题需要进一步探讨。首先缺乏大样本结核患者和无症状正常人群的病例 - 对照研究，以提供结核与 COPD 之间的因果关系。同时，也需要进一步探讨 TOPD 与其他 COPD 在临床、病理生理、影像学、气道炎症以及治疗反应方面的差异。还需要了解儿童与成年结核病患者之间是否存在气流阻塞发展方面的差异。如果能解决上述问题将有帮助我们更深入了解 TOPD。

既往肺结核病史是 COPD 的重要风险因素，肺结核患者也常发生 COPD。可以肯定的有：COPD 患者发生肺结核的风险也高于其他人群；吸烟与 COPD 治疗中的 ICS 是发生结核的重要风险因素；慢性气流阻塞的发生可能与共同风险因素或结核相关肺损害相关。

针对临床而言，应强调结核病的早期诊断和及时合适治疗以降低 COPD 的将来负担。还应强调避免结核和 COPD 的共同风险因素，如吸烟和生物燃料烟雾暴露，以预防将来结核和 COPD 的发生发展。结核相关性阻塞性肺疾病（TOPD）的治疗和管理与非结核相关 COPD 大同小异，稳定期治疗更强调 LAMA 与其他支气管扩张剂的应用。遵循指南，规范使用 ICS，避免药物诱发肺结核的发生，尤其是不规范使用 ICS 的情况，识别 ICS 适应证、高危人群和考虑风险与获益。既往有结核病史的 COPD 更是 TB 高风险的人群，尽量不首选 ICS，如确实需要，应从最小剂量开始，并密切检测。确实需要使用 ICS 的患者，应该重视对 TB 的监测，尤其是在有既往结核病史的情况下。

（马志明　李剑鹏　谭 洁　陈瑜晖）

第三节　典 型 病 例

典型病例 1

男性，70 岁。反复咳嗽、咳痰伴活动后气促 7 年，加重伴双下肢浮肿 1 个月余。

【现病史】7 年前逐渐出现反复咳嗽，主要咳白黏痰。活动后感气促，休息后可缓解。外院曾多次诊断为“慢性阻塞性肺疾病”，急性发作时给予抗感染、平喘、止咳祛痰等处理，症状有所缓解。1个月前患者因“受凉”，咳嗽、咳痰较前加重，气促明显，同时伴双下肢浮肿。当地医院以“慢性阻塞性肺疾病急性加重(AECOPD)”收治入院。胸部CT发现“双肺多发斑片、斑点状及结节阴影伴双上肺空洞形成”，疑诊“肺结核”而收住我院。

【既往史】患者平素“体健”，否认肝炎、结核等传染病史，否认高血压、冠心病等心血管疾病史，否认糖尿病、脑血管病及精神病史。无手术外伤史，否认过敏史。

【个人史】无疫水、疫源接触史。吸烟50年，平均20支/日，未戒烟。无饮酒史。

【入院查体】体温36.8℃，脉搏88次/分，呼吸20次/分，血压127/70mmHg。一般状况尚可，全身浅表淋巴结未触及肿大。胸廓对称，未见明显桶状胸。双肺叩诊呈清音，双肺呼吸音减弱，均可闻及湿啰音，未闻及明显干啰音。心前区无隆起，叩诊心界不大。心率88次/分，律齐，各瓣膜听诊区未闻及病理性杂音。腹软，无压痛及反跳痛。肝脾肋下未触及。余未发现其他阳性体征。

【辅助检查】血常规：白细胞 5.01×10^9/L，中性粒细胞百分比83.20%，红细胞 3.010×10^{12}/L，血红蛋白88.0g/L，血小板 353.0×10^9/L。痰抗酸杆菌阳性+，3~9条/100视野，镜下菌体呈短杆状，染红色。痰GeneXpert MTB/RIF阳性(浓度中，利福平敏感)、结核分枝杆菌分子耐药实验(INH、RFP)提示HR敏感。动脉血气：FiO_2 29%，PO_2 87mmHg，PCO_2 41mmHg，氧合指数300，实际碳酸氢盐28.50mmol/L，标准碳酸氢盐27.80mmol/L，pH 7.455。肺功能检查提示重度阻塞性通气功能障碍，吸入支气管扩张剂后 FEV_1/FVC小于0.7。心功能及其他检查：B型钠尿肽前体(pro-BNP)1 974.00pg/ml，肌钙蛋白Ⅰ(TnI)<0.01μg/L，肌红蛋白(MYO)30.00ng/mL。心脏彩超显示三尖瓣关闭不全。心电图显示窦性心动过速，顺钟向转位。胸部CT显示双上肺尖后段、双下肺背段为主的节段性实变影及多灶性实变，双上肺多个不规则透亮区，其内可见充气支气管征，左上肺较多。双肺透亮度增高，可能存在双上肺间隔旁肺气肿及双肺小叶中央型肺气肿病变基础(图10-3-1)。

【诊断】①双肺继发性肺结核，痰菌(+)，初治。②慢性阻塞性肺疾病急性加重期。

【治疗】①结核的治疗：给予HRZE四联抗结核治疗。同时给予护肝、祛痰、营养等处理。②AECOPD的治疗：抗感染治疗(莫西沙星)、氧疗(3~5ml/L)、SABA+SAMA雾化。③止咳祛痰等对症处理及营养支持。④患者COPD稳定期处理：万托林按需使用、福莫特罗+噻托溴铵(LABA+LAMA)，必要时应用茶碱缓释片。

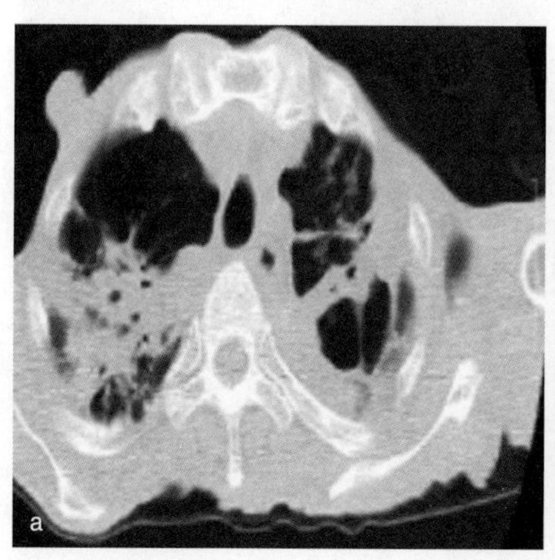

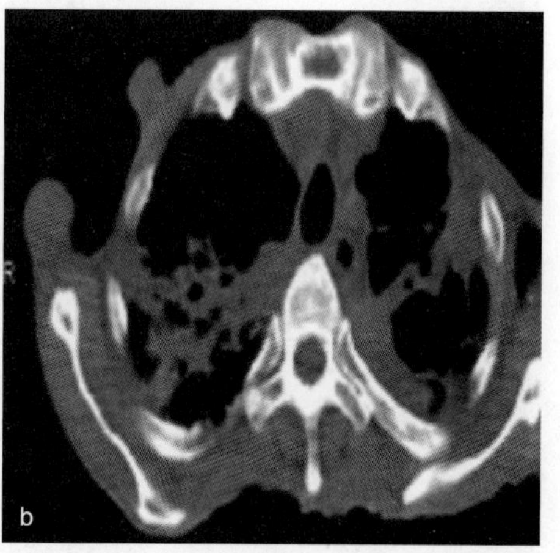

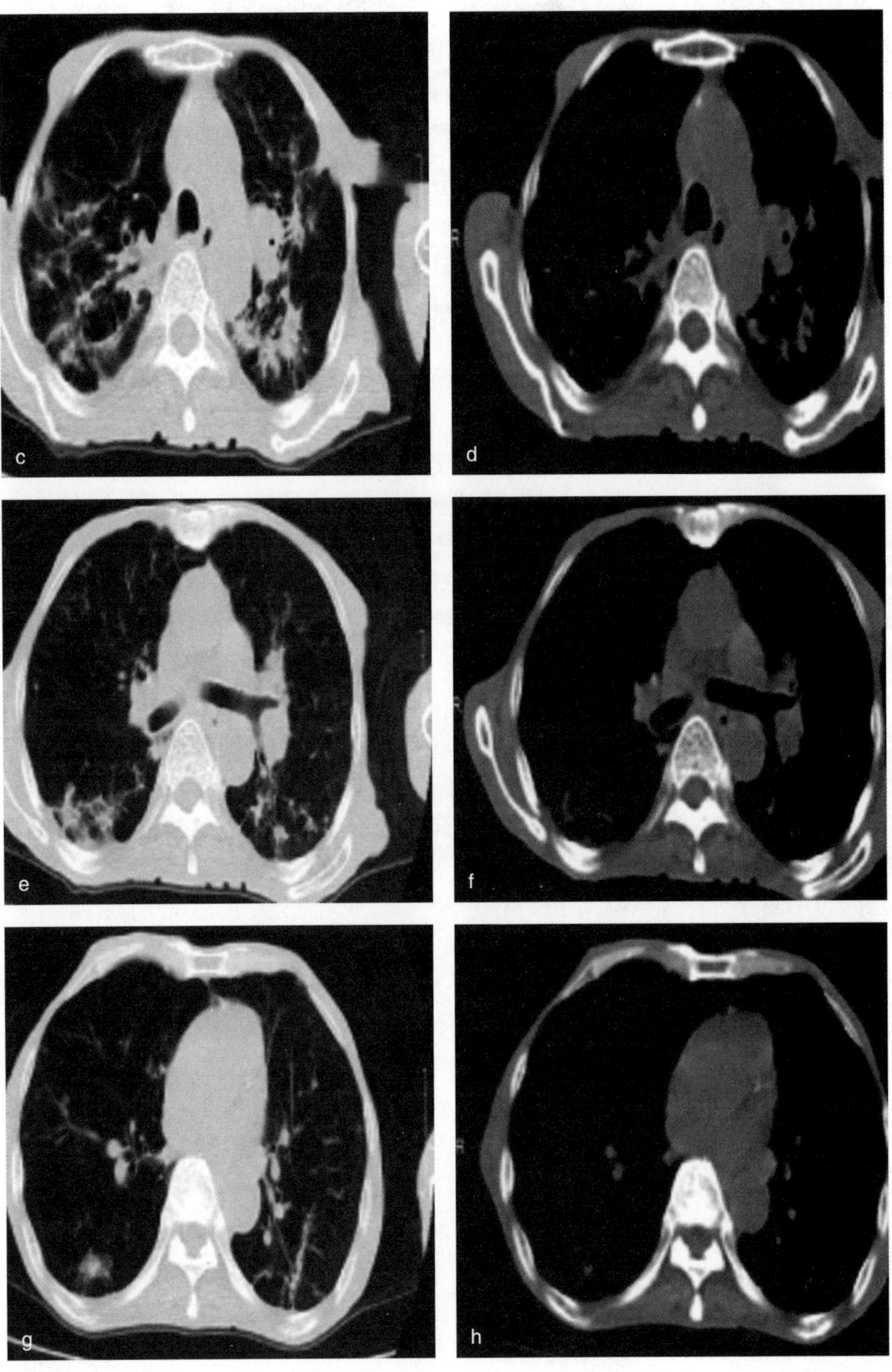
c
d
e
f
g
h

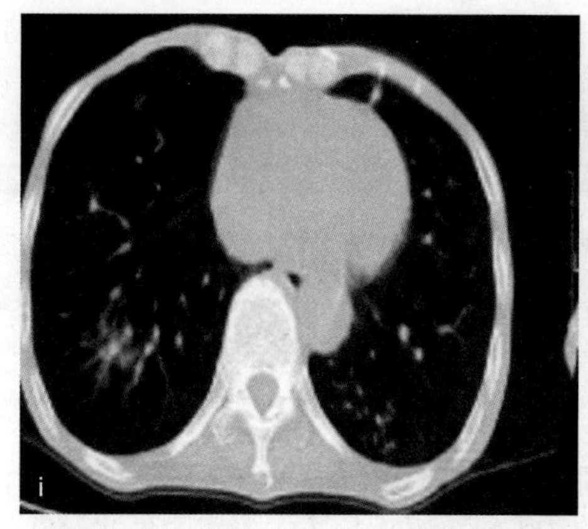

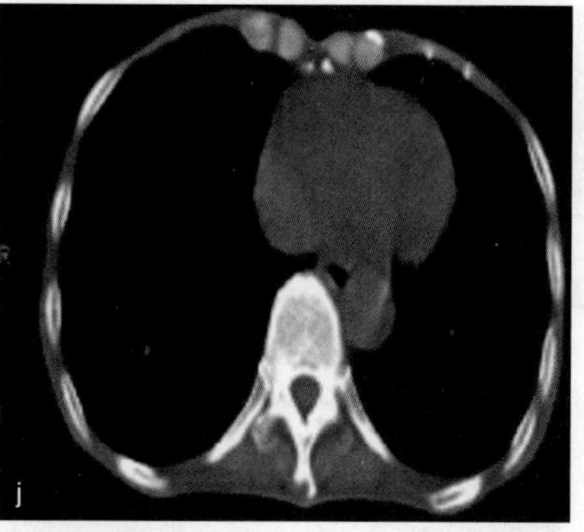

图 10-3-1　胸部 CT 影像图

【诊治体会】本例慢性阻塞性肺疾病(COPD)合并继发性肺结核诊断明确,重点是在继发性肺结核背景下,其 COPD 稳定期的管理。患者活动后气促明显,其 mMRC 评分大于 2 或 CAT 评分大于 10。至少每年 1 次因 AECOPD 住院治疗,而存在急性发作高风险。综上,患者稳定期评估为 D 组。本例稳定期治疗是选用双支气管扩张剂方案(LABA+LAMA)还是三联方案(LABA+LAMA+ICS)? 按照 2019-2020 GOLD 三联方案的标准,对于近 1 年发生 1 次急性加重的患者,血 EOS 计数 ≥ 300/μl;对于近 1 年发生 ≥ 2 次中度急性加重或 ≥ 1 次重度急性加重住院的患者,血 EOS 计数 ≥ 100/μl。患者目前血 EOS 计数小于 300/μl,本次是首次因重度 AECOPD 而收治入院,原则上是在控制急性发作后在其稳定期选择应用三联方案(LABA+LAMA+ICS),但新发现痰菌阳性的继发性肺结核,稳定期长期应用 ICS 是否影响继发性肺结核治疗疗效? 以及是否诱发支气管结核? 虽然没有明确答案,但至少不能排除,所以本例在抗结核治疗基础上,先给予双支气管扩张剂作为 COPD 稳定期治疗,然后根据 2019-2020 GOLD 所推荐的稳定期随访治疗路径进行治疗调整。

典型病例 2

男性,74 岁,退休干部。反复咳嗽、咳痰 17 年伴气促 10 年,加重伴发热 3 周余。

【现病史】患者 17 年前逐渐出现反复咳嗽,咳白黏痰,间伴咳黄痰,寒冷季节发作频繁。多次在外院诊断为"支气管扩张、慢性支气管炎",给予抗感染、祛痰等对症处理,症状曾有所好转,但会反复发作。10 年前开始出现气促,活动后加重,曾诊断为"慢阻肺",给予"抗感染及平喘药物(具体不详)"治疗后,气促症状会有缓解。2017 年有 2 次因"AECOPD"而入住某医院。3 周前咳嗽增多,咳黄黏痰,气促加重伴发热,体温最高达 40℃,遂入住另一家医院,诊断"慢支、肺气肿、肺部感染",给予"头孢哌酮 + 莫西沙星"抗感染治疗 2 周,上述症状曾有所缓解,但停用抗生素后症状再次加重。因支气管肺泡灌洗液(BALF)AFB 阳性而转入我院诊治。

【既往史】患者平素"体健",否认肝炎、结核等传染病史,否认高血压、冠心病等心血管疾病史,否认糖尿病、脑血管疾病及精神病史。生于本地,久住本地。吸烟 40 年,平均 20 支 / 日,已戒烟 15 年。否认嗜酒史。

【入院查体】体温 36.8℃,脉搏 114 次 / 分,呼吸 22 次 / 分,血压 114/57mmHg。一般状况尚可,全身浅表淋巴结不肿大。双肺叩诊呈过清音。双肺呼吸音减弱,右上中肺可闻及少许湿啰音,余肺未闻及干、湿啰音。心率 110 次 / 分,律齐,各瓣膜听诊区闻及病理性杂音。腹软,肝脾肋下未触及。双下肢无凹陷性水肿。

【辅助检查】血常规：正常。动脉血气：吸氧量（FiO_2）0.330，PO_2 72mmHg，PCO_2 41mmHg，PH值 7.417，实际碳酸氢盐 26.00mmol/L，标准碳酸氢盐 25.30mmol/L，氧合指数 218.18mmHg，肺泡动脉氧分压差 87.6mmHg，提示氧合功能障碍。痰涂片抗酸杆菌 ++，痰 GeneXpert MTB/RIF 阳性，痰抗酸杆菌培养阳性，菌种鉴定为结核分枝杆菌。胸部 CT（图 10-3-2）显示患者有肺气肿病变基础，以全小叶性及小叶中央型肺气肿为主。右肺体积缩小，右侧胸廓稍塌陷。左上肺尖后段及整个右肺多发纤维条索状阴影、局灶性实变影伴部分牵拉性支气管扩张，右主支气管似往右侧牵拉移位，病变内出现的多发大小不一的囊状透光区可能为全小叶性及小叶中央型肺气肿及多发肺大疱。纵隔窗见右上肺钙化灶。

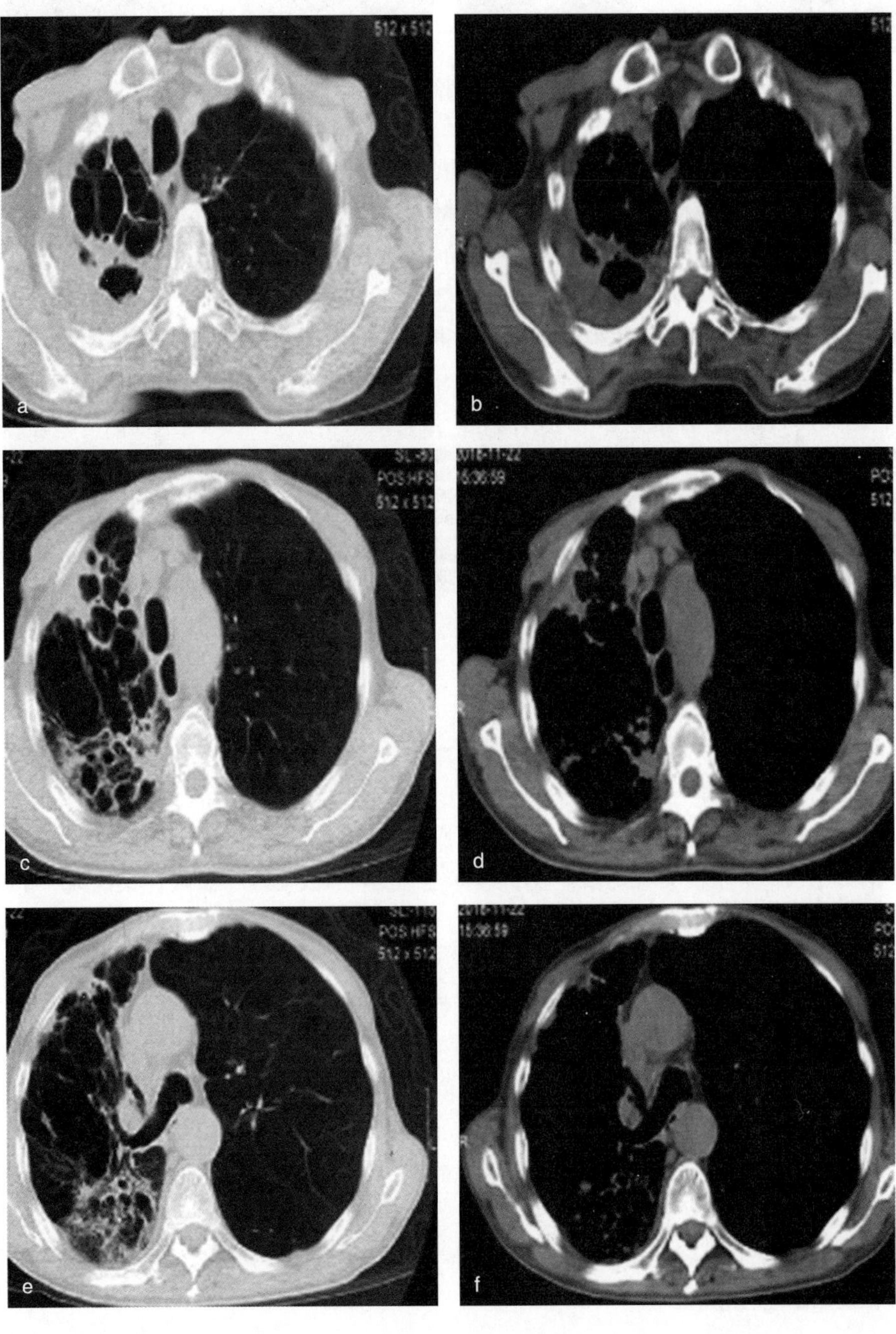

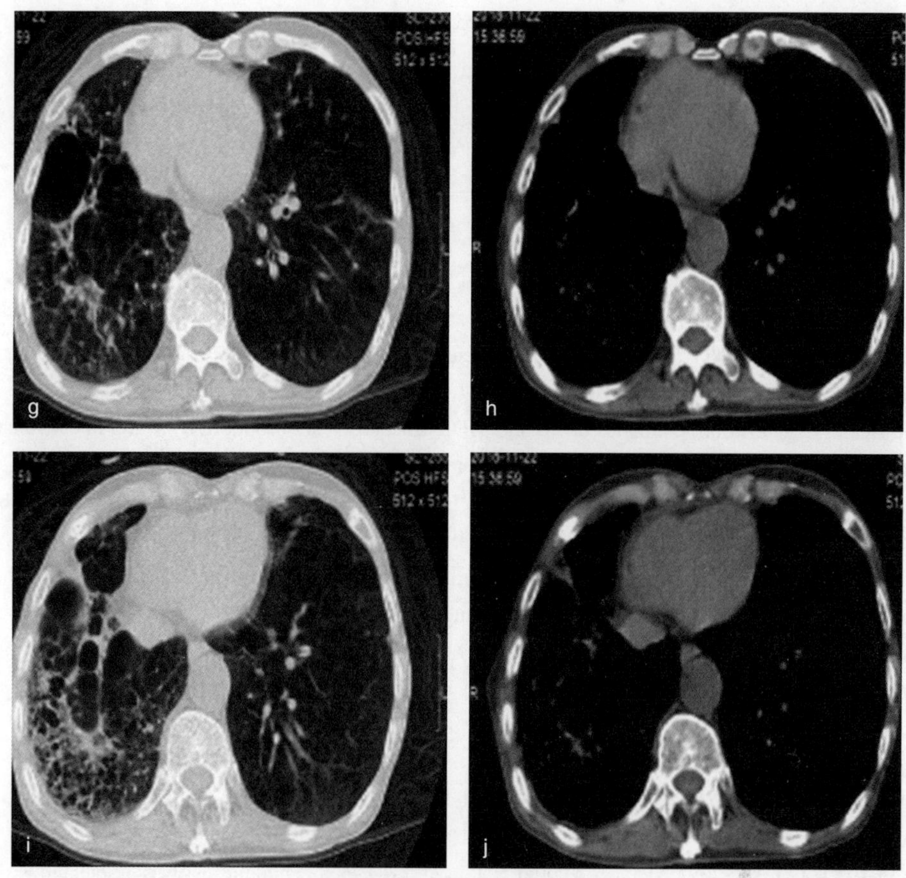

图 10-3-2　胸部 CT 影像图

【诊断】①继发性肺结核双肺，痰菌(+)，初治。②慢性阻塞性肺疾病急性加重期。

【治疗】经过抗结核治疗并对 AECOPD 进行处理。抗结核治疗主要为异烟肼 0.2g q.d.、利福平 0.3g q.d.、乙胺丁醇 0.75g q.d.、莫西沙星 0.4g q.d.，并加用护肝药物，定期检测血常规、肝肾功能。AECOPD 的处理原则如下。①氧疗：中流量吸氧（氧流量 3~4L/min），吸氧后氧分压目前可维持在 80mmHg 以上，氧合指数有回升，持续监测动脉血气动态变化，根据变化再决定是否给予无创通气或有创通气。②抗感染治疗：患者咳黄痰为主，左上肺尖后段及整个右肺多发纤维条索状阴影、局灶性实变影伴部分牵拉性支气管扩张，存在结构性肺病可能，此次为重度急性加重，需覆盖铜绿假单胞菌的抗生素，暂选择哌拉西林舒巴坦（3.0mg q.12h）加液体，3 天后复查血常规及 PCT，根据情况再做抗生素调整。③ SABA+SAMA 雾化吸入治疗 + 甲强龙 40mg q.d.1 周，然后改用布地奈德（2mg q.i.d. 加液体）雾化治疗，治疗后患者气促症状较前好转。稳定期管理：由于患者存在结核及支气管扩张病变基础，给与双支气管扩张剂为主的治疗，再根据症状改善做相应调整。

【诊治体会】本例结核诊断明确，根据老年人群特点，抗结核治疗药物剂量及选择做了调整。患者 COPD 病史多年，此次因重度 AECOPD 住院，结合存在支气管扩张特点，使用覆盖铜绿假单胞菌抗生素。动脉血气显示患者无明显 CO_2 潴留，给予中流量吸氧，氧分压及氧合指数有所改善，暂未给予无创通气。入院时由于患者气促症状明显，存在低氧血症及氧合功能障碍，给予短效支气管扩张剂雾化吸入，短期全身 + 序贯糖皮质激素雾化治疗。稳定期管理主要考虑到患者目前为活动性肺结核且存在支气管扩张病变基础，慎长期应用 ICS，初始治疗以 LABA+LAMA 双支气管扩张剂为主，再根据症状改善、AE 次数及实验室检查再做相应调整。

（马志明 李剑鹏 谭 洁）

参考文献

[1] World Health Organization. Global intiiative for chronic obstructive lung disease 2020 report. 2020.

[2] ZHU B, WANG Y, MING J, et al. Disease burden of COPD in China: a systematic review. Int J Chron Obstruct Pulmon Dis, 2018, 13: 1353-1364.

[3] World Health Organization. Estimates of TB and MDR-TB burden are produced by WHO in consultation with countries. Generated. http://www. who. int/tb/data/en/.

[4] AGGARWAL D, GUPTA A, JANMEJA AK, et al. Evaluation of tuberculosis-associated chronic obstructive pulmonary disease at a tertiary care hospital: A case-control study. Lung India, 2017, 34 (5): 415-419.

[5] YEN YF, YEN MY, LIN YS, et al. Smoking increases risk of recurrence after successful anti-tuberculosis treatment: a population-based study. Int J Tuberc Lung Dis, 2014, 18 (4): 492-498.

[6] JEYASHREE K, KATHIRVEL S, SHEWADE HD, et al. Smoking cessation interventions for pulmonary tuberculosis treatment outcomes. Cochrane Database of Systematic Reviews 2016, 1: CD011125.

[7] SLAMA K, CHIANG CY, ENARSON DA. Introducing brief advice in tuberculosis services. Int J Tuberc Lung Dis, 2007, 11: 496-499.

[8] VAN ZYL SMIT RN, PAI M, YEW WW, et al. Global lung health: the colliding epidemics of tuberculosis, tobacco smoking, HIV and COPD. Eur Respir J, 2010, 35 (1): 27-33.

[9] KANERVISTO M, VASANKARI T, LAITINEN T, et al. Low socioeconomic status is associated with chronic obstructive airway diseases. Respir Med, 2011, 105 (8): 1140-1146.

[10] ZENG J, WU G, YANG W, et al. Serum vitamin D level <25nmol/L pose high tuberculosis risk: a meta-analysis. PLoS One, 2015, 10 (5): e0126014.

[11] FOONG RE, ZOSKY GR. Vitamin D deficiency and the lung: disease initiator or disease modifier？ Nutrients, 2013, 265 (8): 2880-2900.

[12] SVANES C, SUNYER J, PLANA E, et al. Early life origins of chronic obstructive pulmonary disease. Thorax, 2010, 65 (1): 14-20.

[13] ZOSKY GR, BERRY LJ, ELLIOT JG, et al. Vitamin D deficiency causes deficits in lung function and alters lung structure. Am J Respir Crit Care Med, 2011, 183 (10): 1336-1343.

[14] GLASER S, KRUGER S, MERKEL M, et al. Chronic obstructive pulmonary disease and diabetes mellitus: a systematic review of the literature. Respiration, 2015, 89: 253-264.

[15] AGGARWAL D, GUPTA A, JANMEJA AK, et al. Evaluation of tuberculosis-associated chronic obstructive pulmonary disease at a tertiary care hospital: A case-control study. Lung India, 2017, 34 (5): 415-419.

[16] YK S, CH L, HK L, et al. Differences between patients with TB-destroyed lung and patients with COPD admitted to the ICU. Tuberc Respir Dis, 2011, 70: 323-329.

[17] LAM KB, JIANG CQ, JORDAN RE, et al. Prior TB, smoking, and airflow obstruction: a cross-sectional analysis of the Guangzhou Biobank cohort study. Chest, 2010, 137: 593-600.

[18] RHEE CK, YOO KH, LEE JH, et al. Clinical characteristics of patients with tuberculosis-destroyed lung. Int J Tuberc Lung Dis, 2013, 17 (1): 67-75.

[19] GUNEN H, YAKAR H. The role of TB in COPD. Chest, 2016, 150: 856A.

[20] LEE CH, LEE MC, LIN HH, et al. Pulmonary tuberculosis and delay in anti-tuberculous treatment are

important risk factors for chronic obstructive pulmonary disease. PLoS One, 2012, 7 (5): e37978.

[21] HWANG YI, KIM JH, LEE CY, et al. The association between airflow obstruction and radiologic change by tuberculosis. J Thorac Dis, 2014, 6 (5): 471-476.

[22] MBATCHOU NGAHANE BH, NOUYEP J, NGANDA MOTTO M, et al. Post-tuberculous lung function impairment in a tuberculosis reference clinic in Cameroon. Respir Med, 2016, 114: 67-71.

[23] PEFURA-YONE EW, KENGNE AP, TAGNE-KAMDEM PE, et al. Clinical significance of low forced expiratory flow between 25%and 75%of vital capacity following treated pulmonary tuberculosis: a cross-sectional study. BMJ Open, 2014, 4: e005361.

[24] SARKAR M, SRINIVASA, MADABHAVI I, et al. Tuberculosis associated chronic obstructive pulmonary disease. Clin Respir J, 2017, 11 (3): 285-295.

[25] MATHUR M, BADHAN RK, KUMARI S, et al. Radiological Manifestations of Pulmonary Tuberculosis-A Comparative Study between Immunocompromised and Immunocompetent Patients. J Clin Diagn Res, 2017, 11 (9): TC06-TC09.

[26] LOPEZ-CAMPOS JL, CALERO C. Infectious causes of chronic obstructive pulmonary disease: ‘TB or not TB, that is the question’. Respiration, 2013, 86 (1): 15-16.

[27] CHAE JN, JUNG CY, SHIM SW, et al. CT radiologic findings in patients with tuberculous destroyed lung and correlation with lung function. Tuberc Respir Dis, 2011, 71: 202-209.

[28] SINGH S, KUBLER A, SINGH UK, et al. Antimycobacterial drugs modulate immunopathogenic matrix metalloproteinases in a cellular model of pulmonary tuberculosis. Antimicrob Agents Chemother, 2014, 58 (8): 4657-4665.

[29] PRICE D, YAWN B, BRUSSELLE G, et al. Risk-to-benefit ratio of inhaled corticosteroids in patients with COPD. Prim Care Respir J, 2013, 22 (1): 92-100.

[30] CORRADO A, ROSSI A. How far is real life from COPD therapy guidelines?An Italian observational study. Respir Med, 2012, 106 (7): 989-997.

[31] GOLD. GOLD Report.[2023-11-12]. http://goldcopd. org/.

[32] BOARDMAN C, CHACHI L, GAVRILA A, et al. Mechanisms of glucocorticoid action and insensitivity in airways disease. Pulm Pharmacol Ther, 2014, 29 (2): 129-143.

[33] NJIE GJ, MORRIS SB, WOODRUFF RY, et al. Isoniazid-rifapentine for latent tuberculosis infection: a systematic review and meta-analysis. American Journal of Preventive Medicine, 2018, 55 (2): 244-252.

[34] NI S, FU Z, ZHAO J, et al. Inhaled corticosteroids (ICS) and risk of mycobacterium in patients with chronic respiratorydiseases: ameta-analysis. JThoracDis, 2014, 6 (7): 971-978.

[35] KIM J, PARK J, KIM K, et al. Inhaled Corticosteroid Is Associated With an Increased Risk of TB in Patients With COPD. Chest, 2013, 143 (4): 1018-1024.

[36] DONG YH, CHANG CH, WU FL, et al. Use of inhaled corticosteroids in patients with COPD and the risk of TB and influenza: A systematic review and meta-analysis of randomized controlled trials. a systematic review and meta-analysis of randomized controlled trials. Chest, 2014, 145 (6): 1286-1297.

[37] ANDRÉJAK C, NIELSEN R, THOMSEN VØ, et al. Chronic respiratory disease, inhaled corticosteroids and risk of non-tuberculous mycobacteriosis. Thorax, 2013, 68 (3): 256-262.

[38] SHANG S, ORDWAY D, HENAO-TAMAYO M, et al. Cigarette smoke increases susceptibility to tuberculosis--evidence from in vivo and in vitro models. J Infect Dis, 2011, 203 (9): 1240-1248.

[39] TANG S, CUI H, YAO L, et al. Increased cytokines response in patients with tuberculosis complicated with chronic obstructive pulmonary disease. PLoS One, 2013, 8 (4): e62385.

[40] YUM HK, PARK IN. Effect of inhaled tiotropium on spirometric parameters in patients with tuberculous destroyed lung. Tuberc Respir Dis (Seoul), 2014, 77 (4): 167-171.

[41] ZHU B, WANG Y, MING J, et al. Disease burden of COPD in China: a systematic review. Int J Chron

Obstruct Pulmon Dis, 2018, 13: 1353-1364.

[42] YANG IA, CLARKE MS, SIM EH, et al. Inhaled corticosteroids for stable chronic obstructive pulmonary disease. Cochrane Database Syst Rev, 2012, 7 (7): CD002991.

[43] NANNINI LJ, LASSERSON TJ, POOLE P. Combined corticosteroid and long-acting beta (2)-agonist in one inhaler versus longacting beta (2)-agonists for chronic obstructive pulmonary disease. Cochrane Database Syst Rev, 2012, 9 (9): CD006829.

第十一章　风湿性疾病合并结核病

第一节　风湿性疾病概述

风湿性疾病是指影响骨、关节及其周围软组织，如肌肉、滑囊、肌腱、筋膜、神经等的一组疾病。目前风湿性疾病的具体病因尚不清楚，主要与感染、免疫、环境、遗传等相关。由于风湿性疾病与人们的生活息息相关，发病率高，且具有一定的致残率，因而危害人类的健康，而且给社会带来沉重的经济负担。风湿性疾病的病因及发病机制较复杂，1983 年美国风湿病协会（ARA）从发病机制、病理和临床特点等方面，将风湿性疾病分为 10 大类，分别为：弥漫性结缔组织病、脊柱关节炎、退行性变、与代谢和内分泌相关的风湿病、与感染相关的风湿病、肿瘤相关的风湿病、神经血管疾病、骨与软骨病变、非关节性风湿病和其他有关节症状的疾病。风湿病的病理改变主要有炎症性反应和非炎症性病变，不同疾病的病变可出现在不同的靶组织中。因其涉及多学科、多系统和多脏器，故诊断主要依赖于详尽的病史采集、仔细的体格检查及相应的辅助检查等。目前，风湿性疾病种类繁多，多为慢性疾病，明确诊断后需尽早开始治疗，其目的是改善预后，保持关节、脏器的功能，缓解相关症状，提高生活质量等。风湿性疾病的治疗措施主要包括一般治疗（教育、生活方式、物理治疗、锻炼、对症治疗等）、药物治疗（非甾体消炎药、糖皮质激素、改变病情的抗风湿药、生物制剂等）和手术治疗（滑膜切除术、关节置换术等）等。

一、流行情况

近年来，随着对风湿免疫病发病机制的深入认识，几种常见的风湿性疾病的发病率逐渐呈上升趋势。类风湿关节炎是造成劳动力丧失和致残最常见的风湿免疫病之一，呈全球性分布，患病率在 0.18%~1.07%，具有种族差异性。中国类风湿关节炎的患病率为 0.42%，35~50 岁多见，女性多于男性。系统性红斑狼疮多见于 20~40 岁的育龄期女性，很多患者在出现临床症状以前，已经呈现抗体阳性多年，全球患病率约（12~39）/10 万，北欧约 40/10 万，黑色人种的患病率约为 100/10 万。我国患病率为（30.13~70.41）/10 万。强直性脊柱炎最常见的症状是炎性腰背痛，该病具有一定的致残性。欧洲流行病学资料显示，患者的发病年龄多在 18~22 岁，45 岁以后发病率较低，男女比例在 2∶1 至 4∶1 之间，总患病率为 0.1%~1.45%。据中国资料显示，强直性脊柱炎的患病率约为 0.36%。银屑病关节炎是一种与银屑病相关的炎性关节病，约 30% 的银屑病患者可出现银屑病关节炎。欧洲和美国的银屑病关节炎患病率与类风湿关节炎接近，中国汉族人群的患病率约为 0.01%~0.1%，该病可发生于任何年龄，高峰年龄一般在 30~40 岁。干燥综合征近年来越来越得到重视，主要表现为口干、眼干，易合并间质性肺炎，对患者的生活质量乃至生命造成威胁，是近年来关注的重点。中国的干燥综合征患病率约为 0.3%~0.7%，男女比例在 1∶20 至 1∶9 之间，发病年龄多在 40~50 岁，也可见于儿童。

二、诊治现状

近年来，随着风湿病学研究的不断进步，风湿病的诊治也有了新的进展。该章节对常见的风湿免疫病，如类风湿关节炎、系统性红斑狼疮、强直性脊柱炎、银屑病关节炎及干燥综合征等的诊治进行阐述。

（一）类风湿关节炎

类风湿关节炎（rheumatoid arthritis，RA）的诊断主要依靠临床表现、实验室检查及影像学检查。目前常用的有两个诊断标准。1987 年美国风湿病学会（ACR）修订的 RA 分类标准：①关节内或关节周围晨僵持续至少 1 小时；②至少同时有 3 个关节区软组织肿或积液；③腕、掌指、近端指间关节区中，至少 1 个关节区肿；④对称性关节炎；⑤有类风湿结节；⑥血清类风湿因子（rheumatoid factor，RF）阳性（健康人群中不超过 5% 阳性）；⑦ X 线影像学改变（至少有骨质疏松和关节间隙狭窄）。符合以上 7 项中 4 项者可诊断为 RA（要求第 1~4 项病程至少持续 6 周）。2010 年 ACR 和欧洲抗风湿病联盟（EULAR）提出了新的 RA 分类标准和评分系统，即，至少 1 个关节肿痛；不能用其他疾病解释的滑膜炎；同时对以下 RA 分类标准中的 4 个部分进行评分，总得分 6 分以上可诊断 RA。关节受累情况（0~5 分）：1 个中到大关节受累（0 分）；2~10 个中到大关节受累（1 分）；1~3 个小关节受累（2 分）；4~10 个小关节受累（3 分）；超过 10 个小关节受累（5 分）。血清学标记物（0~3 分）：RF 或抗 CCP 抗体均阴性（0 分）；RF 或抗环瓜氨酸肽（cyclic citrullinated peptide，CCP）抗体低滴度阳性（2 分）；RF 或抗 CCP 抗体高滴度阳性（3 分）。急性期反应物（0~1 分）：CRP 或 ESR 均正常（0 分）；CRP 或 ESR 异常（1 分）。症状持续时间（0~1 分）：<6 周（0 分）；≥6 周（1 分）。抗 CCP 抗体（ACPA）被纳入 2010 年 ACR/EULAR 的 RA 评分系统，然而，ACPA 阴性的患者容易被漏诊。因此，早期 RA 的诊断除了临床表现以外，影像学及自身抗体的检测尤为重要。MRI 是重要的检测方法，可检测滑膜炎、腱鞘炎和骨髓水肿等炎症改变。其炎症阳性灵敏度达 78%。另外，一些相对罕见的抗体的检测，对早期 RA 的诊断仍具备一定的价值，例如，抗氨甲酰化蛋白（CarP）、抗 PAD4 抗体、抗 BRAF 抗体及抗 UH-RA.1 抗体和抗 UH-RA.21 抗体等。

RA 目前暂无法根治，主要治疗目标是达到临床缓解或低疾病活动度。临床缓解是指没有明显的炎症活动症状和体征。治疗原则应遵循早期、达标、个体化方案。主要治疗措施包括一般性治疗（患者教育、休息、急性期关节制动、恢复期关节功能锻炼、物理疗法等）、药物治疗（非甾体消炎药、改变病情抗风湿药、糖皮质激素、生物制剂、植物药等）、外科手术治疗等。在改变病情抗风湿药中，甲氨蝶呤是治疗类风湿关节炎的“锚定药”，常用剂量为 7.5~25mg/ 周。其他常用的药还有来氟米特、柳氮磺吡啶、羟氯喹等。生物制剂靶向治疗是目前治疗 RA 快速进展的方法，常用的有 TNF-α 拮抗剂、IL-6 拮抗剂。近年来，小分子化学合成靶向药物，如 JAK 抑制剂托法替布应用于治疗 RA，并成为首个被美国 FDA 批准用于治疗 RA 的 JAK 抑制剂。多个临床试验已经证明了托法替布单药治疗及与甲氨蝶呤联用对 RA 的疗效，然而，应注意感染、白细胞减少和贫血等不良反应。

（二）系统性红斑狼疮

系统性红斑狼疮（systemic lupus erythematosus，SLE）的诊断，目前普遍采用 1997 年 ACR 修订的 SLE 分类标准。①颊部红斑，固定红斑，扁平或高起，在两颧突出部位。②盘状红斑，片状高起于皮肤的红斑，黏附有角质脱屑和毛囊栓。陈旧病变可发生萎缩性瘢痕。③光过敏，对日光有明显的反应，引起皮疹，从病史中得知或医生观察到。④口腔溃疡，经医生观察到口腔或鼻咽部溃疡，一般为无痛性。⑤关节炎，非侵蚀性关节炎，累及 2 个或更多的外周关节，有压痛、肿胀或积液。⑥浆膜炎，胸膜炎或细胞炎。⑦肾脏病变，尿蛋白 >0.5g/24h 或 +++，或管型（红细胞、血红蛋白、颗粒或混合管型）。⑧神经病变，癫痫发作或精神病，除外药物或已知的代谢紊乱。⑨血液学疾病，溶血性贫血，或白细胞减少，或淋巴细胞减少，或血小板减少。⑩免疫学异常，抗 dsDNA 抗体阳性，或抗 Sm 抗体阳性，或抗磷脂抗体阳性（抗心磷脂抗体阳性，或狼疮抗凝物阳性，或至少持续 6 个月的梅毒血清实验假阳性，三者中具备一项阳性）。⑪ 抗核抗体，在任何时候和未用药物诱发“药物性狼疮”的情况下，抗核抗体滴度异常。该分类标准的 11 项中，符合 4 项及 4 项以上者，在排除感染、肿瘤及其他结缔组织病后，可诊断为 SLE。2012 年系统性红斑狼疮国际协作组修订的新的 SLE 分类标准（图 11-1-1）。2012 年的 SLE 分类标准强调了在确诊条件方面，若患者在实施肾脏病理诊断后确诊为狼疮性肾炎并且出现了抗 dsDNA 抗体或抗核抗体（antinuclear antibody，ANA）阳性，则能够被确诊为系统性红斑狼疮。最新的 SLE 分类标准为 2019 年欧洲抗风湿病联盟（European League Against Rheumatism，EULAR）/ACR SLE 标准（图 11-1-2）。《2020 中国系统性红斑狼疮诊疗指南》中指出，SLE 诊断标准推荐使用 2012 年 SLICC 或 2019 年 EULAR/ACR 制定的 SLE 分类标准，对疑似 SLE 者进行诊断；在尚未设置风湿免疫科的医疗机构，对临床表现不典型或诊断有困难者，建议邀请或咨询风湿免疫科医师协助诊断，或进行转诊 / 远程会诊。

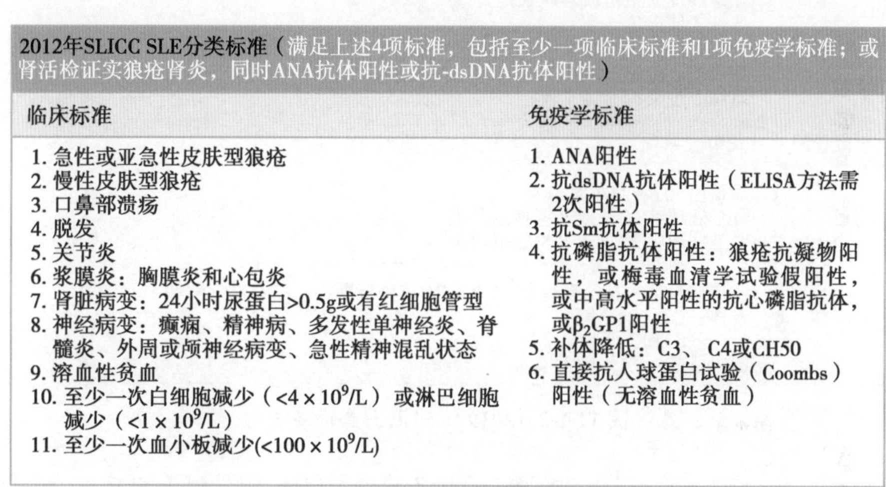

2012年SLICC SLE分类标准（满足上述4项标准，包括至少一项临床标准和1项免疫学标准；或肾活检证实狼疮肾炎，同时ANA抗体阳性或抗-dsDNA抗体阳性）

临床标准	免疫学标准
1. 急性或亚急性皮肤型狼疮 2. 慢性皮肤型狼疮 3. 口鼻部溃疡 4. 脱发 5. 关节炎 6. 浆膜炎：胸膜炎和心包炎 7. 肾脏病变：24小时尿蛋白>0.5g或有红细胞管型 8. 神经病变：癫痫、精神病、多发性单神经炎、脊髓炎、外周或颅神经病变、急性精神混乱状态 9. 溶血性贫血 10. 至少一次白细胞减少（$<4\times10^9$/L）或淋巴细胞减少（$<1\times10^9$/L） 11. 至少一次血小板减少($<100\times10^9$/L)	1. ANA阳性 2. 抗dsDNA抗体阳性（ELISA方法需2次阳性） 3. 抗Sm抗体阳性 4. 抗磷脂抗体阳性：狼疮抗凝物阳性，或梅毒血清学试验假阳性，或中高水平阳性的抗心磷脂抗体，或β_2GP1阳性 5. 补体降低：C3、C4或CH50 6. 直接抗人球蛋白试验（Coombs）阳性（无溶血性贫血）

图 11-1-1 2012 年 SLE 分类标准图

系统性红斑狼疮尚无根治措施，治疗还需个体化进行。主要包括以下内容。①一般治疗：心理治疗，树立积极乐观的心态，病情急性期注意休息，避免劳累，避免诱发狼疮的药物、避免阳光暴晒和紫外线照射等。②对症治疗：发热及关节痛，可给予非甾体抗炎药，合并其他疾病应给予相应的治疗。③药物治疗：主要是糖皮质激素、免疫抑制剂和生物制剂，根据不同的病情制订个体化的治疗方案，同时应注意药物的不良反应及可能存在的风险。④并发症治疗：传统的治疗药物包括糖皮质激素和免疫抑制剂（环磷酰胺、吗替麦考酚酯、硫唑嘌呤、环孢素、羟氯喹、雷公藤等）。除了传统的药物治疗，近年来生物制剂的靶向治疗为系统性红斑狼疮的治疗带来了新的突破。靶向 B 淋巴细胞治疗的包括以下几类。抗 CD20 单抗：利妥昔单抗是人鼠嵌合的抗 B 淋巴细胞 CD20 的单克隆抗体。研究发现，其对抗核抗体（ANA）、抗 ds-DNA 抗体、C3 和 C4 均有不同程度的改善。在观察利妥昔单抗治疗复发型神经精神性狼疮患者的疗效中，纳入了 10 例神经精神性狼疮患者，治疗后中枢神经系统相关症状迅速缓解，尤其是急性意识障碍改善明显，4 周后，所有患者病情活动指数均下降，50% 患者缓解期持续 1 年以上。另外，ocrelizumab、B 细胞活化因子（B-cell activating factor，BAFF）抑制剂、贝利尤单抗（belimumab）、blisibimod（A-623）、TACI-Ig、抗 CD22 抗体（依帕珠单抗，epratuzumab）、LJP 394 等均在不同时期的临床研究中，对 SLE 的治疗有新的突破。靶向 T 淋巴细胞治疗的包括阿巴西普，即细胞毒性 T 淋巴细胞活化抗原 4（CTLA-4）-IgGl 的 Fc 段融合蛋白，其竞争性地与 APC 表面的 CD28 结合，从而干扰 T 淋巴细胞的活化。2005 年被美国

2019年EULAR/ACR SLE分类标准（要求至少包括1条临床分类标准以及总分≥10分可诊断）		
临床领域	定义	权重
全身状态	发热>38.3℃	2
血液系统	白细胞减少症<4 000/mm^3 血小板减少症<100 000/mm^3 溶血性贫血	3 4 4
神经系统	谵妄 精神异常 癫痫	2 3 5
皮肤黏膜	非瘢痕性秃发 口腔溃疡 亚急性皮肤狼疮或盘状狼疮 急性皮肤狼疮	2 2 4 6
浆膜	胸膜或心包渗出液 急性心包炎	5 6
肌肉骨骼	关节受累	6
肾脏	尿蛋白>0.5g/24小时 肾脏病理WHOⅡ或Ⅴ型狼疮肾炎 肾脏病理WHOⅢ或Ⅴ型狼疮肾炎	4 8 10
免疫学	抗磷脂抗体：抗心磷脂抗体/β_2GP1/狼疮抗凝物一项及以上阳性 补体：C3或C4下降 C3和C4下降 dsDNA或Sm抗体阳性	2 3 4 6

图 11-1-2 2019 年 SLE 分类标准图

FDA 批准用于临床。CTLA-4 Ig 与 CTX 联合有助于减少蛋白尿，明显延长 SLE 患者生存期，提示 CTLA-4 Ig 对 CTX 治疗有辅助作用。另外，抗细胞因子治疗、细胞表面受体抑制剂、靶向 ds-DNA 的双功能抗体等成为目前生物制剂治疗上新的研究位点。

（三）强直性脊柱炎

强直性脊柱炎（ankylosing spondylitis，AS）的诊断常用 1966 年纽约标准和 1984 年修订的纽约标准。1966 年纽约标准如下。临床标准：①腰椎前屈、后伸、侧弯三个方向活动受限；②腰背痛病史和现在症；③第 4 肋间隙测量胸廓活动度<2.5cm。骶髂关节 X 线表现分级：0 级为正常；Ⅰ级为可疑；Ⅱ级为轻度异常，可见局限性侵蚀、硬化，但关节间隙正常；Ⅲ级为明显异常，存在侵蚀、硬化、关节间隙增宽或狭窄、部分强直等 1 项或 1 项以上改变；Ⅳ级为严重异常，表现为完全性关节强直。诊断：①肯定 AS 为双侧Ⅲ~Ⅳ级骶髂关节炎伴 1 项（及以上）临床标准，或单侧Ⅲ~Ⅳ级或双侧Ⅱ级骶髂关节炎伴第①项或②+③项临床标准者；②可能 AS 为双侧Ⅲ~Ⅳ级骶髂关节炎而不伴临床标准者。1984 年修订的纽约标准如下。临床标准：①下腰背痛至少持续 3 个月，活动后改善，但休息后不减轻；②腰椎在前后和侧屈方向活动受限；③胸廓活动范围小于同年龄和性别的正常值。放射学标准：单侧骶髂关节炎 3~4 级或双侧骶髂关节炎 2~4 级。诊断：①肯定 AS 为符合放射学标准和 1 项（及以上）临床标准者；②可能 AS 为符合 3 项临床标准，或符合放射学标准而不伴任何临床标准者。其中，MRI 在诊断骶髂关节是否存在炎性改变明显优于 CR 与 CT，特别是对骨髓水肿及关节软骨的早期破坏，作用更是明显。在梯度回波序列中，MRI 可以清晰地显示关节软骨形态和信号的改变，表现为关节软骨边缘毛糙，可见小的不规则形缺损。对于骨髓，在自

旋回波 T_1WI 及 T_2WI 明显高信号。

强直性脊柱炎的主要治疗目标是控制症状和炎症，尽可能提高患者的生活质量，避免关节畸形。治疗主要包括非药物治疗（患者教育，以及规律锻炼的宣教及物理治疗；针对脊柱、胸廓、髋关节的活动锻炼指导；保持正确的立、坐、卧的姿势；睡硬板床、低枕；避免过度负重和剧烈运动）、药物治疗（非甾体消炎药、抗风湿药、生物制剂、糖皮质激素、其他等）、外科治疗。研究发现，物理治疗和功能锻炼在AS的治疗中占据重要地位，自主功能锻炼或监督条件下功能锻炼均能更好改善疼痛、机体功能、脊柱活动和患者整体评价。NSAID目前被广泛应用于AS治疗，但需要警惕该类药长期应用的不良反应。Dougados等发现柳氮磺吡啶（SSZ）可明显改善AS患者的肿胀关节数（$P<0.01$）。近年来，生物制剂在AS中的应用取得了良好的疗效，目前国际上推荐治疗AS的生物制剂主要是TNF抑制剂，包括TNF-α单克隆抗体、TNF受体抗体融合蛋白。其他治疗药物还有IL-17抑制剂以及IL-12/23单克隆抗体、托法替布等。糖皮质激素在AS治疗中被推荐用于关节腔局部治疗，不鼓励全身应用糖皮质激素。晚期的AS合并股骨头坏死的患者，髋关节置换术是最好的选择。

（四）干燥综合征

干燥综合征（Sjögren syndrome，SS）的诊断主要依靠2002年修订的国际分类标准。①口腔症状。3项中有1项或1项以上：a. 每日感到口干持续3个月以上；b. 成年后腮腺反复或持续肿大；c. 吞咽干性食物时需用水辅助。②眼部症状。3项中有1项或1项以上：a. 每日感到不能忍受的眼干持续3个月以上；b. 反复感到沙子进眼或磨砂感；c. 每日需用人工泪液3次或3次以上。③眼部体征。下述检查任1项或1项以上阳性：a. 泪液分泌试验（Schirmer试验）≤5mm/5min；b. 角膜染色≥4 van Bijsterveld计分法。④组织学检查。唇腺病理示淋巴细胞灶≥1（每4mm^{2}组织内至少有50个淋巴细胞聚集于唇腺间质者为一灶）。⑤唾液腺受损。下述检查任1项或1项以上阳性：a. 唾液腺分泌流率试验≤1.5ml/15min；b. 腮腺造影阳性；c. 唾液腺放射性核素扫描阳性。⑥自身抗体。抗SSA抗体或抗SSB抗体阳性（双扩散法）。原发性干燥综合征诊断：无任何潜在疾病，满足4条或4条以上，必须含有第④条或第⑥条，同时符合第③条、第⑤条中任意1条阳性。继发性干燥综合征：患者有潜在的疾病（如任一结缔组织病），符合上述标准中第①条和第②条中任意1条，同时符合③～⑤条中任意2条。上述标准必须除外：颈头面部放疗史、丙肝病毒感染、艾滋病、淋巴瘤、结节病、移植物抗宿主病、抗乙酰胆碱药（如阿托品、山莨菪碱、溴丙胺太林、颠茄等）的应用。此外，2012年ACR根据干燥综合征国际临床合作联盟（SICCA）的队列数据研究提出SS新的分类标准，更强调客观指标，去除了主观指标，如口干、眼干等主观症状。具有SS相关症状/体征的患者，下列3项客观指标中符合至少两项，同时排除继发性疾病（其中增加了IgG4相关性疾病、淀粉样变，去除了淋巴瘤），即可考虑原发性干燥综合征（pSS）。①抗SSA/Ro抗体和/或抗SSB/La抗体阳性，或类风湿因子（RF）阳性和ANA滴度≥1/320；②唇腺活检病理提示灶性淋巴细胞浸润性唾液腺炎，其灶性指数≥1个/4mm^2；③干燥性角结膜炎伴结膜角膜染色评分（ocular staining score，OSS）≥3分（患者近期未使用治疗青光眼的滴眼液，近5年内无角膜和美容性眼睑手术史）。同时必须排除：颈、头、面部放疗史，以及丙肝病毒感染、获得性免疫缺陷综合征、结节病、淀粉样变、移植物抗宿主病、IgG4相关性疾病。针对涎腺超声的研究表明，在pSS患者中，涎腺超声的诊断价值优于腮腺造影和涎腺核素检查，提示涎腺超声有望替代传统检查方法用于SS的诊断。2013年Comec等将超声检查纳入2002年AEcG的分类标准中，将SS的诊断灵敏度由77.9%提高到了85.7%，而特异度保持在96.1%。Delli等纳入29项研究的荟萃分析，得到汇总灵敏度为0.69（95%*CI*，0.67~0.71），特异度为0.92（95%*CI*，0.91~0.93）。同样，在2015年的ACR会议中,Alan 总结了 2005—2014 年国外 7 家关于涎腺超声对 SS 的诊断价值的研究,涎腺超声对 SS 的诊断的灵敏度波动于 52%~95%,特异度为 84%~99%,可见超声对于 SS 具有很高的诊断价值。

干燥综合征的治疗,主要是替代、对症和系统性治疗。避免使用加重泪腺、唾液腺的功能减低的药物。合并肾小管酸中毒及血管炎病变者,可加用激素、免疫抑制剂及生物制剂等。干眼症状的治疗:人工泪液是干眼的一线治疗,而自体血清泪液对眼部的润滑作用优于人工泪液,且耐受性良好。研究发现,用环孢素治疗 SS 眼干燥症的临床试验进行系统评价,发现 0.05% 环孢素显著改善干眼症,而 0.1% 环孢素疗效不明显。非甾体抗炎药(NSAID)可用于缓解 SS 患者眼部不适,但应谨慎使用,治疗过程中应密切监测角膜上皮缺损情况,必要时及时停药。研究发现,抗炎治疗对 SS 眼干燥症有关键性作用。口干的治疗中味觉刺激和 / 或唾液替代物被认为是第一线治疗。另外,促腺体分泌药,主要包括 M 胆碱能受体激动剂和溶黏蛋白剂,适用于中重度口眼干燥症,且唾液腺和泪腺尚有残存功能的患者。抗疟药、糖皮质激素、免疫抑制剂等有一定疗效。生物制剂中,由于 SS 患者循环系统中 IFN-α 水平低下,潜在性地降低了患者的免疫应答反应,因此,IFN-α 成为第一个针对性治疗的细胞因子。如 Cummins 等总结了两项三期临床试验的结果,样本总量为 497 例,发现口服小剂量 IFN-α(150U,3 次 / 天)24 周,较安慰剂对患者的唾液量改善更显著,可减轻口眼干燥症状且无明显副作用。

(五) 银屑病关节炎

银屑病关节炎(psoriatic arthritis,PA)的诊断,依据 2006 年的 CASPAR 诊断标准,诊断依据如下。炎症性关节外表现:①现在患有银屑病(2 分);②既往银屑病史(1 分);③一级亲属中有银屑病患者(1 分);④指甲萎缩(1 分);⑤类风湿因子阴性(1 分);⑥现在患有指 / 趾炎(1 分);⑦既往指 / 趾炎病史(风湿病专家记录)(1 分);⑧放射学检查手足关节旁骨质的新骨(骨赘除外)形成(1 分)。满足分类标准必须具备炎症性关节病(包括关节、脊柱或附着点)及其他表现的积分 ≥ 3 分。肌骨超声的早期诊断对外周关节附着点炎有重要作用。超声检查外周关节附着点不仅能发现 PA 早期炎症,还可利用能量多普勒对炎性条件下病情活动情况进行评判。皮肤诊断方面,银屑病患者超声皮肤正常 2 层结构消失或紊乱,高回声的表皮层不均匀性增厚,可伴或不伴声影,低回声真皮层肿胀,可伴或不伴血流信号增多表现。超声在指甲炎的诊断提示,PA 患者的甲床常增厚至 2.5mm 以上,甲床血流信号明显增多。

银屑病关节炎的主要治疗为药物治疗,例如非甾体抗炎止痛药、改变病情的抗风湿药、小剂量糖皮质激素及生物制剂等。甲氨蝶呤是常用药,目前疗效较好的是甲氨蝶呤联合生物制剂(肿瘤坏死因子 -α 抑制剂、IL-17 单克隆抗体等)。一些组织已公布推荐治疗方案,比如银屑病和银屑病关节炎研究与评估小组(GRAPPA)和欧洲风湿病联盟。其中 GRAPPA 团队建议从 5 个方面(外周关节炎、皮肤与指甲损害、肌腱端炎、指 / 趾点、中轴关节炎)考虑,并使用表格列出疾病的活动和严重程度。另外,生物制剂的治疗有了新的突破。Morell L 等给予 147 名银屑病患者依法利珠单抗治疗,55% 患者炎症得到很好的改善,18% 患者有轻微改善,但当停药后,30% 的患者出现病情反复。可用以肿瘤坏死因子(TNF)为靶目标的生物制剂依那西普用于治疗 PA。有研究显示依那西普可有效改善 PA 的皮肤和关节症状。有 meta 分析提示,与对照组相比,来氟米特治疗 PA 的总有效率、关节肿胀数的改善程度、ESR 的改善程度、CRP 的改善程度优于对照组,对关节压痛数的改善程度与对照组相当。

(梅轶芳 胡 峰 王梅英)

第二节 风湿性疾病合并结核病

一、流行病学及易感因素

随着风湿性疾病生存时间的延长，病程越来越长，风湿性疾病内在的免疫功能紊乱及治疗药物诱导的免疫抑制机制导致继发感染成为影响患者长期存活的主要因素，尤其结核菌的感染越来越多，严重降低了患者的生活质量，同时加大了患者的死亡风险。全球约有 1/3 的人口感染结核分枝杆菌（*M.tb*），90% 的感染者可长期携带病原菌成为结核潜伏感染（latent tuberculosis infection，LTBI）者。如果不干预，约 5%~10% 的 LTBI 可发展成活动性结核病患者，LTBI 的重新激活是大部分结核病（TB）活跃病例的原因。这使得尤其是在高危人群中 LTBI 的诊断和治疗对于 TB 疫情的控制至关重要。国外文献报道风湿性疾病合并结核感染发病率分布宽度较大，为 1.2%~36%。国内研究发现风湿性疾病患者 T-SPOT 检测阳性率为 18.9%，而健康体检组仅为 6.2%，提示风湿病患者合并结核感染及 LTBI 发生率远远高于普通人群。随着临床研究工作的深入，风湿性疾病与结核感染的关系越来越引起重视。

风湿性疾病合并结核感染也存在年龄及地域上的区别，不同种类的风湿性疾病合并结核感染的发病率也不同。国外研究表明即使未使用过 TNF-α 抑制剂治疗的 RA 患者其发生 TB 的风险也是普通人群的 2~10 倍。瑞典的一项前瞻性队列研究发现未使用生物制剂治疗的 RA 患者发生结核的风险是普通人群的 4 倍，并指出结核病的风险可能与疾病本身的免疫紊乱及免疫抑制药物、TNF-α 抑制剂、皮质类固醇有关。黄安芳等发现老年风湿病患者 LTBI 感染率高。邓国防等曾对深圳市两家医院 1 218 例风湿性疾病患者进行回顾性分析，结果显示，风湿性疾病患者并发结核感染的比例为 24.6%（300/1 218），其中，LTBI 的比例最高［21.3%（259/1 218）］，其次为非活动性结核［2.2%（27/1 218）］和活动性结核［1.1%（14/1 218）］，并发结核感染者中男性的比例高于女性。T 细胞免疫和巨噬细胞的吞噬活性是抗分枝杆菌感染的关键防御机制，传统合成 DMARDs（csDMARDs）的免疫抑制效应使得应用 csDMARDs 的 RA 患者 TB 风险是普通非 RA 受试者的 2.5 倍。

风湿性疾病的主要发病机制为自身免疫耐受受损，B 淋巴细胞异常激活和 T 淋巴细胞异常反应。长期使用糖皮质激素、免疫抑制剂、生物制剂尤其是肿瘤坏死因子 α（TNF-α）拮抗剂等致使风湿病患者机体处于免疫抑制状态，增加了结核分枝杆菌的机会性感染。TNF 在宿主对感染的应答中起关键作用，因为它影响细胞向感染性病灶的转运，促进能够控制疾病进展的肉芽肿的形成，以及增加巨噬细胞的吞噬能力和活细胞内细菌的死亡。此外，TNF 负责维持肉芽肿的结构完整性。因此，TNF-α 拮抗剂的使用导致肉芽肿内的分枝杆菌恢复生长，甚至导致肉芽肿结构崩解。故而 TNF-α 拮抗剂的使用可增加 LTBI 再激活的风险，同时治疗过程中可出现新发 TB 感染和促进活动性 TB 的进展。

RA 患者 LTBI 再激活的风险增加，TNF 拮抗剂治疗进一步增加了这种风险。关于依那西普、英夫利西单抗和阿达木单抗治疗 RA 所致严重感染的研究中发现，三种疗法都与分枝杆菌感染相关，人们已经认识到 TNF-α 抑制剂治疗可引起结核病再激活。筛查和正确的预防是预防 TNF-α 抑制剂治疗期间 LTBI 再激活的最有效方法。实际上，强烈建议不管使用何种抗 TNF 药物，所有患者在 TNF-α 抑制剂治疗前进行结核病筛查。

Cantini 等研究也发现 csDMARDs（磺胺嘧啶除外）患者的结核病再激活风险增加，而用于治疗风湿性疾病的非 TNF-α 的生物制剂例，如抗 IL-1 的阿那白滞素（ANK）、抗 CD20 的利妥昔单抗

(RTX)、抗 CD80/CD86 的阿巴西普(ATB)、抗 IL-12 和 IL-23 的乌司奴单抗(US)和抗 IL-17 的司库奇尤单抗(SEC)等的结核病再激活风险很低或没有。因此,这些药物是结核病再激活风险增加的患者最安全的选择。而 csDMARDs(磺胺嘧啶除外)会增加结核再激活的风险。研究发现,抗 TNF 药物与甲氨蝶呤或硫唑嘌呤联合使用时,结核病风险更高,LTBI 筛查需要增加标注这些药物。

Mohamed 等对 200 例 SLE 患者进行 1 年的随访,发现 SLE 患者发生感染的比例高达 55%,其中 10% 的患者出现了多重感染,结核分枝杆菌感染的发生率为 2%。Lao M 等对 1 108 例患者进行了回顾性研究发现合并活动性 TB 的 SLE 患者共 59 例(5.3%),其中 41 例为肺结核,近三分之一(35.6%)的患者发展为播散性结核病。淋巴细胞减少和糖皮质激素的累积剂量与红斑狼疮患者的 TB 感染有关,尤其是在播散性结核病中。

总之,风湿性疾病由于存在自身免疫功能紊乱,治疗过程中 TNF 拮抗剂等生物制剂、激素、csDMARDs(磺胺嘧啶除外)的应用,导致其合并结核发生率增高。同时风湿性疾病由于多为系统性疾病,常累及多系统、多器官,合并肾炎、间质性肺疾病等进一步增加结核感染的风险。另有研究表明机体营养和卫生状况也会影响结核病的患病率。

二、发病机制

结核分枝杆菌是呼吸道病原体,人体通常通过吸入含有气溶胶的细菌获得肺部感染。它是一种胞内菌,细胞免疫在结核分枝杆菌的感染中起重要作用。在肺部,入侵的结核分枝杆菌很快被肺泡巨噬细胞识别和吞噬,并在细胞内存活和增殖,它们与巨噬细胞相互作用,通过细胞因子级联(TNF、IL-12、IL-1、IL-6)引发炎症反应,诱导其他免疫细胞向肺部迁移。在细胞因子的影响下,募集的单核细胞分化成巨噬细胞,与树突状细胞(DC)一起吞噬分枝杆菌。随后,吞噬的巨噬细胞迁移到区域淋巴结,激活 CD4 和 CD8 阳性 T 细胞,CD4 和 CD8 阳性 T 细胞对结核分枝杆菌的免疫应答产生 IFN-γ 和 TNF 等细胞因子。体外研究表明,TNF 通过一氧化氮依赖性和一氧化氮非依赖性途径增加巨噬细胞吞噬和杀死分枝杆菌和其他细胞内病原体的能力。TNF 在细胞内病原体的控制中也起重要作用,能将单核细胞、中性粒细胞、T 细胞和树突状细胞等炎症细胞募集到感染区域形成肉芽肿及维持肉芽肿的稳定。用 TNF 拮抗剂治疗可引起结核潜伏感染(LTBI)的再激活,导致肺内、肺外或播散性疾病。Kaneko 等证明,在感染结核分枝杆菌的 TNF 敲除小鼠中,存活时间从 50 天减少到 33 天,脓肿在肺、肝、脾和肾中播散,没有形成肉芽肿。

在抗结核的细胞免疫中,关键步骤是肺部抗原提呈细胞(APC)迁移到区域淋巴结(LN)的能力,在那里它可以将抗原(Ag)呈递给幼稚 T 细胞以启动适应性免疫应答。研究表明 *M.tb* 诱导的树突状细胞(DC)向区域 LN 的迁移和随后激活 T 细胞是结核免疫中至关重要的步骤。在适应性免疫应答中最重要的就是 $CD4^+$T 细胞和 $CD8^+$T 细胞,例如 HIV 感染的患者,由于缺乏 $CD4^+$T 细胞,结核感染常不能控制。$CD8^+$T 细胞主要是通过产生颗粒溶素(granulysin)和穿孔素直接杀灭结核分枝杆菌。此外,还有在固有免疫和适应性免疫中起连接作用的 γδT 细胞,既有细胞毒作用,又可以产生细胞因子,并能维持宿主细胞的完整性及内环境的稳态。

风湿性疾病的病因和发病机制复杂多样,常见的风湿性疾病如弥漫性结缔组织病(RA、SLE、皮肌炎、多发性肌炎等)及脊柱关节病等多是由自身免疫反应所介导的多器官、多系统疾病,在疾病过程中出现针对自身抗原的免疫反应,并导致组织损伤。疾病的免疫学异常导致感染的风险增加。感染可通过机体对病原体及其产生抗原的清除而诱发免疫反应,结核分枝杆菌感染与多种反应性免疫现象有关,例如结节性红斑、硬红斑、结核性关节炎和淀粉样变。结核性关节炎又称结核性风湿症、Poncet 病,其特征是在存在活动性肺 TB 的情况下出现无菌性炎性多关节炎,常无关节破坏、关节畸形。有研究认为该病的机制为Ⅳ型变态反应为主的变应性疾病，即结核分枝杆菌抗原与抗体形成的免疫复合物沉积于关节处，激活补体，造成局部组织炎性损伤。另外研究发现32.3% 的白塞病与结核相关。抗结核药物也可引起风湿症，例如异烟肼和利福平可引起药物性狼疮，主要表现为多发性关节炎、胸膜炎、心包炎，肾和中枢神经系统受累很少见。氟喹诺酮常作为抗结核治疗的二线药物使用，氟喹诺酮会引起关节病或肌腱病。吡嗪酰胺会影响血尿酸的代谢，引起高尿酸血症和痛风。

三、临床特点

风湿性疾病患者合并结核病可表现为发热、咳嗽、咳痰、消瘦、头痛、气促、乏力、恶心、关节痛、腰背痛、食欲减退、盗汗、腹胀、咯血、胸痛、心悸、呕血、腹泻、腹痛、尿急、尿痛、神志模糊等，常缺乏特异性临床表现。其临床表现常和风湿性疾病本身的临床表现难以鉴别，如肺外结核的中毒症状如发热、关节痛、贫血等与狼疮活动症状重叠，结核性脑膜炎的临床表现与狼疮性脑病症状重叠，这些均容易导致漏诊或延误诊断。发热是该类患者最常见的临床表现，常表现为首发或者唯一的临床表现，然而风湿性疾病（如 SLE、RA、系统性血管炎、难治性成人 Still 病、皮肌炎 / 多肌炎）的病情活动本身就可以引起发热，在治疗过程中糖皮质激素及免疫抑制剂的应用还会掩盖发热、乏力、盗汗等结核中毒症状，导致结核中毒症状不明显。如何鉴别感染、病情活动或是其他原因导致的发热是风湿病工作者常需面对的临床问题之一。此外，与单纯结核感染相比，风湿性疾病合并结核多表现为播散性结核、多发淋巴结肿大及肺外结核多见、起病隐匿等特点，往往较难找到确切感染灶，较难获得病原学依据，诊断周期长。例如一项包含 3 000 例 SLE 患者研究显示，其中 19 例合并结核，其中肺外结核占 52.4%，包括 5 例关节与皮肤结核，2 例粟粒性结核，2 例脊柱结核，1 例脾脏结核和 1 例腹膜结核。也有报道称，可以发生乳腺结核、播散性粟粒性皮肤结核，以及全身脏器播散。有研究发现，从结核症状出现到明确诊断需要 1 个月甚至 1 年。对于风湿性疾病合并结核的病例确诊可能时间更久，诊断上更有挑战性。

单纯结核感染多能找到感染灶，有结核中毒的症状、体征及实验室检查异常，中毒症状往往较重。而风湿性疾病病情活动出现发热时却以原发病的症状、体征、实验室检查异常为主，无或很少有中毒症状。当风湿性疾病患者出现发热难以用原发病解释，或在病情缓解过程中体温波动大，病情不能控制，一般情况逐渐恶化。治疗过程中出现新的症状、体征或有关化验异常，特别是周围血象高，或中性粒细胞增高，或出现发热、咳嗽、咳痰、呼吸困难、体重下降，以及肺部浸润灶、淋巴结肿大、胸腔积液、腹水，或皮肤局限性炎症包块等情况，需要警惕合并结核病。需要注意的是，胸片阴性报告不能排除粟粒性肺结核，建议进行胸部 CT 检查。此外，非结核分枝杆菌的感染在风湿性疾病中也不少见，常表现为发热、皮肤结节或者脏器的脓肿。

四、诊断

多数风湿性疾病合并结核菌感染者，临床表现不典型，部分患者起病隐匿，且与风湿病本身的临床表现难以鉴别，给诊断带来困难。近年来随着 TNF-α 拮抗剂等生物制剂在风湿病临床中的广泛应用，风湿病合并结核的风险也逐年上升。风湿科医生应增强结核病的防治意识。

目前结核分枝杆菌感染常用的检查方法包括：病原学检查（痰涂片、痰培养）、分子生物学检查（结核分枝杆菌核酸检测）、病理学检查、免疫学检查（TST、γ 干扰素释放试验、结核分枝杆菌抗体检测）等。其中病原学、病理学阳性是诊断结核的金标准，结核分枝杆菌核酸检测阳性结合特异性的影像学改变也可以诊断结核感染。但是风湿疾病合并肺结核由于存在临床表现不典型、肺外结核多见、较难找到确切感染灶等特点，取得确切病原学困难，给诊断带来困难。在临床工作中我们要善用免疫学检查等辅助检查手段，同时注意分枝杆菌核酸检测的方法的应用。《结核病分类(WS196—2017)》中将分枝杆菌核酸检测阳性且胸部影像学检查符合结核病影像改变的患者确诊为结核病，为我们提供了无确切病原学证据时诊断结核病的可能。目前临床中常用的筛查手段包括胸部X线检查、免疫学相关检查(如TST、γ干扰素释放试验、结核分枝杆菌抗体检测等)。

风湿性疾病合并结核的诊断以病原学(包括细菌学、分子生物学)检查为主，结合流行病史、临床表现、胸部影像学、相关的辅助检查及鉴别诊断等，进行综合分析做出诊断。以病原学、病理学结果作为确诊依据。当出现难以用原发风湿病解释的发热、关节痛、贫血等临床表现时要注意筛查结核，警惕结核感染尤其是LTBI。对诊断不明的患者，可以依靠组织学检查发现肉芽肿炎症，或试验性治疗有明确的效果，这些均可以成为诊断的重要依据，特别是在结核发病高流行地区及风湿性疾病等易发人群中。

五、治疗策略的特殊性

(1)治疗原则　风湿性疾病合并结核病的治疗原则是联合、短程、足量。在联合抗结核治疗时需要结合患者的身体状况及原发风湿病的状况，充分考虑结核分枝杆菌药物敏感性、感染的状况、药物的禁忌证等因素。常规方案为2HRZE/4HR。对有空洞性肺结核、胸部X线检测示广泛性病变以及治疗2个月后痰菌仍然阳性的患者，可以延长疗程至9个月。发生结核性脑膜炎的患者需要9~12个月疗程。治疗反应较差的骨结核或关节结核，也需要适当延长疗程。在处理风湿性疾病病情活动合并结核病时，处理原则是抓主要矛盾，把握时机。应根据患者的实际情况，重点处理危及生命的临床问题。在不能区分疾病活动还是感染时，应当双管齐下，重点抗感染。需要提出的是，由于人丙种球蛋白可以起到暂时使机体产生多种抵抗病原体的抗体，起到快速被动免疫的效果，此时使用往往可以起到较好的效果。要严密动态观察，根据观察结果及时调整治疗方案。对单纯抗结核治疗疗效差者，还应积极寻找是否同时有其他病原体感染的证据。能否获得病原学依据可能对风湿性疾病患者感染的治疗成败起到决定性的作用，因此风湿性疾病合并感染的患者应尽力明确病原体，包括细菌学检查，如分泌物的培养、组织培养，以及一些有创性的检查获得组织学的病理依据。

(2)注意事项　异烟肼、利福平和吡嗪酰胺可引起药物性肝损伤或加重风湿病患者已有的肝损害。通常药物引起的中毒性肝损害，其ALT、AST、ALP和LDH水平显著高于风湿性疾病本身引发的肝损害。如果AST大于正常值3倍且排除由结核本身所引起，可考虑使用异烟肼、利福平和乙胺丁醇6个月，避免使用吡嗪酰胺。对于严重肝损害患者，可以考虑使用利福平和乙胺丁醇12个月，在前2个月可以加服喹诺酮类和氨基甙类药物，但这种推荐的方法其有效性缺乏临床研究支持。风湿性疾病易累及肾脏，而各种肾脏病也是结核的高发因素，为防止吡嗪酰胺等药物透析过程中丢失，建议药物透析后服用更为合理。伴有肾功能衰竭的患者，乙胺丁醇剂量需要减少，必要时需监测血药浓度以免中毒。但没有证据表明，腹膜透析患者对抗结核药物的影响。利福平是肝脏药物代谢酶重要的诱导剂，特别是细胞色素P450，可以加快药物的代谢，引起血中许多药物血药浓度的降低，包括各种糖皮质激素制剂。因此，在抗结核药物治疗同时，需要关注药物代谢对抗风湿病活动药物浓度的影响。利福喷丁对肝脏药物代谢酶影响较小，必要时可替代利福平。

(3)预防性用药　参见相关章节。

六、预后

风湿性疾病为累及多器官、多系统的系统性疾病，病程中可伴肝肾功能障碍及白细胞和血小板低、自身免疫性溶血性贫血等血液系统疾病，长期应用激素、非甾体抗炎药等会导致慢性胃炎等。这些因素均可能影响抗结核药物的应用，影响合并结核时疾病的预后。另外风湿性疾病，如类风湿关节炎、干燥综合征、特发性炎性肌病等，易累及肺部形成间质性肺炎，系统性硬化患者由于胃食管反流、食管运动障碍等，也可加重肺部感染，导致合并结核病时治疗困难，预后不良。

七、主动筛查

风湿性疾病患者由于机体免疫功能异常及治疗过程中免疫抑制剂的应用，病程中尤其是风湿性疾病病情活动时结核感染发病率高，治疗过程中对合并结核尤其是潜伏性结核的监测对于治疗及预后至关重要，需要详细询问结核病相关病史，包括危险因素评估、结核病史、接触史、治疗史、既往接种卡介苗的情况。常规的监测手段包括临床症状、体征、胸部X线片，有条件的应同时监测IGRA。若患者出现疑似TB的症状，如发热、盗汗、咳嗽、咳痰、消瘦等临床表现，需进一步进行结核病的病原学检查，一旦发现合并结核感染，应积极治疗。

八、展望

鉴别风湿性疾病病情活动与风湿性疾病合并结核病已经成为每一个风湿科医生临床工作中必须面临的难题，而风湿性疾病合并结核病的治疗则成为风湿性疾病诊治过程中的巨大挑战，困扰着很多风湿科医生。随着临床医生对风湿性疾病患者合并结核病的认识不断加深，早期筛查、干预、治疗并加强患者系统的管理在临床工作中越来越常见，通过多学科共同努力，相信在未来的临床工作中风湿性疾病合并结核发病率会逐步降低。

（梅铁芳　胡 峰　王梅英）

第三节　典型病例

典型病例 1

男，24岁。发热、咳嗽2个月余。

【现病史】患者2个多月前无明显诱因出现咳嗽、发热，胸部CT示右肺上叶后段多发斑片影，内见支气管征；右肺中叶内侧段、下叶外基底段可见少许斑片条索影。先后给予左氧氟沙星、莫西沙星抗感染，2017年11月22日复查胸部CT示肺部病灶无明显吸收，支气管镜示右上叶支气管新生物，肺泡灌洗液结核分枝杆菌GeneXpert检测阳性（极低）。

【既往史】既往有系统性红斑狼疮病史6年，曾服用激素治疗，出现双侧股骨头坏死，行左侧髋关节置换术，现服用羟氯喹等药物治疗。

【入院查体】T 36.7℃，P 98次/分，R 20次/分，BP 102/65mmHg，双肺呼吸音清，未闻及干、湿啰音，未闻及胸膜摩擦音。

【辅助检查】2017年11月4日胸部CT示右肺上叶后段多发斑片影，内见支气管征；右肺中叶内侧段、下叶外基底段可见少许斑片条索影。彩超：心内形态、结构及血流未见明显异常，左室舒缩功能正常，双肾输尿管及膀胱未见异常。12月4日支气管镜示右上叶支气管新生物，肺泡灌洗液结核分枝杆菌GeneXpert检测阳性（极低）。2018年2月13日支气管肺泡灌洗液分枝杆菌培养阳性，鉴定为结核分枝杆菌，十项药敏试验均敏感。抗核抗体谱：dsDNA 抗体阳性，Sm 抗体阳性，U1-snRNP 阳性，抗核糖体 P 蛋白抗体（anti-P0）阳性，CRP 53mg/L，ESR 65mm/h，PCT、G 试验、GM 试验、肺炎病原体四项未见异常。支气管灌洗液 AFB、TB-DNA 阴性。

【诊断】①继发性肺结核，右肺，涂（-），初治。②支气管结核。③系统性红斑狼疮。

【治疗】入院给予 2HRtEZ/10HRt 抗结核及抗风湿治疗（羟氯喹、强的松），并于 2017-12-27、2018-1-3 两次支气管镜下行右上叶支气管结核介入治疗（冻融、局部注药）。患者病情稳定，于 2018 年 1 月 4 日好转出院，出院后继续抗结核治疗，其间多次复查痰 AFB、TB 培养阴性，胸部 CT 提示肺部病变逐渐吸收好转，于 2018 年 12 月份停抗结核治疗。

【诊治体会】患者明确诊断 SLE 合并继发性肺结核、支气管结核，SLE 患者因本身免疫功能紊乱且长期使用免疫抑制剂，属结核病高危人群，需要常规筛查，该患者经过影像学及支气管肺泡灌洗液病原学检查确诊，提示对于 SLE 患者需要排除合并结核病可能，必要时进行胸部 CT 及支气管肺泡灌洗液检查进一步明确。治疗上：抗结核治疗方案仍可选择标准化疗方案，但疗程需要适当延长至 9~12 个月，具体疗程目前仍无定论，需要根据影像学及痰病原学结果确定，需要注意的是对于出现 SLE 并发症如肾功能损害或视神经损害患者，治疗方案需要做出相应调整，另外尚需注意抗结核药物利福平对抗风湿药物血药浓度的影响必要时检测血药浓度（图 11-3-1）。

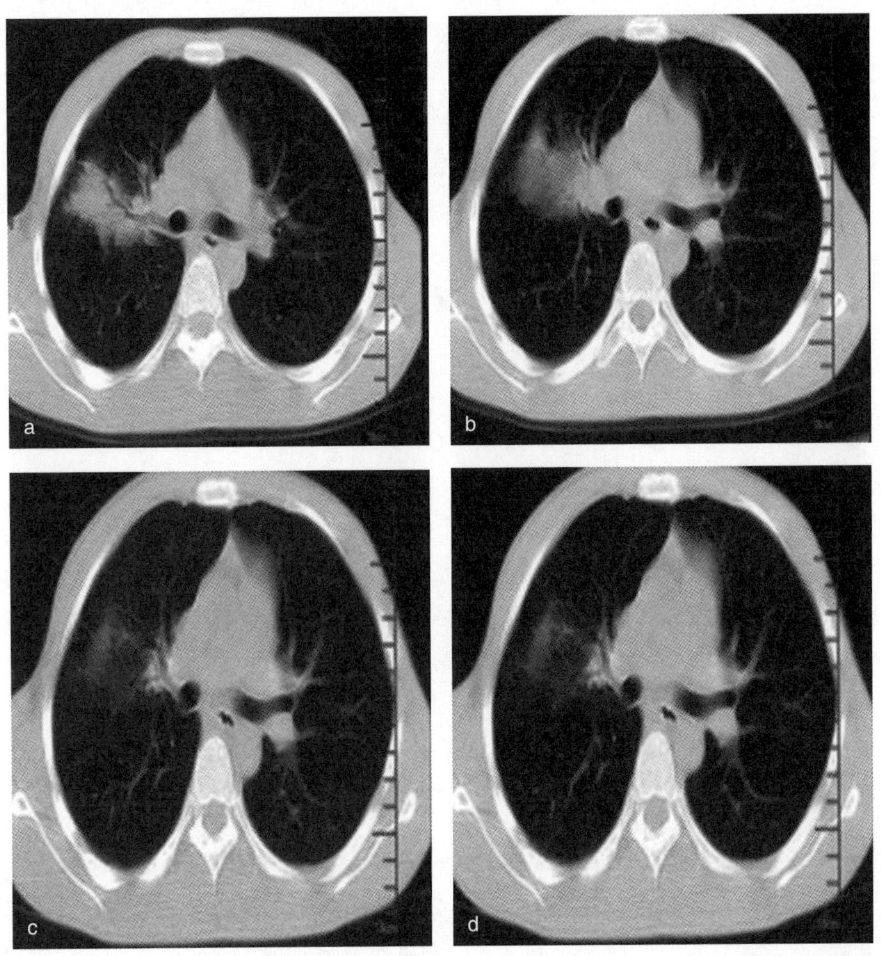

图 11-3-1　a~b. 2017 年 12 月 25 日胸部 CT 影像图；c~d. 2018 年 4 月 27 日胸部 CT 影像图。

典型病例 2

女，35 岁。咳嗽 3 个月。

【现病史】患者自述 3 个月前无明显诱因开始出现反复咳嗽，伴有白痰，近 2 天来患者感觉咳嗽较前加重，伴有咳黄痰，遂到医院就诊，行胸片考虑左上肺结核，今为求进一步诊治就诊我院。

既往史及个人史无特殊。

【入院查体】T 36.5℃，P 73 次 / 分，R 19 次 / 分，BP 129/78mmHg。双肺呼吸音清，未闻及明显干、湿啰音，2018 年 2 月 4 日外院胸片考虑肺结核。入院后检查血常规、肝肾功能电解质血凝功能正常。ESR 81mm/h，RF 115.04IU/ml。抗核抗体谱：dsDNA 抗体可疑，SSA/Ro 60KD 抗体阳性，SSA/Ro 52KD 抗体阳性，SSB/La 抗体阳性，血管炎抗体阴性，T-SPOT.TB 阳性。胸部 CT 示：考虑双肺继发型肺结核可能。心脏、双肾输尿管膀胱、肝胆脾胰彩超未见异常。支气管镜：双侧支气管炎性改变。支气管肺泡灌洗液 AFB 阴性，TB-RNA 阳性，Xpert MTB/RIF 阴性，分枝杆菌培养阴性。唇腺活检符合干燥综合征病理改变。

【诊断】①继发性肺结核，双肺，涂（-），初治。②干燥综合征。

【治疗】给予抗结核治疗（2HRZE/10HR）。同时请风湿科医生会诊给予泼尼松等抗风湿治疗，治疗期间患者无特殊不适，多次查痰分枝杆菌培养阴性，胸部 CT 提示双肺病灶明显吸收好转，于 2018 年 12 月门诊认为治愈停药（图 11-3-2）。

【诊治体会】该患者因肺结核住院后确诊干燥综合征，既往并无长期使用激素病史，故不但风湿性疾病患者需要排除肺结核，肺结核患者同样需要常规排除风湿性疾病，因部分风湿性疾病患者平时并无明显临床表现，故对于住院患者，除了需要详细询问有无风湿性疾病相关临床症状外，必要时需要完善自身抗体检查进一步排除。干燥综合征患者肺结核治疗同样使用标准化疗方案，疗程可适当延长但具体时间暂无定论，需要根据临床表现及痰结核菌结果、胸部影像学结果综合判断。

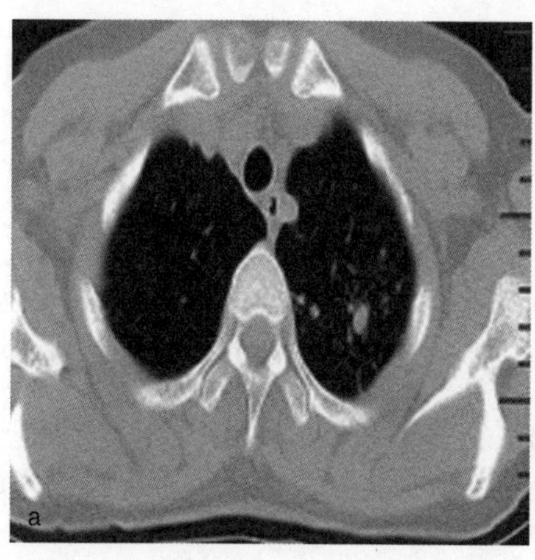

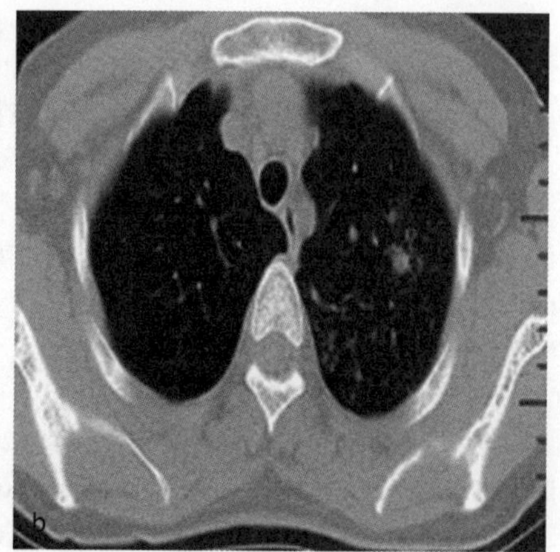

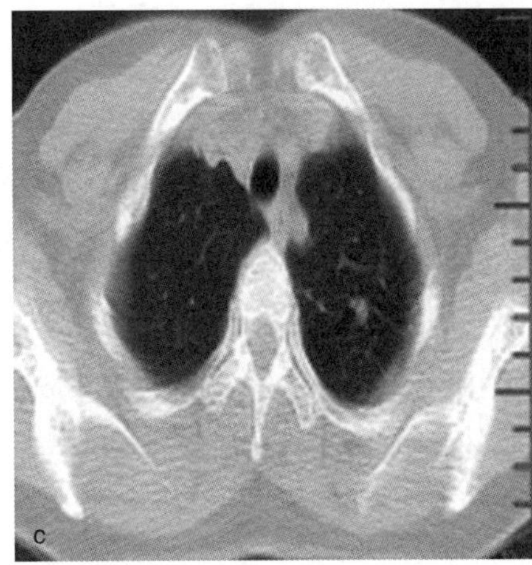

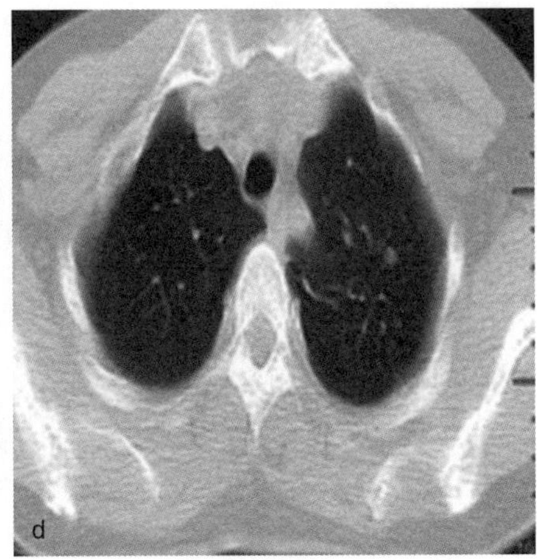

图 11-3-2 a~b. 2018 年 2 月 6 日胸部 CT 影像图,考虑双肺继发性肺结核可能;c~d. 2018 年 12 月 8 日胸部 CT 影像图,显示双肺病灶明显吸收好转。

(梅轶芳 胡 峰 王梅英)

参考文献

[1] 葛均波, 徐永健. 内科学. 8 版. 北京: 人民卫生出版, 2013.

[2] 张奉春, 彭南燕, 陈永生. 中华医学百科全书: 风湿病学. 北京: 中国协和医科大学出版社, 2017.

[3] 任佳琦, 赵金霞. 抗瓜氨酸蛋白抗体阴性类风湿关节炎的诊治进展. 中华风湿病学杂志, 2018, 22 (7): 497-500.

[4] Wollenhaupt J. Safety and efficacy of tofacitinib, an oral janus kinase inhibitor, for the treatment of rheumatoid arthritis in open-label, longterm extension studies. J Rheumatol, 2014, 41 (5): 837-852.

[5] 张蓓蓓, 蔡辉. Janus 激酶抑制剂治疗类风湿关节炎的研究进展. 中华风湿病学杂志, 2017, 21 (6): 421-424.

[6] Petri M. Derivation and validation of the Systemic Lupus international collaborating clinics classification criteria for systemic lupus erythematosus. Arthritis Rheum, 2012, 64 (8): 2677-2686.

[7] 董玉梅. 系统性红斑狼疮的诊断标准及治疗研究进展. 临床医药文献电子杂志, 2017, 4 (44): 8711-8712.

[8] 吴小川, 李灿琳. 生物制剂治疗系统性红斑狼疮研究进展. 中华实用儿科临床杂志, 2016, 31 (21): 1612-1616.

[9] 李晓江. 探讨强直性脊柱炎早期临床特点、早期诊断、治疗及预后. 中国保健营养, 2016, 26 (31): 5.

[10] Chen J. Methotrexate for ankylosing spondylitis. Cochrane Database Syst Rev, 2013 (2): CD004524.

[11] DENG X. Thalidomide reduces recurrence of ankylosing spondylitis in patients following discontinuation of etanercept. Rheumatol Int, 2013, 33 (6): 1409-1413.

[12] 文琼芳, 黄烽. 强直性脊柱炎的治疗. 临床荟萃, 2016, 31 (5): 465-469.

[13] SHIBOSKI SC. American College of Rheumatology classification criteria for Sjogren's syndrome: a data-driven, expert consensus approach in the Sjogren's International Collaborative Clinical Alliance cohort. Arthritis Care Res (Hoboken), 2012, 64 (4): 475-487.

[14] 田敏. 涎腺超声技术在干燥综合征中的应用价值及研究现状. 中华风湿病学杂志, 2017, 21 (3): 199-202.

[15] LIU Y. Effectiveness of Autologous Serum Eye Drops Combined With Punctal Plugs for the Treatment of Sjögren Syndrome-Related Dry Eye. Cornea, 2015, 34 (10): 1214-1220.

[16] 邵勤, 吴斌. 原发性干燥综合征的治疗进展. 中国免疫学杂志, 2018, 34 (1): 144-148.

[17] 甘伦胜. 肌骨超声在银屑病性关节炎中的应用进展. 中国医学影像技术, 2017, 33 (7): 1109-1112.

[18] 王苏, 王再兴, 张学军. 生物制剂在银屑病关节炎治疗中的应用. 世界最新医学信息文摘 (连续型电子期刊), 2015 (60): 26-27.

[19] CHRISTOPHER GILPIN, ALEXEI KOROBITSYN, GIOVANNI BATTISTA MIGLIORI, et al. The World Health Organization standards for tuberculosis care and management. European Respiratory Journal, 2018, 51: 1800098.

[20] 吴雪琼. 新型结核病疫苗的研究现状与发展趋势. 中国防痨杂志, 2012, 34 (3): 133-137.

[21] DHEDA K, BARRY CE 3RD, MAARTENS G. Tuberculosis. Lancet, 2016, 387: 1211.

[22] 邱可为, 郭欣, 黄启当, 等. T 细胞酶联免疫斑点法对风湿病患者感染结核分枝杆菌的诊断价值. 临床医学工程, 2016, 23 (9): 184-186.

[23] ARKEMA EV, JONSSON J, BAECKLUND E, et al. Are patients with rheumatoid arthritis still at an increased risk of tuberculosis and what is the role of biological treatments ? Ann Rheum Dis, 2015, 74 (6): 1212-1217.

[24] 黄安芳, 罗妍, 赵毅, 等. 风湿病患者合并潜伏性结核感染的分析. 中华内科杂志, 2016, 55 (4): 307-310.

[25] 邓国防, 王玉香, 陈涛, 等. 风湿免疫性疾病并发结核感染的临床特征分析. 中国防痨杂志, 2018, 40 (4): 392-396.

[26] SOLOVIC I, SESTER M, GOMEZ-REINO JJ, et al. The risk of tuberculosis related to tumour necrosis factor antagonist therapies: a TBNET consensus statement. The European Respiratory Journal, 2010, 36 (5): 1185-1206.

[27] ROSSANA SCRIVO, ORLANDO ARMIGNACCO. Tuberculosis risk and anti-tumour necrosis factor agents in rheumatoid arthritis: a critical appraisal of national registry data. International Journal of Rheumatic Diseases, 2014, 17 (7): 714-722.

[28] COLUM DOWNEY. Serious infection during etanercept, infliximab and adalimumab therapy for rheumatoid arthritis: A literature review. International Journal of Rheumatic Diseases, 2016, 19 (6): 536-550.

[29] CANTINI FABRIZIO, NICCOLI LAURA, CAPONE ALESSANDRO, et al. Risk of tuberculosis reactivation associated with traditional disease modifying anti-rheumatic drugs and non-anti-tumor necrosis factor biologics in patients with rheumatic disorders and suggestion for clinical practice. Expert Opinion On Drug Safety, 2019, 18 (5): 415-425.

[30] CANTINI F, NICCOLI L, GOLETTI D. Tuberculosis risk in patients treated with non-anti-tumor necrosis factor-α (TNF-α) targeted biologics and recently licensed TNF-a inhibitors: data from clinical trials and national registries. J Rheumatol Suppl, 2014, 91 (0): 56-64.

[31] LORENZETTI, ZULLO, RIDOLA, et al. Higher risk of tuberculosis reactivation when anti-TNF is combined with immunosuppressive agents: a systematic review of randomized controlled trials. Annals of Medicine, 2014, 46 (7): 547-554.

[32] MOHAMED DF, HABEEB RA, HOSNY SM, et al. Incidence and risk of infection in egyptian patients with systemic lupus erythematosus. Clin Med Insights Arthritis Musculoskelet Disord, 2014, 7: 41-48.

[33] LAO MINXI, CHEN DONGYING, WU XIANGNI, et al. Active tuberculosis in patients with systemic lupus erythematosus from Southern China: a retrospective study. Clin Rheumatol, 2019, 38 (2): 535-543.

[34] LISTING J, GERHOLD K, ZINK A, et al. The risk of infections associated with rheumatoid arthritis, with its comorbidity and treatment. Rheumatology, 52 (1): 53-61.

[35] DHEDA K, GUMBO T, GANDHI NR, et al. Global control of tuberculosis: from extensively drug-resistant tountreatable tuberculosis. Lancet RespirMed, 2014, 2 (4): 321-338.

[36] ORME IM, ROBINSON RT, COOPER AM. The balance between protective and pathogenic immune responses in the TB-infected lung. Nat Immunol, 2015,(16): 57-63.

[37] WINTHROP KL. Risk and prevention of tuberculosis and other serious opportunistic infections associated with the inhibition of tumor necrosis factor. Nat Clin Pract Rheumatol, 2006, 2: 602-610.

[38] PAGAN AJ, RAMAKRISHNANL. The formation and function of granulomas. Annu Rev Immunol, 2018, 36: 639-665.

[39] DI FRANCO M, LUCCHINO B, SPAZIANTE M, et al. Lung Infections in Systemic Rheumatic Disease: Focus on Opportunistic Infections. Int J Mol Sci, 2017, 18 (2): 293.

[40] BHATT K, HICKMAN SP, SALGAME P, et al. Cutting Edge: A New Approach to Modeling Early Lung Immunity in Murine Tuberculosis. Immunol, 2004, 172 (5): 2748-2751.

[41] 齐海宇, 段婷. 常见感染与风湿病表现. 医学综述, 2013, 19 (1): 89-93.

[42] TIKLY M, MIA Z. Tuberculous mastitis in systemic lupus erythematosus: a report of 2 eases.. J Clin Rheumatol, 2011, 17: 96-97.

[43] KO JH, SHIH YC, HUANG YH, et al. Acute tuberculosis cutis miliaris disseminata in a patient with systemic lupus erythematosus. Int J Dermatol, 2011, 50: 1279-1282.

[44] YISHA LI, HONGJUN ZHAO, XIAOXIA ZUO. Systemic Lupus Erythematosus With Lung, Brain, Liver, and Spleen Tuberculosis. Journal of Clinical Rheumatology, 2012, 18 (7): 355.

[45] HENKLE E, WINTHROP KL. Nontuberculous mycobacteria infections in immunosuppressed hosts. Clin Chest Med, 2015, 36: 91-99.

[46] World Health Organization. WHO guidelines on tuberculosis infection prevention and control 2019 update. Geneva: World Health Organization, 2019.

[47] LEWINSOHN DM, LEONARD MK, LOBUE PA, et al. Official American Thoracic Society/Infectious Diseases Society of America/Centers for Disease Control and Prevention Clinical Practice Guidelines: diagnosis of tuberculosis in adults and children. Clin Infect Dis, 2017, 64: 111-115.

[48] SHIM TS. Diagnosis and Treatment of Latent Tuberculosis Infection due to Initiation of Anti-TNF Therapy. Tubercre spirDis, 2014, 76 (6): 261.

[49] VILLAR-HERNÁNDEZ RAQUEL, LATORRE IRENE, MÍNGUEZ SONIA, et al. Use of IFN-γ and IP-10 detection in the diagnosis of latent tuberculosis infection in patients with inflammatory rheumatic diseases. The Journal of infection, 2017, 75 (4).

[50] PETRONE L, VANINI V, CHIACCHIO T, et al. Evaluation of IP-10 in Quantiferon-Plus as biomarker for the diagnosis of latent tuberculosis infection. Tuberculosis (Edinb), 2018, 111: 147-153.

[51] 李力韬, 李洪敏, 马远征, 等. 应用 Xpert MTB/RIF 对脊柱结核临床标本行结核分枝杆菌与利福平耐药性检测的验证性研究. 中华骨科杂志, 2014, 34 (2): 211-215.

[52] World Health Organization. Xpert MTB/RIF assay for the diagnosis of pulmonary and extrapulmonary TB in adults and children. Geneva: World Health Organization, 2014.

[53] TYNDALL AJ, BANNERT B, VONK M, et al. Causes and risk factors for death in systemic sclerosis: A study from the EULAR Scleroderma Trials and Research (EUSTAR) database. Ann Rheum Dis, 2010, 69: 1809-1815.

第十二章　恶性肿瘤合并结核病

第一节　肿瘤概述

流行情况

2020年，全世界约有1 930万新发癌症病例(排除非黑色素瘤皮肤癌后约1 810万例)，近1 000万患者死于癌症(排除非黑色素瘤皮肤癌后约990万例)。平均而言，在75岁之前罹患癌症的风险约为20%，而死于癌症的风险则为10%。在全球范围内，一生中(0~79岁)罹患癌症的概率为男性三分之一，女性四分之一。按性别分类，男性发病率前5位的癌症为肺癌、前列腺癌、结直肠癌、胃癌、肝癌；女性发病率前5位的癌症为乳腺癌、结直肠癌、肺癌、宫颈癌、甲状腺癌。肺癌是男性中最常见的癌症，也是癌症死亡的主要原因，其次是肝癌、结直肠癌、胃癌、前列腺癌。在女性中，乳腺癌是最常被诊断的癌症，也是癌症死亡的主要原因，其次是肺癌、结直肠癌、宫颈癌、胃癌。我国癌症发病率排前5位的分别为肺癌(35.92/10万)、乳腺癌(29.56/10万)、胃癌(18.57/10万)、结直肠癌(17.81/10万)和肝癌(17.35/10万)。

2018年，中国估计有430万例新发癌症病例和290万例癌症死亡病例。与美国和英国相比，中国的癌症发病率较低，但与英国和美国相比，癌症病死率分别高30%和40%，其中36.4%癌症相关死亡的百分比来自消化道癌症(胃癌、肝癌和食道癌)，并且预后相对较差。相比之下，在美国或英国，消化系统癌症死亡的比例不到总癌症死亡的5%。在中国，死亡率较高的其他原因可能是早期癌症的诊断率较低，以及不同地区实施的临床癌症治疗策略不一致。在我国，除感染相关和消化道癌症的高发率之外，大肠癌、前列腺癌、女性乳腺癌的癌症负担也在迅速增加。慢性感染是另一个重要的可预防的癌症病因，约17%的癌症与慢性感染有关。由于某些特别的生活方式，在有些地区更容易患上某些特定类型的癌症，更多了解这些致癌风险因素可能有助于减轻癌症负担。例如，肝癌发病率较高可能与高乙型肝炎病毒(HBV)感染率和黄曲霉素被摄入有关。鼻咽癌(NPC)风险高可能与食用腌制鱼和EB病毒(EBV)感染的高流行有关。

2022年全国癌症报告指出，我国目前肿瘤每年新发病例为406.4万例，发病率为186.46/10万。其中男性207.03/10万，明显高于女性168.14/10万。在发病年龄上，0~19岁、60岁以上两个阶段中，男性肿瘤发生率高于女性，而15~59岁阶段中女性高于男性。60~79岁是恶性肿瘤发生的最高峰年龄段。从地域因素分析，城市地区的肿瘤发病率略高于农村，而死亡率农村略高于城市。城市中高发的肿瘤包括肺癌、乳腺癌、结直肠癌、前列腺癌；而农村中则为胃癌、肝癌、宫颈癌、食管癌。男性癌症发病率排在第一位的是肺癌，女性则为乳腺癌。全国肿瘤年死亡总人数为241.4万，死亡率为105.19/10万，同样具有男性(138.14/10万)高于女性(73.95/10万)的特点。男性和女性癌症死亡率排在首位的均为肺癌；癌症死亡率农村高于城市。对死亡情况进行的分析表明，我国肿瘤的粗死亡率依旧呈现上升趋势，而调整人口年龄结构后的标准化死亡率却呈现下降趋势。

肿瘤作为一种目前尚未攻克的疾病，治疗的主要手段有外科治疗、放射治疗、化学治疗、免疫治疗、靶向治疗、抗血管生存治疗、姑息治疗、中医药治疗等。治疗的总体原则是采取多学科综合治疗与个体化治疗相结合。治疗方案需要根据患者的身体状况、肿瘤的部位、病理组织学类型和分子分型、侵及的范围和发展趋势，采取多学科综合治疗的模式，有计划、合理地应用手术、放疗、化疗、分子靶向治疗和免疫治疗等手段，以期最大限度地延长患者的生存时间、提高生存率、控制肿瘤进展和改善患者的生活质量。目前，我国恶性肿瘤的 5 年相对生存率约为 40.5%，与 10 年前相比，整体提高了约 10%，这与我国肿瘤早筛、早查、早诊、早治直接相关。今后通过扩大相关肿瘤的筛查及早诊早治覆盖面，肿瘤临床诊治规范化和同质化的推广应用，将进一步提高恶性肿瘤的生存率。

（李光明　金 龙　谭晓华）

第二节　常见肿瘤合并结核病

在诊断恶性肿瘤的患者中，结核病的发病率增加，癌症是发生结核病的一个重要危险因素。Libshitz 等报道，癌症患者的结核病发病率是普通人群的 9 倍。但不同的研究者、不同的研究对象及研究方法、不同的癌症类型，并发结核病的发病率差异较大。癌症患者肺结核的平均发病率为 36.13/10 万人年；血液系统恶性肿瘤发病率最高，甲状腺癌的发病率较低；在诊断癌症后的前 6 个月，结核病发病率最高，达 650.1/10 万人年。另外一个癌症队列研究发现，癌症患者结核病的发病风险增加了 1.84 倍。在癌症确诊后的 6 个月内，肺结核患病风险增加了 4.09 倍，并发现高龄（ ≥65 岁）、男性是发生结核病的危险因素。成人癌症患者结核病的发病率比（*IRR*）为 2.61，在血液学癌症中，*IRR* 为 3.53。而在实体癌中，*IRR* 为 2.25，血液学恶性肿瘤或实体癌患儿的 *IRR* 最高（*IRR*=16.82）。在校正了共病后，癌症患者中结核病的总校正危险比（a*HR*）为 2.48，肺结核的发病率最高的是气道癌和消化道癌（a*HR*=8.12）、烟草相关癌（a*HR*=5.01）和血液学癌（a*HR*=4.88）。在癌症诊断后的第 1 年内，肺结核的发病率最高（a*HR*=4.14）。经过 5 年的观察，结核病的总体 a*HR* 仍为 2.66。合肥地区横断面调查肿瘤患者 566 人，其中恶性肿瘤合并肺结核患者 72 人，患病率为 12.72%；男性和年龄 ≥65 岁的肿瘤合并肺结核患者患病率分别为 15.17% 和 16.08%，高于女性（8.57%）和年龄 <65 岁的患者（9.97%）。晚期肿瘤及淋巴瘤患者肺结核患病率较高；肺癌合并肺结核占全部肿瘤合并肺结核患者比例最高，为 33.33%。老年胃癌患者化疗后肺结核发病率增加，单独化疗似乎是一个风险因素。据估计，血液系统恶性肿瘤患者患结核病的相对风险是普通人群的 2~40 倍。一项大型队列研究发现，骨髓增生异常综合征 / 骨髓增生性肿瘤和淋巴瘤的患者患结核病的风险很高，发病率分别为 148.8/10 万和 154.1/10 万。在淋巴瘤患者中，只有非霍奇金淋巴瘤的患者风险比增加 2.72。

一、肺癌合并结核病

（一）流行情况及危险因素

有关结核潜伏感染（LTBI）和肺癌之间联系的研究很少。在意大利的一项横断面研究中，29.6% 的肺癌患者患有 LTBI。中国 2011—2012 年一项流行病学调查显示，LTBI 在肺癌患者中的比例为 28.2%，非腺癌患者比腺癌患者更有可能患 LTBI，且肿瘤多生长在结核分枝杆菌感染的位置。另有一项研究发现潜伏性结核分枝杆菌感染（MTB-L 型）和肺癌之间有必然联系，187 例肺癌患者样本中 62% 检测为 MTB-L 型阳性。

肺癌合并活动性肺结核是结核病高发国家的一个重要临床问题。1998 年 Kurasawa 根据肺癌和肺结核诊断的间隔，将患者分为三型：肺结核型、肺癌型和共存型。肺癌合并肺结核包括后两型，肺癌型是指先诊断肺癌，在肺癌的治疗过程中继发了肺结核；共存型是指肺癌和肺结核同时被诊断。El-Mahallawy 等研究发现，18 例(56%)患者在癌症化疗期间出现结核，14 例(44%)患者同时发现结核与恶性肿瘤，并认为结核是恶性肿瘤患者感染的主要病原体。肺癌合并肺结核的流行情况目前还不清楚。肺癌患者继发活动性肺结核的患病率因空间和区域因素而异。但有研究表明肺癌患者继发肺结核更容易发生在亚洲和高加索地区的男性。在美国，有血液肿瘤、头颈部癌和肺癌的人患活动性肺结核的概率比没有癌症的人高 9 倍。Mejr 等研究发现，在肺癌的治疗中，应考虑并存活动性肺结核的可能性，特别是在结核病流行的国家。在日本，肺癌与肺结核并存比较常见，约占肺癌患者的 2%~4%，肺结核患者的 1%~2%，尤其是老年男性患者的患病率较高。从 1990 年到 2005 年，2 218 名肺癌患者在维尔纽斯大学肿瘤研究所胸外科和肿瘤科接受了手术治疗，在 46 名(2.1%)患者中发现肺癌和肺结核并存。Hashem 等对伊朗马什哈德的两所公立医院进行横断面研究，对 380 例肺癌患者进行结核菌检查(培养方法和显微镜下)，发现结核分枝杆菌感染 26 例(6.8%)。Varol 等对土耳其伊兹密尔市胸病医院结核病科的患者进行研究，发现 38 例(1.1%)男性肺癌病例合并活动性肺结核。Hosoda 等回顾性分析 2006—2012 年间肺结核分枝杆菌复合群感染合并新诊断肺癌的患者，在 530 例肺结核分枝杆菌复合群感染中，6 例(1.13%)肺结核与肺癌并存。

（二）发病机制及病理特点

目前已明确癌症是发展活动性肺结核的已知危险因素。恶性肿瘤患者确诊后肺结核发病率增加，肺结核的风险因癌症的类型不同而不同，甚至在癌症诊断后 24 个月仍在升高。肿瘤合并肺结核的发生与结核菌的感染或非活动性结核病变的内源性再激活有关。有研究认为陈旧性肺结核病灶中的肿瘤过度生长以及结核分枝杆菌释放可能是肺结核激活的原因。但也有研究发现，结核分枝杆菌再活化可发生在具有恶性肿瘤等危险因素的潜伏性结核患者中。肿瘤本身的局部或全身效应和 / 或化疗或放疗导致的免疫力下降可能在结核病复发中起到作用。Vento 等认为，营养不良、因局部或全身癌症影响而导致免疫力的下降以及化疗或放疗的实施，都可能在结核病感染或再激活中起作用。Simonsen 等研究结果发现，接受细胞抑制剂或放疗的癌症患者发生肺结核的 a*HR*(总校正危险比)增加了 6.78 倍，认为癌症是活动性肺结核风险增加的临床预测因子，可能与感染屏障减少、免疫抑制和共同危险因素有关。Hye-Ryoun 等研究发现，与对照组相比，癌症患者患结核病的风险增加(*IRR* 4.69)，癌症化疗也增加患结核病的风险(*IRR* 4.32)。这表明癌症或抗癌化疗的免疫抑制增加了结核病复发的易感性，尤其是在老年治愈结核病的癌症患者中。

Tamura 等根据肺癌病灶与结核病灶的位置关系，从宏观病理图像中把肺癌与肺结核并存分为 2 种类型。① A 型，即肺癌病灶和结核灶最初分离，浸润发展，最后两病灶相互毗邻。② B 型，即结核分枝杆菌病灶存在于肺癌病灶内或边缘。典型的病理表现为结核结节的壁被癌侵犯破坏，肺结核被重新激活。肺癌以鳞状细胞癌最常见。当比较有肺癌和无肺癌的活动性肺结核时，有肺癌的活动性肺结核的患者体质量指数明显低于无肺癌的肺结核患者。从肺癌分期来看，大部分患者非小细胞癌处于Ⅲ期和Ⅳ期。

（三）临床表现

肺癌和肺结核的临床特点都是非常多变的，最常见的临床症状是咳嗽和咳痰，但缺乏特异性。肺癌合并肺结核的患者大部分为老年男性，多有重度吸烟史。分析肺癌和结核分枝杆菌复合群的解剖关系显示，这两种疾病多存在于同一叶，且病变多位于上叶。当肺癌在肺内广泛转移，出现双侧肺弥漫性结节时，很难与急性粟粒性肺结核相鉴别。如果中央型肺癌的患者在治疗过程中出现了原有钙化病灶的扩大，周围出现浸润性阴影，或沿支气管、肺段或肺小叶出现了树芽征、小叶中心性结节等气道播散性结节，也应考虑气道结核或肺结核的可能。

由于患者多是老年人，存在营养不良及免疫抑制，肺结核的中毒症状常常缺如，胸部影像学很难与肺癌转移、肺部感染及放射性肺炎相鉴别。但当肺癌治疗过程中出现症状突然加重或出现结核中毒症状，胸部影像检查出现新的斑点、斑片阴影，在排除转移癌或急性炎症时，需考虑肺结核并存的可能。

（四）诊断

肺癌与肺结核具有类似的临床表现及影像学特点，在临床上有时难以区别，尤其是两者并存时，诊断就更增加困难。胸部影像对诊断有一定帮助，但存在一定的局限性。肺癌化疗期间继发肺结核的 CT 表现与普通活动性肺结核有同样特征，分析其形态、增强扫描及动态观察等均有助于诊断及鉴别诊断。根据美国胸外科协会，年龄大于或等于 55 岁且吸烟史大于或等于 30 包 / 年的患者，即使诊断了肺结核，在开始肺结核治疗之前，也应通过 CT 评估潜在肺部恶性肿瘤的风险。对于 CT 表现模糊不清的患者，建议检查肿瘤标志物 miRNA 128、miRNA 210、miRNA 126 和 CEA。

肺癌患者中结核分枝杆菌的患病率较高，因此，对肺癌患者进行连续结核菌培养或涂片镜检，是诊断继发肺结核的必要条件。尤其是肺结核高发国家的肺癌患者，应考虑合并结核的可能性。对这类患者的肺部感染应考虑肺结核复发的可能，除直接涂片镜检外，还应对痰标本和纤维支气管镜检查获得的标本进行结核菌培养。应取 3 份痰液标本（通过咳嗽或诱导咳嗽获取，取样之间相隔至少 8 小时，并至少包括 1 份晨痰标本）以进行抗酸杆菌涂片检查、分枝杆菌培养和核酸扩增试验。若能从体内分泌物（如痰液、支气管肺泡灌洗液或胸腔积液培养）或组织（胸膜活检或肺活检）中分离出结核分枝杆菌，则可确诊肺结核。此外，采用结核分枝杆菌直接试验和分枝杆菌生长指示管组合对肺癌合并肺结核诊断的灵敏度可达 94%，但需要结合临床特征来提高结核病的诊断准确性。

（五）治疗

肺癌合并肺结核的治疗方案与普通肺结核相同，但要结合患者的身体状况及肝肾功能特点选择药物。从抗结核疗效看，肺癌对抗结核疗效无多大影响。有研究表明，同时化疗对继发活动性结核的肿瘤患者是有效和安全的。虽然目前尚未发现抗结核药物与抗肿瘤药物间有拮抗作用，但同时治疗无疑会增加胃肠道不良反应的可能性。大部分一线抗结核药物除了异烟肼可能增加长春新碱的神经毒性外，其余药物与肺癌化疗药物联用不存在药物的毒性增强效应和配伍禁忌，但部分抗结核药物及抗肿瘤药物均能引起肝功能损害，所以化疗期间宜选用对肝脏毒性较小的抗结核药物。氨基糖甙类抗结核药物与铂类抗肿瘤药物均有可能增加肾功能损伤作用，要慎用。有些肺结核患者在治疗中出现白细胞减少、血小板减少、贫血，也会增加抗肿瘤治疗的血液系统不良反应。因此，肺癌并发肺结核时的化疗监测及相应的及时处理是不可少的，包括定期的血常规、尿常规、肝肾功能、痰结核菌检查（涂片及培养）、胸部 X 线片、肺部 CT 或头颅 CT、胸部 B 超及腹部 B 超等。

对于需要手术的肺癌合并肺结核的患者，在 3 周抗结核治疗后进行手术切除或术后辅助化疗，不会带来额外的术后风险。但在结核病高发的发展中国家，为这些患者确定最佳治疗方案仍是一个挑战。在肺结核与肺癌并存的患者中，应以抗结核治疗为基础，重视肺癌的治疗。结核的活动、痰中的结核分枝杆菌、MDR/XDR、多病灶和胸腔积液不是手术的禁忌证，也不应局限于外科手术和根治性治疗。同期治疗合并结核似乎不影响肺癌病程。

（六）预后

肺癌患者可因活动性肺结核导致死亡率升高。具有活动期肺结核的肺癌患者 12 个月死亡率明显高于无肺癌患者 12 个月死亡率（死亡率分别为 11.4% 和 1.0%，P=0.002）。有研究发现，对于肺癌并发肺结核的患者，在肺结核诊断与治疗延迟时，易使患者病情恶化。且肺癌患者肺结核诊断延迟时，总生存率较低。所以，在诊断和治疗恶性肿瘤的过程中，当怀疑合并有肺结核时应及时诊断，争取早发现，早治疗。即使伴有活动性肺结核，经过积极的诊治，肺癌患者的总生存率也没有改变。在鳞状细胞癌为主的患者中，中位总生存期为 13.4 个月，Ⅰ、Ⅱ、Ⅲ、Ⅳ期患者的一年生存率分别为 100%、75%、57% 和 40%。

二、血液系统肿瘤合并结核病

（一）流行情况及危险因素

常见的血液系统肿瘤主要是白血病、多发性骨髓瘤及恶性淋巴瘤。随着医疗技术的进步，越来越多的患者接受化疗、放疗、生物治疗、干细胞移植等治疗，明显提高了患者的生存期。但同时由于患者免疫功能严重缺陷，结核病的发病率和死亡率明显高于普通人群，尤其是在结核病高发地区。据估计，血液系统恶性肿瘤患者患结核病的相对风险是普通人群的 2~40 倍。在血液系统恶性肿瘤患者中，继发肺结核的估计发病率为 120 人 /10 万，急性髓系白血病患者的结核病发病率明显高于其他恶性血液肿瘤（比值比为 2.40）。但 Silva 等的单中心研究发现，在 917 例血液系统恶性肿瘤患者治疗中发现肺结核 24 例，发病率为 2.6%。

在不同的地区、不同的研究人群、不同的肿瘤类型中，肺结核的发生率有一定的差别。国内李虹艾等发现白血病合并结核病的患病率为 1.2%~7.9%，平均患病率为 3.9%，是正常人群活动性肺结核患病率（0.459%）的 8.5 倍。巴西 Silva、沙特 Al-Anazi 等报道当地的白血病患者结核病患病率分别为 2.3%、2.0%。在干细胞移植受者中，结核病的患病率是普通人群的 10~40 倍，异基因干细胞移植受者结核分枝杆菌感染的发生率为 1%~16%，并且根据移植类型和地理位置的不同而有很大差异。来自英国等 10 个不同国家的骨髓移植中心报道，骨髓移植受者结核病发生率为 0.4%（52/13 881）。在日本虎之门医院中，113 例血液病患者接受低强度的非亲缘脐带血移植（RI-UCBT）治疗，有 3 例（2.7%）发生结核分枝杆菌感染，其中 2 例为原发感染，1 例为潜伏性结核活动，所有患者在确诊时均为播散性结核病。

李军等研究发现白血病继发活动性结核病的潜在危险因素有年龄 ≥ 40 岁、男性、营养不良、粒细胞缺乏、细胞免疫低下、白血病未缓解或进展等。Silva 等对血液系统恶性肿瘤合并结核病的患者，通过多因素分析发现患结核病的危险因素包括营养不良（*OR* 55.66）、使用氟达拉滨（*OR* 6.08）或糖皮质激素（*OR* 5.32）、高危组（定义为易导致 T 细胞介导免疫明显受损的血液系统恶性肿瘤类型及治疗方案，包括霍奇金淋巴瘤、成人 T 细胞白血病 / 淋巴瘤、接受大剂量糖皮质激素或氟达拉滨治疗的淋巴增殖性疾病、造血干细胞移植的患者）（*OR* 3.73）。

Yuen 等发现，当地一般人群中结核病的发病率是骨髓移植患者结核病发病率较高的主要预测因素。此外，异基因造血干细胞移植、移植物抗宿主病和全身照射被发现是与结核病相关的危险因素。Al-Anazi 等认为，造血干细胞移植受者易患结核分枝杆菌感染与基础医疗条件、血液病的治疗、造血干细胞移植前的预处理、移植过程及移植并发症有关。Khalid 等发现，血液病患者继发结核病的主要相关因素为原发性血液病所致免疫功能下降、年龄 50 岁以上，以及给予细胞毒性抗肿瘤药物化疗、皮质类固醇治疗或放疗。

（二）发病机制及病理特点

血液系统肿瘤及相关的放化疗、干细胞移植等治疗，导致患者免疫功能低下，容易感染结核分枝杆菌或容易结核潜伏感染的复燃。有研究报道，白血病患者 $CD4^+$ 细胞减少，$CD8^+$ 细胞功能下降，$CD4^+/CD8^+$ 比值下降。外周血中性粒细胞缺乏是其结核感染的独立危险因素。部分研究报道急性髓系白血病患者结核病患病率高于急性淋巴细胞白血病患者，可能与其单核细胞 / 巨噬细胞功能障碍有关。进行早期低强度非亲缘脐带血移植治疗后患结核病的患者，在其干酪样坏死的病变组织缺乏肉芽肿，提示存在 T 细胞功能受损。

（三）临床表现

血液系统肿瘤患者由于免疫功能低下，潜在的发病危险因素多，临床表现不典型。主要症状为发热（多为高热）、咳嗽、营养不良、咯血及结核中毒症状，部分患者可以有胸腔积液及淋巴结肿大，容易合并肺外结核。胸部 CT 检查主要表现为纵隔或肺门淋巴结肿大（68.3%）、结节影（68.3%）、纤维条索影（63.4%）、胸腔积液（53.7%）。

（四）诊断

由于患者临床症状表现不典型，病原体检测阳性率低，胸部 CT 缺乏典型肺结核表现，免疫学检查阳性率及特异度不高，导致临床诊断困难。所以，在临床诊断时要特别重视患者存在的危险因素、是否有结核病史，并结合患者的临床表现、病原学检查，尤其胸部 CT 和 T 细胞斑点试验，进行诊断。无病原学确诊依据时，临床诊断也非常重要，并要警惕有无肺外结核可能，如条件允许应积极行有创的组织学及病原学检查。PPD 皮试阳性率虽不高，但有助于肺外结核的诊断。尽管诊断工具有了新的进展，但肺结核的诊断通常是困难的。经验性治疗可能成为疑似结核病患者的一种合适选择。

大多数肺结核病例发生在干细胞移植患者体内，且大多数情况下发生在移植后的第一年内。在移植前通常要对供体和受体进行结核菌素皮肤试验（TST）、T 细胞斑点试验。如果受者 TST 为 5mm 或供体为 10mm；T 细胞斑点试验阳性，则必须排除活动性肺结核。

（五）治疗

由于免疫功能缺陷，抗结核治疗疗程最少要 12 个月，对于播散性感染、严重免疫抑制和治疗反应慢者需要更长的疗程。白血病合并结核病经过规范一线抗结核治疗后有效率达 80% 左右，且认为抗结核治疗不受化疗影响，也不影响化疗安排。而用低强度非亲缘脐带血移植治疗血液系统恶性肿瘤后的肺结核患者，联合抗结核治疗效果有限。

白血病患者合并结核病概率较普通人群高，早期临床表现和体征不典型，多方面寻找结核感染证据、早期诊断和规范治疗是降低其病死率的关键。

（六）预后

早期抗结核治疗和药物治疗的依从性与治疗的成功有关，而延迟治疗、耐药性结核和粟粒性肺结核与预后不良和高死亡率有关。血液系统恶性肿瘤患者结核病死亡率高，国外学者报道血液系统恶性肿瘤的结核病归因病死率为 11.1%~62.5%，国内报道白血病的结核病归因病死率为 9.1%。而且，恶性血液病的肺外结核患者死亡率高于普通肺结核患者。

三、头颈部肿瘤合并结核病

（一）流行情况及危险因素

头颈部肿瘤是常见的恶性肿瘤之一，常见的头颈部肿瘤包括口腔癌 / 鼻咽癌等，其最常见的病理类型为鳞癌。每年全球头颈癌（HNC）病例超过 55 万例，死亡 38 万例。世界不同地区的 HNC 发病率差异很大，鼻咽癌（NPC）在种族和地理分布上存在独特的偏差。它在西方国家很少见，但在东南亚常见，且男性的发病率是女性的 2~3 倍。

HNC 的主要危险因素包括吸烟、饮酒和感染致癌病毒，例如人乳头瘤病毒（HPV）导致口咽癌（OC），EB 病毒（EBV）导致鼻咽癌（NPC）。NPC 发病机制的主要病因包括遗传易感性、EBV 感染和环境因素。在高危人群中，对 NPC 的遗传易感性已被定位到人类白细胞抗原（HLA）基因座和 6p21 号染色体主要组织相容性复合体（MHC）区域中的邻近基因。尽管 EBV 感染与 NPC 密切相关，但 EBV 在 NPC 发病机理中的病因学作用仍然未知。原发性鼻咽上皮细胞中的 EBV 感染并不常见且难以实现。EBV 不会将鼻咽上皮细胞转化为增殖性克隆，这与 EBV 转化并使 B 细胞永生化的能力形成了鲜明的对比。在恶变前的鼻咽上皮中发现的遗传改变可能在支持稳定的 EBV 感染中起关键作用。

在 Cheng 等人对美国 6 项研究的荟萃分析中，合并结核的肿瘤中，头颈部肿瘤是继血液系统肿瘤之后的第二种常见肿瘤。1980 年以后，血液系统肿瘤 / 头颈部肿瘤 / 肺癌的结核累积发生率（*CIR*）最高，其中血液系统肿瘤的 *CIR* 为 219/10 万人（*IRR*=26）、头颈部肿瘤的 *CIR* 为 143/10 万人（*IRR*=16）、肺癌的 *CIR* 为 83/10 万人（*IRR*=9）。2017 年一项基于人群的回顾性队列研究表明，头颈癌组的肺结核总发病率比非头颈癌组高 2.86 倍（每 1 000 人年 4.70 vs. 每 1 000 人年 1.64，95%*CI*，2.53~3.24）。按性别和年龄分层，头颈部癌组的肺结核发生率均高于非头颈癌组。并且，在随访的前 6 个月中，头颈癌组的肺结核发生率高于非头颈癌组（每 1 000 人年 14.1 vs. 每 1 000 人年 1.4，发生率比值为 10.1，95%*CI*，8.8~11.6）。即使经过 6 个月的随访，头颈癌组的肺结核发病率仍高于非头颈癌组（每 1 000 人年 3.64 vs. 每 1 000 人年 1.66，发生率比值为 2.20，95%*CI*，1.92~2.51）。

（二）发病机制及病理特点

头颈部肿瘤本身可能会影响骨髓并导致所有细胞系抑制，从而干预免疫应答功能，导致感染风险增加。由于防御机制受到干扰，休眠的细菌可能会激活。有结核病的人的头颈部肿瘤死亡率要高于没有结核病的人。化疗、放疗、免疫功能障碍、严重营养不良均可能会导致免疫抑制。放疗可能导致肉芽肿微环境失调，使结核分枝杆菌增殖。同时，辐射对免疫系统的影响是局部组织损伤、淋巴细胞的周边耗竭以及免疫细胞平衡（即 B 细胞、T 细胞和自然杀伤细胞）的改变。

（三）临床表现

头颈部肿瘤合并结核的临床表现大致同血液系统肿瘤，其临床表现无特异性，消瘦乏力（84%）及发热（69%）是最常见的症状，其他表现还有咳嗽咳痰（57%）、胸痛（36%）、贫血（30%）、咯血（27%）、盗汗（21%）、胸闷气促（15%）。其中菌阴性肺结核占多数，肺部为最常见受累部位，且一线抗结核药物治疗有效。结核所在部位分别为：肺结核 37/51 例（72.5%）、淋巴结核 9/51 例（17.6%）、浆膜腔结核 4/51 例（7.8%）、泌尿系统结核 1/51 例（2.0%）。其中肺结核不同类型的占比是：浸润性肺结核为 81.8%，慢性纤维空洞型肺结核为 9.1%，结核性胸膜炎为 9.1%，上肺结核球并同侧结核性胸膜炎为 3.0%，浸润型肺结核并空洞为 6.1%。

（四）诊断

头颈部肿瘤患者结核病的临床症状不典型，临床诊断相对困难。但仍要根据“肺结核诊断标准”进行诊断。

（五）治疗

目前，鼻咽癌的主要治疗方法是放疗。另外，放疗和化疗的结合可以改善晚期鼻咽癌患者的预后。将放射疗法与化学疗法相结合的治疗方法有很多，并且最佳方案仍在继续探索中。对于头颈部肿瘤合并活动性结核的患者，首先经规范化抗结核治疗达到好转或稳定期，在卡氏评分（KPS）≥60分、血常规及肝肾功能正常、无化疗禁忌证时，再进行抗肿瘤治疗。对于体质较好且无化疗禁忌的患者，因头颈部肿瘤进展迅速，可在抗结核治疗同时进行抗肿瘤治疗。所有患者都应给予不同程度的免疫治疗、营养及支持治疗。治疗过程中应注意避免使用有严重肝肾功能损害、骨髓抑制、胃肠道反应的药物。

（六）预后

头颈部肿瘤患者由于疾病本身以及化疗而存在免疫受损。因此，有证据认为头颈部肿瘤患者会增加结核病再激活的风险，并考虑在这类患者中进行LTBI筛查和预防性治疗。所有类型的癌症都会增加活动性结核病发生的风险，但程度不同，根据患者具体情况评估并制定合理规范的治疗方案，绝大多数结核病可临床治愈。

四、主动筛查与预防性治疗

我国为结核病高负担国家，结核患病率及结核潜伏感染发生率高。恶性肿瘤合并结核病的患者在接受化疗、放疗等治疗时，存在严重免疫功能损害，属于结核再激活的高风险个体。如果胸片结果显示肺实质异常，尤其是有肺上叶不透明影，则认为胸片结果异常。胸片表现为稳定的肺上叶纤维结节性病变或钙化性肉芽肿时，则认为其有既往结核病的证据，提示患者发生再激活的风险增加。对于进展至活动性疾病风险较高的成人，γ干扰素释放试验或结核菌素皮肤试验均是可接受的检测方法。可采用双联检测策略，即任一种检测的结果为阳性都将视为双联检测结果阳性。对于γ干扰素释放试验或结核菌素皮肤试验结果阳性的患者，需要进行临床评估是结核潜伏感染，还是活动性结核病，评估内容包括评估症状（如发热、咳嗽、体重减轻）、体格检查和胸部放射影像学检查。

考虑到癌症最大免疫抑制持续时间有限，由于预期寿命缩短，结核病累积终生风险降低，但儿童似乎处于足够的风险水平，有必要对结核潜伏感染进行系统筛查。对于结核病高负担国家出生的儿童，或父母是在结核病高负担国家出生的，所有恶性肿瘤的儿童患者都应在化疗前进行结核潜伏感染的筛查。美国的研究表明，1980年后血液系统恶性肿瘤和实体瘤的结核病累积发病率分别下降了3倍和6.5倍，这得益于对结核潜伏感染的筛查和治疗。

五、展望

目前我国恶性肿瘤合并结核病的流行病学资料有限。在结核病发病率低的国家，推荐结核菌素皮肤试验和干扰素γ释放试验用于肿瘤合并结核病的诊断及筛查。由于我国结核菌感染率高，结核菌素皮肤试验和干扰素γ释放试验用于诊断及筛查的价值还有待进一步研究，需要结合我国的情况来探索更好的诊断及筛查方案。恶性肿瘤合并结核病的患者由于存在免疫功能低下，抗结核治疗的疗程比普通人群要长，最佳疗程有待证实。

（李光明　金龙　谭晓华）

第三节 典型病例

典型病例 1

男，69 岁。反复咳嗽、咳痰 4 个月余。

【现病史】患者 4 个月余前无明显诱因出现咳嗽，咳白色痰，间中痰中带血，否认发热、胸痛、胸闷、气喘等不适，2019 年 12 月 26 日外院就诊查胸部 CT 提示右肺上叶占位，左下肺伴空洞。痰结核分枝杆菌 RNA 阳性，诊断肺结核，给予 HRZE 方案抗结核治疗。2020 年 3 月 16 日胸部 CT 提示双肺病变进展。后患者在深圳某医学影像诊断中心进行 PET/CT 检查，结果提示肺癌可能，现为进一步诊治就诊我院。门诊以“肺结核、肺癌？”收入院诊治。

【既往史】16 年前患肺结核已治愈。

【入院查体】T 36.50℃，P 78 次 / 分，R 22 次 / 分，BP 140/69mmHg，SPO_2 98%。营养较差，颈部软，呼吸稍促，双上肺呼吸音略低，未闻及干、湿啰音。辅助检查：2020 年 03 月 16 日胸部 CT 提示（对比 2019 年 12 月 26 日）：①右肺上叶病变较前增大，性质待定，建议增强检查或穿刺活检，请结合临床；②左肺下叶结核伴空洞形成可能，病变较前增大，空洞增大；③双肺门增大较前明显（图 12-3-1）。2020 年 3 月 16 日 PET/CT 显示双肺继发性肺结核，左上肺门实性肿块，考虑中央型肺癌可能，双肺门及纵隔多发肿大淋巴结，多考虑活动性淋巴结结核，不除外淋巴结转移可能。小脑蚓部及右侧小脑半球片状低密度影，并见多个代谢缺损影，相邻小脑幕增厚，多考虑活动性结核病灶，不除外脑转移可能。双侧脑室前角旁腔隙性梗死灶，左侧声带功能减弱。

【辅助检查】血常规：WBC 5.83×10^9/L，N%3.79×10^9/L，HGB 124g/L，PLT 255×10^9/L，大小便常规正常，ESR 69mm/h，肝肾功能电解质血凝功能等均正常，乙肝、丙肝、梅毒、艾滋病原学检查阴性，CEA>100.00μg/L，细胞角蛋白 19 片段 9.75μg/L，NSE 75.64μg/L。G、GM 试验正常。T-SPOT.TB 阳性，ESR 50mm/h。［2020 年 03 月 29 日］颅脑增强 MRI 提示：①考虑右小脑半球、左顶叶多发转移瘤；②老年性脑萎缩，双侧大脑半球多发缺血灶。2020 年 03 月 31 日电子支气管镜提示左上叶固有段支气管管腔塌陷，黏膜充血、增厚，表面粗糙，呈浸润样改变，该处取活检送病理，右上叶后段支气管腔内可见一类圆形新生物堵塞，表面粗糙，质韧，性质待查。肺泡灌洗液 AFB、GeneXpert 阴性，病理诊断为小细胞肺癌。

【诊断】①继发性肺结核，双肺，涂（-），复治。②小细胞肺癌并多发转移（淋巴结、脑）。③咯血。

【治疗】入院后继续给予抗结核治疗（HRtE）及对症营养支持治疗，于 4 月 1 日转肿瘤科进一步化疗。

【诊治体会】该患者既往有肺结核病史，本次出现反复咳嗽、咳痰，CT 提示肺部占位并空洞，痰 TB-RNA 阳性，经过抗结核治疗 3 个月后结核病原学检查阴性，故活动性肺结核诊断明确，但该患者双肺病变呈团块影，肺门及纵隔淋巴结肿大，应当考虑合并肺癌可能，治疗过程中病变进一步增大，PET/CT 及头颅 MRI 等提示多发转移灶，血 NSE 升高等进一步提示肺癌尤其是小细胞癌可能，支气管黏膜活检病理进一步证实小细胞癌诊断。小细胞癌高度恶性，早期就容易出现纵隔淋巴结转移及脑转移、骨转移等远处转移，预后较差，诊断时基本没有手术机会，对化疗敏感。该患者抗结核治疗方案与普通肺结核患者相同，但需要注意进行肿瘤化疗时与抗结核药物相互作用的可能，必要时检测肿瘤化疗药物浓度调整药物剂量。

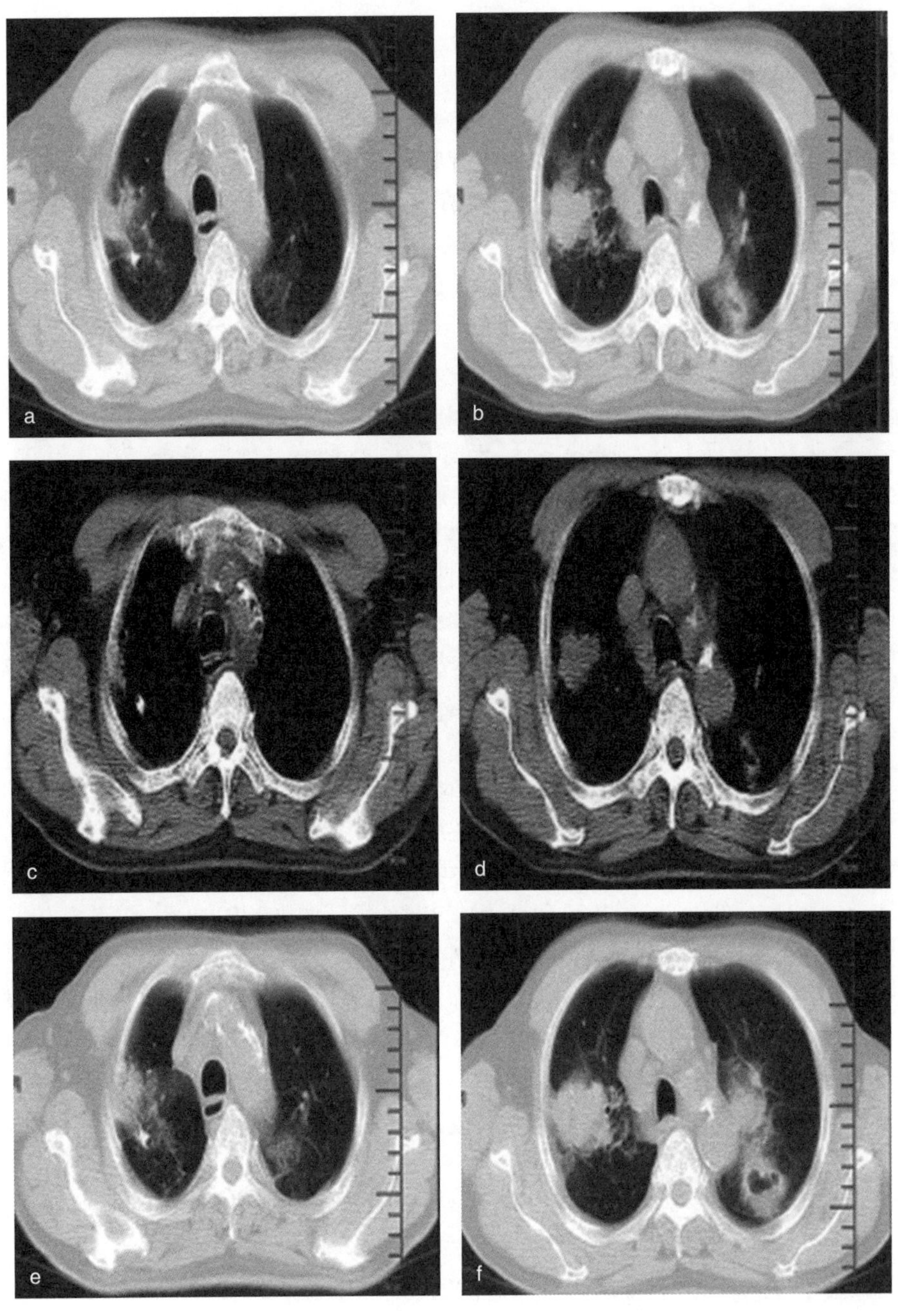

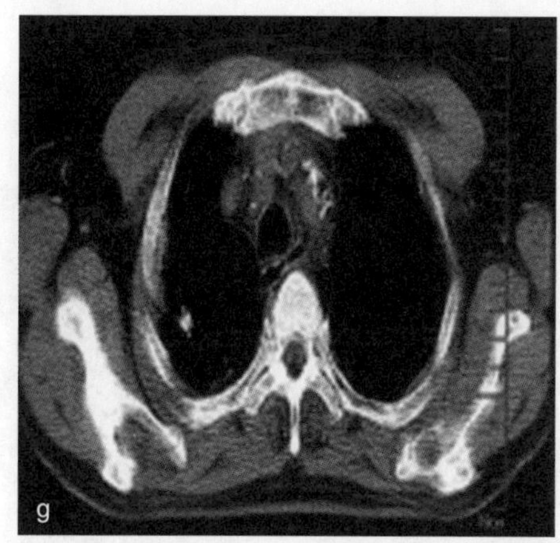

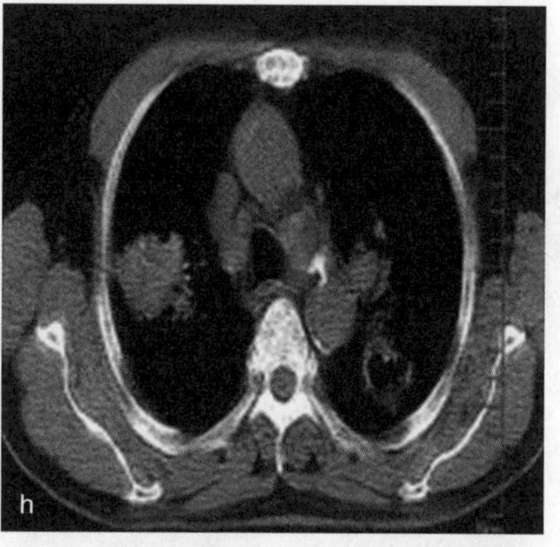

图 12-3-1　a~d. 2019 年 12 月 26 日胸部 CT 影像图，可见右肺上叶占位，左下肺伴空洞；e~h. 2020 年 3 月 16 日胸部 CT 影像图，可见右肺上叶病变较前增大，双肺门增大较前明显。

典型病例 2

女，30 岁。抗结核治疗 4 个月，发热 2 周。

【现病史】患者 4 个月前因咳嗽咳痰于我院就诊，T-SPOT.TB 阳性，胸部 CT 提示肺结核，给予 HZRE 抗结核治疗，之后在我院门诊随诊。近 2 周无明显诱因出现发热，午后低热为主，体温在 37~38℃之间，无畏寒、寒战，复查胸部 CT 提示双上肺病灶吸收好转，左下肺新发团块影，性质不详，为进一步明确病因再次就诊我院。

【既往史】2003 年发现急性淋巴细胞白血病，正规化疗，目前复查无异常。

【入院查体】T 36.5℃，P 108 次 / 分，R 20 次 / 分，BP 104/66mmHg。神志清，双肺呼吸音清。2019 年 6 月 29 日 CT 提示双肺病变较前吸收好转，左下胸壁肿物明显缩小（图 12-3-2）。

【辅助检查】血常规：WBC 5.40×10^9/L，N%64.80%，HGB 112g/L，PLT 236×10^9/L，大小便常规正常，肝肾功能电解质血凝功能正常，T-SPOT.TB 阳性，红细胞沉降率 51mm/h。支气管肺泡灌洗液：GeneXpert 低度阳性，利福平耐药检测阴性，左下胸壁肿物病理符合干酪样坏死性肉芽肿改变，组织 GeneXpert 低度阳性，利福平耐药检测阴性。

【诊断】①左侧胸壁结核。②继发性肺结核，双肺，涂（–），初治。③急性淋巴细胞白血病（治疗后）。

【治疗】入院后继续抗结核治疗及对症治疗，并转胸外科行左下胸壁肿物切除清扫术，病理证实为胸壁结核，继续抗结核治疗，疗程 1 年停药。

【诊治体会】白血病化疗后患者免疫功能低下，属于肺结核高危人群，故对于白血病化疗后或化疗中患者，当出现反复发热、咳嗽等症状时需要警惕发生特殊感染如肺结核的可能并积极完善相关检查排除。该患者在抗结核治疗过程中肺部病变吸收好转，但局部胸膜增厚加重并最终形成胸壁肿物。对于此种情况，除胸壁结核外，尚需要与白血病复发局部浸润相鉴别，但临床表现及血象等不支持，最后经过手术病理证实为胸壁结核。治疗上白血病合并肺结核需要两者兼顾，疗程适当延长，尤其是合并肺外结核者疗程多不少于 1 年。

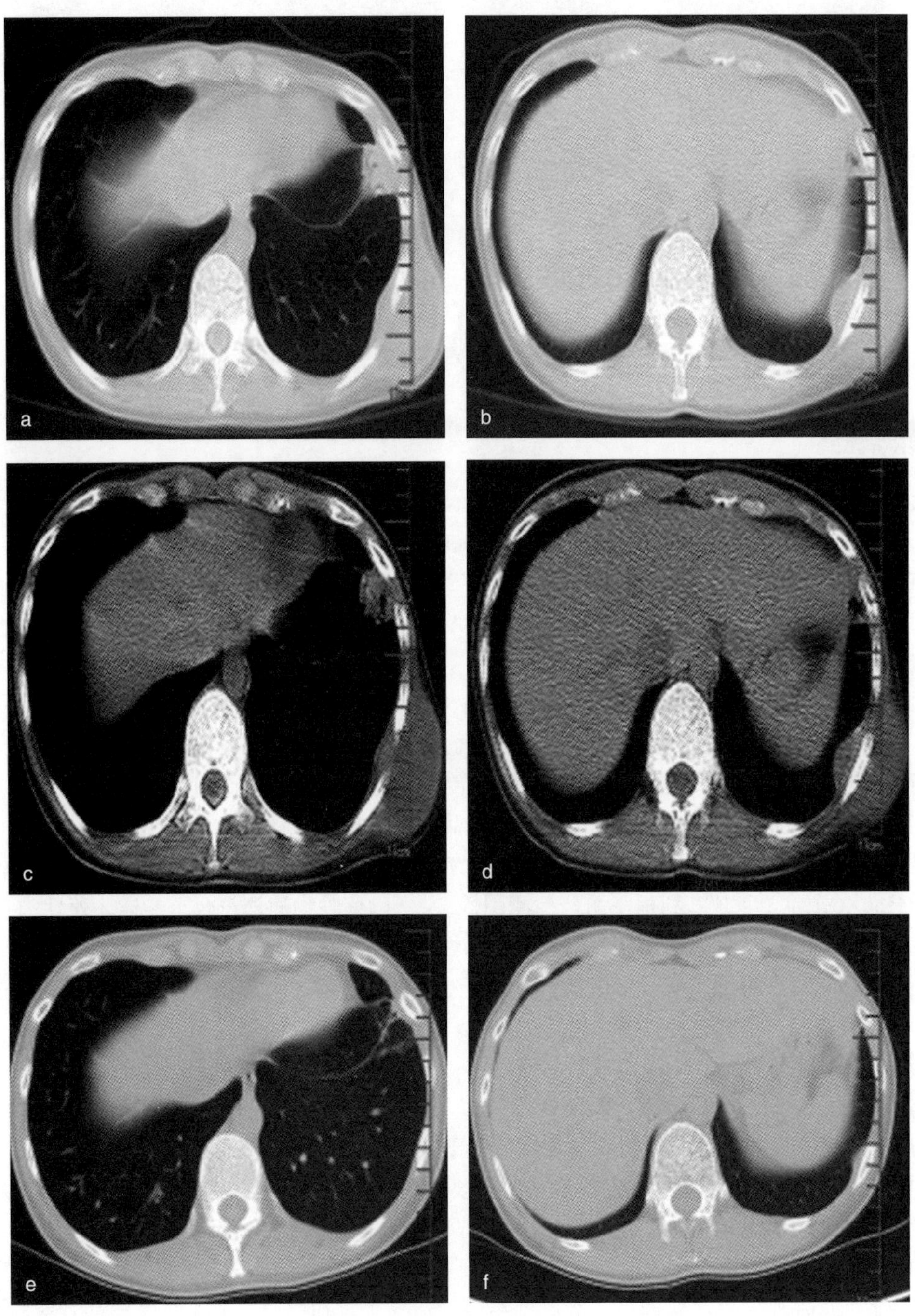
a
b
c
d
e
f

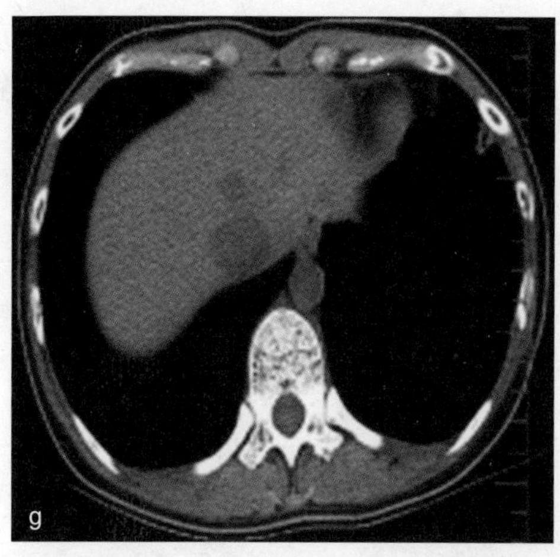

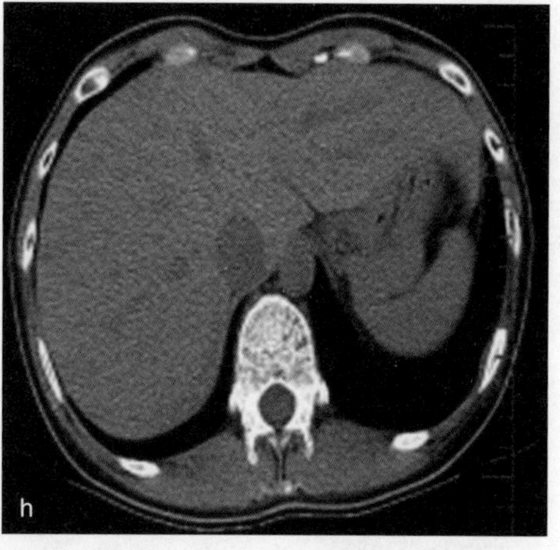

图 12-3-2　a~d. 2019 年 3 月 17 日胸部 CT 影像图，提示肺结核可能；
e~h. 2019 年 6 月 29 日胸部 CT 影像图，显示双肺病变较之前吸收，左下胸壁肿物明显缩小。

典型病例 3

男，56 岁，农民。咳嗽、咳痰半个月余。

【现病史】患者诉半个月余前无明显诱因出现咳嗽、咳少量黄脓痰，咳嗽时感左侧胸部隐痛，无放射痛，活动后稍感胸闷，无夜间阵发性呼吸困难，无双下肢浮肿，无畏寒、发热，于 2017 年 9 月 22 日在外院就诊，查“胸部 CT 示左肺上叶尖后段、下叶背段可见斑片状、点片状密度增高影，左肺下叶背段空洞状影，左侧胸腔少量积液”，考虑“肺结核”，为进一步专科诊治，门诊以“肺结核”收入住院，患者自发病以来，精神、食欲、睡眠欠佳，体重无明显下降。

【既往史及个人史】既往体健。吸烟 26 年，每日吸烟 30~40 支，无嗜酒史，无有害粉尘及有毒物质接触史。

【入院查体】浅表淋巴结无肿大，胸廓对称无畸形，左肺呼吸音弱，未闻及干、湿啰音。心率 95 次 / 分，律齐，无杂音。腹部平坦，双下肢无水肿。

【辅助检查】2017 年 9 月 22 日胸部 CT 报告示左肺上叶尖后段、下叶背段可见斑片状、点片状密度增高影，左肺下叶背段空洞状影，左侧胸腔少量积液。双侧胸腔积液（左侧约 2.4cm，右侧约 0.7cm）（图 12-3-3）。痰抗酸杆菌阴性，γ 干扰素释放试验阳性。支气管镜示左上舌段支气管开口为新生物阻塞，考虑肺癌可能性大。刷片 TCT 找到癌细胞。胸部 CT 增强（2017 年 9 月 30 日）示左肺癌合并感染可能性大、阻塞性改变，两侧胸腔积液，心包腔积液。2017 年 10 月 8 日支气管镜活检病理：左舌叶鳞状细胞癌（图 12-3-4）。

【诊断】①左肺鳞癌 cT4N3M1a Ⅳ$_a$ 期；②继发性肺结核，右上，涂（+），初治。

【诊治经过】鸦胆子油乳中药抗肿瘤治疗，于 2017 年 10 月 14 日行 GC-T1 方案化疗，化疗后出现肝功能异常，给予护肝治疗后缓解。2017 年 11 月复查胸部 CT 提示左肺病灶较前增大且伴左侧胸腔积液。给予胸腔闭式引流及胸腔注药（IL-2 及香菇多糖）对症治疗后缓解，胸腔积液找到腺癌细胞。2017 年 11 月 20 日开始口服“吉非替尼片”治疗，但有间断发热，口服“新癀片”后热退。于 2018 年 1 月 2 日再次住院，复查彩超提示右侧胸腔积液（3.6cm），左侧胸腔少量积液（1.3cm），左侧锁骨上窝淋巴结肿大，右侧锁骨上窝未见明显肿大淋巴结。2018 年 1 月 3 日胸部 CT 示左上实变样改变，左上支气管闭塞，肺野内见散在小片状、结节样影，纵隔见软组织样密度影，两侧胸腔积液，右肺上叶可见空洞影（图 12-3-5）。复查痰抗酸杆菌阳性（+）。给予薏苡仁油抗癌扶正、营养支持治疗，口服“吉非替尼片 250mg q.d.”，于 2018 年 1 月 8 日给予 2HRZE/4HR 方案抗结核治疗。

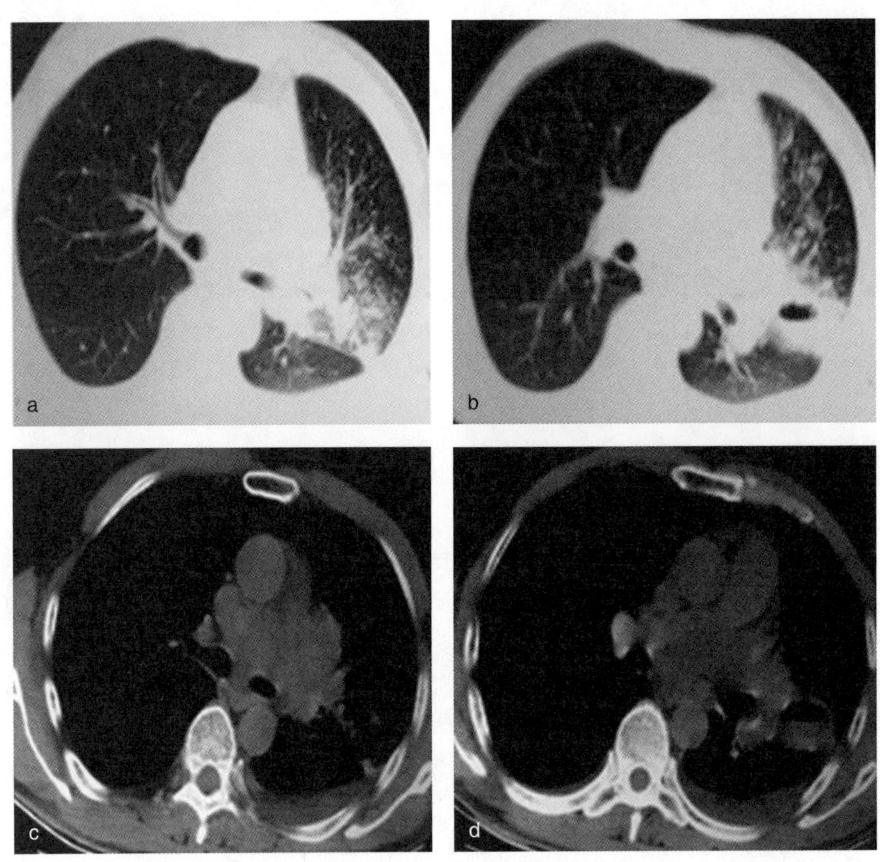

图 12-3-3 2017 年 9 月 30 日胸部 CT 影像图

左肺癌合并感染可能性大、阻塞性改变，两侧胸腔积液，心包腔积液。

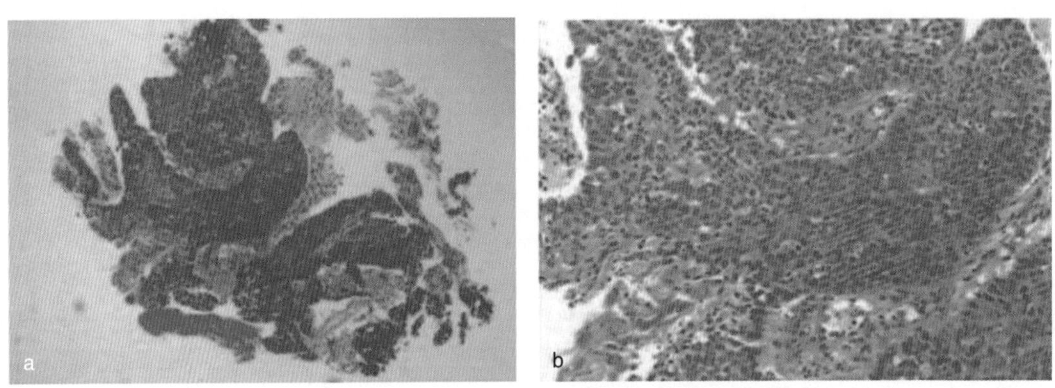

图 12-3-4 2017 年 10 月 10 日支气管镜活检病理图

提示左舌叶鳞状细胞癌。

【诊治体会】这是一例肺鳞癌(晚期)并发肺结核的典型病例。患者 56 岁男性,有长期大量吸烟史,因咳嗽、咳痰入院。胸部 CT 除见肺结核的典型影像学改变外,还见左肺门增大、左舌段支气管阻塞,提示恶性肿瘤可能。增强 CT 检查支持左肺癌并阻塞性肺炎诊断,通过支气管镜检查及活检明确了肺鳞癌诊断。在诊断肺癌的同时可能合并结核潜伏感染,在肺癌的化疗及靶向治疗后,免疫功能下降,以及肺癌的进展,胸部 CT 出现右肺多发沿支气管分布的结节影及树芽征、空洞、右侧胸腔积液,提示并发活动性肺结核。

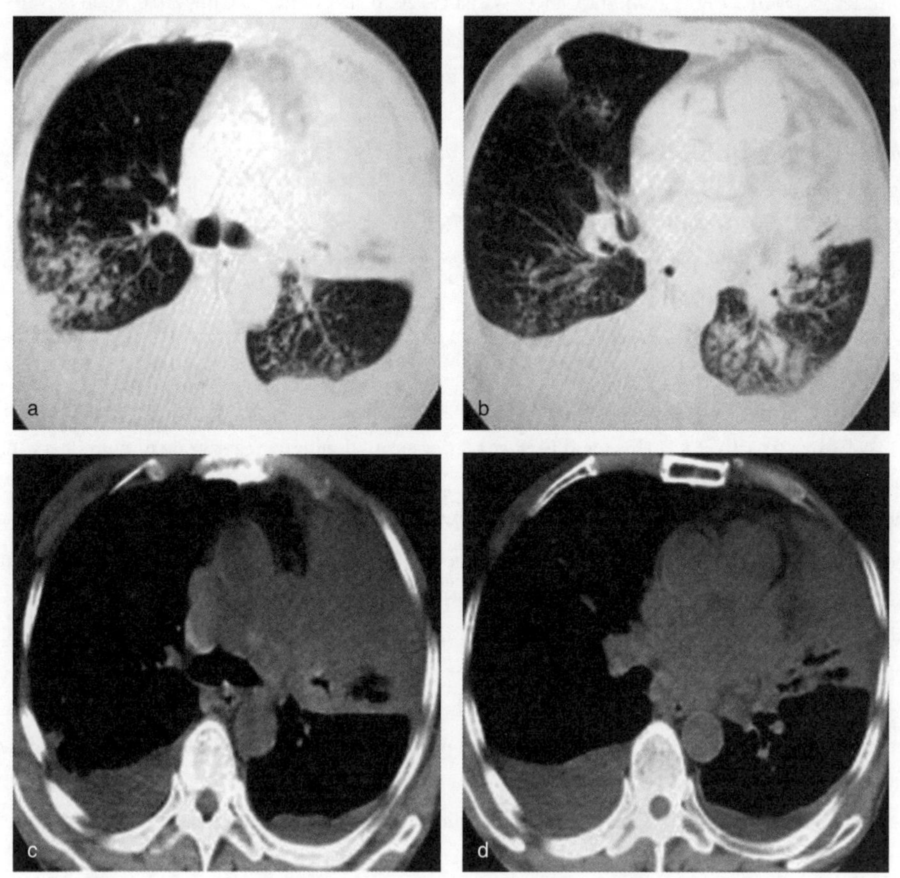

图 12-3-5　2018 年 1 月 3 日胸部 CT 影像图

左上实变样改变,左上支气管闭塞,肺野内见散在小片状、结节样影,纵隔见软组织样密度影,两侧胸腔积液,右肺上叶可见空洞影。

(李光明　金　龙　谭晓华)

参 考 文 献

[1] ZHENG R, ZHANG S, ZENG H, et al. Cancer incidence and mortality in China, 2016. Journal of the National Cancer Center, 2022, 2 (1): 1-9.

[2] Bray F. Global cancer statistics 2018: GLOBOCAN estimates of incidence and mortality worldwide for 36

cancers in 185 countries. CA Cancer J Clin, 2018, 68 (6): 394-424.

[3] CHEN W, SUN K, ZHENG R, et al. Cancer incidence and mortality in China, 2014. Chin J Cancer Res, 2018, 30 (1): 1-12.

[4] FENG RM. Current cancer situation in China: good or bad news from the 2018 Global Cancer Statistics? Cancer Commun (Lond), 2019, 39 (1): 22.

[5] 中华医学会, 中华医学会肿瘤学分会, 中华医学会杂志社. 中华医学会肺癌临床诊疗指南 (2018 版). 中华肿瘤杂志, 2018, 40 (12): 935-964.

[6] SIEGEL RL, KDMILLER, A JEMAL. Cancer statistics, 2020. CA Cancer J Clin, 2020, 70 (1): 7-30.

[7] 中华人民共和国国家卫生健康委员会. 原发性肺癌诊疗规范. 2018.

[8] SEO GH, KIM MJ, SEO S, et al. Cancer-specific incidence rates of tuberculosis. Medicine, 2016, 95 (38): e4919.

[9] YI-MING CHEN, CHING-HENG LINA, HSIN-HUA CHEN. Risk of mycobacterial disease among cancer patients: A population-based cohort study in a TB endemic area. Cancer Epidemiology, 2019, 59: 64-70.

[10] DOBLER CC, CHEUNG K, NGUYEN J, et al. Risk of tuberculosis in patients with solid cancers and haematological malignancies: a systematic review and meta-analysis. European Respiratory Journal, 2017, 50 (2): 1700157.

[11] SIMONSEN DF, FARKAS, DÓRA K, et al. Increased risk of active tuberculosis after cancer diagnosis. J Infect, 2017, 74 (6): 590-598.

[12] 柴梅, 史清明, 顾康生. 合肥地区恶性肿瘤患者中肺结核的患病率调查. 中华疾病控制杂志, 2015, 6: 4.

[13] LAI SW, LIN CL, LIAO KF. Head and neck cancer associated with increased rate of pulmonary tuberculosis in a population-based cohort study. Medicine, 2017, 96 (43): e8366.

[14] CHUNG-JEN TENG, LEH-KIONG HUON, YU-MEI ZHENG, et al. Increased risk of tuberculosis in oral cancer patients in an endemic area: a nationwide population-based study. Clinical Oral Investigations.[2023-11-12]. https://doi. org/10. 1007/s00784-019-02864-6.

[15] LUIS ANIBARRO, ALBERTO PENA. Tuberculosis in patients with haematological malignancies. Mediterr J Hematol Infect Dis, 2014, 6 (1): e2014026.

[16] CHEZI G, BARBARA S, DANIEL C, et al. The risk of tuberculosis in cancer patients is greatest in lymphoma and myelodysplastic syndrome/myeloproliferative neoplasm: a large population-based cohort study. Leukemia&Lymphoma, 2018: 1-6.

[17] FAN W, TING WY, LEE MC, et al. Latent TB infection in newly diagnosed lung cancer patients-A multi-center prospective observational study. Lung Cancer, 2014, 85 (3): 472-478.

[18] JACOBS RE, GU P, CHACHOUA A. Reactivation of pulmonary tuberculosis during cancer treatment. Int J Mycobacteriol, 2015, 4 (4): 337-340.

[19] CHRISTOPOULOS A, SAIF MW, SARRIS EG, et al. Epidemiology of active tuberculosis in lung cancer patients: a systematic review. Clinical Respiratory Journal, 2015, 8 (4): 375-381.

[20] CHENG MP, ABOU CHAKRA CN, YANSOUNI CP, et al. Risk of Active Tuberculosis in Patients with Cancer: A Systematic Review and Meta-Analysis. Clinical Infectious Diseases, 2016: ciw838.

[21] MEJRI I, OURARI B, CHERIF H, et al. Pulmonary tuberculosis and lung cancer: A complex interaction. European Respiratory Journal, 2016, 48 (suppl 60): PA3721.

[22] VAROL Y, VAROL U, UNLU M, et al. Primary lung cancer coexisting with active pulmonary tuberculosis. International Journal of Tuberculosis & Lung Disease the Official Journal of the International Union Against Tuberculosis & Lung Disease, 2014, 18 (9): 1121-1125.

[23] HOSODA C, HAGIWARA E, SHINOHARA T, et al. Clinical characteristics of pulmonary Mycobacterium avium complex infection complicated with lung cancer]. Kekkaku:[Tuberculosis], 2014, 89 (8): 691-695.

[24] SEO GH, KIM MJ, SEO S, et al. Cancer-specific incidence rates of tuberculosis. Medicine, 2016, 95 (38):

e4919.

[25] YONG SJ, LEE M, LEE WY, et al. PS01. 18: The Characteristics of Active Pulmonary Tuberculosis in Lung Cancer Patients. Journal of Thoracic Oncology, 2016, 11 (11): S279-S280.

[26] ZHAO W, TIAN Y, PENG F, et al. Differential diagnosis of acute miliary pulmonary tuberculosis from widespread-metastatic cancer for postoperative lung cancer patients: two cases. Journal of Thoracic Disease, 2017, 9 (2): E115.

[27] 李华, 梁博文, 卜建玲, 等. 肺结核合并肺癌 156 例临床分析. 中国防痨杂志, 2013, 35 (4): 268-272.

[28] 吕岩, 谢汝明, 周新华, 等. 肺结核与肺癌并存的 CT 影像研究. 中华放射学杂志, 2013, 47 (1): 5.

[29] CASSANDRA SPARKER, CARRIE GSIRACUSE, VIRGINIA R. Litle. Identifying lung cancer in patients with active pulmonary Tuberculosis. J Thorac Dis, 2018, 10 (Suppl28): S3392-S3397.

[30] DHEDA K, BARRY CE 3RD, MAARTENS G. Tuberculosis. Lancet, 2016, 387: 1211.

[31] PAI M, NICOL MP, BOEHME CC. Tuberculosis diagnostics: State of the art and future directions. Microbiol Spectr, 2016, 4 (5): 10. 1128/microbiolspec.

[32] HIRASHIMA T, TAMURA Y, HAN Y, et al. Efficacy and safety of concurrent anti-Cancer and anti-tuberculosis chemotherapy in Cancer patients with active Mycobacterium tuberculosis: a retrospective study. BMC Cancer, 2018, 18 (1): 975.

[33] EVMAN S, BAYSUNGUR V, ALPAY L, et al. Management and Surgical Outcomes of Concurrent Tuberculosis and Lung Cancer. Thoracic & Cardiovascular Surgeon, 2017, 65 (7): 542-545.

[34] SHARIPOV A, TILLYASHAYKHOV M, NEMATOV O, et al. Lung cancer and lung tuberculosis: Our results of treatment in the combined lung disease. European Respiratory Journal, 2016, 48 (suppl 60): PA2497.

[35] CHEN CY, SHENG WH, CHENG A, et al. Clinical characteristics and outcomes of Mycobacterium tuberculosis disease in adult patients with hematological malignancies. BMC Infectious Diseases, 2011, 11 (1): 324.

[36] 李虹艾, 李帮涛, 刘鹂, 等. 国内白血病合并结核病临床病例分析. 中国感染与化疗杂志, 2019, 19 (3): 243-247.

[37] 李军, 蒋孟, 羊裔明, 等. 白血病合并活动性结核病 44 例临床研究—单中心报告. 中华血液学杂志, 2013, 34 (7): 572-577.

[38] AL-ANAZI KA, AL-JASSER AM, ALSALEH K. Infections Caused by Mycobacterium tuberculosis in Recipients of Hematopoietic Stem Cell Transplantation. Front Oncol, 2014, 4: 231.

[39] 何全利, 刘伟, 任冬梅, 等. 结核分枝杆菌 T 细胞 γ- 干扰素释放试验在恶性血液病合并活动性结核病中临床应用. 临床研究, 2017, 25 (11): 171-173.

[40] QIN LL, WANG QR, WANG Q, et al. T-SPOT. TB for detection of tuberculosis infection among hematological malignancy patients and hematopoietic stem cell transplant recipients. asian pac j cancer prev, 2013, 14 (12): 7415-7419.

[41] AL-ANAZI KA, AL-JASSER AM. Pulmonary Mycobacterial Infections in Patients with Hematological Malignancies.//Pulmonary Involvement in Patients with Hematological Malignancies. Springer Berlin Heidelberg, 2011.

[42] GUADALUPE GARCÍAELORRIAGA, REY-PINEDA GD. Tuberculosis and hematopoietic stem cell transplant: Review of a difficult and often underestimated problem. Int J Infect Dis, 2010, 14Suppl3: e187-e191.

[43] FITZMAURICE C. Global, Regional, and National Cancer Incidence, Mortality, Years of Life Lost, Years Lived With Disability, and Disability-Adjusted Life-years for 32 Cancer Groups, 1990 to 2015: A Systematic Analysis for the Global Burden of Disease Study. JAMA Oncol, 2017, 3 (4): 524-548.

[44] FERLAY J. Cancer incidence and mortality worldwide: sources, methods and major patterns in GLOBOCAN 2012. Int J Cancer, 2015, 136 (5): E359-E386.

[45] NG W T. Head and neck cancer in Hong Kong. Jpn J Clin Oncol, 2018, 48 (1): 13-21.

[46] XIE SH. Tobacco smoking, family history, and the risk of nasopharyngeal carcinoma: a case-referent study in Hong Kong Chinese. Cancer Causes Control, 2015, 26 (6): 913-921.

[47] CHENG M P. Risk of Active Tuberculosis in Patients with Cancer: A Systematic Review and Meta-Analysis. Clin Infect Dis, 2017, 64 (5): 635-644.

[48] LAI SWCL. Lin and K. F. Liao, Head and neck cancer associated with increased rate of pulmonary tuberculosis in a population-based cohort study. Medicine (Baltimore), 2017, 96 (43): e8366.

[49] JACOBS RE, P GU, A CHACHOUA. Reactivation of pulmonary tuberculosis during cancer treatment. Int J Mycobacteriol, 2015, 4 (4): 337-340.

[50] 中华人民共和国国家卫生和计划生育委员会. 肺结核诊断 (WS 288—2017). 新发传染病电子杂志, 2018. 3 (1): 59-61.

[51] WU L. Treatment of nasopharyngeal carcinoma with pulmonary tuberculosis and gout: A case report. Oncol Lett, 2014, 8 (2): 753-757.

[52] DOBLER, CC. Risk of tuberculosis in patients with solid cancers and haematological malignancies: a systematic review and meta-analysis. Eur Respir J, 2017, 50 (2).

[53] CHENG MP, ABOU CHAKRA CN, YANSOUNI CP, et al. Risk of active tuberculosis in patients with cancer: A systematic review and meta-analysis. Clin Infect Dis, 2017, 64 (5): 635-644.

[54] CRUZ AT, AIREWELE G, STARKE JR. Tuberculosis in pediatric oncology and bone marrow transplantation patients. Pediatric Blood&Cancer, 2014, 61 (8): 1484-1485.

第十三章　移植合并结核病

第一节　肝脏移植合并结核病

目前，肝移植是终末期肝病治疗的唯一有效的方法。尽管通过开展因循环系统衰竭而死亡患者捐献器官（肝脏）（donation after circulatory death，DCD）、活体肝脏移植等手术方式，一定程度上扩大了供肝的范围，但肝移植的需求仍非常大。实体器官移植患者发生活动性肺结核的风险比一般人群高 20~75 倍。影响移植后发生结核的因素有：以受体和供体人群为基础的结核患病率的高低、移植器官的不同类型、移植前结核潜伏感染的筛查与否以及既往有无抗结核治疗史。

一、流行情况及危险因素

在低发病率和高发病率地区，实体器官移植术后患者的肺结核患病率分别为 0.5%~6.4% 和 15.2%。一项收集了从 1963 年至 2007 年的肝移植受者合并结核的文献，进行荟萃分析后发现，活动性肺结核的患病率评估为 1.3%（*n*=104/8 296）。肝移植术后第一年免疫抑制的程度最高，是肺结核发病率的高峰期，平均发病时间为 6~16 个月。从目前的文献报道来看，肝移植术后罹患结核病的患者，从症状出现到疾病确诊，所需的平均时间为 1.1 个月。

二、发病机制

通常认为，肝移植术后出现肺结核的患者，其结核菌的传播有三种来源。第一种是接受移植的受者，自身为结核潜伏感染患者，在移植后出现内源性复燃，这样的情况多数发生在移植术后一年内。第二种是供体来源的感染。一项纳入 7 个评估 LTBI 治疗的研究和 139 例肝移植受者的发生活动性结核病的文献发现，供者来源的结核传播约占 3.6%，因而供体在肝脏器官捐赠前进行严格的结核感染筛查十分必要。移植器官的组织学分析也有助于检测供体来源的传播，但目前尚缺乏这方面的研究。第三种是外源性感染。在肺结核高流行地区，外源性感染的风险可能要比低流行地区高，肝移植受者接触并感染结核分枝杆菌，进而发展为活动性结核的风险也相应增加。

三、临床特点

（一）临床症状

肝移植后肺结核的患者，发热是最为常见的症状，部分患者甚至仅仅表现为持续数周的不明原因发热。其他的典型症状，如夜间盗汗、体重下降，与普通人群相比，发生率较低。播散性肺结核或肺外结核在肝移植术后更为常见，高达 67%，而在普通患者中这个比例约为 15%。这些不典型的临床表现推迟了治疗的开始，在症状出现后平均治疗时间为 4.7 个月（范围：1~16 个月）。

（二）影像学检查

肺结核的影像学表现多种多样，包括局灶性浸润、粟粒样改变、结节、胸腔积液和 / 或弥漫性间质浸润。由于受损的 T 淋巴细胞不能有效清除肺肉芽肿，空洞性病变较为少见，高达 30% 的实体器官移植合并活动性肺结核患者的胸部 X 线检查可表现为“正常”。由于肝移植合并肺结核的患者，更多出现肺外表现，因而强烈推荐通过胸部 - 腹部 - 骨盆 CT 扫描来评估病情。[18]FDG PET/CT

已证明对普通肺结核具有良好的敏感性，但对于实体器官移植受者仍有待进一步评估。

（三）病理学检查

在肝脏器官移植前，肝脏存在肉芽肿样的病理改变且未能发现可以解释的病因，是移植后出现肺结核的危险因素。由于肝移植术后肺结核不典型的临床表现和分枝杆菌培养及涂片的低灵敏度，移植后结核病的诊断往往依赖于病理结果。然而，在免疫抑制的宿主中，结核病的病理改变常与非特异性非坏死性组织肉芽肿相似，这使得结核病与急性细胞性排斥反应之间的鉴别诊断很困难。文献报道，肝移植术后肝脏出现肉芽肿样改变的患者并不少见（约 7.5%），多数与急性细胞性排斥反应和原发性胆汁性肝硬化复发相关。

四、诊断要点

理论上，免疫抑制药物在结核菌素皮肤试验（TST）和 γ 干扰素释放试验（IGRA）中对 T 细胞反应性的抑制作用相同。但证据表明，在免疫抑制患者中，IGRA 所受到的影响较小。与非肝脏器官移植患者相比，在肝脏器官移植患者中，IGRA 的诊断效能似乎进一步受到阻碍，并且与终末期肝病的进展程度呈正相关。当疑似患者的免疫学检查结果呈阴性时，需要进一步评估，CT 扫描是肝移植前发现潜在结核病灶最准确的方法。一些学者甚至主张对实体器官移植候选人进行系统的肺部 CT 扫描，必要时可进行胸部 - 腹部 - 骨盆的探查性 CT 扫描，以检查潜在结核病感染的可能。当影像学表现提示活动性或潜伏性结核时（例如网状或结节状肺浸润），可以采用气管镜进行灌洗液收集培养或病理组织活检以进一步协作诊断。在这种情况下，^{18}FDG PET/CT 还可以帮助评估病灶的感染活性，从而支持将其作为潜伏感染或活动性疾病进行治疗的决定。

五、治疗原则

对于肝移植患者出现活动性肺结核的最佳药物组合和治疗时间，目前尚无通用的指导原则。药物选择应考虑肝脏功能、肝毒性的个体风险和后果、移植排斥的风险、药物之间的相互作用与免疫抑制药物和糖皮质激素，最重要的是肺结核的临床表现和严重程度。利福平和吡嗪酰胺是最具杀菌效果的药物，在标准抗结核治疗方案中地位最重要。由于主要药物与免疫抑制药物的相互作用、利福平和吡嗪酰胺的潜在肝毒性，它们在肝移植患者中也是最需要慎重选用的。

通常认为，强化阶段应包括至少三种已证明具有抗结核活性的药物。对于出现严重或播散性结核病的患者，最佳的强化期方案应包括利福霉素药物（利福平或利福布汀）和吡嗪酰胺；对于仅仅局部结核病病变或者病变轻微者或明显肝功能不全的患者，吡嗪酰胺应该避免使用。如果使用利福霉素（利福平或利福布汀），应监测免疫抑制药物的浓度每周至少一次，随时间增加，调整剂量达到治疗水平。可以考虑选用异烟肼，在治疗初期阶段对异烟肼、吡嗪酰胺和利福霉素进行血药浓度监测，确保疗效。可考虑使用氟喹诺酮类、乙胺丁醇、环丝氨酸或氨基糖苷类药物替代对肝功能损害较大的药物，以组成治疗方案。标准总病程为 6~9 个月，但是不包含利福霉素类药物的方案，或者中枢神经系统、骨骼和播散性结核病需要延长治疗疗程至 12~18 个月。

六、预后

从既往文献报道的系列病例来看，肝移植受者中活动性结核病的相关病死率在 30%~40%。最近，在一组肝移植后出现活动性肺结核的 49 例患者中，所报道的病死率为 26%。在另一组 104 例肝移植受者中，移植后因继发活动性结核病导致死亡的归因死亡率为 18%。发病时间与病死率存在相关性。发病时间越早，病死率越高（36%vs.17%，P=0.04）。西罗莫司等哺乳动物雷帕霉素靶蛋白(mammalian target of rapamycin,mTOR)抑制剂被报道为死亡的独立危险因素。

(吴 迪　卢洪洲　方木通)

第二节　肾脏移植合并结核病

目前肾脏移植仍然是治疗终末期肾病最为有效的方法,伴随外科手术技术的不断进步、围手术期管理的逐步完善以及术后排斥反应和感染控制的不断加强,肾移植术后成功率大大提高。根据器官移植术后感染发生时间不同,一般可分为 3 个阶段:术后 30 天内发生为早期感染;30~180 天内发生为中期感染;180 天以后发生为晚期感染。

一、流行情况及危险因素

实体器官移植受者的结核病发病风险显著增加,但在不同的地区差异大。在大多数发达国家,实体器官移植受者中活动性结核病的发病率为 1.2%~6.4%,而在结核疫情严重的地区,其发病率可高达 12%。我国的肾移植后结核病的发病率是 1.2%~2.29%。与普通人群相比,肾移植受者的结核病发病率至少升高 4 倍,而在部分研究中,甚至可升高达 30 倍。将实体器官移植受者,与没有器官移植但出现终末器官衰竭的患者进行配对 - 病例对照研究,实体器官移植受者的结核病发病率仍然增加至少 2 倍。

文献报道提示,肾移植后出现活动性肺结核的病例,其中超过三分之二发生在移植后第一年,平均发病时间为 6~11 个月。存在结核播散的病例、移植前发生过排斥反应或接受过抗 T 细胞抗体治疗的患者,这些因素会增加移植后活动性结核病的死亡率。目前的文献报道,移植后结核病的死亡率约为 20%~30%。一项来自西班牙的研究报告显示,移植后结核病的归因死亡率为 10%。近期,一项文献综述统计发现,移植后结核病的全因死亡率为 19%,接受结核病治疗后同种异体移植失败率为 15%。

二、发病机制

目前治疗终末期肾脏疾病的最佳方式仍然是同种异体肾移植术,术后必须长期、大量服用免疫抑制的药物,机体处于免疫降低的状态。从文献报道来看,肾脏移植术后结核原发感染在移植后罹患结核的病例中仅占少数,因而,推测移植术后出现的活动性结核病大多数情况下是由于结核潜伏感染或“自愈”的未经过治疗的结核感染的“重新激活”所引起的。当然,也可以通过移植从实体器官供者中感染结核病。美国器官获取和移植网络 / 疾病传播咨询委员会(OPTN/DTAC)审查了 22 例可疑由器官捐献者导致结核病传播的报告,共有 55 名受者,移植了这 22 名器官捐献者的器官。其中,至少有 16 名已被证实通过器官移植而感染结核分枝杆菌。此外,肾脏、肝脏、心脏和肺脏移植受者中均出现供体源性的结核病传播的报道。虽然,在器官移植术后结核病中,供体来源的比例只占不到 5%,但其会导致发病率和病死率的大幅上升。供肾结核病的传播多发生在尸体供肾移植中。由于术前无法对供体器官进行相关结核病的检查,很难预防此类情况。随着近年来器官捐赠和亲属供肾的不断增多,结核病的筛查可以得到实现,从而可以降低供肾来源传播结核病的发生率。

三、临床特点

（一）临床症状

肾脏移植术后结核病的体征和症状通常与免疫功能正常的宿主不同。在移植受者中，较少出现发热、盗汗和体重减轻等典型症状。虽然结核原发感染和“复燃”在移植及非移植患者中都最常发生在肺部，但移植后约30%的病例是肺外感染，16%存在全身播散。有的文献报道接近一半的移植受者容易出现结核播散及肺外结核，而这一比例在普通人群中只有15%。推测可能的原因是接受移植的患者的免疫抑制的状态，使结核感染后更容易出现血行播散。此外，在移植受者的结核病例中，不典型部位感染也很常见，包括化脓性肌炎、皮肤溃疡、腱鞘炎、胃肠疾病和淋巴结炎。肾脏移植受者结核病的主要症状有发热、咳嗽、消瘦、气促、淋巴结肿大等。在一项研究中，91%的播散性病变患者和64%的局灶性病变患者出现了发热，因而发热仍然是最为主要的症状。而一部分患者甚至可以完全没有任何症状，只是偶然的痰培养检出结核分枝杆菌，推测由于其免疫功能受到抑制，因而症状隐匿或者轻微。

（二）实验室检查

传统的方法主要是痰结核菌涂片及痰结核菌培养。但肾移植受者的结核菌检出率为三分之一左右。除了送检痰液外，通常还需要通过侵入性检查来进一步确诊，包括纤维支气管镜检查、支气管肺泡灌洗术或支气管肺活检术，以及皮肤和软组织受累部分局部活检或脓液送检。所有送检标本，均需进行抗酸染色涂片和结核菌培养，以及进行组织病理学评估。快速核酸扩增技术，如Xpert MTB/RIF，可以用于结核分枝杆菌复合群和利福平耐药的自动化分子检测，可以提高检测灵敏度并缩短诊断时间。然而，当分枝杆菌浓度水平较低时，结果可能呈假阴性。

TST和IGRA均可以用于诊断结核感染，对于不典型症状和胸部影像改变不典型的患者，可以提供诊断依据。需要注意的是，无论TST还是IGRA，均无法区分结核潜伏感染，还是活动性结核病。对于正在使用大剂量免疫抑制药物的患者，IGRA和TST的结果，都应谨慎判读，因为它们可能出现假阴性或不确定结果。因此，尽量在免疫抑制治疗前进行LTBI筛查，这样QFT和T-SPOT.TB的结果具有高度特异性，阳性结果应判定为存在结核分枝杆菌感染。一项针对韩国肾移植受者的研究显示，IGRA检测有助于预测移植前TST阴性患者的移植后发生活动性结核病的风险。

（三）影像学检查

对于疑似结核感染的患者，高分辨率胸部CT仍然是首选的检查手段，主要表现为斑片样、实变样、条索样、结节样等改变，但肾脏移植术后活动性结核病患者通常不存在影像学上典型的肺部空洞样病变。由于缺少特征性的影像学表现，造成诊断困难，容易与其他感染性疾病相混淆，出现延迟诊断。

四、诊断要点

需要高度警惕移植后发生活动性结核病，并尽可能早期诊断。从文献报道来看，延迟诊断十分常见。肾脏移植术后结核病的症状、体征均不典型，细菌学及分子生物学敏感性下降，胸部CT所能提供的证据有限，在面对缺乏诊断依据且疑似结核病患者时，需警惕活动性肺结核的可能。在无法排除的情况下，诊断性抗结核治疗既是一种诊断方法，也是一种备选的治疗方案。

五、治疗原则

（一）治疗方案

肾移植术后活动性结核病的成功治疗是可能的，但由于药物毒性和药物相互影响，导致成功治疗存在困难。在大多数情况下，肾移植术后活动性结核病患者一线治疗建议与免疫功能正常的宿主相同：前两个月使用异烟肼、利福平（或利福布汀）、吡嗪酰胺和乙胺丁醇四种药物治疗（“强化期”），然后使用异烟肼和利福平再治疗4个月（“持续期”）。同样归属于一线药物的链霉素，由于其明显的肾毒性，肾移植受者通常避免使用。包括莫西沙星和左氧氟沙星在内的氟喹诺酮类药物在体外具有较强的抗结核活性，目前已被列为活动性结核病治疗的二线药物。对于普通肺结核治疗具有肝毒性或肝功能较差的移植患者而言，它们是优先考虑的备选药物。建议每日服药，每周两次或三次结核病治疗会增加复发风险。

（二）药物相互作用

治疗肾移植后活动性结核病的主要挑战是潜在的肾脏、肝脏毒性以及涉及利福平和免疫抑制药物之间的相互影响。肾移植术后抗结核治疗的主要争论是，是否使用以利福平为主的含有利福霉素类的抗结核治疗方案。利福平是细胞色素P450 3A4酶（简称CYP3A4）的强力诱导剂，使用利福平会加快一些免疫抑制剂的代谢，如FK506、雷帕霉素、西罗莫司、依维莫司等，免疫抑制药物很难维持血药浓度，从而增加移植排斥反应的风险。实际上，免疫抑制药物与利福平同时使用，发生排斥反应的案例已被广泛报道，文献报道接近1/3。尽管如此，由于利福霉素类药物具有强大的MTB灭菌活性，因此强烈推荐含有利福霉素类药物的方案。文献报道，在移植受者中成功使用利福平，但环孢素、他克莫司和西罗莫司的剂量必须至少增加2~5倍。一种常见的选择是用利福布汀替代利福平，因为它具有与利福平类似的抗MTB活性，但是对细胞色素P450 3A4的诱导剂效果要弱得多，因此免疫抑制剂更容易维持有效、稳定的血药浓度。但总体来说，目前在肾脏移植，甚至实体器官移植后，结核病患者中使用利福布汀的临床经验仍然比较有限。也有学者认为，移植受者抗结核治疗过程中应严密监测免疫抑制剂血药浓度，尤其是在使用利福霉素类抗结核药物时。出现血药浓度降低后，及时调整免疫抑制剂剂量，防止急性排斥反应的发生，也可酌情加用可升高血药浓度的药物或饮食配合治疗。如无特殊情况，一般不调整抗结核治疗方案，保证治疗的连续性。然而，在HIV感染者中，含有利福布汀的方案的有效性似乎与含有利福平的方案没有差别。无论利福平还是利福布汀，在利福霉素治疗的开始和结束时必须密切监测免疫功能水平。在没有利福布汀的国家，用非利福霉素方案治疗移植后结核病也有成功的文献报道病例。

在肾脏移植受者结核病的二线治疗尚无系统研究，目前已有成功使用莫西沙星、环丝氨酸和卷曲霉素的病例报告。氯法齐明已被用于麻风病或非分枝杆菌感染的移植患者，但没有在移植患者中治疗结核病的数据。幸运的是，迄今为止，耐多药和广泛耐药的结核病在移植人群中仍然很少见。

建议肾脏移植术后结核病患者的治疗时间与其他非移植患者相似，但如果治疗后疗效欠佳，应考虑延长治疗时间。使用二线药物替代或对利福平和其他药物存在耐药性的情况下，则强烈建议延长治疗时间。建议治疗2个月痰菌培养转阴性的单纯肺结核治疗6个月，而骨-关节结核（6~9个月）、中枢神经系统结核感染（9~12个月）和严重播散性疾病（6~9个月）需治疗较长时间。另外，对于2个月末强化期结束时，痰结核菌培养仍阳性的空洞型肺结核，推荐治疗9个月。文献报道的实体器官移植术后结核病的治疗疗程在7.3~18个月。

全面督导治疗(DOTS)已被证明可提高结核患者的依从性和预后,并被推荐用于实体器官移植受者。对于所有活动性结核病的患者,特别是肾脏移植患者,在制订方案时,建议多学科会诊讨论,特别是对耐药结核病或者药物不耐受的术后结核病患者来说,多学科会诊讨论很有必要。

(三) 药物不良反应

在制订抗结核治疗方案时,建议对所有药物 - 药物相互影响进行审查。肾脏移植术后由于其基础肾功能欠佳,通常在制订治疗方案的时候避免使用对于肾功能影响的药物,因而,出现肾功能损伤的报道并不多见。最为需要警惕的仍然是肝损伤。联合使用异烟肼、利福平和吡嗪酰胺的肝毒性大于单独使用异烟肼,特别是在肝脏移植受者中。最近的一项综述指出,所有实体器官移植术后结核病的患者,在抗结核治疗中,肝损伤的发生率约为 20%,而在肝移植受者中,这个比例高达 27.5%。因此,在结核病治疗期间,应密切监测所有移植受者的肝功能。

六、预后

从现有文献报道来看,肾脏移植术后肺结核的预后总体较好,治愈率约为 94%~95%。一项来自法国的研究,共纳入 32 个病例,结果显示其中治愈 3 例,完成疗程 27 例,失败 1 例,死亡 1 例。另一项来自国内的研究,共纳入 91 个病例,结果显示其中治愈 87 例,死亡 4 例,病死率为 4.4%。其中结核性脑膜炎 2 例,主支气管结核并发急性呼吸衰竭 1 例,骨关节结核病并发脑血管意外 1 例。但在另一项实体器官移植受者合并结核病的研究中,纳入 1 215 例肾脏移植合并肺结核患者的病例,其死亡率高达 18.85%(229/1 215),和国内的一项回顾性研究相似(死亡率为 18.8%)。进一步的死亡危险因素分析显示,治疗失败或抗结核治疗随访期间发生的脑水肿、重症肺炎、肠穿孔、肝功能衰竭等严重并发症及继发的多器官功能衰竭与死亡治疗结果显著相关。

七、展望

肾移植术后肺结核的诊断仍然困难,由于免疫抑制会减弱 TST 和 IGRA 的反应,开发新的不依赖于 T 细胞免疫的诊断技术将有助于筛查及临床诊断,特别有助于减少供体来源的结核感染。另一个研究方向是新药研发,药物不良反应率低,且与其他药物间相互作用少,进而为患者提供疗程更短、更安全、耐受性更好的治疗方案。

(吴 迪 卢洪洲 方木通)

第三节 干细胞移植合并结核病

干细胞(stem cell,SC)是一类具有自我复制能力的多潜能细胞,关于干细胞的研究最早可追溯到 19 世纪 60 年代。干细胞移植治疗可以分为造血干细胞移植(hematopoietic stem cell transplantation,HSCT)和间充质干细胞移植(mesenchymal stromal cell transplantation,MSCs),根据供体的来源不同,这两种移植都分别包括自体造血干细胞移植(autologous hematopoietic stem cell transplantation,auto-HSCT)和异基因造血干细胞移植(allogeneic hematopoietic stem cell transplantation,allo-HSCT)。随着移植技术的不断进步和对于造血干细胞的研究不断深入,干细胞移植在血液科、神经科、肾内科等多个学科得到广泛应用。造血干细胞移植术后出现肺结核，最早可追溯至 1983 年，此后陆续有 10 余个国家先后发表了类似报道。

一、流行情况及危险因素

报道造血干细胞移植（HSCT）受者出现结核病的文献比较少，即使在结核病高负担国家也是如此。Russo RL 等回顾分析 1980 年 1 月至 2009 年 3 月的文献（纳入 34 项相关研究），从文献综述结果来看，HSCT 受者结核病的发病率与当地的结核病流行情况具有相关性，48% 的病例来自亚洲地区，结核病发病率从美国的 0.001 4% 到巴基斯坦的 16% 不等。一项来自北京大学人民医院的回顾性收集 10 年病例的单中心研究显示：allo-HSCT 后活动性结核病的发病率约为 0.5%（33/6 236）。HSCT 受者多数在移植前需要使用免疫抑制药物预防或治疗移植物抗宿主病，这种免疫预处理使得患者处于免疫受损的状态，因而在移植后更容易出现结核病。Abad 等回顾性分析了 16 篇文献，共纳入 3 个回顾性研究、2 个前瞻性队列研究和 11 个病例报告。在队列研究和个案报道中的年龄中位数分别为 45.5 岁（范围：30~56.5 岁）和 51 岁（范围：26~63 岁）。一共筛选出 47 个病例，其中大约一半的患者是男性（26/47，55.3%）。结核病发病率中位数为 2.3%（范围：0.18%~2.9%），其中印度地区最高（2.9%）。绝大多数发生结核病的病例是 allo-HSCT 的受者（45/47；95.7%）；而 auto-HSCT 的受者只有 2 例。

二、临床特点

（一）临床症状

Abad 等回顾性分析了 16 篇文献，在提供详细临床资料的病例中，87.5% 的患者出现发热，与国内报道相似。肺脏是最常见的受累器官，34% 的病例表现为肺外结核，播散性结核病占比达 23.4%。从干细胞移植到出现结核病的中位时间是 4.6 个月（3~12.9 个月），但是约有三分之一的患者出现结核病在 100 天内。干细胞移植术后发生移植物抗宿主病（GVHD）的比例很高，约为 84.8%（28/33），与左向华等报道相似。其中慢性 GVHD 比例为 84.8%（28/33），急性 GVHD 比例为 39.4%（13/33），只有 4 例病例没有发生 GVHD。继发混合感染是干细胞移植术后的常见问题，比如结核合并病毒（巨细胞病毒、EB 病毒）、合并真菌（毛霉菌），甚至有个案报道，在结核病发病前 3 个月出现了急性移植物抗宿主病，发病前 2 个月又出现了 EB 病毒感染。病原菌的复杂性，提示我们在干细胞移植后除了细菌性感染，还需要考虑是否存在真菌、病毒、结核这些特殊病原菌感染的可能。尤其对于干细胞移植术后出现不明原因发热的患者，除了真菌、病毒以外，需警惕活动性结核病的排查。

（二）实验室检查

从 3 项队列研究和 8 个个案报道的资料来看，68.4% 的患者没有结核病暴露史，但 31.6% 的患者既往有结核病史。和近期文献相似，既往有结核病病史，是干细胞移植后出现结核病的独立危险因素。在上述的文献中仅不到一半患者进行了结核感染的筛查，其中 TST 阴性的患者中，IGRA 的阳性率达 75%，提示我们在对于干细胞移植的患者结核筛查时，IGRA 可能是比 TST 更优的选择。另一方面，在进行干细胞移植前，未充分进行结核感染的筛查，应该引起临床医师的重视。

（三）影像学检查

干细胞移植后结核病的影像学特点，与其他实体器官移植后结核病患者相似，多数表现为纤维条索影、结节影，少数累及胸膜也会出现胸腔积液。其与普通人群罹患结核病的情况相比，更容易出现肺外器官的受累。值得注意的是,极少出现空洞样病变,而这一特点是所有实体器官移植后结核病患者的共同特征。

三、治疗原则

异烟肼、利福平、吡嗪酰胺、乙胺丁醇四联药物治疗,仍然是最为常见的治疗方案。也有的病例选择喹诺酮类药物替代吡嗪酰胺,联合 HRE,或者 HRZ。当然,如果表型或基因型提示存在耐药,则需根据药敏试验结果,选择二线药物以进一步制订治疗方案。治疗疗程,较普通肺结核更长,多数为 9 个月或 12 个月。以目前文献报道的病例来看,干细胞移植后合并结核病的抗结核治疗,其不良反应发生率并不高于普通结核病,仅有的少数报道提示存在轻度的肝损伤。

四、预后

多数完成疗程的患者,结核病的预后良好。部分文献报道,结核病的治愈率高达 90.6%。无论在移植前,还是移植后出现结核病,都不影响疾病的转归。

(吴 迪 卢洪洲 方木通)

第四节 典 型 病 例

典型病例 1

患者男,35 岁,咳嗽 20 余天,盗汗 8 天。

【现病史】入院前 20 余天开始出现阵发性咳嗽,无痰,未重视,未进一步诊治。入院前 8 天,出现盗汗,仍感间断咳嗽,就诊某三甲医院,查胸部 CT 提示右肺上叶斑片状阴影,考虑肺炎,予以莫西沙星抗感染治疗 7 天,复查胸部 CT,病灶较前相仿,为进一步诊治入院。发病以来,精神、食欲尚可,睡眠欠佳,大小便正常,体重无明显增加或下降。

【既往史】2 年前因“双下肢浮肿”于某院检查,诊断慢性肾炎、尿毒症,8 个月前于另一家医院行右肾移植术,术后规则服用麦考酚钠肠溶片 1 080mg b.i.d.,他克莫司 10mg q.d.,甲泼尼龙 8mg q.d.,地尔硫䓬 30mg b.i.d.。

【体格检查】T 36.5℃,P 108 次 / 分,R 21 次 / 分,BP 144/76mmHg,神志清楚,全身皮肤巩膜无黄染,浅表淋巴结未扪及肿大,颈软,双肺呼吸音清,双肺未闻及干、湿啰音,心律齐,未闻及杂音。腹平软,无压痛、反跳痛,肝脾肋下未及,双下肢未及凹陷性浮肿。

【辅助检查】血常规:WBC 10.55×10^9/L,N%86.4%,Hb 153g/L,PLT 145×10^9/L,CRP 6.27mg/L。肝功能:TBIL 20.71μmol/L,TP 63.7g/L,TG 1.72mmol/L。痰涂片抗酸杆菌 3 次阴性,血结核抗体阴性,G 试验阴性。常规心电图:电轴左偏,不完全性右束支传导阻滞。胸部 CT:右肺上叶见斑点状、小结节状阴影及“树芽征”。右上胸膜下见局限性透亮影。气管及各叶支气管通畅,纵隔内见淋巴结影,心包腔内见少量液性低密度影。双侧未见胸腔积液征。所摄入肝右叶内见小结节状高密度影,左肾体积较小,脾肿大(图 13-4-1)。

【诊断】①继发性肺结核,右上,涂(-),初治。②右肾移植术后。

【诊治经过】患者轻微咳嗽，痰少，入院后行 CT 引导下肺穿刺术。后续检查回报：穿刺液 TB-DNA 阴性，穿刺液结核菌培养阴性。“右上叶穿刺物”：灶性肉芽肿性炎症伴小灶坏死，考虑结核，请结合临床情况。抗酸染色阴性，PAS 阴性（图 13-4-2）。予以 2HRZE/4HR 方案抗结核治疗，满疗程，病灶较前吸收。停药后门诊随访 1 年，未再复发（图 13-4-3）。

【诊治体会】患者肾移植术后，出现咳嗽、盗汗等症状，CT 提示右上肺病变，抗感染治疗疗效欠佳。此时应该考虑到肺结核诊断可能性，需要完善相关病原学检查。给予规范抗结核治疗后恢复良好，未出现明显药物不良反应，且属于免疫低下人群，故疗程适当延长至 1 年停药，随访近 1 年至今未复发。

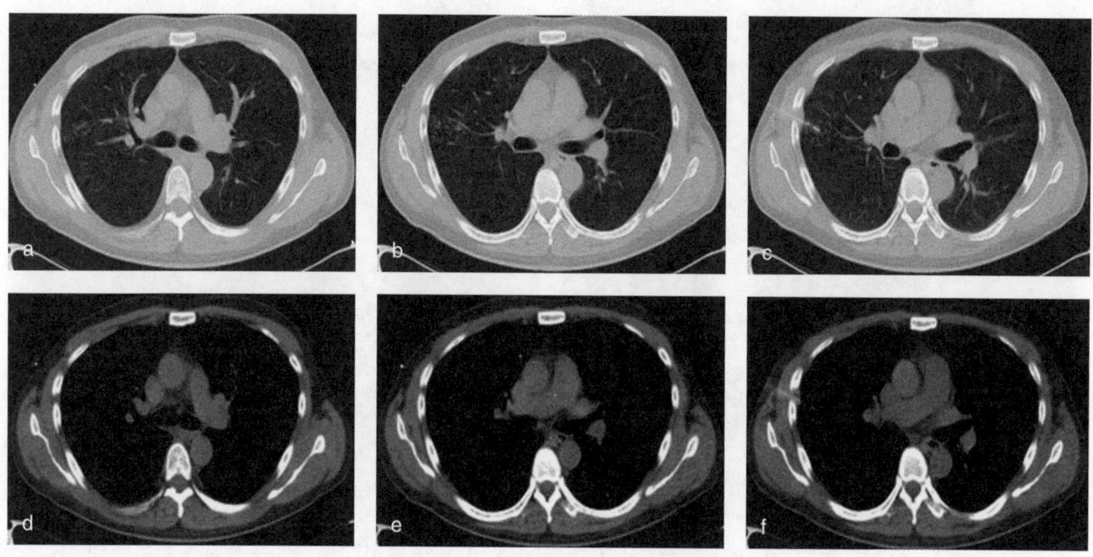

图 13-4-1　入院胸部 CT 影像图

右肺上叶见斑点状、小结节状阴影及“树芽征”。右上胸膜下见局限性透亮影。气管及各叶支气管通畅，纵隔内见淋巴结影，心包腔内见少量液性低密度影。

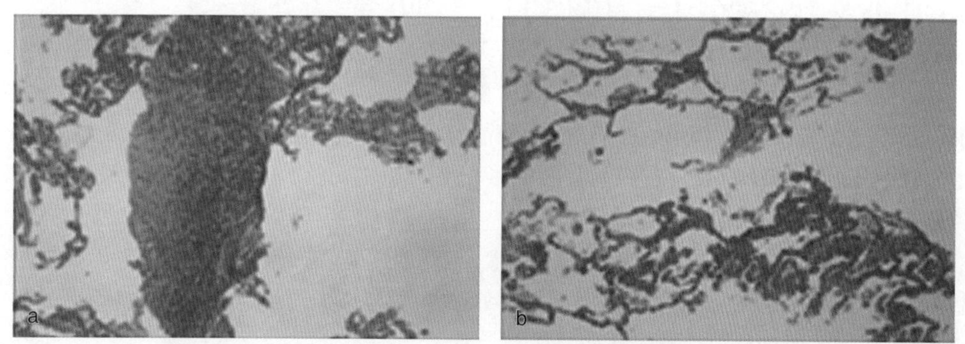

图 13-4-2　CT 引导下肺穿刺病理图

右上叶穿刺物病理显示灶性肉芽肿性炎症伴小灶坏死，考虑结核。

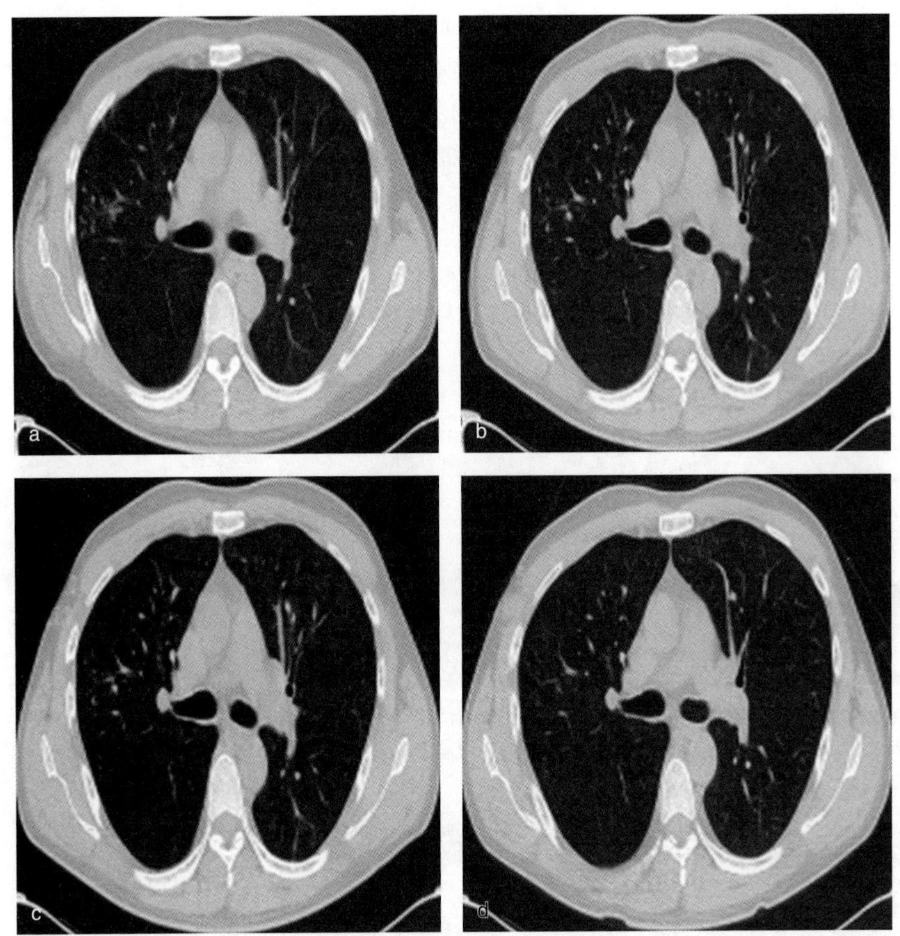

图 13-4-3 a~b. 抗结核治疗 6 个月胸部 CT 影像图；c~d. 抗结核治疗停药 1 年胸部 CT 影像图，可见病灶较前有所吸收，且未复发。

典型病例 2

患者男，48 岁。因“咳嗽咳痰，伴右胸痛 1 周”于 2018 年 1 月 25 日入院。

【现病史】1 周前患者无明显诱因出现咳嗽、咳痰，自觉有午后低热，测体温最高为 37℃，无寒战、畏寒，体温自行康复，未进行特殊处理。门诊复查肝移植彩超提示：肝移植术后 5 个月，移植肝及脾脏体积增大。肝动脉、门静脉、肝静脉、下腔静脉血流信号未见明显异常。肝内外胆管未见明显扩张。肝圆韧带旁少量积液。右侧胸膜腔少量积液。左侧胸膜腔未见积液。门诊拟“胸腔积液查因”收住院。

【既往史】8 年前诊断慢性乙型肝炎，未治疗，有糖尿病基础多年，平时以胰岛素控制血糖，血糖控制可。2017 年 7 月 19 日因肝硬化失代偿期行“同种异体原位肝移植术(改良背驮式)”，术后恢复良好，长期服用他克莫司等抗排斥药物维持治疗。

【体格检查】腹平软，可见腹部人字型手术切口，已愈合。无压痛及反跳痛，肝脾肋下未及，肝颈回流征阴性，肠鸣音 3 次 / 分。双侧肾区未见异常隆起及包块，耻骨上膀胱区不充盈，无压痛。颜面部、双下肢均无水肿，皮肤无溃疡，左右肾区无叩击痛。

【辅助检查】2018 年 1 月 25 日 CT 提示：①右侧胸膜腔内积液，右肺膨隆不全伴部分感染可能；②双肺病变，考虑感染可能。对比之前 CT 结果，右侧胸腔积液新发，右肺病变较前进展，左肺病变大致同前。于 1 月 26 日在局麻下行胸腔穿刺置管术，血常规、大小便常规正常，肝肾功能电解质正常，血结核免疫阳性，ESR 62mm/h，CRP、PCT 正常，G、GM 试验阴性，CEA、AFP、呼吸道肿瘤标志物阴性。HBsAg、HBeAb、HBcAb 阳性，HBV-DNA 阴性。胸腔积液化验检查：常规 WBC 4 121 × 10^6/L，淋巴细胞百分比（L）77.1%。血生化检查：TP 40g/L，LDH 320U/L，ADA 40U/L，CEA 1μg/ml。淋巴细胞结核免疫阳性，TB-DNA、TB 培养阴性。痰 AFB、GeneXpert MTB/RIF、TB 培养均阴性。

【诊断】①结核性渗出性胸膜炎。②继发性肺结核，双肺，涂（-），初治。③肝移植状态。④ 2 型糖尿病。

【治疗】入院后继续恩替卡韦抗病毒治疗，并通过他克莫司等进行抗排斥治疗，同时给予 HRtEL 方案抗结核治疗。治疗期间检测他克莫西血药浓度偏低，调整他克莫司剂量后复测血药浓度维持在正常范围内，2 个月后停用 Lfx，疗程 1 年后复查 CT 提示胸腔积液吸收，右侧胸膜轻度增厚，左下肺增殖性病灶。患者无明显不适，考虑结核治愈停药，随访 1 年半未复发（图 13-4-4）。

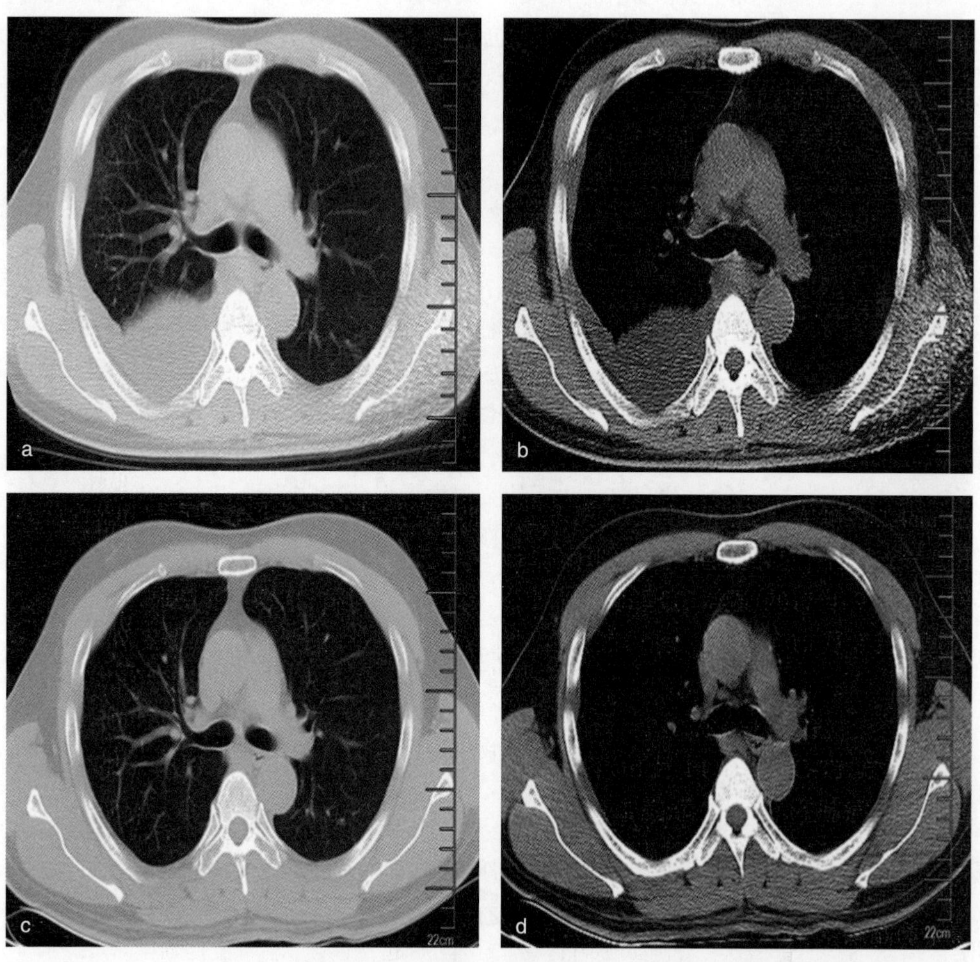

图 13-4-4　a~b. 胸部 CT 提示右侧新发包裹性胸腔积液，右肺膨隆不全伴部分感染可能；c~d. 治疗 1 年后复查胸部 CT 提示右侧胸腔积液吸收好转，右侧胸膜轻度增厚。

【诊治体会】该患者有乙肝肝硬化基础并行肝移植术，术后长期给予抗排斥治疗，且合并2型糖尿病，免疫功能低下，属于肺结核高危人群。此类人群在移植后需要定期监测排除活动性肺结核的发生，该例患者术后约半年出现咳嗽、咳痰、低热、胸痛等症状，临床需要考虑肺结核可能性，结合胸部CT、血生化检查、胸腔积液化验结果，临床诊断结核性胸膜炎、继发性肺结核成立，需要进行抗结核治疗。治疗方案选择上为避免出现肝功能受损避免使用PZA，加用Lfx，同时因利福平对肝微粒体酶诱导作用较强，可能会明显降低他克莫司等免疫抑制剂血药浓度，故改为对肝脏微粒体酶诱导作用较弱的利福喷丁（必要时可改为诱导作用更小的利福布汀），同时需要监测他克莫司等药物血药浓度。该患者抗结核治疗期间曾出现血药浓度轻度降低，经过调整他克莫司剂量血药浓度维持正常，疗程延长至1年，临床诊断肺结核治愈停药，停药后随访1年半未复发。值得注意的是停用抗结核药物后需要相应调整他克莫司剂量，避免血药浓度过高引起相应毒副作用。

典型病例3

患儿男，9岁。因“间断咳嗽1年余”于2019年5月26日入院。

【现病史】2018年1月患儿开始出现咳嗽、咳痰，多为白色黏痰，病程中曾有短暂发热，外院考虑肺部真菌感染及细菌感染，多次给予抗真菌、抗感染治疗效果欠佳，症状反复。2018年11月13日住院，诊断肺结核以及左主支气管、左下叶支气管结核，12月4日我院开始给予HRZ方案抗结核治疗及反复多次支气管镜介入治疗（局部冻融术）至今。本次因拟再次行支气管镜介入治疗收住院。

【既往史】患儿2017年12月9日在外院诊断“急性淋巴细胞白血病（B系，高危）”并行造血干细胞移植术。

【体格检查】T 36.20℃，P 99次/分，R 20次/分，BP 85/56mmHg。双侧呼吸运动对称，肋间隙正常，语颤对称，肺部叩诊呈清音，呼吸音清，未闻及干、湿啰音。

【辅助检查】2018年6月26日外院肺穿刺病理结果：炎性渗出物及少许变性坏死组织，可发现个别抗酸染色阳性杆菌。2018年7月9日外院病理科会诊诊断：考虑为结核，抗酸染色+++。2018年11月16日纤维支气管镜检查示：左主支气管狭窄；左肺下叶背段肉芽组织增生。肺泡灌洗液TB-DNA阳性，GeneXpert MTB/RIF弱阳性，利福平耐药检测阴性。2018年11月16日肺泡灌洗液分枝杆菌培养阳性。2019年2月7日结核分枝杆菌十项药敏检测均敏感。入院后复查血常规、大小便常规、肝肾功能正常。支气管镜检查+介入治疗术显示双侧支气管黏膜肿胀；左主支气管狭窄；左下叶背段支气管肉芽样组织增生；行左下叶背段支气管灌洗术+局部冻融术。2019年6月1日我院复查胸部CT提示肺部病变较外院吸收好转，空洞缩小，2019年10月1日CT提示双肺病变进一步吸收，空洞闭合（图13-4-5）。

【诊断】①继发性肺结核，左肺，涂（-），初治。②左主支气管、左下叶支气管结核③淋巴细胞白血病造血干细胞移植术。

【治疗】HRZ方案抗结核治疗及支气管镜介入局部冻融治疗后，继续上述方案抗结核治疗，治疗2个月、5个月、6个月时复查痰培养检查均为阴性，胸部CT提示左肺病变吸收好转，体重增加。根据体重调整抗结核药物剂量，疗程半年停用PZA，疗程满1年停用所有抗结核药物，随访近1年未复发。

【诊治体会】患儿系急性淋巴细胞白血病型骨髓造血干细胞移植术后患者，术后患者出现长期反复咳嗽、咳痰、发热等症状，CT提示双肺病变，抗感染、抗真菌治疗疗效欠佳。此时应该考虑到肺结核诊断可能性较大,需要完善相关病原学检查,因患儿咳痰困难可以行支气管镜检查。该患儿在出现肺结核可疑症状后近 10 个月才确诊,有延误诊断之嫌,导致其随后肺部病灶增加并累及支气管。后期确诊后给予规范抗结核治疗及局部支气管镜介入治疗,患儿恢复良好,未出现明显药物不良反应,其间根据体重变化调整抗结核药物剂量,因未使用乙胺丁醇,且属于免疫低下人群,故疗程适当延长至 1 年停药,随访近 1 年至今未复发。

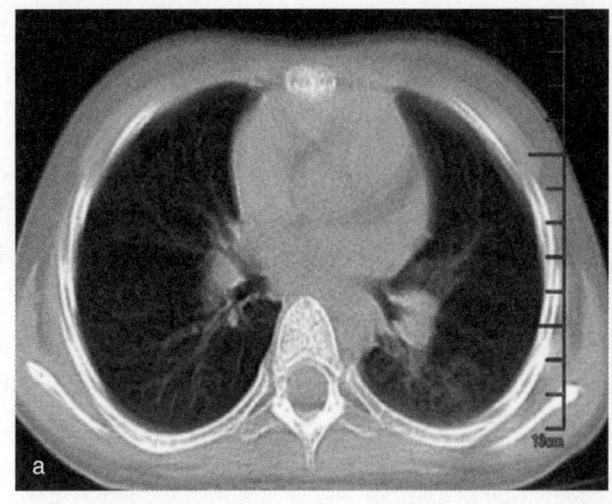

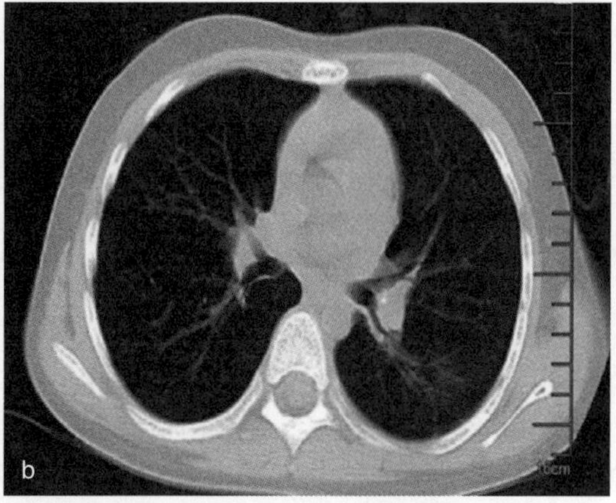

图 13-4-5 a. 2019 年 6 月 1 日胸部 CT 影像图,可见左肺下叶背段斑片影,局部可见小空洞;b. 2019 年 10 月 1 日胸部 CT 影像图,可见原左下肺病变基本吸收,空洞闭合。

(吴 迪 卢洪洲 方木通)

参考文献

[1] 沈中阳, 谷川, 郑虹, 等. 临床肝脏移植 20 年回顾. 中华危重病急救医学, 2019,(3): 269-280.

[2] PENNINGTON KM KCCS. Management and diagnosis of tuberculosis in solid organ transplant candidates and recipients: Expert survey and updated review. J Clin Tuberc Other Mycobact Dis, 2018, 11: 37-46.

[3] GETAHUN HMAAI. Management of latent Mycobacterium tuberculosis infection: WHO guidelines for low tuberculosis burden countries. Eur Respir J, 2015, 6 (46): 1563-1576.

[4] CHEN CY, LIU CJ, FENG JY, et al. Incidence and Risk Factors for Tuberculosis After Liver Transplantation in an Endemic Area: A Nationwide Population-Based Matched Cohort Study. American Journal of Transplantation, 2015, 15 (8): 2180-2187.

[5] BOSCH A, VALOUR F, DUMITRESCU O, et al. A practical approach to tuberculosis diagnosis and treatment in liver transplant recipients in a low-prevalence area. Médecine et Maladies Infectieuses, 2019, 49 (4): 231-240.

[6] BENITO NGEHJ. Clinical features and outcomes of tuberculosis in transplantrecipients as compared with the general population: a retrospective matchedcohort study. Clin Microbiol Infect, 2015: 651-658.

[7] BODRO MSNSM. Clinical features and outcomes of tuberculosis in solid organ transplant recipients. Transplant Proc, 2012, 9 (44): 2686-2689.

[8] ANKRAH AO VDWT. PET/CT imaging of Mycobacterium tuberculosis infection. Clin Transl Imaging, 2016

(4): 131-144.
[9] OLITHSELVAN ARSVM. Tuberculosis in liver transplant recipients: experience of a South Indian liver transplant center. Liver Transpl, 2014, 8 (20): 960-966.
[10] SUBRAMANIAN AK TN. Infectious Diseases Community of Practice of the American Society of Transplantation. Mycobacterium tuberculosis infections in solid organ transplantation: Guidelines from the infectious diseases community of practice of the American Society of Transplantation. Clin Transplant, 2019, 9 (33): e13513.
[11] THEODOROPOULOS NLFRJ. Use of the QuantiFERON-TB Gold interferon-gamma release assay for screening transplant candidates: a single-center retrospective study. Transpl Infect Dis, 2012, 1 (14): 1-8.
[12] PASIPANODYA JG MHBA. Serum drug concentrations predictive of pulmonary tuberculosis outcomes. J Infect Dis, 2013 (208): 1464-1473.
[13] SUBRAMANIAN AK TN, TRANSPLANTATION IDCO. Mycobacterium tuberculosis infections in solid organ transplantation: Guidelines from the infectious diseases community of practice of the American Society of Transplantation. Clin Transplant, 2019, 9 (33): e13513.
[14] SUN H-Y MPTJ. Mycobacterium tuberculosis-associated immune reconstitution syndrome in solid organ transplant recipients. Transplantation, 2013 (95): 1173-1181.
[15] 沈中阳, 谷川, 郑虹, 等. 临床肝脏移植 20 年回顾. 中华危重病急救医学, 2019 (3): 269-280.
[16] PENNINGTON KM KCCS. Management and diagnosis of tuberculosis in solid organ transplant candidates and recipients: Expert survey and updated review. J Clin Tuberc Other Mycobact Dis, 2018 (11): 37-46.
[17] GETAHUN HMAAI. Management of latent Mycobacterium tuberculosis infection: WHO guidelines for low tuberculosis burden countries. Eur Respir J, 2015, 6 (46): 1563-1576.
[18] CHEN CY, LIU CJ, FENG JY, et al. Incidence and Risk Factors for Tuberculosis After Liver Transplantation in an Endemic Area: A Nationwide Population-Based Matched Cohort Study. American Journal of Transplantation, 2015, 15 (8): 2180-2187.
[19] BOSCH A, VALOUR F, DUMITRESCU O, et al. A practical approach to tuberculosis diagnosis and treatment in liver transplant recipients in a low-prevalence area. Médecine et Maladies Infectieuses, 2019, 49 (4): 231-240.
[20] BENITO NGEHJ. Clinical features and outcomes of tuberculosis in transplantrecipients as compared with the general population: a retrospective matchedcohort study. Clin Microbiol Infect, 2015: 651-658.
[21] BODRO MSNSM. Clinical features and outcomes of tuberculosis in solid organ transplant recipients. Transplant Proc, 2012, 9 (44): 2686-2689.
[22] ANKRAH AO VDWT. PET/CT imaging of Mycobacterium tuberculosis infection. Clin Transl Imaging, 2016 (4): 131-144.
[23] OLITHSELVAN ARSVM. Tuberculosis in liver transplant recipients: experience of a South Indian liver transplant center. Liver Transpl, 2014, 8 (20): 960-966.
[24] SUBRAMANIAN AK TN. Infectious Diseases Community of Practice of the American Society of Transplantation. Mycobacterium tuberculosis infections in solid organ transplantation: Guidelines from the infectious diseases community of practice of the American Society of Transplantation. Clin Transplant, 2019, 9 (33): e13513.
[25] THEODOROPOULOS NLFRJ. Use of the QuantiFERON-TB Gold interferon-gamma release assay for screening transplant candidates: a single-center retrospective study. Transpl Infect Dis, 2012, 1 (14): 1-8.

［26］PASIPANODYA JG MHBA. Serum drug concentrations predictive of pulmonary tuberculosis outcomes. J Infect Dis, 2013 (208): 1464-1473.

［27］SUBRAMANIAN AK TN, TRANSPLANTATION IDCO. Mycobacterium tuberculosis infections in solid organ transplantation: Guidelines from the infectious diseases community of practice of the American Society of Transplantation. Clin Transplant, 2019, 9 (33): e13513.

［28］SUN H-Y MPTJ. Mycobacterium tuberculosis-associated immune reconstitution syndrome in solid organ transplant recipients. Transplantation, 2013 (95): 1173-1181.

［29］ABAD CLR, RAZONABLE RR. An update on Mycobacterium tuberculosis infection after hematopoietic stem cell transplantation in adults. Clinical Transplantation, 2018, 32 (12): e13430.

［30］BENITO N, GARCÍA-VÁZQUEZ E, HORCAJADA JP, et al. Clinical features and outcomes of tuberculosis in transplant recipients as compared with the general population: a retrospective matched cohort study. Clinical Microbiology and Infection, 2015, 21 (7): 651-658.

［31］AL-ANAZI KAAAMA. Infections Caused by Non-Tuberculous Mycobacteria in Recipients of Hematopoietic Stem Cell Transplantation. Frontiers in Oncology, 2014, 3 (4): 231.

［32］ZENG QZ, ZHANG YY, WU YJ, et al. Frequency, risk factors, and outcome of active tuberculosis following allogeneic hematopoietic stem cell transplantation. Biol Blood Marrow Transplant, 2020, 26 (6): 1203-1209.

［33］左向华, 潘华德, 阴奋宝, 等. 异基因造血干细胞移植后结核分枝杆菌感染 8 例临床分析. 标记免疫分析与临床, 2019, 26 (12): 2009-2012.

［34］MARTÍN-SÁNCHEZ G. Lymph node tuberculosis after allogeneic haematopoietic stem cell transplantation: an atypical presentation of an uncommon complication. Ecancermedicalscience, 2015, 9: 535.

［35］OSTENDORF BN, JEHN CF, VUONG LG. Synchronous tuberculosis, Epstein-Barr virus-associated lymphoproliferative disorder and cytomegalovirus infection in an allogeneic transplant recipient: a case report. Springerplus, 2014, 3 (1): 278.

［36］SHARMA SK, AGARWAL N, MUKHERJEE A, et al. Coexisting pulmonary tuberculosis and mucormycosis in a patient with aplastic anemia post allogenic stem cell transplantation. Mediterr J Hematol Infect Dis, 2011, 3 (1): e2011036.

［37］VENKATARAMANI VSAHA. Intestinal Pneumatosis Associated with Tuberculosis after Allogeneic Hematopoietic Stem Cell Transplantation. Acta haematologica, 2017, 1 (137): 51-54.

［38］AKıŞ Z, SUCAK GT, TUNÇCAN ÖG, et al. The incidence of tuberculosis infection in hematopoietic stem cell transplantation recipients: A retrospective cohort study from a center in Turkey. Transplant Infectious Disease, 2018, 20 (4): e12912.

［39］LEE HJ LDCS. The demanding attention of tuberculosis in allogeneic hematopoietic stem cell transplantation recipients: High incidence compared with general population. PloS One, 2017, 3 (12): e173250.

［40］LEE YM LSCS. A prospective longitudinal study evaluating the usefulness of the interferon-gamma releasing assay for predicting active tuberculosis in allogeneic hematopoietic stem cell transplant recipients. The Journal of Infection, 2014, 2 (69): 165-173.

［41］ZHAO Z, LEOW WQ. Concurrent hepatic tuberculosis and hepatic graft-versus-host disease in an allogeneic hematopoietic stem cell transplant recipient: A case report. Pathology, 2017, 49: S94-S95.

［42］LAM W, VISWABANDYA A, HUSSAIN S, et al. A unique case of tuberculosis dissemination presenting as cutaneous lesions in a post allogeneic stem cell transplant patient. Bone Marrow Transplant, 2016, 51 (10): 1385-1386.

［43］ZHANG JMMMA. Tuberculosis in umbilical cord blood transplant recipients: clinical characteristics and challenges. Bone Marrow Transplantation, 2015, 3 (50): 465-468.

[44] AGRAWAL N, AGGARWAL M, KAPOOR J, et al. Incidence and clinical profile of tuberculosis after allogeneic stem cell transplantation. Transplant Infectious Disease, 2018, 20 (1): e12794.

[45] POVOAS D, MACHADO J, PERDIGOTO R, et al. Tuberculosis in liver transplant recipients: A report of eight cases during a five year period. Acta Med Port, 2017, 30 (1): 41-46.

第十四章 胃切除术后结核病

第一节 胃切除术概述

胃切除术(gastrectomy)是治疗胃癌及消化性溃疡并发大出血、穿孔、幽门梗阻等疾病的主要手段。胃切除术包括胃部分切除术、胃大部分切除术及胃全切术。胃切除术可同时进行迷走神经切断术,术后往往需要进行消化道重建。目前有多种胃切除及消化道重建术式,如针对部分胃切除术的毕Ⅰ式、毕Ⅱ式;胃次全切除 Roux-en-Y 空肠吻合术等。胃全切术还可使用代胃术以保留胃储存食物的功能。胃具有暂时储存食物及对食物进行初步消化的功能。胃的蠕动及胃液的作用有助于脂肪、蛋白质及碳水化合物进一步消化吸收。胃酸能促进铁、钙等微量元素的吸收。胃壁细胞分泌的内因子能保护维生素 B_{12} 免遭破坏。胃切除术使得胃上述功能受损或丧失,进一步的消化道重建及迷走神经切断术改变了消化道原有的解剖关系或阻断了胃的部分及全部神经支配,造成胃肠动力功能紊乱及消化吸收障碍,引起一系列术后并发症,其发生率达到 5%~15%,如胃潴留、倾倒综合征、胃手术后腹泻、小残胃综合征、反流性食管炎等。这些并发症常使得患者出现进食减少及消化吸收功能障碍,造成不同程度的营养不良,包括蛋白质能量营养不良及多种微量元素、维生素缺乏等,表现为体重下降、贫血、低蛋白血症、代谢性骨病等。营养不良可降低机体免疫功能,尤其是针对结核分枝杆菌感染的 Th1 细胞介导的细胞免疫功能及巨噬细胞吞噬功能,从而使得结核病发病率增高,病情加重。

(方木通　曾剑锋　陈瑜晖)

第二节 胃切除术后结核病

一、流行情况及危险因素

早期的多项临床研究提示胃切除术后患者容易并发结核病。在肺结核人群中,胃切除比例大概为 1.7%~12.3%,高于一般人群。而在胃切除人群中,随访 1~16 年后并发结核病比例大概为 0.4%~5.0%。从胃切除到诊断结核病的时间最短为 1 个月,最长可达 13 年。但多数研究认为胃切除后导致结核病发病率升高的原因可能并不是胃切除本身,而是术前营养不良或胃切除术后患者食物摄入减少及营养消化吸收障碍,引起营养不良及免疫功能抑制,从而导致原有陈旧性结核病灶或结核潜伏性感染再次活动。Thorn 等人进行的一项对 749 名术前胸部 X 线片正常的胃切除患者为期 1.5~6.5 年的回顾性研究发现,肺结核平均发病率是普通人群的 5 倍。发生肺结核的主要高危因素包括术前低体重(尤其是低于标准体重 85%,其发病率为接近正常体重者 14 倍)、高位胃溃疡(是低位胃溃疡及十二指肠溃疡的 3 倍)、胃切除范围较大、术前胸片提示肺部有陈旧性肺结核等。近年来,多项回顾性研究也提示高龄、营养状况不佳、胃切除范围较大、脾胃同时切除、糖耐量异常、既往肺结核病史及肺部有陈旧性肺结核病灶等是胃切除术后发生活动性肺结核的高危因素，而胃部基础疾病的严重程度，如胃癌分期及化疗，对术后肺结核发生率并无显著影响，原因可能是晚期胃癌患者接受全胃切除及化疗后存活时间较短，因此肺结核发病率自然也较低。胃切除患者营养不良原因是多方面的，首先需要胃切除的患者因存在胃癌、胃溃疡等基础疾病，术前大多数存在不同程度的营养不良。胃切除术后患者食欲下降及消化吸收障碍进一步引起蛋白热量营养不良及微量元素缺乏等，营养不良必然损害患者免疫功能，尤其是防御结核分枝杆菌感染的 Th1 细胞免疫功能及巨噬细胞吞噬功能，因此不可避免地导致肺结核发病率增高，同时患者病情也较重，病死率升高。

二、临床特点

该类患者男性较多，且大部分年龄较大，合并营养不良，糖尿病、慢阻肺发生率较高，肺结核多数发生于术后 5 年内，少数可超过术后 10 年发病(如早期胃癌或良性胃病患者)。胃切除术后患者不但肺结核发病率增高，且病情较重，治疗效果不佳死亡率较高，同时药物消化道反应较重，这与术后患者营养不良、免疫低下及药物吸收不良可能有关。同时，术后消化道结构的重建也使得其本身容易出现严重消化道反应及细胞体液免疫功能受损。

三、诊断

胃切除术后患者结核病的分类及诊断标准与一般结核病患者相同。根据中华人民共和国卫生行业标准《结核病分类(WS196—2017)》，胃切除术后结核病主要分为：结核分枝杆菌潜伏感染、活动性结核病、非活动性结核病。结核病的诊断按照中华人民共和国卫生行业标准《肺结核诊断(WS288—2017)》进行。需要注意的是，由于胃切除术患者肺结核发病率增加，故需要在术前及术后均进行结核病的相关检查排除肺结核，包括肺结核可疑症状筛查、胸部影像学(胸片或 CT)检查、免疫学(PPD 或 IGRA)检查，必要时进行痰或支气管肺泡灌洗液结核分枝杆菌病原学检查等。术前 PPD、IGRA、胸片或 CT 可作为术后是否并发结核感染或活动性肺结核的依据。因术前肺部有陈旧性结核病灶(非活动性肺结核)的患者胃切除后活动性结核病发病率明显升高，而胸片在鉴别活动性肺结核及陈旧性肺结核方面常较困难，故对于胸片表现为“陈旧性肺结核”的病例，如果既往未经规范抗结核治疗，需要完善可靠的检查，如高分辨 CT，术后每年需要进行 1~2 次常规胸片检查并持续 10 年以上。

四、治疗

(一) 胃切除术式的选择

研究表明，接受毕Ⅱ式及胃次全切除 Roux-en-Y 空肠吻合术手术的患者发生倾倒综合征及营养吸收不良概率明显超过接受毕Ⅰ式手术的患者，但手术术式的选择更应该以治疗原发病的需要为主。在不影响原发病治疗的前提下，尽量选择对消化道生理结构影响较小的术式，如对于消化性溃疡合并大出血或穿孔、幽门梗阻首选各类迷走神经切断术及毕Ⅰ式。早期胃癌仅需要行部分胃切除或内镜下肿瘤切除，而对于进展期胃癌的治疗，胃全切不可避免，胃全切后消化道的重建以使用代胃及保留十二指肠通道为宜，可减轻术后营养不良的程度。

(二) 抗结核治疗

1. 结核潜伏感染者的治疗

尽管 WHO 并没有推荐对胃切除合并结核潜伏感染患者常规进行预防性抗结核治疗，但鉴于胃切除术后患者活动性结核病发病率升高，而大多数活动性结核病均来自结核潜伏感染者，因此建议对该类患者术后进行预防性抗结核治疗。治疗指征包括 IGRA 阳性或 PPD 中度阳性以上，肺部无活动性肺结核病灶。方案可选择 6 个月异烟肼单药方案(0.3g，每日 1 次)或 3 个月异烟肼联合利福平(异烟肼 0.3g，利福平 0.45g，每日 1 次)、3 个月异烟肼联合利福喷丁(异烟肼 0.9g，利福喷丁 0.9g，每周 1 次)、1 个月异烟肼联合利福喷丁(剂量根据体重调整，每周 1 次)等多种方案。

2. 结核病患者的治疗

对于术后并发活动性肺结核的患者均可采用标准抗结核治疗方案。一般敏感结核病患者仍然推荐应用 2HRZE/4HR 方案，但治愈率比一般人群低。术后结核病患者 2 个月末痰菌阳性率仍达 20%，4 个月为 13.3%，影像学无改善比例达到 20%，同时严重的消化道反应较为常见，达到 60%。治愈率较低主要与营养不良导致免疫功能低下有关，同时与药物吸收障碍血药浓度降低可能也有较大关系。由于胃切除术及胃肠道重构改变了消化道的解剖结构，使得药物在消化道停留时间缩短，因此可能影响药物的吸收及引起血药峰浓度的改变，如胃切除患者口服异烟肼后血药峰浓度较对照组明显下降，对于进行肠道重构手术如空肠回肠旁路手术的患者，利福平血药浓度明显下降，故建议对于胃切除术及肠道重构手术后并发结核病患者，常规进行治疗药物浓度监测(TDM)，以指导临床调整药物剂量，必要时需要适当延长抗结核治疗疗程，具体疗程需要视细菌学、影像学结果而定。另一方面，胃切除患者进行抗结核治疗往往消化道反应发生率会较一般人群增加，需要给予对症治疗。

(三) 营养支持治疗及对症治疗

胃切除患者术后结核病发病率升高的主要原因就是其造成的营养不良及免疫功能低下，因此改善其营养状态非常重要。术后需要尽快行肠道内营养而避免长期肠道外营养。研究表明，相比长时间肠道外营养，术后开始给予经空肠造瘘置管肠道内营养，并于术后 1 周左右逐渐过渡到经口进食，可较快改善患者的营养状态及免疫功能，促进其肠道功能的恢复并降低术后感染发生率。术后饮食原则上以高热量、低脂肪、高蛋白、少渣、易消化等为原则，提高消化道对食物的吸收。研究表明，术后每天热量摄入量保持在 2 000kcal 的患者，其体重、血清白蛋白水平等指标较热量摄入不足者均有明显改善。同时根据患者情况需要适当补充各种维生素，如维生素 A、维生素 D、维生素 B_{12} 等，同时也要注意补充铁剂、钙剂等营养成分。胃切除术后出现脂肪泻、恶心呕吐、腹胀等不适，可视情况给予低脂肪饮食及少量多餐、口服脂肪酶片及胃动力或止吐药物等治疗。

五、预后

胃切除术合并肺结核的患者预后主要取决于原发病，当然与肺结核严重程度、是否耐药等也有关。大多数胃切除术合并肺结核患者预后良好。早期胃癌患者内镜下即可获得根治性治疗，其 5 年生存率超过 90%。进展期胃癌患者虽经以手术为主的综合性治疗，其 5 年生存率仍低于 30%，合并肺结核是否影响其预后目前尚不清楚。

六、主动筛查

由于胃切除术后肺结核发病率的确较一般人群高，且病情多较重，死亡率较高，故有必要对该类人群进行主动筛查以便早期发现肺结核患者，尤其对于老年、男性、糖尿病及慢阻肺、营养不良及既往有肺结核病史患者。筛查的方法包括结核菌感染的检查，如 IGRA 及 PPD，以及胸部影像学检查，如 X 线。对于有临床表现，如咳嗽、咳痰超过 2 周或痰中带血、低热、盗汗、体重进行性下降者，需要进一步完善胸片或胸部 CT、痰结核分枝杆菌涂片、培养及核酸检测等，随访的时间应至少在胃切除术后10年。

（方木通 曾剑锋）

第三节 典型病例

典型病例1

患者男，53岁，农民。因“咳嗽8个月余，加重2天”于2019年2月26日入院。

【现病史】患者2018年6月初无明显诱因出现咳嗽、咳少量白色黏痰，无发热、胸闷、胸痛、咯血等，当时于外院就诊，查肺部CT示右上肺后段斑片结节影，转至我院查痰AFB、TB-DNA阳性，诊断“①继发性肺结核双肺涂(+)初治；②胃全切除术后”，6月26日开始给予抗结核治疗(2HRZE/10HR)，病情好转于7月7日出院。出院后继续按原方案抗结核治疗。2天前(2019年2月25日)患者无明显诱因出现咳嗽加重，咳少量黄色黏痰，至我院门诊复查胸部CT，结果显示右肺上叶及左肺下叶背段继发性肺结核；与2018年8月20日对比双肺病变吸收好转。今为求进一步诊疗至我院我科住院。

【既往史】有“胃癌”病史2年余，已行“胃全切除术”，术后接受化疗。否认肺结核、糖尿病、类风湿关节炎等病史。吸烟15支/日，约20余年；有酗酒史；近2年多已戒烟酒。

【入院查体】T 36.20℃，P 63次/分，R 20次/分，BP 94/56mmHg。营养较差，双肺呼吸音清，未闻及干、湿啰音。2019年2月25日胸部CT：考虑右肺上叶及左肺下叶背段继发型肺结核，与2018年8月20日相比，病变明显吸收好转。

【入院后检查】血常规、大小便常规、肝肾功能、凝血功能、CRP、PCT、ESR均正常。全腹部CT：胃癌全切术后改变，食管下段吻合口处软组织密度影，不除外复发灶可能，建议胃镜进一步检查；肝S8段囊肿可能。常规心脏彩超：心脏形态结构及瓣膜活动未见明显异常；静息状态下未见明显室壁运动异常；心功能正常；二、三尖瓣少量反流。胃镜：胃全切术后。支气管镜：右侧支气管炎性改变；右上叶后段支气管灌洗术。支气管肺泡灌洗液相关检查，AFB、TB-RNA、GeneXpert MTB/RIF阴性。2019年02月25日胸部CT：考虑右肺上叶及左肺下叶背段继发型肺结核，与2018年8月20日病变明显吸收好转(图14-3-1)。

【诊断】①继发性肺结核，双肺，涂(+)，初治。②胃癌切除术后(全胃切除)。

【治疗】给予异烟肼、利福平进行抗结核治疗，给予葡醛内酯进行护肝治疗并对症给予止咳化痰等治疗，症状好转后出院在门诊继续抗结核治疗。治疗期间复查胸部CT，结果显示肺部病变进一步吸收好转，痰结核分枝杆菌培养连续2次阴性，无明显药物不良反应，于2019年5月停药。

【诊治体会】患者2年多以前因胃癌行胃大部分切除术，营养状况较差，术后约2年出现反复咳嗽、咳痰等症状，经痰检及胸部CT检查确诊为继发性肺结核，时间顺序上不排除肺结核与胃切除存在相关性。患者使用化疗方案2HRZE/10HR治疗后肺部病灶明显吸收好转，痰AFB、TB-DNA、TB-RNA等均阴转。治疗期间患者对药物耐受良好，并未出现明显消化道反应等药物副作用，说明胃全切患者同样可以给予标准化疗方案抗结核治疗，疗效同样良好，且不良反应如消化道反应等并不一定明显增加，但巩固期需要适当延长，具体延长多长时间需要根据患者情况而定。

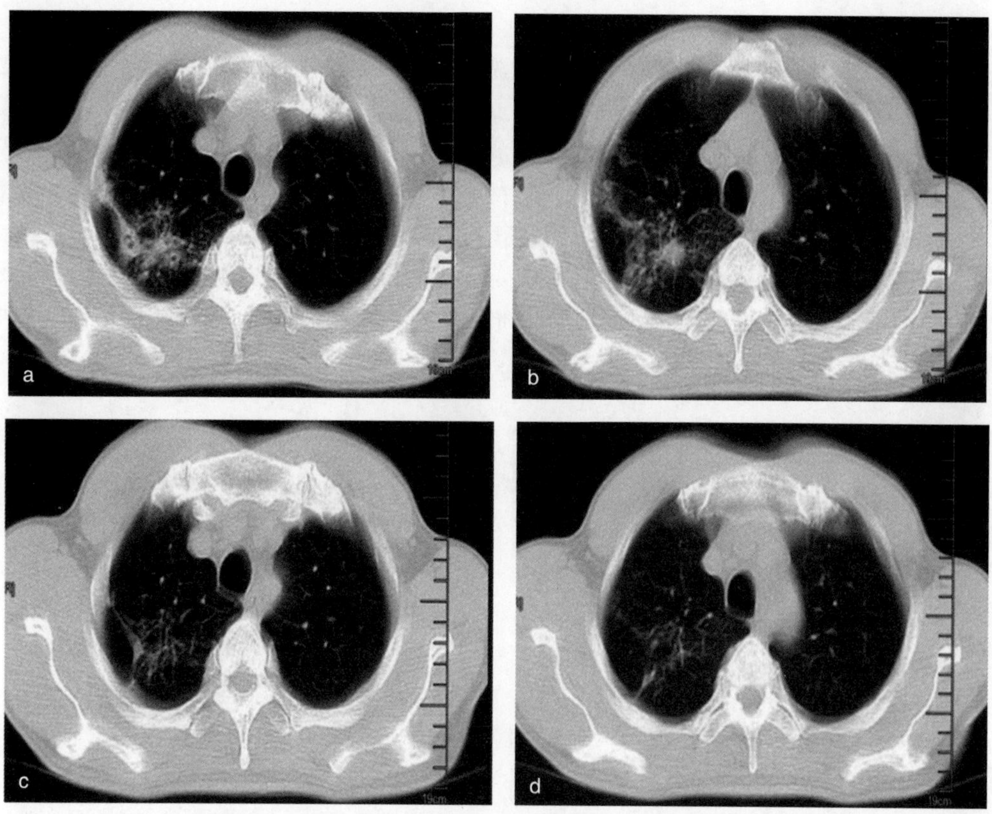

图 14-3-1 a~b. 2018 年 8 月 20 日胸部 CT 影像图，可见右肺多发斑片结节影，部分小空洞形成；c~d. 2019 年 2 月 25 日胸部 CT 影像图，可见右上肺病变明显吸收好转，空洞闭合，残留少许条索影。

典型病例 2

患者男，55 岁，司机。抗结核治疗 2 个月，发现肝功能异常 1 天。

【现病史】患者 2 个多月前出现咳嗽伴黑便住院，诊断为“继发性肺结核双肺涂(+)初治；十二指肠溃疡出血”，给予护胃、止血、抗结核(HRZE)治疗后好转出院，今日来院复诊，查肝功能异常，门诊拟“肺结核，肝功异常查因”收入院。否认食欲减退、恶心、呕吐、腹胀、乏力、皮肤瘙痒。

【既往史】33 年前因胃出血行胃大部分切除术，2009 年因再次胃出血行残胃切除，术中有输血。否认肺结核、糖尿病、类风湿关节炎等病史。

【入院查体】T 36.40℃，P 100 次 / 分，R 20 次 / 分，BP 113/84mmHg，消瘦，双肺呼吸音清，未闻及干、湿啰音。

【实验室检查】血常规：WBC 8.02 × 10^9/L，N%78.10%，RBC 4.30 × 10^{12}/L，HGB 131g/L，PLT 266 × 10^9/L，ESR 64mm/h。肝功能：ALB 29.2g/L，TBIL 19.3μmol/L，ALT 535U/L，AST 419U/L，LDH 272U/L，CRP 49.37mg/L。肾功能、电解质、血脂、血糖、PCT、血凝正常，乙肝、丙肝、丁肝、梅毒抗体、抗 HIV、抗核抗体谱阴性。痰 AFB ++，TB-DNA 阳性，TB-RNA 阳性，GeneXpert MTB/RIF 阳性(中，利福平耐药阴性)。2018 年 11 月 19 日 CT 提示右上肺斑片实变影。

【诊断】①继发性肺结核，双肺，涂(+)，初治。②药物性肝炎。③十二指肠溃疡。

【治疗】暂停抗结核药物并给予对症护肝治疗(复方甘草酸苷、双环醇等)后，患者肝功能逐渐好转，调整抗结核方案为 HRELfx，患者无明显不适，复查肝功能无异常，于 12 月 8 日出院。出院后继续进行 HRELfx 方案抗结核治疗，患者咳嗽、咳痰明显好转，体重逐渐增加。2019 年 3 月 21 日复查胸部 CT：双肺病灶较 2018 年 11 月 19 日进一步吸收好转，痰 AFB、TB-RNA 阴性，于 2019 年 9 月停药（图 14-3-2）。

【诊治体会】患者 33 年前及 10 年前分别行胃次全切除术及残胃切除术，术后出现食欲下降、低体重、营养不良，本次发生双肺继发性肺结核，故考虑肺结核与胃切除后引起的营养不良有相关性。该患者经过标准化疗方案治疗后出现明显肝功能异常，但并未出现明显消化道反应，故考虑与胃切除关系不大。经过抗结核治疗后肺部病变吸收明显，痰菌阴转，抗结核治疗效果良好。原则上胃切除术后并发肺结核患者的治疗方案及药物副反应的处置原则与一般肺结核相似，需要根据临床检查指标决定是否延长疗程。

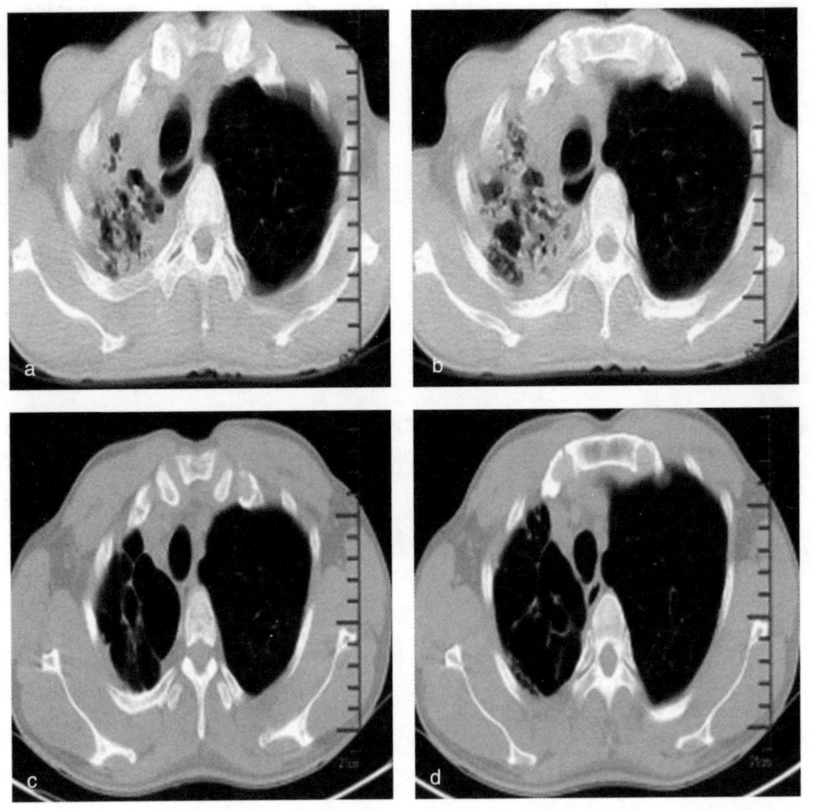

图 14-3-2 a~b. 2018 年 11 月 19 日胸部 CT 影像图，可见右上肺大片实变影、部分支气管扩张及空洞形成；c~d. 2019 年 3 月 1 日胸部 CT 影像图，可见右上肺实变明显吸收，残留少数肺大疱、支气管扩张改变及条索。

（方木通　曾剑锋）

参考文献

[1] 黄洁夫. 腹部外科学. 北京: 人民卫生出版社, 2011.

[2] ROGERS C. Postgastrectomy nutrition. Nutr Clin Pract, 2011, 26 (2): 126-136.

[3] CHO SH, LEE H, KWON H, et al. Association of underweight status with the risk of tuberculosis: a nation-wide population-based cohort study. Sci Rep, 2022, 28, 12 (1): 16207.

[4] LIM H S. Nutritional and clinical factors affecting weight and fat-free mass loss after gastrectomy in patients with gastric cancer. Nutrients, 2020, 12 (7): 1905.

[5] 陈熹, 刘超, 纪宗正. 全胃切除术后营养相关并发症及处理. 临床外科杂志, 2015, 23 (10): 734-736.

[6] CHENG KC. Gastrectomy correlates with increased risk of pulmonary tuberculosis: A population-based cohort study in Taiwan. Medicine (Baltimore), 2018, 97 (27): p. e11388.

[7] JUNG W J. Risk factors for tuberculosis after gastrectomy in gastric cancer. World J Gastroenterol, 2016, 22 (8): p. 2585-p. 2591.

[8] CHOI IJ. Risk Factors for TB in Patients With Early Gastric Cancer: Is Gastrectomy a Significant Risk Factor for TB？Chest, 2015, 148 (3): p. 774-p. 783.

[9] FANG W. Incidence of and Risk Factors for Tuberculosis (TB) in Gastric Cancer Patients in an Area Endemic for TB: A Nationwide Population-based Matched Cohort Study. Medicine, 2015, 94 (47): e2163-e2163.

[10] YOUNG JI. Clinical and Microbiological Treatment Response of Pulmonary Tuberculosis in Patients Who Received Gastrectomy. Open Forum Infectious Diseases, 2015 (suppl_1): p. suppl_1.

[11] JUNG IY, KIM MH, JEONG WY, et al. Treatment outcomes of patients treated for pulmonary tuberculosis after undergoing gastrectomy. Tohoku J Exp Med, 2016, 240 (4): 281-286.

[12] 王永亮. 胃切除术后肺结核 52 例临床分析. 中华腹部疾病杂志, 2002, 2 (3): Ⅲ.

[13] 张建中. 胃癌行全胃切除术后消化道重建术式对营养代谢影响的临床研究. 中华医学杂志, 2003, 83 (17): 1475-1478.

[14] 中华人民共和国国家卫生和计划生育委员会. 结核病分类 (WS196—2017). 新发传染病电子杂志, 2018, 3 (3): 191-192.

[15] 中华人民共和国国家卫生和计划生育委员会. 肺结核诊断 (WS 288—2017). 新发传染病电子杂志, 2018, 3 (1): 59-61.

[16] 查期. 活动性肺结核的影像诊断价值探讨. 中国国境卫生检疫杂志, 2013, 36 (5): 293-295.

[17] VITTORIO DS. Tuberculosis after gastrectomy, plasmatic concentration of antitubercular drugs. Mediterr J Hematol Infect Dis, 2012, 4 (1): p. e2012007.

[18] 左婷婷. 中国胃癌流行病学现状. 中国肿瘤临床, 2017, 44 (1): 52-58.

第十五章　炎性肠病合并结核病

第一节　炎性肠病概述

炎性肠病（inflammatory bowel disease，IBD）是一组病因尚未阐明的慢性非特异性肠道炎症性疾病，以慢性、反复复发、病因不明为特征，属于临床高发性消化道疾病。目前分型包含溃疡性结肠炎（ulcerative colitis，UC）、克罗恩病（Crohn's disease，CD）和未定型IBD（IBD unclassified，IBDU）。目前该疾病已成为消化系统的常见疾病。IBD主要累及消化道，也侵犯肠道外组织，如关节、眼等器官和组织，最终危害人体健康，影响患者生存质量。

一、流行现状

（一）国外流行现状

1. 发病率和患病率　IBD最早发现于西方国家，至今病因不清，发病机制复杂。20世纪中期，欧洲、北美等地区，以及澳大利亚、新西兰等国家的流行病学调查数据显示，UC及CD发病率均呈上升趋势，到21世纪初达到最高水平。CD在北欧地区以及加拿大、新西兰和澳大利亚最高发病率分别为10.6/10万、20.2/10万、16.5/10万、29.3/10万。最高患病率在欧洲为322/10万，加拿大为319/10万，美国为214/10万。UC在北欧地区以及加拿大、澳大利亚的最高发病率为24.3/10万、19.2/10万、17.4/10万，最高患病率分别为欧洲地区505/10万、加拿大248/10万和美国214/10万。目前欧美患者人数已占全世界人口的0.5%，发病率和患病率存在地区差异，城市地区高于农村。IBD发病年龄仍以青少年及成人为主。2011年亚洲IBD平均发病率为1.4/10万，且发病率的增长速率正逐年升高，而且UC为CD的两倍，但CD的增长速率较UC更快。随着工业化和城镇化发展，发展中国家的IBD被越来越多地报道，印度发病率也呈上升趋势，其统计数据显示UC较为多见。而斯里兰卡、印度尼西亚、泰国、马来西亚等其他亚洲国家的发病率和患病率也较过去升高，但仍低于欧美国家。

2. 遗传因素　研究发现超过200个与IBD相关的基因，其中有37个是CD相关敏感基因位点，大多数基因是与CD和UC共同相关的基因位点。最常见的*CARD15*（*NOD2*）基因与很多亚洲人群IBD有关，然而新的研究提示NOD2和IL23R与印度IBD患者并无明显相关。日本新近研究发现肺表面活性蛋白D（SFTPD）、HSP70-2基因多态性、NUDT15与IBD相关。而韩国研究发现与IBD有关的基因包括*TNFSF15*、*IL23R*、*RNASET2-FGFR1OP-CCR6*、*IRGM*基因。

3. 环境因素与生活方式改变　国外有研究显示长期吸烟明显增加患CD的风险，而且还是促进复发和二次手术的重要影响因素。因此，吸烟被认为是IBD的独立高危因素。其可能的机制是吸烟通过影响消化道微生态，从而促进IBD的发生发展。有研究指出动物蛋白、亚油酸、糖、脂肪的过多摄入会增加IBD发生和复发的风险。饮食纤维的摄入减少、加工食物和饱和脂肪酸的摄入增加被认为与IBD有关。相反，增加蔬菜、水果和抗生素的摄入以及其他药物（如NSAIDs、口服避孕药等药物）的使用，也认为与CD有关。吸烟对IBD患者疾病活动性的影响目前已经确定。值得注意的是，吸烟对CD和UC的疾病进程影响不同，对CD病程有负面影响，而对UC可能产生有益影响。吸烟与IBD肠外表现之间的关系尚不明确。随着这些患者的BMI负担变高，它的治疗仍然是一个挑战，急迫需要更好地理解 BMI 的风险因素。在两项近期研究中，BMI 在吸烟 IBD 患者中的发病率有所增加。但这些研究未能纠正疾病活动性以及 CD 和 UC 之间的差异。重要的是，没有研究单独侧重于吸烟和 IBD 肠外表现之间的联系。

（二）国内流行现状

1. 发病率和患病率　20 世纪 50 年代曾有 IBD 相关报道，由于认识不足，并未引起足够重视。20 世纪 70 年代后期对 IBD 诊治有初步共识。近 20 年来，IBD 报道病例数越来越多，临床医生对 IBD 认识逐渐加深，IBD 也越来越受到重视。相关数据显示，CD 和 UC 在男性有较高的患病率，男性和女性患病率比在 UC 和 CD 分别为 1.27 和 1.86。此外，IBD 患者其一级亲属的患病率也较高。UC 和 CD 标准化死亡比分别为 1.5 和 2.0，两者无明显性别差异。在我国不同地区的 IBD 发病率也存在很大差异，这些差异与经济发展、工业化程度或医疗资源分配以及我国的人口流动等是否有关，还待进一步研究考证。

2. 遗传因素　除了 *NOD2/CARD15* 基因多态性被发现与中国的 IBD 相关，后续研究显示 *IL23R*、*TLR2*、*MYO9B*、*STAT3*、*RAGE*、*IL-8*、*ZMIZ1* 和 *TL1A* 基因也与中国汉族人群 IBD 有关。

3. 环境因素与生活方式改变　吸烟在欧美被认为是 IBD 高危因素。在我国，IBD 患者吸烟的比例在流行病学研究中比较低。按现有数据推断，吸烟可能不是我国 IBD 的高危因素。国内一项研究表明，阑尾切除术并不增加 UC 风险，反而可能降低 UC 的风险。

二、病因和发病机制

IBD 的病因及发病机制尚不清楚，可能与基因易感性、肠道微生物稳态失衡、肠黏膜屏障功能受损、肠道固有性和获得性免疫调节紊乱及外界环境因素刺激等有关。IBD 发生主要是基因易感人群在特定的环境下肠道黏膜免疫系统对肠道微生物抗原产生异常放大的免疫应答反应，引起肠黏膜炎症损伤。因此，深入研究 IBD 的发病机制，寻找 IBD 治疗的新靶点，为患者制定最佳的治疗方式，减轻社会医疗负担是一个刻不容缓的问题。研究发现肠道菌群参与了 IBD 发生。IBD 患者的肠道微生态平衡出现紊乱，表现为多样性降低，细菌不稳定性增加，放线菌和变形菌增多，而拟杆菌和厚壁菌门降低，尤其是产生短链脂肪酸（short-chain fatty acids，SCFA）的细菌显著降低。肠道微生物抗原如何诱导肠黏膜固有性和获得性免疫系统异常应答，参与 IBD 发生的病理生理机制仍不清楚。

三、临床特点

西方国家研究表明 UC 好发年龄是 30~40 岁，CD 好发于 20~40 岁，UC 和 CD 在 60~70 岁有第二个发病高峰，两者均无明显性别分布差异。大多数 IBD 患者并无家族史。西方国家报道大约有 50% 的 CD 在诊断前已经出现皮肤、关节、眼等肠道外临床表现；1/3 的 UC 有肠道外表现，而 1/4 的 UC 在诊断前已经出现肠道外症状，外周关节炎最常见，其次是原发性硬化性胆管炎和坏疽性脓皮病。腹痛、腹泻、体质量减轻、贫血、黏液血便仍然是西方国家 IBD 的主要临床表现。

我国现有数据显示，UC 发病高峰年龄为 20~49 岁，性别差异不明显（男女比为 1.01∶1~1.3∶1）。CD 发病高峰年龄为 18~35 岁，男性略多于女性（男女比为 1.5∶1）。但由于 IBD 早期不易明确诊断，我国 IBD 高峰发病年龄可能更早。虽然西方国家 IBD 家族聚集较为常见，但我国 IBD 具有家族史的报道<3%，因此，基因遗传因素可能对 IBD 患者影响作用较小。我国 IBD 的临床表现大多无特异性，多表现为腹痛、腹泻、黏液脓血便、体质量减轻、贫血、低热，部分发病年龄较小的患者可出现生长发育迟滞。由于我国现有流行病学研究样本较少以及数据欠缺，因此，报道出现肠外表

现的患者比例差异较大(约 10%~60%),常见报道可见关节病变、皮肤黏膜病变、肝胆系统病变等。

四、诊治现状

炎性肠病缺乏诊断的金标准,主要结合临床表现、实验室检查、影像学检查、内镜检查和组织病理学表现进行综合分析,在排除感染性和其他非感染性结肠炎的基础上进行诊断。若诊断存疑,应在一定时间(一般是 6 个月)后进行内镜及病理组织学复查。该病易反复,患者身体长期处于疾病状态,对机体功能及生理、心理均会造成不同程度的影响,严重影响了患者的生活质量,且目前尚无根治的方法,给社会和家庭造成了极大经济负担。炎性肠病的治疗目标:诱导并维持临床缓解以及黏膜愈合,防治并发症,改善患者生命质量,加强对患者的长期管理。IBD 的现有治疗包括控制活动性炎症和调节免疫紊乱,短期缓解率为 70%~80%,并且只能减轻其症状或抑制恶化。现有的治疗药物包括:氨基水杨酸制剂、糖皮质激素、硫唑嘌呤类药物、免疫抑制剂和生物制剂几类。患者需要终身服药,这可能会导致药物依赖,患者后期会出现不良反应,对危重患者的疗效有限且不能彻底治愈。

(张筱茵 陈 静 王召钦)

第二节 炎性肠病合并结核病

IBD 的治疗经历了 3 个时期的演变。20 世纪 50 年代引入糖皮质激素,60 年代开始使用免疫抑制剂,当今已进入生物制剂时代。随着治疗的进展和不断规范化,IBD 的治疗效果有了长足的进步,患者并发症和死亡率明显下降。然而相关药物单独或联合治疗可能改变了患者的免疫状态,从而带来相应的问题,特别是增加了机会性感染的风险,包括结核潜伏感染(LTBI)和活动性结核病风险。

一、筛查结核病

长期应用糖皮质激素、免疫抑制剂及生物制剂增加了结核潜伏感染(LTBI)和活动性结核病(TB)风险。国外研究报道,应用抗 TNF 制剂者患 LTBI 风险较普通人群增加 4~90 倍。美国食品药品监督管理局(FDA)数据显示,1998—2001 年登记的 14 700 例应用英夫利西单抗的患者,其中 70 例(包括 IBD、类风湿关节炎)并发结核感染,显著高于文献报道的同类人群其他机会性感染,故抗 TNF 制剂治疗前须常规筛查 TB。研究还发现,即使在用药前进行 LTBI 的筛查,使用抗 TNF 制剂后仍有少数 IBD 患者(1.65%)感染 TB,且更易发生肺外结核,此时多表现为发热、C 反应蛋白(C-reactive protein,CRP)升高,而病原学检测阳性率更低。有研究显示,应用泼尼松剂量 ≥ 15mg/d 时,治疗时间超过 1 个月,可增加 LTBI 或活动性结核病的风险。单独使用嘌呤类药物也可增加 LTBI 或 TB 活动风险,且嘌呤类药物与糖皮质激素和 / 或抗 TNF 制剂联合比单独应用更易发生 LTBI 或 TB 再活动。Cardoso 等对 119 例 IBD 患者进行了回顾性分析,发现 41 例患者应用了硫唑嘌呤,其中 TST 阳性者 6 例,假阴性者 1 例。在应用免疫抑制剂对 IBD 进行治疗时,硫唑嘌呤剂量 ≥ 2mg/(kg·d)、6- 巯基嘌呤 ≥ 1mg/(kg·d)、甲氨蝶呤 ≥ 25mg/ 周是 LTBI 或 TB 再活动风险的高危因素。所以应用糖皮质激素、嘌呤类药物和甲氨蝶呤进行治疗前,亦建议进行 TB 筛查。更需关注的是,如果患者有任何结核感染的症状或体征,如咳嗽超过 2 周、发热 / 寒颤、体重减轻,需通过胸片和痰液病原学检查进一步评估是否有活动性结核，而不是通过 IGRA 或 TST 筛查是否存在结核潜伏感染。

二、治疗

应立即开始规范抗结核治疗，并停用抗 TNF 制剂及免疫抑制剂（如嘌呤类药物、甲氨蝶呤）。糖皮质激素应用或减量则需权衡利弊，或与结核科医生讨论后决定。目前尚无针对免疫抑制宿主抗结核治疗标准方案及疗程的建议，建议转结核专科医院就诊或在结核专科医生指导下用药，亦可参照 WHO 及我国结核病防治指南的建议，对初治肺结核患者给予 2HRZE/4HR 方案，疗程共 6 个月；对复治肺结核患者给予 3HRZE/6HRE 方案，疗程共 9 个月；结核性胸膜炎则给予 2HRZE/10HRE 方案，疗程共 12 个月。鉴于 IBD 合并活动 TB 患者多属于免疫抑制宿主合并 TB 机会感染，推荐给予 2HRZE/10HRE 共 12 个月的抗结核治疗方案。如果 IBD 疾病治疗需要，可在规范抗结核治疗 2~3 个月，且患者 TB 相关指标改善后恢复使用生物制剂。参照世界胃肠病学大会（WCOG）关于 IBD 患者生物制剂应用的伦敦共识以及欧洲克罗恩病和结肠炎组织（ECCO）关于 IBD 机会感染共识，建议在规范抗结核治疗 2~3 个月，且患者 TB 相关指标改善后，考虑恢复抗 TNF 制剂治疗。而合并 TB 的 IBD 患者何时恢复免疫抑制剂治疗，目前尚需综合考虑 IBD 及 TB 的疾病状况，也可参考生物制剂的推荐意见。

有研究显示，应用糖皮质激素、嘌呤类药物、甲氨蝶呤等免疫抑制剂和抗 TNF 制剂治疗可致 LTBI 再激活，因此 WHO、ECCO 及我国的共识意见均提出，对拟使用抗 TNF 制剂的 LTBI 患者，以及 PPD 皮试阳性且使用糖皮质激素（泼尼松 15mg/d）超过 1 个月的患者，应给予预防性抗结核治疗。

而对于伴有非活动性结核的 IBD 患者是否需要预防性抗结核治疗，需根据其既往治疗等情况而采取个体化方案，并与结核科医生讨论后决定。

（张筱茵　陈 静　王召钦）

第三节　肠结核（ITB）与克罗恩病（CD）鉴别诊断

肠结核（intestinal tuberculosis，ITB）病因和发病机制较为明确。患者多在活动性肺结核的基础上，由原发或继发结核分枝杆菌引起的肠道慢性特异性感染。近年因人类免疫缺陷病毒感染率增高以及免疫抑制剂的广泛使用，部分人群免疫力低下，导致本病的发病有所增加。而克罗恩病（CD）是一种多种致病因素引起病因尚不明确的慢性非特异性肠道炎症。克罗恩病（CD）和肠结核（ITB）两者临床特征相似，准确鉴别成为临床医师必须掌握的内容。

一、临床表现

肠结核主要临床表现为发热、腹泻、体重下降等，同时伴有肠外及肛周病变。克罗恩病主要临床表现为便血，并易发肛门、器官脓肿、肠壁、直肠病变等。相关研究文献表明，克罗恩病病程较长，可达一年以上，而肠结核一般为 6~7 个月。多数情况下二者临床表现具有很大相似性，均可出现腹痛、腹泻、腹部包块及便秘等。吴航海纳入 95 例患者的临床回顾性分析表明肠结核患者首发症状以腹痛为主，患病率约为 71.43%（25/35），而克罗恩病患者首发症状以大便性状改变为主，患病率约为53.33%(16/30),且以上症状均明显高于其他症状,差异有统计学意义($P<0.05$)。施冰等纳入克罗恩病30例与肠结核21例的回顾性病例分析显示二者以腹痛为首发症状比例均高达90%以上,二者并无明显差异。但研究表明二者在肠外表现方面,肠结核合并肺结核病例高达14例,占肠结核患者数66.67%,而克罗恩组无合并肺结核病例,其肠外表现有13例(43.33%),如肛周病变、关节炎、口腔溃疡、强直性脊柱炎,但肠结核组无此表现,差异有统计学意义。肠外表现在克罗恩病中灵敏度为43.33%,特异度为100%,阳性预测值为100%,阴性预测值为55.3%;而肺结核在肠结核中灵敏度为66.7%,特异度为100%,阳性预测值为100%,阴性预测值为81.1%。毛华等也证明了二者在一般临床症状方面无明显差异,但并发症,如克罗恩病,中的肠瘘及肠结核合并肠外结核等方面均有明显差异。因此,若患者合并肠外结核,则考虑肠结核;合并肠瘘、原发性硬化性胆管炎、外周关节病变、口腔溃疡等,则倾向于考虑克罗恩病。

二、内镜下表现

在好发部位方面,肠结核与克罗恩病相似,但回盲瓣及周围受累者多考虑肠结核,单纯累及回肠者多考虑克罗恩病。肠结核病变以右半结肠为主,而克罗恩病的结肠好发部位以回盲部为主。内镜下表现二者均可出现多发溃疡、纵行溃疡、环形溃疡、不规则溃疡及典型铺路石样改变,并无明显特异性表现。有数据表明,在出现狭窄的概率方面二者的差异无明显统计学意义。但节段性分布方面,克罗恩病远高于肠结核,溃疡节段性分布在克罗恩病中灵敏度、特异度及阴性预测值和阳性预测值分别为44.83%、86.67%、86.83%、44.83%。Lee等所进行的研究也证实了上述结果。但袁帅等研究表明肠结核内镜下环形溃疡发病率占该研究人数的74.2%,在克罗恩病中发病率仅为5.7%,因此环形溃疡及纵行裂隙样溃疡可成为二者内镜下特征性表现。

三、组织病理学

肠结核病理活检特征性表现为干酪样坏死性肉芽肿,克罗恩病特征性病理特征为非干酪样肉芽肿,但两者发现率均不高,甚至有报道显示即使经外科手术取病理仍无法确诊。而有研究表明肠结核肉芽肿数目更多,且多位于固有层,克罗恩病肉芽肿数目少,多位于黏膜下层。

四、CT小肠造影

CT小肠造影(CTE)仍是诊断克罗恩病不可缺少的工具。克罗恩病患者中肠壁受累程度深、肠壁不对称增厚、病灶多呈阶段性、腹膜增厚及梳状征等5项指标更为常见。肠结核中肠壁不均匀强化、对称性增厚、淋巴结环形强化更为常见。在潘景润等研究纳入52例克罗恩病、20例肠结核患者中,多阶段受累及肠系膜增厚方面,两者差异有统计学意义,克罗恩病发生率高于肠结核,其中梳状征发生率克罗恩病组(40%)明显高于肠结核组(5%),在诊断克罗恩病中最有意义,灵敏度为74.1%,特异度为90.9%,阳性预测值为97.6%,阴性预测值为41.7%,准确度为76.9%。有研究表明,X线钡餐造影和活检组织抗酸染色在二者鉴别中亦有重要价值,但缺乏足量研究数据,未来还需进一步探究其价值。

五、实验室检查

两者均有轻度贫血、低蛋白血症,提示两者存在消化吸收功能障碍。而轻度C反应蛋白(CRP)升高,提示疾病处于活动期,但二者差异无统计学意义。结核菌素试验(PPD)阳性率及结核抗体阳性率有助于诊断肠结核,但由于其灵敏度及特异度低,近年来,γ干扰素释放试验(IGRA)已逐渐代替结核菌素皮肤试验(TST)成为诊断结核病的辅助手段。研究表明,IGRA 对诊断结核病具有较高的灵敏度和特异度。在鉴别诊断肠结核及克罗恩病过程中,如果使用结核分枝杆菌 T 细胞斑点试验进行诊断,疾病诊断准确度可达到 85.4%,使用纯蛋白衍化物试验进行疾病诊断,准确度为 63.3%。因此,结核分枝杆菌 T 细胞斑点试验相比纯蛋白衍化物试验来说取得的准确度明显较高,两者差异有统计学意义。但如果使用单独结核分枝杆菌 T 细胞斑点试验来完成肠结核诊断,灵敏度较低。如果联合使用结核分枝杆菌 T 细胞斑点试验与纯蛋白衍化物试验完成肠结核诊断,则灵敏度较高。

目前 WHO 推荐 Xpert MTB/RIF 用于肺结核及肺外结核的快速诊断,在肠结核研究中也有少量相关报道。国内未见肠黏膜组织行 Xpert MTB/RIF 检查的相关报道。有研究针对肠结核诊断进行研究,设立肠结核组 32 例及非肠结核组 48 例,以初次肠镜检查时所取肠黏膜组织为标本,以临床诊断为金标准,结合传统的抗酸染色及结核分枝杆菌培养,完整评价了 Xpert MTB/RIF 试验在肠黏膜组织中诊断肠结核的临床效能,为肠结核的诊断提供依据。本研究还与传统方法进行了比较,结果显示,Xpert MTB/RIF 的灵敏度明显高于抗酸染色的 12.5%,略高于罗氏培养的 53.1%(17/32),3 种方法特异度分别为 97.9%、100%、100%,无明显差异。以上结果说明,对于肠结核的患者 Xpert MTB/RIF 检测在灵敏度上远远高于抗酸染色,等同于快速结核分枝杆菌培养。Xpert MTB/RIF 特异度高,时间上有明显优势,因此 Xpert MTB/RIF 在肠结核快速诊断中起重要作用,可更好进行早期诊断和治疗。

总之,ITB 和 CD 有着十分相似的临床、检验、影像和内镜下特点,病理均表现为慢性肉芽肿性炎,但治疗原则截然不同,延迟诊断或误诊都可带来严重后果。将 CD 误诊为 ITB 而使用抗结核治疗,会使患者承受不必要的治疗及不良反应的发生,而延误 ITB 的诊断会增加肠道狭窄、肠穿孔、感染性休克的风险。反之将 ITB 误诊为 CD 而进行免疫抑制治疗,则会导致结核播散等严重后果,甚至造成死亡。因此临床上准确和快速地鉴别 ITB 和 CD 非常重要。

(张筱茵　陈 静　王召钦)

第四节　典 型 病 例

患者男,24 岁。腹痛腹泻 7 年,右侧结核性脓胸行抗结核治疗 1 年。

【现病史】患者 2011 年因腹痛腹泻及便血等症状于外院诊断"克罗恩病",间断给予泼尼松等药物治疗(具体剂量不详),症状反复。2016 年 1 月因肠梗阻于中山大学附属第六医院行右半结肠切除术 + 横结肠回肠双腔造口术,6 月拟行造瘘回纳术,术前胸部 CT 提示"右侧包裹性胸腔积液",胸膜活检提示"慢性肉芽肿性变",外院给予抗结核治疗(HRZE 方案,因明显肝功能异常 1 个月后改为 HRtE 方案),期间复查提示胸腔积液无明显吸收好转,今为求进一步诊治就诊。本次起病以来无发热、盗汗,无腹痛、腹胀、腹泻、便血等,门诊拟"右侧结核性慢性脓胸"收入我科。

【入院查体】T 36.2℃,P 102 次 / 分,R 19 次 / 分,BP 110/80mmHg。右侧胸廓塌陷,右侧呼吸运动减弱,右侧肋间隙狭窄,右肺叩诊浊音,右侧呼吸活动度减弱。

【辅助检查】2016 年 7 月 22 日外院胸部 CT:右侧胸腔大量积液,局部包裹,右肺散在纤维灶。MRI 小肠造影:①克罗恩病右半结肠切除术后,造瘘口周围局部小肠肠壁稍增厚,未见明显小肠梗阻;②右侧胸腔包裹性积液。活检病理检测:右侧胸膜肉芽肿性炎症,倾向结核。2017 年 6 月 2 日外院胸腹部 CT:①克罗恩病右半结肠切除术后;②右侧胸腔大量包裹性积脓,积液,较前增多，肺不张；③右肾小囊肿。胸腔脓液 GeneXpert MTB/RIF 阳性（中度），利福平耐药阴性。入院查血常规、肝肾功能、电解质、凝血功能等未见明显异常，心电图、胸部 X 线片（胸片）未见明显异常。2017 年 7 月 22 日胸部 CT 提示：双肺感染性病变，结核可能性大；右侧胸膜炎，液气胸，右肺膨胀不全。肺功能提示：重度混合性通气功能障碍；肺弥散功能障碍，肺总量下降。

【诊断】①右侧结核性慢性脓胸。②克罗恩病。③右半结肠切除术后。④横结肠回肠双腔造口术后。⑤胆囊切除术后。

【治疗】全麻下行胸腔镜辅助右侧脓胸引流清除术 + 胸膜纤维板剥脱术，术程顺利，术后继续进行抗结核、对症营养支持等治疗，患者无特殊不适，2017 年 10 月行结肠造瘘回纳术。2018 年 6 月 15 日复查胸部 CT 提示胸腔积液、肺部病变明显吸收好转，胸廓塌陷明显减轻，于 2018 年 6 月底停药（图 15-4-1）。

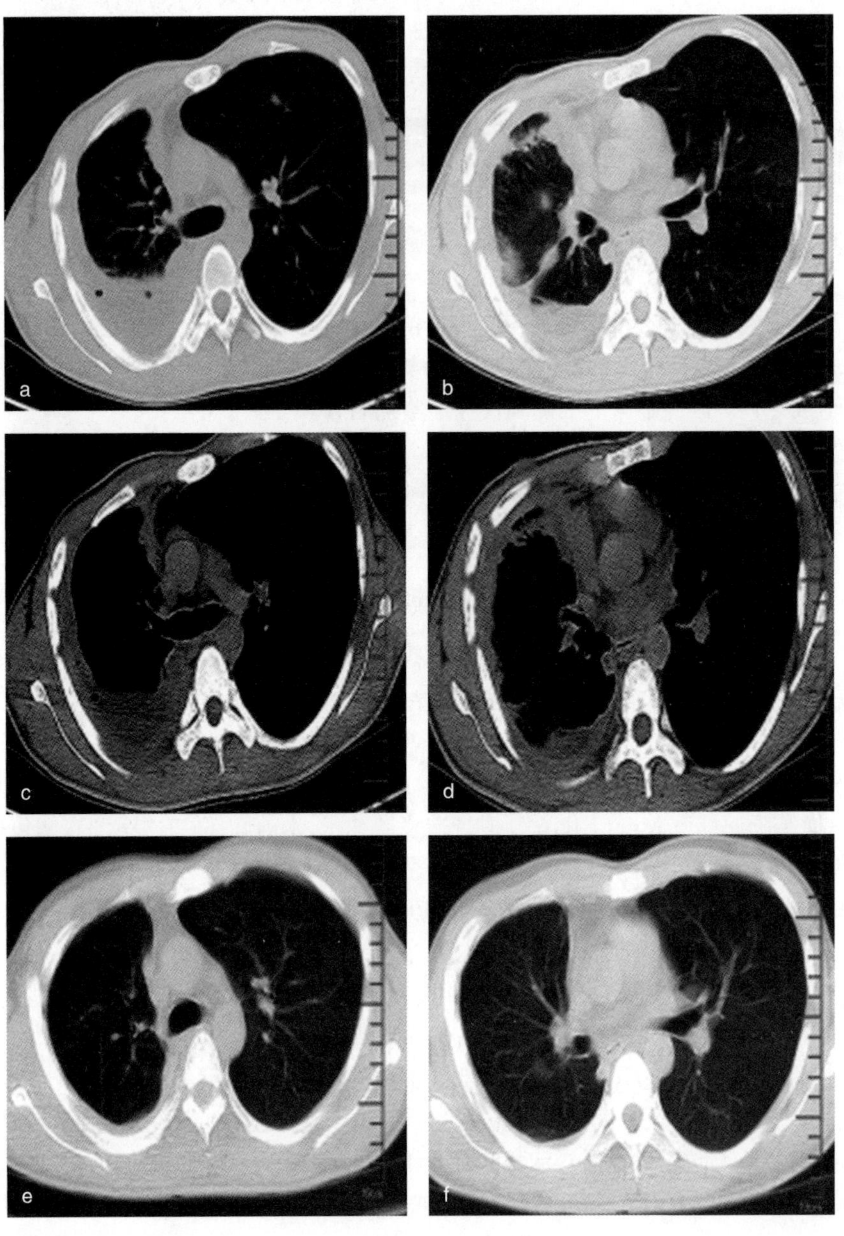

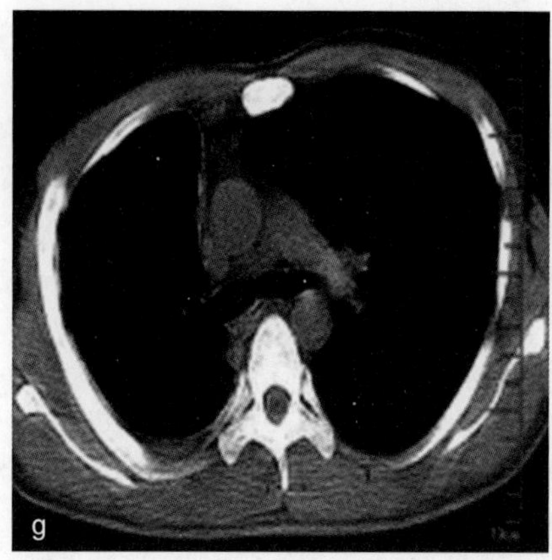

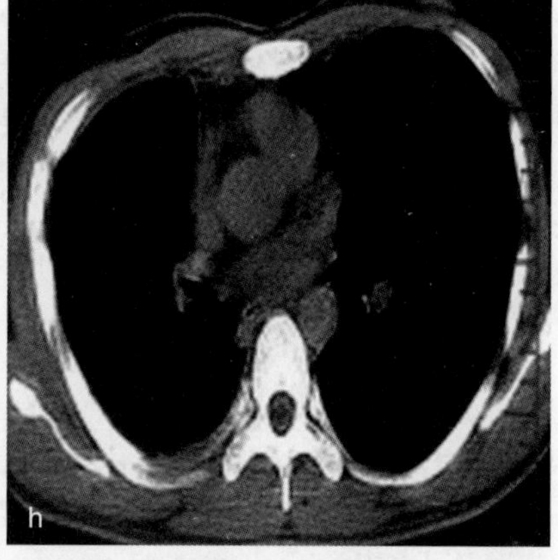

图 15-4-1　a~d. 2017 年 7 月 22 日胸部 CT 影像图，可见双肺感染性病变，结核可能性大，右侧胸膜炎，液气胸，右肺膨胀不全，肺弥散功能障碍，肺总量下降；e~h. 2018 年 6 月 15 日胸部 CT 影像图，可见胸腔积液、肺部病变明显吸收好转，胸廓塌陷明显减轻。

【诊治体会】患者 2011 年因反复腹痛腹泻于外院确诊克罗恩病，间断给予泼尼松等药物治疗，症状反复，2016 年因肠道病变加重并发肠梗阻行结肠切除术，术后出现右侧胸腔积液及肺部病变，胸膜活检符合慢性肉芽肿性炎症改变。2016 年 8 月给予抗结核治疗，但因胸膜增厚粘连明显，病变吸收欠佳，胸廓塌陷变形，遂于 2017 年 7 月行右侧脓胸胸膜剥脱术及清除引流术，胸腔积液 GeneXpert MTB/RIF 阳性，故结核性脓胸确诊。术后继续进行抗结核治疗，但未再使用激素治疗，复查 CT 提示病变明显吸收好转，因 PZA 仅使用 1 个月，且胸膜增厚明显，故疗程延长至 24 个月后停药。本病例经验教训在于：首先是诊断克罗恩病时需要与肠结核鉴别，因该病例肠道手术资料缺失无法确认克罗恩病诊断是否成立，但其确诊克罗恩病到确诊结核性脓胸时间长达 6 年，这段时间并未进行抗结核治疗，故考虑克罗恩病诊断成立，不支持肠结核诊断。对于克罗恩病患者尤其是长期使用激素治疗的患者，需要定期进行肺结核筛查。克罗恩病患者抗结核治疗疗程需要适当延长，尤其是对于未使用 PZA 或 PZA 使用不足 2 个月者，但具体抗结核治疗疗程尚难以确定。结核性脓胸内科疗效欠佳时需要及早行外科胸膜剥脱术治疗，否则可能因药物难以进入病灶导致结核菌难以被清除容易复发，同时胸膜剥脱术有助于减轻胸廓变形塌陷对外观及肺功能的影响。

（张筱茵　陈 静　王召钦）

参 考 文 献

[1] NG SC, TANG W, HING J Y, et al. Incidence and phenotype of inflammatory bowel disease based on results-from the Asia-pacific Crohn's and colitis sepidemiology study. Gastroenterology, 2013, 145 (1): 158-165.

[2] HILMI I, JAYA F, CHU A A, et al. A first study on the incidence and prevalence of IBD in Malaysia-results from the Kinta Valley IBD Epidemiology Study. J Crohns Colitis, 2015, 9 (5): 404-409.

[3] KAKUTA Y, NAITO T, ONODERA M, et al. NUDT15R 139C causes thiopurine induce dearly severe hair loss and leucopenia in Japanese patients with IBD. Pharmacogenomics J, 2016, 16 (3): 280-285.

[4] YANG S K, HONG M, ZHAO W, et al. Genome-wide association study of Crohn's disease in Koreans

revealed three new susceptibility loci and common attributes of genetic susceptibility across sethnic populations. Gut, 2014, 63 (1): 80-87.

[5] MOON C M, SHIN D J, KIM S W, et al. Associations between genetic variants in the IRGM gene and in flammatory bowel diseases in the Korean population. Inflamm Bowel Dis, 2013, 19 (1): 106-114.

[6] TORRES J, MEHANDRU S, COLOMBELJ F, et al. Crohn's disease. Lancet, 2017, 389 (10080): 1741-1755.

[7] 方健松, 马媛萍, 刘畅, 等. 自噬介导肠黏膜屏障维持肠道稳态在炎症性肠病中的作用. 实用医学杂志, 2016, 32 (8): 1367-1369.

[8] LONG WY, CHEN L, ZHANG CL, et al. Association between NOD2/CARD15 gene polymorphisms and Crohn's disease in Chinese Zhuang patients. World J Gastroenterol, 2014, 20 (16): 4737-4744.

[9] HU J, MEI Q, HUANG J, et al. Association of MYO9B gene polymorphisms with inflammatory bowel disease in Chinese Han population. World J Gastroenterol, 2014, 20 (23): 7466-7472.

[10] WANG Z, XU B, ZHANG H, et al. Association between STAT3 gene polymorphisms and Crohn's disease susceptibility: A case-control study in a Chinese Han population. Diagn Pathol, 2014, 9: 104.

[11] WANG ZT, HU JJ, FAN R, et al. RAGE gene three polymor-phisms with Crohn's disease susceptibility in Chinese Han population. World J Gastroenterol, 2014, 20 (9): 2397-2402.

[12] GAO SJ, ZHANG L, LU W, et al. Interleukin-18 genetic polymorphisms contribute differentially to the susceptibility to Crohn's disease. World J Gastroenterol, 2015, 21 (28): 8711-8722.

[13] LAN X, LAN X, CHANG Y, et al. Identification of Two Additional Susceptibility Loci for Inflammatory Bowel Disease in a Chinese Population. Cell Physiol Biochem, 2017, 41 (5): 2077-2090.

[14] NG SC, LEUNG WK, SHI HY, et al. Epidemiology of in flam-matory bowel disease from 1981 to 2014: Results from aterritory-wide population-basedregistry in Hong Kong. Inflamm Bowe, 2016, 22 (8): 1954-1960.

[15] 刘占举. 我国炎症性肠病的基础研究现状和临床转化挑战. 中华内科杂志, 2018, 57 (2): 81-83.

[16] 刘占举, 孙明明. 肠道菌群与炎症性肠病. 中华消化杂志, 2018, 38 (11): 758-761.

[17] 葛雅冬, 吴维, 刘占举. 固有淋巴细胞在炎症性肠病免疫失衡机制研究中的新进展. 内科理论与实践, 2017, 12 (3): 209-211.

[18] HENDERSON P, VAN LIMBERGEN JE, SCHWARZE J, et al. Function of the intestinal epithelium and its dysregulation in inflammatory bowel disease. Inflamm Bowel Dis, 2015, 17 (1): 382-395.

[19] BAUMGART DC, SANDBORN WJ. Crohn’s disease. Lancet, 2012, 380 (9853): 1590-1605.

[20] 中华医学会消化病学分会炎症性肠病学组. 炎症性肠病合并机会性感染专家共识意见. 中国实用内科杂志, 2017, 37 (4): 303-316.

[21] JAUREGUI-AMEZAGA A, TURON F, ORDAS I, et al. Risk of developing tuberculosis under anti-TNF treatment despite latent infection screening. Journal of Crohn's & colitis, 2013, 7 (3): 208-212.

[22] ABREU C, MAGRO F, SANTOS-ANTUNES J, et al. Tuberculosis in antiTNF-alpha treated patients remains a problem in countries with an intermediate incidence: analysis of 25 patients matched with a control population. Journal of Crohn's & colitis, 2013, 7 (10): e486-e492.

[23] ORLICKA K, BARNES E, CULVER EL. Prevention of infection caused by immunosuppressive drugs in gastroenterology. Ther Adv Chronic Dis, 2013, 4 (4): 167-185.

[24] CARDOSO IP, DE ALMEIDA NP, GOTARDO DR, et al. Tuberculin skin testing in inflammatory bowel disease patients from an endemic area of Brazil. Braz J Infect Dis, 2014, 18 (1): 60-64.

[25] RAHIER JF, MAGRO F, ABREU C, et al. Second European evidencebased consensus on the prevention, diagnosis and management of opportunistic infections in inflammatory bowel disease. Journal of Crohn’s & Colitis, 2014, 8 (6): 443-468.

[26] GETAHUN H, MATTEELLI A, ABUBAKAR I, et al. Management of latent Mycobacterium tuberculosis infection: WHO guidelines for low tuberculosis burden countries. Eur Respir J, 2015, 46 (6): 1563-1576.

[27] 吴航海. 肠结核与克罗恩病、肠淋巴瘤的临床特点分析. 中国现代药物应用, 2015, 9 (16): 60-61.
[28] 施冰, 林志辉. 克罗恩病与肠结核的临床鉴别诊断分析. 慢性病学杂志, 2016, 17 (4): 400-406.
[29] 毛华, 丘文丹. 克罗恩病与肠结核临床B内镜及病理特征对比分析. 胃肠病学和肝病学杂志, 2015, 23 (1): 75-76.
[30] 袁帅, 舒建昌, 周海华. 克罗恩病与肠结核鉴别诊断评分系统的建立. 中国医药科学, 2016, 6 (13): 186-189.
[31] PARK YU, CHUNG WS, LIM JS, et al. Diagnostic role of computed tomographic enterography differentiating crohndisease from intestinal tuberculosis. J Cumput Assist Tomogr, 2013, 37 (5): 834-839.
[32] 曹国栋, 姜政, 童婷婷, 等. γ- 干扰素释放试验在鉴别肠结核与克罗恩病临床价值的系统评价. 重庆医科大学学报, 2015, 40 (10): 1285-1289.
[33] 陈志彪, 高春雷, 张怡, 等. 关于肠结核与克罗恩病的诊断方法的对比分析. 中外医疗, 2014, 16 (18): 188-189.
[34] World Health Organization. Rapid implemenntation of the XpertMTB/RIF diagnostictest: technical and operational "How"-to; practical consideration. XpertMTB/RIF im plementation Manual, 2014, 13: 978-992.
[35] 梅玫, 罗雁, 刘会领, 等. Xpert MTB/RIF 检测在肠结核快速诊断中的应用观察. 实用医学杂志, 2016, 32 (18): 3073-3075.

第十六章 肝硬化合并结核病

第一节 肝硬化概述

肝硬化是慢性肝病的终末期阶段，以肝脏结构的破坏和再生结节的形成为其特点。导致肝硬化的原因多样，在西方国家以慢性丙型肝炎病毒（HCV）感染、酒精性肝病和代谢相关脂肪性肝病（旧称非酒精性脂肪性肝病）为主，中国以慢性乙型肝炎病毒（HBV）感染占据主要地位。近年随着有效的抗病毒治疗的推广和生活方式的变化，HBV、HCV 相关肝硬化比例逐渐下降，酒精性肝病、代谢相关脂肪性肝病的比例明显上升。另外，血吸虫病、自身免疫性肝炎、原发性胆汁性胆管炎、慢性药物性肝损伤、Wilson 病等相对少见的病因，以及右心衰竭等肝外因素，也可以导致肝硬化。

肝硬化的自然史又可以分为无症状的代偿期和有多种并发症的失代偿期。代偿期患者的中位生存期超过 12 年，而失代偿期患者的中位生存期仅有 1.8 年。每年有 5%~7% 的代偿期患者进入失代偿期，其常见并发症包括腹水、上消化道出血、自发性细菌性腹膜炎、肝性脑病等。随着疾病的进展，上述并发症可以反复发作甚至危及生命，并导致肝功能进一步恶化，最终进展至慢性肝衰竭。在代偿期，针对潜在病因的特效治疗可以改善甚至逆转肝硬化，但如果进展至失代偿期，所有针对并发症的治疗仅能延缓疾病的进展，改善生活质量，最终的治疗方案只有肝移植。

一、流行情况

根据全球疾病负担研究 2019（Global Burden of Disease Study 2019，GBD 2019），肝硬化和其他慢性肝病为全球贡献了 4 620 万伤残调整生命年（DALY），其中酒精性肝病、乙型肝炎、丙型肝炎分别占 24.2%、23.3% 和 26.3%，导致的全球死亡人数达 147 万（其中男性 96.9 万，女性 50.3 万），死亡率为 18/10 万（男性 24.8/10 万，女性 11.7/10 万）。

引起肝硬化的常见病因有：HBV 和 HCV 感染、酒精性肝病、代谢相关脂肪性肝病、自身免疫性肝病（包括原发性胆汁性胆管炎、自身免疫性肝炎和原发性硬化性胆管炎等）以及遗传、代谢性疾病（肝豆状核变性、血色病、肝淀粉样变、遗传性高胆红素血症、α1 抗胰蛋白酶缺乏症、肝性卟啉病等）、药物或化学毒物导致的肝损害、寄生虫感染（血吸虫病、华支睾吸虫病等）、循环障碍（巴德 - 基亚里综合征、右心衰竭）。我国的肝硬化病因主要是慢性乙型肝炎，其次是酒精性肝病。世卫组织估计，2019 年有 2.96 亿人患有慢性乙型肝炎感染（定义为乙型肝炎表面抗原阳性），其中包括约 150 万人新感染该病毒。世卫组织非洲和西太平洋地区的乙肝发病率最高，这些地区估计分别有 7.5% 和 5.9% 的成年人感染 HBV。东南亚（3.0%）、东部地中海地区（2.5%）和欧洲地区（1.5%）以及美洲地区（0.5%）的患病率较低。

二、诊治现状

肝硬化的自然史包括 2 个阶段：代偿期与失代偿期。目前普遍采用 Child-Pugh 分级标准评估肝功能（见表 16-1-1），总分 5~6 分为 A 级，即代偿期；总分 7~9 分为 B 级；10 分以上为 C 级，即失代偿期。

表 16-1-1 肝功能 Child-Pugh 评分标准表

	1分	2分	3分
肝性脑病 / 级	无	1~2	3~4
腹水	无	轻度	中度或重度
总胆红素 /（$\mu mol \cdot L^{-1}$）*	<34	34~51	>51
白蛋白 /（$g \cdot L^{-1}$）	>35	28~35	<28
凝血酶原时间延长 /s	<4	4~6	>6

* 原发性胆汁性胆管炎（旧称原发性胆汁性肝硬化）、原发性硬化性胆管炎的评分标准有所不同：<68 为 1 分，68~170 为 2 分，>170 为 3 分。

代偿期　此阶段无症状，生化检查结果改变轻微，超声检查有时可见肝脏形态改变（增大 / 稍缩小、光点增粗、包膜增厚）、脾脏轻度肿大。治疗原则是通过病因治疗阻断肝损害，防止向失代偿期进展。部分患者经过长期治疗可以修复肝功能，并获得肝纤维化的逆转。5 年生存率为 84%。

失代偿期　失代偿期肝硬化通常是代偿期肝硬化隐匿进展的结果，一些诱发因素可导致病情进展。每年有 5%~7% 的代偿期肝硬化进展至失代偿期。而一旦跨进这个门槛，肝硬化就成为一个全身性疾病，患者常出现因门静脉高压导致的食管 - 胃底静脉曲张破裂出血、腹水、脾功能亢进、肝性脑病、肝肾综合征等并发症，死亡风险明显增加，中位生存期由代偿期的 12 年缩短至 2 年。理想情况下的治疗策略是预防肝硬化进展大于治疗。最终目的是通过抑制炎症反应、逆转纤维化、恢复门静脉及肝动脉血流、恢复肝细胞的数量和功能，从而恢复肝脏结构的完整性。但实际上这一目的很难达到。目前总体的治疗方案可以归纳为两个路径，其一是针对引起肝脏炎症与形成肝硬化的原因进行病因治疗，其二是针对肝硬化的各并发症进行对症治疗。

（一）病因治疗

病因治疗是肝硬化治疗的重要基石，尤其针对酒精摄入、HBV 感染、HCV 感染的有效治疗可减轻肝纤维化，降低门静脉压力，甚至逆转肝纤维化、肝硬化。但对于失代偿期患者的效果远不如代偿期。慢性 HBV 感染者无论其肝功能状况及 HBV DNA 水平如何，均需要终身抗病毒治疗。HCV 感染者若血清 HCV RNA 阳性，也需要抗病毒治疗。完全戒酒是酒精性肝病最基本与最主要的治疗方式。

（二）支持治疗

肝硬化患者每天摄入热量应在 2 000Cal 以上，以补充碳水化合物为主。低蛋白血症时应补充优质蛋白质及维生素，蛋白质 1~1.2g/（kg·d）。但肝性脑病发作时蛋白应限制在 0.5g/（kg·d）内。夜间加餐 3 个月，多数患者血清白蛋白水平和氮平衡可恢复正常。

（三）并发症治疗

针对食管 - 胃底静脉曲张破裂出血、腹水、脾功能亢进、肝性脑病、肝肾综合征、肝肺综合征、细菌感染等并发症，可以采用利尿、补充白蛋白、降血氨、抗感染、介入或外科手术等多种手段综合治疗。对于预期生存期不超过 1 年或生存质量严重下降的患者，肝移植是最终治疗手段。

（舒　丹）

第二节 肝硬化合并结核病

一、流行情况及危险因素

丹麦的一个1977年至1993年纳入了22 675例肝硬化患者的队列中，有151例确诊肺结核，发病率为168.6/10万人年，其中发病率最高的是65岁以上男性，达到246.0/10万人年，表明肝硬化患者发生结核病的风险增加，肝硬化是结核病的独立危险因素。一项回顾性研究纳入2003年至2008年的667例肝硬化患者，结果显示肝硬化患者患结核病的风险是普通人群的15倍。这些研究资料表明，肝硬化患者相对普通人群而言，更易罹患结核病。目前缺少国内肝硬化患者的结核病流行病学数据。

肝硬化被认为是肺外结核的危险因素。在韩国的一项研究中，31%的肝硬化患者有肺外结核，且多数为腹膜结核，而对照组（非肝硬化组）仅12%患肺外结核。尼泊尔一项回顾性研究纳入2011年1月至2014年12月200例肝硬化患者的临床资料，其中，18例患者确诊结核病，肺外结核占67%，肺结核占33%。中国的一项研究收集了2001年12月至2008年3月住院的44例肝硬化合并结核病的患者资料，发现这些患者仍以肺结核为主要结核病表现，但合并胸膜炎的比例高于普通人群。且这组患者中合并糖尿病者高达31.8%，可能为其发病的特殊性。

二、发病机制

肝硬化相关免疫功能障碍是一个多因素过程。肝脏是网状内皮系统的主要器官，含有90%的网状内皮系统细胞，如库普弗细胞和肝窦内皮细胞。这些细胞是清除细菌的核心力量。在肝硬化患者中存在网状内皮系统功能障碍，肝硬化患者的单核细胞扩散、趋化能力、细菌吞噬能力和杀伤能力均显著降低，从循环中清除细胞因子、细菌和内毒素的能力减少，固有免疫功能下降。而且，肝脏疾病的具体病因，如酒精、乙型肝炎和丙型肝炎已被证明与免疫功能受损、促炎细胞因子的增加相关。Toll样受体（TLR）在宿主细胞识别微生物病原体中起重要作用。TLR-2能够识别由结核分枝杆菌表达的病原相关分子模式，如19kD脂蛋白、脂阿拉伯甘露聚糖和可溶性结核细胞间粘附分子。在慢性酒精性肝病患者中观察到TLR-2介导的固有免疫反应减弱。另外，在肝硬化患者中还观察到中性粒细胞动员能力和吞噬活性下降，同时呼吸爆发减少的现象，这种现象已被证明与肝病严重程度相关。高血氨症和低钠血症已被证明可导致神经营养功能降低和吞噬功能受损。但是，肝硬化与结核分枝杆菌免疫逃避、TLR多态性之间相互作用的程度目前尚不清楚。

三、临床表现

与普通人群比较，肝硬化合并结核病患者临床表现不典型。国外一项回顾性研究分析67名确诊肝硬化合并结核病的患者，发现这些患者中肺结核仅占37%，提示肺外结核在肝硬化患者中更为常见。在这些患者中，最常见的症状是食欲不振（82%）、发热（67%）、体重减轻（34%）和腹水增加（25%）。临床表现不典型往往给临床诊断带来困难，特别是肝硬化合并结核性腹膜炎常缺乏明显症状及体征，辅助检查结果亦常不具典型性，临床上极易误诊。

四、诊断

与普通结核病患者相比，干扰素 γ 释放试验在终末期肝病患者中同样具有良好的检验效能。一项我国的研究表明，肝硬化合并结核性腹膜炎的患者腹水腺苷脱氨酶（ADA）水平高于单纯肝硬化患者，且与普通结核性腹膜炎患者比较并无明显差异，提示腹水 ADA 在诊断肝硬化合并结核性腹膜炎的患者中具有良好的诊断效能。国外小样本研究表明，腹水 ADA≥33U/L 对诊断结核病的灵敏度为 89%，特异度为 100%，阳性预测值为 100%，阴性预测值为 94%，且肝硬化患者合并结核性腹膜炎时腹水 LDH 水平明显低于恶性腹水和细菌性腹膜炎。腹水涂片检测抗酸杆菌及结核菌培养阳性率低，分别在 3% 及 35% 左右。应用分子生物学检测结核分枝杆菌 DNA 的灵敏度较涂片法明显提高，其水平接近结核菌培养，且能实现快速诊断，具有明显优势。

五、治疗

（一）抗结核药物发生肝损伤的风险评估

肝硬化患者抗结核治疗期间药物性肝损伤的发生率高于普通结核患者，这一点已在多个研究中被证实。韩国一项纳入 50 例 Child-Pugh 平均得分为（7.0±1.2）分的肝硬化患者的研究显示，肝硬化患者的药物性肝损伤更常见，但差异无统计学意义（发生率分别为 8.0%、2.7%，P=0.115）。大多数药物性肝损伤患者采用标准短程疗法（包括异烟肼和利福平）成功治疗。另一项研究分析慢性肝病（包括肝硬化）患者抗结核治疗的药物性肝损伤情况，通过多因素回归分析评估抗结核药物性肝损伤的风险因素，结果显示药物性肝损伤的独立危险因素是女性、服用肝毒性抗结核药物的数量和基线碱性磷酸酶（ALP）水平，但不是肝硬化本身。作者认为具有肝毒性的抗结核药物可安全用于慢性肝病（包括代偿期肝硬化）患者，但是肝毒性药物的数量必须适当调整。

肝硬化患者使用抗结核药物主要存在以下三个方面的风险。第一，肝硬化患者本身存在严重肝脏基础疾病，药物性肝炎的发生率可能更高。第二，肝硬化患者如出现药物性肝损伤，结局可能较差。第三，难以区分肝功能波动是疾病本身导致还是药物导致。故临床上需要具体分析和仔细甄别。

（二）药物治疗

目前国内未出台相关临床指南来指导如何针对不同程度或不同病因的肝硬化患者进行详细的分级抗结核治疗。参考国外相关指南及相关研究，针对药物敏感的结核病患者，如果肝功能处于代偿期肝硬化，推荐以下方案。①强化期给予利福平、异烟肼、吡嗪酰胺和乙胺丁醇 2 个月，巩固期给予利福平和异烟肼 4 个月；②强化期给予利福平、异烟肼、氟喹诺酮 / 氨基糖苷类和乙胺丁醇 2 个月，巩固期给予利福平和异烟肼 4 个月；③强化期给予利福平、异烟肼和乙胺丁醇 2 个月，巩固期给予利福平和异烟肼 7 个月。对于肝功能失代偿且合并肝性脑病、肝肾综合征等患者，其治疗更加复杂。美国胸科协会（ATS）指南建议使用乙胺丁醇联合氟喹诺酮、环丝氨酸和卷曲霉素或氨基糖苷类药物 18~24 个月。如果患者有肝性脑病，推荐的方案是①利福平、乙胺丁醇、氟喹诺酮，含或不含氨基糖苷类 9~12 个月；②异烟肼、乙胺丁醇、氟喹诺酮，含或不含氨基糖苷类 9~12 个月；③乙胺丁醇、氟喹诺酮，含或不含氨基糖苷类 12~24 个月。

根据 Child-Pugh 分级，药物的选择推荐如表 16-2-1。

表 16-2-1 Child-Pugh 各分级情况药物选择表

Child-Pugh 分级	治疗组合推荐
A	使用 2 种可能存在肝毒性的药物——异烟肼、利福平，含 / 不含吡嗪酰胺(低剂量)，疗程 6~9 个月
B	在方案中加入 1 种可能存在肝毒性的药物——异烟肼或利福平，尽量避免使用吡嗪酰胺，疗程 9~12 个月
C	避免使用肝毒性药物，可以使用链霉素、乙胺丁醇、氟喹诺酮类药物、阿米卡星、卡那霉素，疗程 12 个月或以上

针对耐药患者，氨基糖苷类抗生素、喹诺酮类药物、环丝氨酸被认为可安全用于有潜在肝病的患者。利奈唑胺在肝硬化患者体内代谢减慢，血药浓度水平比健康人群高，容易出现血液系统毒性反应，因此使用时必须监测血药浓度并减少剂量。

（三）用药注意事项

1. 关注抗结核过程中肝损伤发生后的药物重新应用的问题

对于经历过致命性药物性肝损伤(包括急性重型肝炎和严重的肝功能衰竭或有潜在的失代偿性肝病)的患者而言，其肝功能可能已有失代偿风险。这些患者如果再次使用抗结核药物诱发第二次肝毒性反应，其后果可能是致命的，因此再次抗结核治疗属于相对禁忌证，必须谨慎选用三种非肝毒性药物的长疗程方案。ALT、AST 恢复到正常值上限的 2 倍以内才能重启抗结核治疗，建议先选择利福平(含或不含乙胺丁醇)，然后再加用异烟肼，一般不再使用吡嗪酰胺。利福平、异烟肼应用从低剂量开始，逐渐增加剂量，例如，开始利福平 150mg、异烟肼 50mg，每 3~4 天逐渐加量，直至达到治疗剂量。在重新抗结核过程中，如果再次出现肝损害症状或 ALT 上升，应该停用最后添加的药物。

2. 关注原发性肝癌的发生

尽管机制尚不明确，仍需对这一患者群体的肝癌风险给予关注。

（四）肝移植

一般认为活动性结核病是肝移植的禁忌证，但目前国内有小样本研究表明，肝硬化合并活动性结核的患者，肝移植的手术时机选择十分重要。术前争取抗结核治疗 2 个月，活动性结核控制良好，有合适的供体即可考虑手术，术中、术后继续抗结核治疗。移植术后尽量选用他克莫司进行抗排异治疗，且在抗排异有效的前提下尽可能小剂量用药，防止结核与肝炎复发。

六、预后

肝硬化合并结核病患者的预后取决于本身肝硬化的 Child-Pugh 分级以及结核病的严重程度。丹麦的研究表明，失代偿期肝硬化患者合并结核病的 30 天病死率为 27.3%，1 年病死率为 47.7%，表明失代偿期肝硬化合并结核病患者预后较差。国内缺乏关于肝硬化合并结核病患者预后的精确数据，一项小样本研究表明，44 例肝硬化患者有 3 例在治疗过程中死亡，死亡率达 6.82%，提示肝硬化合并结核病患者预后差。

（舒 丹 张培泽）

第三节　典型病例

典型病例 1

患者男，58 岁。咳嗽、咯痰、气促 5 个月。

【现病史】患者入院前 5 个月无明显诱因出现咳嗽、咯痰、活动后气促，外院气管镜检查提示气管狭窄，肺泡灌洗液 AFB +++。

【既往史】10 年前诊断“乙型肝炎肝硬化”，长期口服阿德福韦酯抗病毒治疗。2004 年在外院诊断“肺结核”，给予抗结核治疗 1 个月后转氨酶升至“数百”（具体不详），遂停药，后定期复查胸部 CT，结果提示肺部病灶稳定，未继续治疗。

【入院查体】T 36.40℃，P 80 次 / 分，R 20 次 / 分，BP 125/85mmHg。双肺呼吸音粗，未闻及干、湿啰音。

【辅助检查】血常规、尿常规、粪便常规未发现异常。生化检查：肝肾功能、电解质、凝血功能正常。HBsAg、HBeAb、HBcAb 阳性。HBV-DNA 阴性。AFP 正常。肝纤四项：HA 113.4ng/ml，其余正常。T-SPOT.TB 阳性。气管镜检查示：左侧支气管结核溃疡坏死型 + 疤痕狭窄型。支气管肺泡灌洗液 AFB（+），TB-DNA 阳性，GeneXpert 阳性，利福平耐药阴性，分枝杆菌培养阳性，结核十项药敏试验均提示敏感。胸部 CT：双肺多发斑片状阴影，双上肺为主，伴薄壁空洞形成。腹部彩超示：弥漫性肝损害，考虑肝脏纤维化至肝硬化，肝内多发无回声病灶，考虑囊肿；胆囊壁毛糙，胆囊结石，脾脏、胰腺未见明显异常。

【诊断】①继发性肺结核，双肺，涂（+），复治。②左侧支气管结核，疤痕狭窄型（好转期）。③乙型肝炎肝硬化，代偿期。④肝囊肿。⑤胆囊结石。

【治疗】入院后给予抗结核治疗（HRELfx）、抗乙型肝炎病毒治疗（恩替卡韦）以及对症护肝等治疗，多次行支气管镜介入治疗（冷冻及球囊扩张）。治疗期间患者咳嗽、咳痰、气促等症状逐渐缓解，胸部 CT 显示病灶吸收好转，3 次痰分枝杆菌培养阴性（开始治疗 4 个月、9 个月、10 个月）。2020 年 2 月痊愈停药（图 16-3-1）。

【诊治体会】本例乙型肝炎肝硬化、继发性肺结核、支气管结核的诊断明确，既往曾因肺结核给予抗结核治疗（HRZE 方案）出现肝功能明显损害而停药。本次患者虽然 HBV-DNA 阴性，但因存在肝硬化基础，需要给予长期抗病毒治疗。抗病毒方案首选抗病毒作用更强、副作用更小且不

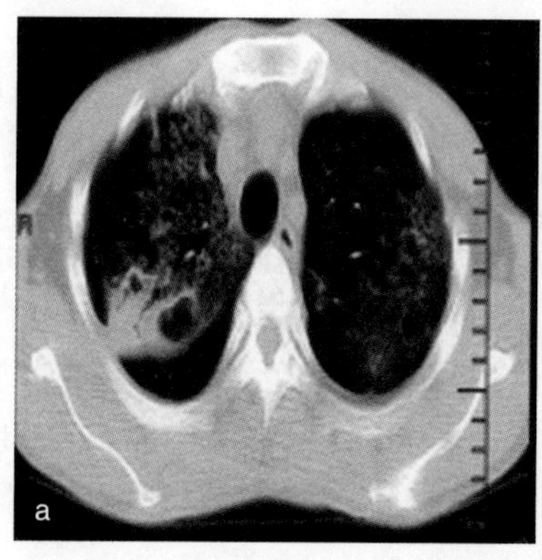

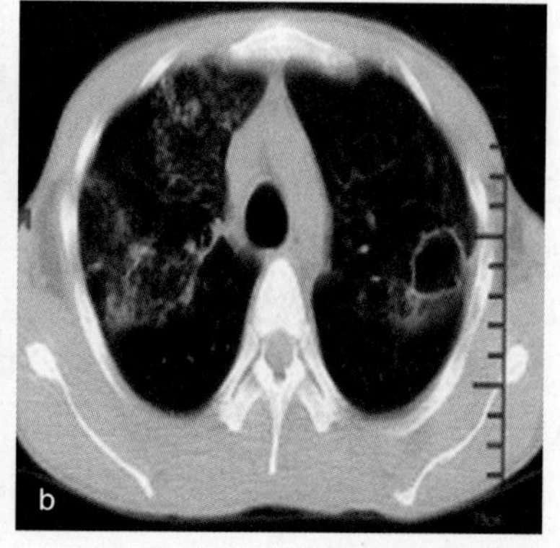

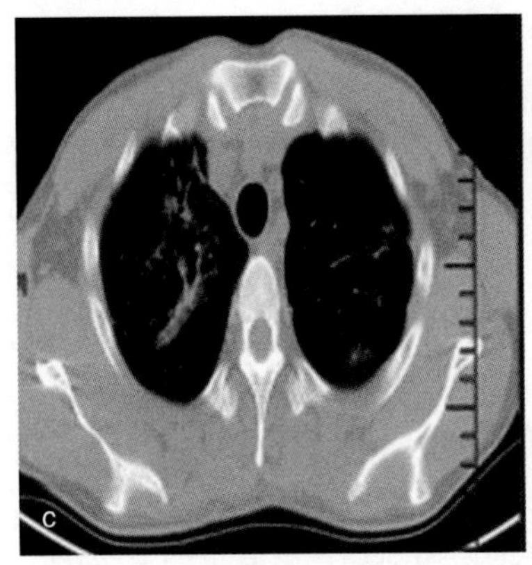

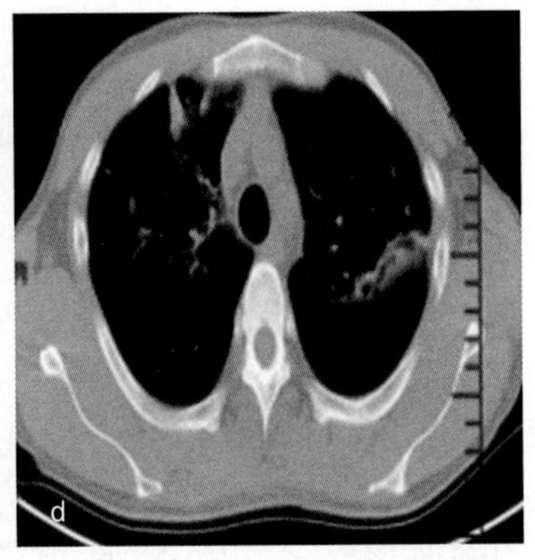

图 16-3-1 a~b. 2018 年 10 月 22 日胸部 CT 影像图，双上肺多发斑片结节影伴薄壁空洞形成，左上肺空洞可见气液平；c~d. 2019 年 12 月 3 日胸部 CT 影像图，双上肺病变明显吸收好转，空洞闭合。

容易产生耐药的药物，如恩替卡韦或替诺福韦酯。在此基础上给予抗结核治疗，方案选用异烟肼、利福平、左氧氟沙星、乙胺丁醇。作为有肝硬化基础且既往抗结核治疗中曾出现明显肝损害病史的复治病例，故本次使用左氧氟沙星代替吡嗪酰胺，以减轻肝毒性。因肝硬化患者肝脏代偿功能差，尤其需要警惕药物性肝损伤，治疗期间每月监测肝功能未出现肝损害，因未使用吡嗪酰胺且为复治患者，疗程延长至满 1 年停药。

典型病例 2

患者男，47 岁。因“抗结核治疗 8 个月，恶心、呕吐、身目黄染 2 周”于 2019 年 1 月 2 日入院。

【现病史】患者 2018 年 4 月因发热、咳嗽等就诊外院，CT 提示双上肺多发斑片结节影伴空洞形成，痰 AFB ++++，Xpert MTB/RIF 阳性，诊断肺结核转入我院。入院后给予抗结核及对症治疗，2018 年 8 月 6 日药敏结果提示 INH 耐药，改治疗方案为 RZEL。治疗期间复查痰结核菌培养多次阴转，胸部 CT 好转。2019 年 1 月 2 日患者因乏力、恶心、呕吐、皮肤巩膜黄染 2 周再次就诊，查肝功能明显异常，以“继发性肺结核、肝功能异常待查”再次收住院。

【既往史】2 型糖尿病病史 2 年，平时口服二甲双胍等控制血糖，空腹血糖 10~12mmol/L，双上肢手指有轻度麻木感。“有乙肝小三阳病史多年”，多次查肝功能正常。

【入院查体】T 36.8℃，P 98 次 / 分，R 20 次 / 分，BP 142/101mmHg，皮肤巩膜黄染，双肺呼吸音清，未闻及干、湿啰音。未闻及胸膜摩擦音。辅助检查：2018 年 4 月 10 日 CT 提示双肺多发结节、斑片及空洞性病变，左上肺为主。

【辅助检查】2018 年 4 月 16 日痰 AFB ++++，支气管镜提示左上叶固有支左下叶背段支气管炎症改变。支气管肺泡灌洗液 GeneXpert 阳性，利福平耐药阴性，分枝杆菌培养阳性，鉴定为结核分枝杆菌。2018 年 8 月 6 日痰结核分枝杆菌药敏结果提示 INH 耐药，其他敏感。2019 年 1 月 2 日检测结果如下。血常规：WBC 3.85×10^9/L，N% 71.20%，HGB 161g/L，PLT 76×10^9/L。肝功能：ALT 3 685.6U/L，AST 1 524.2U/L，GGT 96.9U/L，ALP 150U/L，TBil 361.4μmol/L，DBil 256.3μmol/L，ALB 30.7g/L。凝血功能：PT 28.4s，PTA 29%，APTT 55.1s，D-DIC 2.08μg/ml。乙肝五项：HBsAg、HBeAb、HBcAb 阳性。HBV-DNA 1.02e+7IU/ml。AFP 146.89ng/ml［阳性（+）］。肝纤四项：HA 1 005.30ng/ml，PC Ⅲ 164.70ng/ml，Ⅳ-C 159.20ng/ml，LN 104.69ng/ml。彩超提示弥漫性肝损害，符

合肝硬化声像改变。CT 提示双肺病变较前明显吸收好转,空洞闭合(图 16-3-2)。

【诊断】①继发性肺结核,双肺,涂(+),初治(异烟肼耐药)。②乙型肝炎肝硬化失代偿期,慢加急性肝衰竭。③药物性肝损伤待排。④2 型糖尿病。

【治疗】停用抗结核药物并给予替诺福韦酯抗病毒、抗感染及对症护肝、退黄、降血氨、人工肝(血浆置换)及控制血糖、对症营养支持等治疗,肝功能逐渐好转,病情改善出院。

【诊治体会】该例患者为慢性乙肝合并肺结核病例,给予抗结核治疗过程中病灶吸收好转,痰菌阴转,停药前突然出现肝功能衰竭,进一步检查发现 HBV-DNA 明显升高,考虑肝功能衰竭始发原因为 HBV 活动性复制,但不排除抗结核药物作为诱发因素。本例教训在于根据目前国内外慢性 HBV 感染防治指南,对于这类年龄大于 35 岁且 HBV DNA 高水平复制的男性患者,应尽快启动抗病毒治疗,从而降低患者乙肝急性发作及未来肝硬化、肝癌发生的概率。抗病毒治疗推荐使用抗病毒作用较强耐药率较低、毒副作用较小的药物,如恩替卡韦或替诺福韦酯。对于合并慢性 HBV 感染的患者,抗结核治疗前应请肝病科专家评估是否存在肝硬化 / 肝纤维化,结合其年龄、HBV DNA 水平、家族史,判断是否需要启动抗病毒治疗。该例在初诊时并无肝硬化证据,但由于慢加急性肝衰竭可导致坏死性肝硬化,本次发病后肝酶虽基本恢复正常,但肝脏基础已遭到严重损害,若后续需要再次抗结核治疗,需按肝硬化标准制订方案。

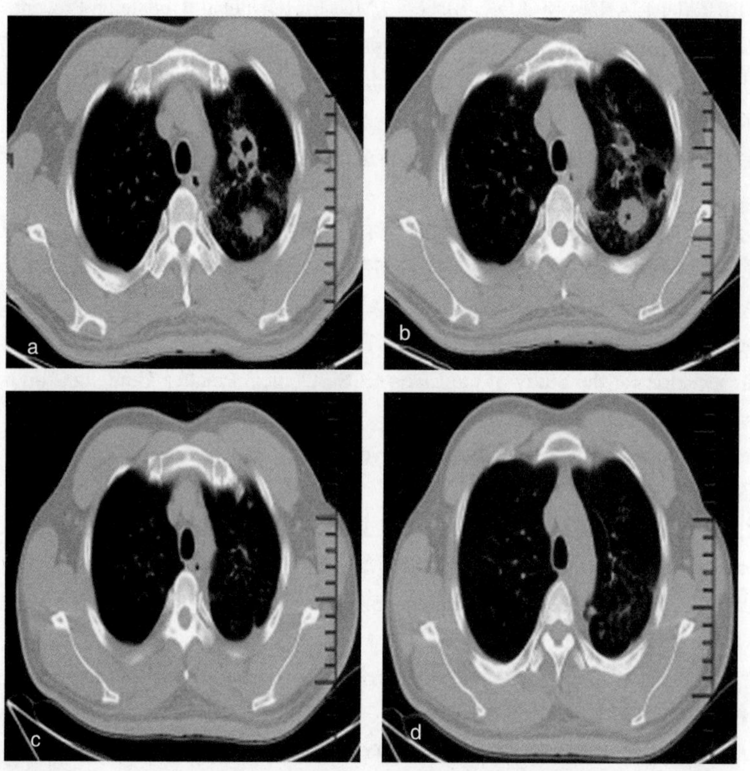

图 16-3-2 a~b. 2018 年 4 月 10 日胸部 CT 影像图,可见左上肺多发结节影伴空洞形成,右上肺少许小结节影;c~d. 2019 年 1 月 4 日胸部 CT 影像图,可见左上肺病变大部分吸收,空洞闭合,残留少许条索及小结节影。

(舒 丹 张培泽 詹森林)

参考文献

[1] D'AMICO G, PASTA L, MORABITO A, et al. Competing risks and prognostic stages of cirrhosis: a 25-year inception cohort study of 494 patients. Aliment Pharmacol Ther, 2014, 39: 1180-1193.

[2] GBD 2016 Causes of Death Collaborators. Global, regional, and national age-sex specific mortality for 264 causes of death, 1980-2016: a systematic analysis for the Global Burden of Disease Study 201. Lancet, 2017, 390 (10100): 1151-1210.

[3] ELLIOT TAPPER, NEEHAR PARIKH. Mortality due to cirrhosis and liver cancer in the United States, 1999-2016: observational study. BMJ, 2018, 362: 2817.

[4] 中华医学会肝脏病学分会. 肝硬化诊治指南. 临床肝胆病杂志, 2019, 35 (11): 2408-2425.

[5] PERZ JF, MICHITAKA K, NISHIGUCHI S, et al. Etiology of liver cirrhosis in Japan: a nationwide survey. J Gastroenterol, 2010, 45: 86-94.

[6] BLACHIER M, LELEU H, PECK-RADOSAVLJEVIC M, et al. The burden of liver disease in Europe: a review of available epidemiological data. J Hepatol, 2013, 58: 593-608.

[7] European Association for the Study of the Liver. EASL clinical practice guidelines: Management of chronic hepatitis B virus infection. J Hepatol, 2017, 67 (2): 370-398.

[8] NORAH A TERRAULT, ANNA SF LOK, BRIAN J MCMAHON, et al. Update on Prevention, Diagnosis, and Treatment of Chronic Hepatitis B: AASLD 2018 Hepatitis B Guidance. Hepatology, 2018, 67 (4): 1560-1599.

[9] 中华医学会肝病学分会, 中华医学会感染病学分会. 慢性乙型肝炎防治指南 (2019 年版). 中国医学前沿杂志 (电子版), 2019, 11 (12): 51-77.

[10] 中华医学会肝病学分会, 中华医学会感染病学分会. 丙型肝炎防治指南 (2015 年更新版). 临床肝胆病杂志, 2015, 31 (12): 1961-1979.

[11] 中华医学会肝病学分会, 脂肪肝和酒精性肝病学组, 中国医师协会脂肪性肝病专家委员会, 酒精性肝病防治指南 (2018 年更新版). 实用肝脏病杂志, 2018, 21 (2): 170-176.

[12] European Association for the Study of the Liver. EASL Clinical Practice Guidelines: Management of alcohol-related liver disease. J Hepatol, 2018, 69 (1): 154-181.

[13] European Association for the Study of the Liver. EASL Clinical Practice Guidelines on nutrition in chronic liver disease. J Hepatol, 2019, 70 (1): 172-193.

[14] The European Association for the Study of the Liver. EASL Clinical Practice Guidelines: Liver transplantation. J Hepatol, 2016, 64 (2): 433-485.

[15] BAIJAL R, PRAVEENKUMAR HR, AMARAPURKAR DN, et al. Prevalence of tuberculosis in patients with cirrhosis of liver in western India. Trop Doct, 2010, 40: 163-164.

[16] SHARMA D, KC S, JAISI B, et al. Prevalence of Tuberculosis in Patients with Liver Cirrhosis. J Nepal Health Res Counc, 2018, 15 (3): 264-267.

[17] 常珊, 李琦, 蔡宝云, 等, 结核病合并肝硬化患者临床特点分析. 2010 年中国防痨协会临床/ 基础专业学术大会汇编, 2010.

[18] BONNEL AR, BUNCHORNTAVAKUL C, REDDY KR. Immune dysfunction and infections in patients with cirrhosis. Clin Gastroenterol Hepatol, 2011, 9: 727-738.

[19] SHARMA P, TYAGI P, SINGLA V, et al. Clinical and biochemical profile of tuberculosis in patients with liver cirrhosis. J Clin Exp Hepatol, 2015, 5 (1): 8-13.

[20] RAJAGOPALA S, OLITHSELVAN A, VARGHESE J, et al. Latent Mycobacterium tuberculosis infection in liver transplant recipients-controversies in current diagnosis and management. J Clin Experimental Hepatol, 2011: 34-37.

[21] LIAO YJ1, WU CY, LEE SW, et al. Adenosine deaminase activity in tuberculous peritonitis among patients with underlying liver cirrhosis. World J Gastroenterol, 2012, 18 (37): 5260-5265.
[22] SHIN HJ, LEE HS, KIM YI, et al. Hepatotoxicity of anti-tuberculosis chemotherapy in patients with liver cirrhosis. Int J Tuberc Lung Dis, 2014, 18 (3): 347-351.
[23] KUMAR N, KEDARISETTY CK, KUMAR S, et al. Antitubercular therapy in patients with cirrhosis: challenges and options. World J Gastroenterol, 2014, 20 (19): 5760-5772.
[24] DHIMAN RK, SARASWAT VA, RAJEKAR H, et al. A guide to the management of tuberculosis in patients with chronic liver disease. J Clin Exp Hepatol, 2012, 2 (3): 260-270.
[25] LUQUE S, MUÑOZ-BERMUDEZ R, ECHEVERRÍA-ESNAL D, et al. Linezolid dosing in patients with liver cirrhosis: Standard dosing risks toxicity. Ther Drug Monit, 2019, 41 (6): 732-739.
[26] LIM YP, LIN CL, HUNG DZ, et al. Anti-tuberculosis treatments, risk of hepatocellular carcinoma in tuberculosis patients with liver cirrhosis: a. population-based case-control study. Eur J Clin Microbiol Infect Dis, 2015, 34 (3): 479-485.

第十七章　精神疾病合并结核病

第一节　精神疾病概述

一、流行情况

精神障碍(mental disorder)是一类具有诊断意义的精神方面的问题,特征为认知、情绪、行为等方面的改变,可伴有痛苦体验或功能损害。例如阿尔茨海默病有典型的认知方面的损害,抑郁症有明显病态的抑郁体验,而儿童注意缺陷障碍的主要特征是多动。这些认知、情绪、行为改变使得患者感到痛苦、功能受损或者增加患者死亡、残疾等的危险性。临床常见的精神疾患包括抑郁症、双相情感障碍、精神分裂症和精神发育迟滞、智力残疾以及包括自闭症在内的其他发育障碍等。

(一) 抑郁症

抑郁症是一种常见的精神疾患,也是世界范围内造成精神障碍的主要原因之一。世界卫生组织(WHO)宣布,目前全球抑郁症患者人数已达到总人口的 4%,超过 3 亿人患有抑郁症,人数相比十年前增长了 18.4%。目前抑郁症已成为全球范围内头号致残元凶,女性抑郁症患者数量约为男性的 1.5 倍,全球约 80% 的精神障碍患者来自中低收入国家。抑郁症的特点是感觉悲伤,丧失兴趣或愉悦感,有负罪感或自我价值感低,睡眠紊乱或食欲不振,感到疲倦,而且注意力不集中。抑郁症患者还可能有多种身体不适,但没有明显的身体病因。抑郁症可能长期持续或反复发作,严重影响人们正常工作、学习和进行日常生活的能力。抑郁症最严重时可能导致自杀。已有的预防规划体系可以减少抑郁的发生,在儿童(如在身体和性虐待后进行保护和心理支持)和成年人(如在灾难和冲突后进行社会心理援助)中都是如此。有效的治疗方法是,轻度到中度抑郁可以通过谈话疗法,如认知行为疗法或心理疗法,可得到有效治疗。抗抑郁药可以有效治疗中度到重度抑郁,但不是治疗轻度抑郁的首选方法。抗抑郁药不应用于儿童抑郁症的治疗,也不是治疗青少年抑郁症的首选方法,对青少年应谨慎使用抗抑郁药。管理抑郁必须纳入社会心理方面,包括确认压力因素,如经济问题、工作困难或者身体或精神虐待,并确认支持的来源,如来自家庭成员和朋友。维持或恢复社交网络和社会活动非常重要。

(二) 双相情感障碍

双相情感障碍(bipolar disorder)也称双相障碍,是指临床上既有躁狂或轻躁狂发作,又有抑郁发作的一类心境障碍(mood disorder)。1998 年,世界精神卫生调查委员会(World Mental Health Survey Consortium)对焦虑障碍、心境障碍、冲动 - 控制障碍及药物依赖的年患病率、疾病严重度、功能损害度和接受治疗情况等进行了调查。2004 年报道了已完成的 14 个国家的 15 项调查结果,各国心境障碍的年患病率为 0.8%~9.6%,其中美国最高,尼日利亚最低。我国北京、上海心境障碍的年患病率分别为 2.5% 和 1.7%。双相情感障碍主要表现为情感高涨或低落,伴有相应的认知和行为改变,可有幻觉、妄想等精神病性症状。躁狂发作时,患者主观体验特别愉快,自我感觉良好,联想过程明显加速,精力旺盛,兴趣范围广,活动明显增多。抑郁发作时,患者表现为显著而持久的情绪低落、抑郁悲观,思维联想速度缓慢,反应迟钝,会出现无用感、无助感及无价值感。在躁狂发作和抑郁发作期间部分患者会有一段时间的稳定期。有多次躁狂发作但没有抑郁期的人也被归为双相障碍。治疗双相障碍采用综合治疗原则,包含以情绪稳定剂为主的药物治疗、物理治疗、心理治疗及危机干预等措施的综合应用。

(三) 精神分裂症

精神分裂症是一组病因未明的精神疾病,多发于青壮年,在全世界影响着约 2 300 万人。临床表现为感知、思维、情感、行为等多方面的障碍以及精神活动的不协调。起病较为缓慢,病程迁延,较多患者最终出现衰退和精神残疾。药物治疗是精神分裂症的主要治疗方法,尽早、足量、足疗程的药物治疗是治疗的关键。电抽搐治疗对兴奋躁动、木僵、亚木僵、拒食的精神分裂症患者疗效显著。心理治疗也有助于解决患者的心理需要和心理问题。心理社会干预也是精神分裂症治疗的重要康复手段,可对患者残留的部分阳性症状和阴性症状有较好效果,如家庭干预、社会技能训练、职业康复训练、认知矫正治疗、积极性社区干预治疗等。

(四) 痴呆

痴呆是指较严重的持续的认知障碍,通常起病缓慢,病程较长,患病后既往已获得的认知能力减退或丧失,故又称慢性脑病综合征。它影响记忆、思考、方向辨别、理解、计算、学习、语言和判断能力。除认知功能受损外,通常还伴有焦虑、沮丧、情感淡漠、幼稚愚蠢性欣快及哭笑无常等行为和精神症状。有些患者伴有不同程度的人格改变,如不爱清洁、不修边幅、暴躁易怒、自私多疑等。目前尚缺乏特殊的病因治疗措施,治疗主要包括社会心理治疗和药物治疗。轻症患者鼓励参加适当活动,对重症患者要加强生活上的照顾和护理。药物治疗主要是针对行为和精神症状的治疗及使用改善认知功能的药物治疗,如多奈哌齐和美金刚等。

(五) 包括自闭症在内的发育障碍

发育障碍是一个总称,它涵盖了智力残疾和包括自闭症在内的广泛性发育障碍。发育障碍通常始于儿童时期,但往往持续进入成年期,导致与中枢神经系统成熟有关的功能损伤或延迟。它们通常病情稳定,不像许多其他精神疾患有分为缓解期和复发期的特点。

智力残疾的特点是多个发育领域的技能受损,如认知功能和适应性行为能力受损。智力低下减弱了患者适应日常生活需要的能力。广泛性发育障碍(如自闭症)的症状包括社会行为、沟通和语言能力受损,患者的兴趣和活动范围较小,有个体的独特性而且反复进行。发育障碍通常始于婴儿期或儿童早期,患有这些障碍的人有时显出一定程度的智力残疾。家庭参与照护患有发育障碍的人十分重要。了解造成患者困扰或高兴的因素是照护工作的重要组成部分,就像发现最有利于学习的环境一样。建立日常生活的常规结构,定时吃饭、玩耍、学习、与人相处和睡眠,有助于防止不必要的压力。应有卫生服务定期跟进患有发育障碍的儿童和成人及其照护者的情况。

二、诊治现状

近年来,由精神疾病引起的全球疾病负担继续上升,特别是在低收入和中等收入国家。除了有很大比例的发病率外,精神障碍特别是严重的精神障碍(severe mental disorders,SMD)与较差的健康结果和增加的死亡率有关。SMD 被定义为一组疾病,包括中度和重度抑郁症、双相情感障碍、精神分裂症和其他精神疾病。SMD 患者的平均死亡率是普通人群的 2~3 倍,这意味着预期寿命缩短了 10~20 年。虽然患有 SMD 的人由于非自然原因(事故、杀人或自杀)的死亡率确实高于普通人群,但 SMD 患者中的大多数死亡都归因于身体健康状况,包括非传染性和传染性疾病。此外,患有 SMD 的人更有可能存在构成非传染性疾病(NCD)危险因素的生活方式或行为,如吸烟、身体不活跃和不健康饮食。国外研究表明,25%~30% 的急诊患者是由于精神方面的问题而就诊。在美国,每十个人中就有一个人在其一生的某个阶段中住进精神病院,约 1/4~1/3 的人群将因精神健康问题寻求专业人员的帮助。我国目前其他精神障碍患者约 1 600 万,抑郁症患者约 3 000 万,识别率、治疗率较低。在精神专科临床工作中发现,精神疾病患者时有共患躯体疾病,其中尤以合并呼吸系统、循环系统疾病多见。精神疾病患者共患感染性呼吸系统疾病中以肺结核最多见。

(吴于青 刘永明 刘汉群)

第二节 精神疾病合并结核病

一、流行情况及危险因素

(一) 精神疾病中结核潜伏感染状况

结核病与精神障碍存在很多相同的危险因素:如经济状况差、生活与工作压力大、酒精或物质依赖和移民等,这些因素常导致两者共病。精神障碍的患者感染结核病的风险可能增加,大约 30% 的抑郁症和 14% 的精神障碍患者结核菌素纯蛋白衍生物(PPD)试验阳性。19% 的 PPD 试验阳性患者曾至精神卫生机构就诊,社会救助机构收容的伴精神障碍的男性流浪者中 PPD 阳性占 36.7%。同样,结核病患者罹患抑郁症的风险增高。曾经有研究发现住院结核病患者中有 68% 符合抑郁症诊断标准;躯体疾病共病、药物滥用、酒精依赖和低教育水平是结核病患者罹患抑郁症的主要危险因素。结核性脑膜炎、脑膜结核瘤等颅内结核可导致精神病、谵妄和惊恐发作等精神障碍。结核性脑膜炎患者的抑郁、焦虑和行为紊乱的量表评分增加,并且上述损害的严重程度与结核病的严重程度相关。

(二) 精神疾病与结核病的相互联系

各型精神障碍患者合并的躯体疾患中,结核病很常见,其中尤以精神分裂症患者患结核病更多(约占 85%),尤其是那些年龄偏大、病程冗长、长期住院、大量吸烟且伴糖尿病的慢性精神分裂症患者,更容易伴发肺结核病。其次,酒精所致精神障碍和精神发育迟缓所致精神障碍患者也较容易伴发肺结核(约各占 5%)。在精神分裂症合并肺结核患者中,肺结核病情常常较重,进展快,说明精神分裂症与结核病之间存在一定联系,在治疗上也需要更长的疗程及更复杂的个体化抗结核治疗方案。

目前研究显示,在一般人群中潜伏性结核感染者在其一生中发展成为活动性结核病的风险为 5%~15%。对于精神疾病患者,由于长期营养摄入不足,缺乏运动等原因,机体免疫力相对较差,其结核潜伏感染者发展为活动性结核病的风险远高于一般人群。与 2022 年 WHO 发布的我国普通人群中活动性结核病的估算发病率(55/10 万)比较,精神分裂症患者这一特殊群体,结核病的发病率为普通人群的 27 倍。

结核病和 SMD 之间有共同的危险因素,包括无家可归、HIV 阳性血清学结果、酗酒等。SMD 患者结核病感染的风险很高。一项在精神病医院患者中检查结核菌素试验的研究发现,30% 诊断为抑郁性疾病的患者的 PPD 结果为阳性。有精神疾病的无家可归旅馆中 36.7% 的男性 PPD 呈阳性。除此之外,SMD 患者常有潜在肺结核感染发展为活动性疾病的危险因素,包括吸烟、营养不良以及糖尿病和 HIV 感染等。在结核病患者居住的社区中,普遍存在对他们的歧视态度和行为。与羞辱和歧视相关的心理困扰也可能触发或加重受影响个体的 SMD 症状。

SMD 合并肺结核可能会对健康行为产生负面影响,如药物依从性下降,导致更高的发病率、死亡率、耐药性的增加、疾病传播以及与这些结果相关社会成本增加。精神卫生是2014年世界卫生组织结核病防治战略支柱下的一项综合卫生服务，其中包括以患者为中心的综合护理和支持。它要求向所有需要治疗的人提供治疗，而不论其年龄、性别、结核病类型、细菌学状况、共患病或患者的社会地位。世卫组织结束结核病战略呼吁通过与其他公共卫生方案（包括心理卫生服务）合作的综合方法提供结核病护理，如根据有心理健康问题的人群的具体需要调整结核病护理模式。

用于治疗常见精神疾病的药物，如抑郁症的药物，可能与抗结核药物，特别是异烟肼和利奈唑胺有相互作用。许多用于治疗肺结核的药物可能会产生精神不良反应，如氟喹诺酮类药物和环丝氨酸等。一些药物，如利福平，可能通过其酶诱导作用降低抗精神病药物的有效剂量。精神疾病和药物滥用也可能影响患者治疗的依从性。由于精神疾病与肺结核容易合并存在，医生很可能在肺结核患者中遇到以前未确诊的精神疾病。同样，精神科医生也可能在他们的患者中遇到肺结核。重要的是，精神科医生和内科医生都要意识到用于治疗结核病的药物与治疗精神疾病药物之间的相互作用。结核病治疗结果随着依从性干预措施的使用而改善，如患者教育和咨询、激励和促进因素、心理干预、提醒和追踪以及数字健康技术。经过培训的医疗保健提供者以及社区服务提供了以患者为中心的DOT选项，与单独的无监督、自我管理的治疗相比，这两个选项都能增强依从性并改善治疗效果。

二、精神疾病对结核病发病的影响机制

精神分裂症患者肺结核患病率增高、躯体合并症多、结核病情严重及病死率高的原因考虑与以下因素有关。

1. 神经免疫系统功能紊乱　结核病的免疫主要是细胞免疫，表现为淋巴细胞的致敏与吞噬细胞功能的增强。另外，体液免疫可以调节细胞反应，从而间接参与抗结核保护性免疫反应的调控。而精神分裂症患者$CD3^+$、$CD4^+$细胞明显降低，提示存在细胞免疫功能异常。同时患者外周血IgA、IgG、IgM及IL-2、IL-6、IL-2受体水平等指标均与健康人有差异，提示体液免疫功能紊乱。同时，精神分裂症患者存在弥漫性非特异性免疫反应过度激活，Th1、Th2免疫细胞活化，这些改变均提示精神分裂症还与自身免疫反应有关。由于慢性精神分裂症患者存在广泛而明显的免疫功能异常，个体更易感染结核病。

2. 精神症状及药物副作用的影响　慢性精神分裂症患者大多病程迁延，意志减退甚至缺乏，对自身躯体不适反应常较迟钝，极少主动求医，因此这类患者结核病的发现时间一般较晚，常延误病情。同时，由于患者长期服用的抗精神病药物一般都具有镇静作用，可明显降低呼吸道生理机能，呼吸道的正常防御功能受损，从而使患者更易感染结核分枝杆菌。加之很多抗精神病药（尤其是氯氮平和氯丙嗪）能引起粒细胞减少甚至缺乏，从而导致机体抵抗力进一步下降，易受结核菌感染。

3. 社会经济原因　精神患者，尤其是精神分裂症患者，由于发病早，一般未婚，部分患者就业前就已发病，精神残疾较严重，多数患者家庭支持系统差，一般长期在精神病院住院治疗，难以回归社会。患者除了吃集体伙食外，很少有家属带来含额外营养物质（特别是优质蛋白）的食物。长期营养摄入不足，导致患者抵抗力下降，更易感染结核病。另外，由于精神病院一般采取全封闭或半封闭的管理模式，生活环境拥挤，空气不易流通，容易导致传染病的互相传播。另外，多数男性患者有长期大量吸烟史，使纤毛活动受损，甚至脱落，呼吸道吞噬细胞的功能减低，失去保护作用，导致防御功能降低。目前大多数精神病院由于客观条件受限和对结核病缺乏足够认识，并未建立专门的结核病防疫科室。精神疾病患者一旦罹患结核病，结核病定点医院由于无法护理精神疾病

患者一般拒绝接收，患者家庭通常也没有安置患者的能力，结核患者在精神病院不能马上转出。不但拖延了病情，而且容易传染其他患者造成结核分枝杆菌的院内感染。

三、临床表现

精神病患者多数受到精神症状影响而缺乏主诉，同时由于结核病症状不典型，大部分患者只有通过体检、拍片才能发现，所以发现时间一般较晚，导致治疗不及时而延误病情，发现时结核病情已比较严重。部分精神科医师对结核病缺乏应有的警惕，易于满足精神科某一诊断而漏诊有关躯体的疾病。这些均是精神疾病患者结核病难以发现的重要因素。现在对精神疾病患者结核病的发现，仍然是一个薄弱环节。其发病率高，加之发现时间迟，给住院精神疾病患者相互传播构成潜在威胁。

精神科医师应提高对肺结核的认识，如有患者出现以上呼吸道感染为首发症状，如咳嗽、咳痰、咯血，伴有胸闷、胸痛、发热等，经对症治疗 2 周后症状无改善，应考虑是否感染结核病。对新入院或精神病病程长、住院时间久和中年以上患者，应及早、定期进行体检，包括胸片、结核菌素试验等，加强对患者的检测筛查，以便早发现、早诊断、早治疗。切断感染途径，控制随地吐痰及搞好个人卫生，有条件的给予隔离治疗，以防相互传播而引起肺结核蔓延。采取切实有效的措施不仅可提高治愈率，促进躯体康复，而且可减少对周围人群的危害及降低肺结核患病率。

总体来说，精神疾病合并肺结核患者，除具有两个疾病本身的表现外，还具有如下临床特点：①精神病程普遍较长，且以精神分裂症为主；②结核病情重，肺内病灶广泛；③耐药率高；④合并糖尿病及全身重要脏器疾病多见，并发肺部感染的机会显著增加；⑤病情严重导致死亡率高。

四、诊断

精神疾病的诊断符合《国际疾病分类第十一次修订本（ICD-11）》及精神病学第九版，结核病的诊断参考中华人民共和国卫生行业标准中结核病的分类与诊断（WS196-2017、WS288-2017），具体方法详见本书第二章。

由于精神疾病患者免疫力普遍较低，结核菌素试验检测的阳性率低，尽量采用 γ 干扰素释放试验来判断有无结核菌感染。精神障碍患者为结核病的高危人群，应定期进行结核病筛查，包括结核菌素试验、胸部 X 线片，对所有胸部 X 线片检查异常者进行痰涂片检查，疑似肺结核患者进行痰培养及 Gene Xpert 检测及早发现并规范诊断。

五、治疗

（一）治疗原则

1. 对于严重精神障碍和结核病患者，应根据《世界卫生组织结核病整合指南模块 4：药物敏感结核病的治疗》和《耐药结核病治疗指南（2022 更新版）》进行药物治疗和管理。

2. 对于有严重精神障碍和结核病的患者，同时应考虑非药物（社会、心理）管理。

3. 治疗过程中应考虑抗结核药物与精神药物之间药物相互作用的可能性。

（二）治疗方案

根据 2021 年 WHO *Prevention And Management Of Physical Health Conditions In Adults With Severe Mental Disorders* 的建议，对于有严重精神障碍和结核病的患者，在精神疾病已控制的情况下，应根据世卫组织推荐的治疗敏感结核病和患者护理指南以及世卫组织耐药结核病治疗指南来考虑药物治疗。

1. 对药物敏感的肺结核患者，以6个月利福布汀为基础的2HRfbZE/4HRfb方案和每日给药为推荐方案和给药频率。

2. 对于利福平耐药结核（RR-TB）或耐多药结核（MDR-TB）患者，建议使用至少四种有效的结核药物，具体用药的选择应根据患者当前精神疾病用药情况、结核菌药物敏感实验结果及患者的基础情况综合考虑制定个体化的治疗方案，具体参见第四章第一节。

另外，对于患有严重精神障碍和结核病的患者，应根据世卫组织药物敏感结核病治疗指南和患者护理指南以及世卫组织耐药结核病治疗指南考虑非药物（社会、心理）管理。建议如下。

1. 应向接受结核病治疗的患者提供有关疾病和治疗依从性的健康教育和咨询。

2. 可向接受结核病治疗的患者提供一整套治疗依从性干预措施，同时选择合适的治疗给药方案。

以下一种或多种治疗依从性干预措施（互补性和非互斥性）可提供给接受结核病治疗的患者或医疗保健提供者：a）追踪和/或数字药物监测；b）对患者的物质支持；c）对患者的心理支持；d）员工教育。

心理支持是多种多样的，获得心理支持的患者治疗完成率和治愈率较高，治疗失败率和随访损失率较低。在考虑这些数据时，还应注意到心理支持类型非常广泛，同时心理支持应针对最边缘化的人群。

对于未能控制的精神障碍患者，如果合并有结核病，建议服用精神疾病药物的同时进行抗结核治疗，并暂缓加用异烟肼，待精神症状控制后，可考虑加用异烟肼及维生素 B_6，并注意两类药物的相互作用。

（三）药物相互作用（图17-2-1）

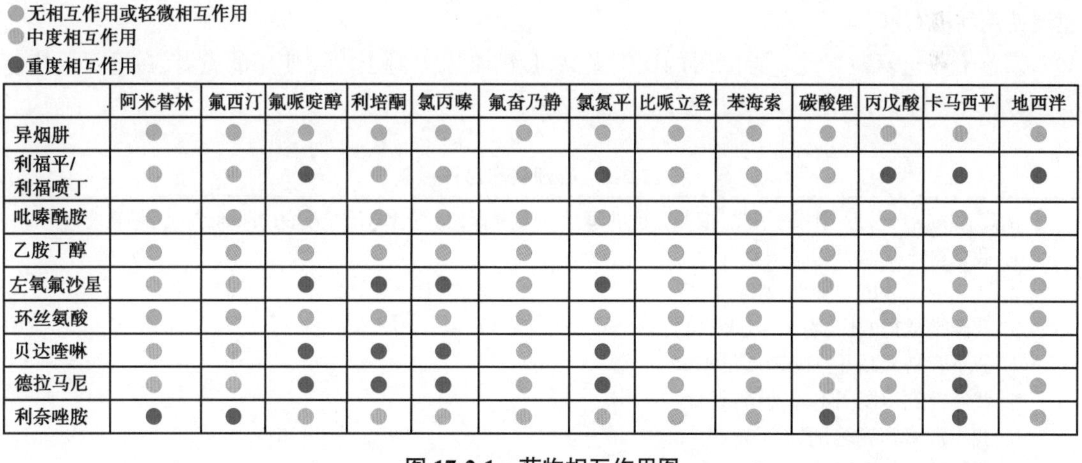

○无相互作用或轻微相互作用
◐中度相互作用
●重度相互作用

	阿米替林	氟西汀	氟哌啶醇	利培酮	氯丙嗪	氟奋乃静	氯氮平	比哌立登	苯海索	碳酸锂	丙戊酸	卡马西平	地西泮
异烟肼	○	○	○	○	○	○	○	○	○	○	◐	◐	○
利福平/利福喷丁	◐	◐	●	◐	○	○	●	○	○	○	●	●	●
吡嗪酰胺	○	○	○	○	○	○	○	○	○	○	○	○	○
乙胺丁醇	○	○	○	○	○	○	○	○	○	○	○	○	○
左氧氟沙星	◐	◐	●	●	●	○	●	○	○	◐	○	○	○
环丝氨酸	○	○	○	○	○	○	○	○	○	○	○	○	○
贝达喹啉	◐	◐	●	●	●	○	●	○	○	◐	○	●	○
德拉马尼	◐	◐	●	●	●	○	●	○	○	◐	○	●	○
利奈唑胺	●	●	◐	◐	◐	◐	◐	○	○	●	○	●	○

图17-2-1 药物相互作用图

①异烟肼　异烟肼是一种单胺氧化酶抑制剂，理论上与选择性5-羟色胺选择性重摄取抑制剂（SSRI）、5-羟色胺和去甲肾上腺素重吸收抑制剂（SNRI）、三环类抗抑郁药（TCA）合用会增加5-羟色胺综合征的风险。大多数精神科药物由细胞色素酶P450代谢，尤以其中的1A2、2D6、3A3/4亚族最为重要。异烟肼系CYP450酶1A2、2C9、2C19、3A3/4底物，与其他竞争性底物合用时，可导致后者清除率下降。

异烟肼可增加丙戊酸血药浓度。同时使用异烟肼和丙戊酸的患者应在临床上监测丙戊酸毒性。如果可能的话，应通过实验室监测其血药水平，特别是在开始或停止使用异烟肼时。异烟肼还可以增加卡马西平的血药浓度，反过来，卡马西平可能增加异烟肼的肝毒性。使用两种药物的患者都应监测卡马西平毒性和肝毒性的临床症状。与美沙酮合用时增加 QTc 间期延长的风险。

②利福平 利福平系 CYP450 酶 1A2、2A6、2C9、2C19、3A3/4、3A5 强有力的诱导剂，与这些酶的底物合用可导致底物清除率增加、血浓度下降。利福平与抗抑郁药合用时，可在短期内使药物的血药浓度急剧下降，甚至出现恶性综合征，患者的简明精神病评定量表（BPRS）评分显著上升，提示抗抑郁治疗药物疗效下降，病情恶化。在氯氮平合用利福平的基础上加用 CYP450 抑制剂西咪替丁可减小氯氮平血浓度的下降幅度，降低精神分裂症患者的复发率。利福喷丁同样可诱导氯氮平的代谢，但影响程度明显小于利福平，而利福布汀不影响氯氮平血浓度及其疗效。最近研究发现利福霉素可通过影响人原肝细胞中内转运体和外转运体蛋白相关基因的 mRNA 表达。

③利奈唑胺 利奈唑胺是一种人工合成的广谱抗生素，主要用于治疗耐甲氧西林金黄色葡萄球菌（MRSA）和耐万古霉素肠球菌，近年来也用于治疗耐多药结核病（MDR-TB）。由于 5- 羟色胺有多巴胺拮抗作用和单胺氧化酶抑制作用，利奈唑胺和用于 SMD 的药物之间存在多种相互作用。不要与阿米替林、氟西汀一起使用，因为有出现 5- 羟色胺综合征的风险。如果与氟哌啶醇、利培酮、氯丙嗪、氯氮平一起使用，临床需监测 5- 羟色胺综合征或抗精神病药物致恶性综合征的症状。

④左氧氟沙星、贝达喹啉 由于 QT 延长的风险增加，左氧氟沙星、贝达喹啉与用于 SMD 的药物之间存在多重相互作用。使用阿米替林、氟西汀的患者应通过心电图监测 QT 延长和心律失常。尽可能避免使用氟哌啶醇、利培酮、氯丙嗪或氯氮平。如果使用，需在心电图上监测 QT 延长和心律失常。另外，对于使用贝达喹啉的患者，不建议使用卡马西平，因为卡马西平可能会降低这些药物的血药浓度和疗效。

对于精神疾病治疗过程中同时需要使用利福霉素类药物的，为了减少药物之间的相互作用，建议使用利福布汀。

⑤鉴于环丝氨酸导致精神障碍的比例太高，目前临床上对于需要使用的患者，在进行治疗前会先进行心理评估，具体自评量表见下表（表 17-2-1）。

表 17-2-1 心理状态自评量表

请患者根据自己近两周的情况，按照自己的理解如实选择，在符合自己情况的条目前打钩，越真实越好。

1. 我觉得比平时容易紧张和着急
2. 我无缘无故感到害怕，甚至恐慌
3. 我经常觉得心慌，有时手脚发抖打颤
4. 我不容易入睡并且睡眠质量不好
5. 我经常觉得闷闷不乐情绪低沉
6. 我经常感到疲乏，吃不下东西
7. 我经常做的事情现在变得困难了
8. 平常感兴趣的事情我失去了兴趣
9. 我总想哭
10. 我对未来感到没有希望，有时觉得活着没有意思

禁用、停用或者慎用环丝氨酸的原则如下：

1. 1~7 条选择 4 条以上或者 8、9、10 条中任意一条慎用。必要时，请神经科医师评估后确定，用药过程中密切观察；
2. 抗焦虑 / 抑郁治疗中的患者禁用环丝氨酸。

（四）药物不良反应

由于精神障碍患者需要使用抗精神病药物，如氯氮平、氯丙嗪等，这些药物本身会导致粒细胞减少及肝损伤，所以在服用抗结核药物过程中粒细胞下降或肝功能损伤的发生率将增多。

六、预后

精神障碍合并结核病的患者临床很常见，相互影响的因素颇多，由于患者抗结核治疗依从性差，许多患者把诸多躯体不适归因于长期服用抗精神病药物，因而对增服抗结核药产生反感，常发生拒药、藏药行为，对服药的依从性产生严重的挑战。如院外多数患者抗结核治疗难以坚持到疗程结束。若肺结核初治不彻底，就给复治带来很大困难。另外，精神分裂症患者肺结核的严重程度显著高于普通人群，首次就诊就表现为广泛纤维化、巨大空洞、大量胸腔积液等危重情况。在现时诊疗条件下，这类情况在精神患者中屡见不鲜。由于病灶广泛、严重肺功能显著受损及患者自身抵抗力低下，这类患者疗效差，且死亡率高。死亡的主要原因为结核恶化、呼吸衰竭及大咯血等。

另外抗结核药物与抗精神病药物之间潜在的药代动力学互相影响，导致在其治疗与管理方面还存在不少难点。内科医生需要了解抗结核药物的精神科不良反应，特别是对于有精神障碍史的患者。而精神科医生也要了解精神科药物和抗结核药物在临床和药理学上的相互影响，以便趋利避害，取长补短，从而提升结核病与精神障碍患者的诊断与治疗水平。

七、展望

在我国，精神障碍性疾病带来的社会负担远远超过大众对疾病本身的认识。由于疾病本身的特殊性，精神疾病合并结核病患者发现及治疗都相对较晚，对患者本人及社会影响较大。随着精神科基因组学的发展，直接作用于神经环路的干预手段将得到广泛运用，精神疾病的识别率及治疗手段都将大大提高。同时对于精神疾病中的潜伏性结核感染者，作为结核病的高危人群，预防性抗结核治疗将会被进一步规范及应用。

（吴于青 刘永明 刘汉群）

第三节 典型病例

典型病例 1

患者女，51 岁。精神行为异常，发现肺部阴影 3 天。

【现病史】患者于 2019 年 9 月 2 日因“言行怪异，行为冲动”住院治疗。入院后查 CT 提示双肺病变，脑萎缩，诊断为“继发性肺结核待排，未分化型精神分裂症，脑萎缩”。给予利培酮抗精神病治疗后患者精神症状较前好转。今为进一步诊治转入我院。患者近期无咳嗽、咳痰、咯血、发热、盗汗、进行性消瘦等。

【既往史】2016 年曾诊断为“肺结核”，未治疗。查体：生命体征正常，神情呆滞，对答尚切题。颈软无抵抗，双肺呼吸音粗，未闻及干、湿啰音。胸部 CT 示双肺感染病灶；双肺多发大小不等结节状密度增高病灶，不除外转移灶；右侧中间支气管及分支狭窄 - 闭塞，右肺中下叶实变影；左肺舌段实变影。头颅 CT：轻度脑萎缩。

【辅助检查】血常规、大小便常规正常，肝肾功能电解质、血凝功能等均正常，血 T-SPOT.TB 阳性，乙肝两对半、抗 HCV、梅毒二项、抗 HIV 阴性，痰 AFB +++，Xpert MTB/RIF 阳性，利福平耐药检测阴性。心电图、心脏彩超未见异常。

【诊断】①继发性肺结核，双肺，涂(+)，初治。②未分化型精神失常。③轻度脑萎缩。

【治疗】入院后给予抗结核治疗(RZE)及抗精神失常治疗(利培酮)，并对症进行护肝等治疗。10 月 11 日曾尝试加用异烟肼加强抗结核治疗，患者次日出现失眠、兴奋多语等表现，停用异烟肼后上述症状消失，10 月 22 日加用左氧氟沙星加强抗结核治疗，患者未出现明显不适，期间复查痰 AFB +，胸部 CT(图 17-3-1)提示病变较之前吸收好转，遂于 10 月 30 日出院。

【诊治体会】精神分裂症患者因家庭居住环境较差，缺乏照顾、营养不良、休息不佳等容易导致免疫功能下降，属于结核病高危人群，需要定期进行肺结核筛查。该患者合并继发性肺结核诊断明确，住院期间给予 RZE 抗结核治疗，尝试加用异烟肼时出现精神症状加重，停用该药后症状缓解。因异烟肼容易引起患者兴奋、欣快、失眠、癫痫甚至精神失常，尤其是对于有精神病基础的患者可能导致病情加重，故考虑患者精神症状与异烟肼副作用有关。同样，氟喹诺酮类药物也可能引起精神神经系统症状，但相比异烟肼可能较轻，该患者使用左氧氟沙星后未出现精神症状再次证明这一点，故治疗方案最后确定为 LfxRZE。

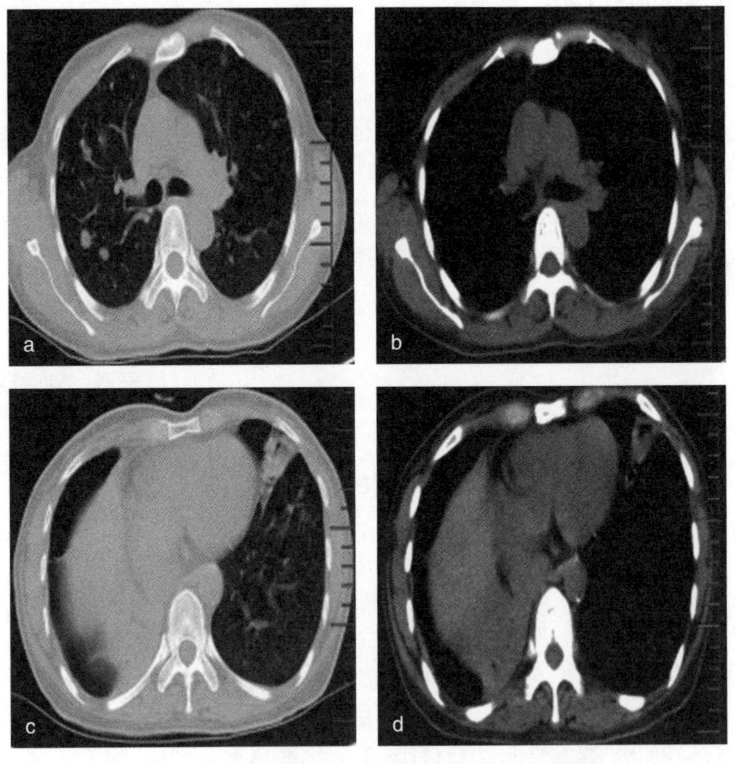

图 17-3-1 2019 年 10 月 11 日胸部 CT 影像图

病变较之前吸收好转。

典型病例 2

患者女，26 岁，三无人员。咳嗽 1 个月于 2018 年 4 月 19 日入院。

【现病史】患者近 1 个月偶有咳嗽及少量咳痰，无发热、盗汗、胸闷、气促等。在外院行胸部 CT，提示双肺结核可能，转入我科。

【既往史】1 个月前开始患者因“疑人监视、疑人加害 1 年，加重 2 个月”被送至精神病院就诊，目前服用奥氮平 10mg q.n.，否认肝炎、结核等传染病史。查体：T 36.4℃，P 86 次 / 分，R 20 次 / 分，BP 105/66mmHg。对答不切题，间断有胡言乱语，颈软无抵抗，双肺呼吸音清。辅助检查：4 月 19 日胸部 CT 描述双肺病变，符合结核影像学改变，头颅 CT 未见异常。

【辅助检查】血常规：WBC $3.6 \times 10^9/L$，N% 60.3%，HGB 90g/L，PLT $224 \times 10^9/L$。大小便常规正常。肝肾功能、电解质、血凝功能正常。ESR 84mm/h，乙肝两对半、抗 HCV、梅毒二项、抗 HIV 阴性，T-SPOT.TB 阳性，抗核抗体谱、结缔组织相关抗体谱阴性。痰 AFB、Xpert MTB/RIF 阴性，痰分枝杆菌培养阳性，鉴定为结核分枝杆菌。10 项药敏均敏感。

【诊断】①继发性肺结核，双肺，培（+），初治。②精神分裂症。

【治疗】入院后给予抗结核治疗（RZE）及奥氮平抗精神失常治疗，并给予对症护肝、营养支持等治疗。患者入院后精神状态稳定，对答行为基本正常，咳嗽明显好转，抗结核治疗 1 个月后复查胸部 CT 提示双肺病灶较前吸收好转。于 2018 年 5 月 26 日办理出院转救助站进一步治疗（图 17-3-2）。

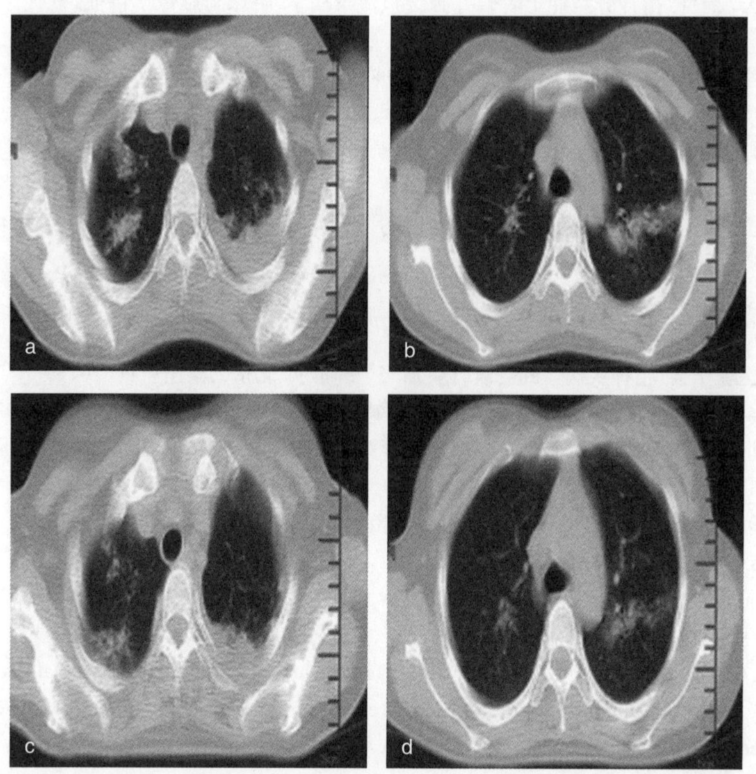

图 17-3-2　a~b. 2018 年 4 月 20 日胸部 CT 影像图，提示双肺结核可能；c~d. 2018 年 5 月 23 日胸部 CT 影像图，显示双肺病灶较前吸收好转。

【诊治体会】该患者为三无人员，经专科诊断精神分裂症成立，近 1 个月有咳嗽、咳痰，影像学检查提示双肺病变符合典型肺结核改变，痰培养见结核分枝杆菌生长，故肺结核诊断明确。对于流浪乞讨合并精神失常人员，因为其生活自理能力、经济能力、居住条件、营养状况等均较差，故属于结核病高危人群，该类人群需要常规排查结核病。治疗上需要兼顾精神分裂症治疗及肺结核的治疗，抗结核药物异烟肼、氟喹诺酮类药物可能导致精神失常进一步加重，在精神状态不稳定患者中不宜使用。利福平可能影响抗精神失常药物血药浓度，从而导致精神分裂症控制欠佳，均需要加以注意，条件具备时需要监测抗精神失常药物血药浓度。

（吴于青　刘永明　刘汉群）

参考文献

[1] 郝伟, 陆林. 精神病学. 8 版. 北京: 人民卫生出版社, 2018.
[2] World Health Organization. WHO GUIDELINES, Prevention and management of physical health conditions in adults with severe mental disorders. 2021.
[3] 潘晓鸥, 陈文忠. 结核病与精神障碍共病的相关因素浅探. 中华临床医师杂志 (电子版), 2016, 10 (13): 2005-2009.
[4] 罗兴能, 刘雄娥, 李廷荣. 精神病医院结核病防控工作现状与对策. 中国民康医学, 2015,(18): 77-80.
[5] 蒋仕忠, 周云, 周赟. 精神分裂症患者合并肺结核流行病学、临床与影像学特征. 现代医学, 2014, 42 (1): 91-93.
[6] 陈文忠. 精神分裂症与肺结核. 中国防痨杂志, 2008, 30 (4): 356-358.
[7] 李玫. 探讨精神分裂症并发肺结核患者的临床特点和治疗对策. 当代医药论丛, 2014,(8): 183-184.
[8] 张淑芳, 王爽, 张淑萍. 住院精神分裂症患者合并肺结核的原因分析及护理措施. 吉林医学, 2012, 33 (34): 7567-7568.
[9] 宋月红, 陈文忠, 潘晓鸥. 精神障碍伴发肺结核病 118 例临床分析. 临床肺科杂志, 2014,(11): 2021-2023, 2024.
[10] 杨木水, 魏新敏, 梁润珠, 等. 精神病患者肺部结核的临床及 X 线诊断分析. 中国医药导报, 2011, 08 (13): 85-86.
[11] 美国精神医学学会. 精神疾病诊断与统计手册. 5 版. 北京: 北京大学出版社, 2015.
[12] 王传跃. P450 酶与精神药物的氧化代谢及相互作用. 国外医学: 精神病学分册, 1999,(03): 129-133.
[13] 陈文忠, 谢帆, 顾文明, 等. 利福喷丁与利福布汀对氯氮平血药浓度和疗效的影响. 中国防痨杂志, 2015, 37 (9): 943-947.
[14] 刘晓凤, 蒋小苹, 解小永. 长期住院精神分裂症患者抗结核药物不良反应分析. 陕西医学杂志, 2014,(8): 1092-1093.
[15] 栗克清, 孙秀丽, 张勇, 等. 中国精神卫生服务及其政策: 对 1949-2009 年的回顾与未来 10 年的展望. 中国心理卫生杂志, 2012, 26 (5): 321-326.
[16] ALENE KA, CLEMENTS ACA, MCBRYDE ES, et al. Mental health disorders, social stressors, and health-related quality of life in patients with multidrug-resistant tuberculosis: A systematic review and meta-analysis. J Infect, 2018, 77 (5): 357-367.

第十八章　营养不良合并结核病

第一节　营养不良概述

一、流行情况

据统计，2014—2016年，全球营养不良人数有79 500万，占全球总人口的11%。撒哈拉以南的非洲地区营养不良人数有22 000万。亚洲营养不良人数最多，为51 200万。拉丁美洲和加勒比海地区营养不良人数较少，为3 400万。澳洲营养不良人数最少，为100万。而且在1990—2002年，澳洲营养不良人数也是100万。这接近8亿的营养不良人口中，有78 000万人在低收入国家，特别是在撒哈拉以南的非洲地区和南亚地区。

我国尚缺乏对营养不良人口的普查，但仍有几个大型研究数据可供参考。2010—2012年中国营养与健康监测机构收集了2 552名75岁及以上老年人的数据，数据显示10.5%的参与者营养不良，农村人口、南部地区人口、吸烟人口和低收入人群的患病率较高，大多数受试者未能达到中国饮食参考能量摄入量（66.1%）和蛋白质摄入量（72.1%）。2016年一项来自9家医院囊括781位住院患者的研究显示住院患者营养不良的患病率为29.6%，并发现中国医院的工作人员普遍缺乏营养意识和知识。根据《学龄儿童青少年营养不良筛查（WS/T 456-2014）》的新健康标准，对我国学龄儿童青少年营养状况进行了分析和比较，发现7~18岁儿童青少年的营养不良患病率为10%。

二、诊治现状

目前国际上对营养不良诊断没有公认的一致标准。学者们也尝试过就这一问题达成共识，但发现问题复杂，很难达成一致意见。2012年美国肠外肠内营养学会/美国营养与饮食学会（ASPEN/AND）发表共识推荐诊断营养不良需要满足以下6条中的至少2条：①能量摄入不足；②体重减轻；③肌肉减少；④皮下脂肪减少；⑤局部或全身水肿，有时会掩盖体重减轻的现象；⑥握力减弱。2015年，欧洲临床营养与代谢学会/欧洲肠外肠内营养学会（ESPEN）发表了营养不良诊断标准的共识声明。该共识表示有两种可选方法诊断营养不良。① $BMI<18.5kg/m^2$；②体重下降（非意向性）在任意时间内>10%，或在最近3个月内>5%，且符合以下两项之一：$BMI<20kg/m^2$（年龄<70岁）或 $<22kg/m^2$（年龄≥70岁）；去脂体重指数（FFMI）$<15kg/m^2$（女性）或 $<17kg/m^2$（男性）。在考虑营养不良诊断前，必须先使用公认有效的风险筛查工具明确存在营养不良的风险。这个共识提出了营养紊乱的概念和系统，营养不良包括在其中。营养不良又分为饥饿相关性低体重、恶病质/疾病相关性营养不良、肌肉减少症、虚弱。2016年全球营养不良领导倡议（GLIM）指出共识标准及其相关的临界值还需要在更多医院和社区居民中验证。国内学者综合现有的营养不良诊断方法，分析不同方法的适用范围，提出了营养不良（营养不足）的三级诊疗体系，即营养筛查、营养评估和综合测定。

治疗营养不良的基本要求是“四达标”，即满足能量、蛋白质、液体及微量营养素的目标需要量；最高目标是调节代谢异常、改善免疫功能、控制疾病（如肿瘤）、提高生活质量、延长生存时间。

我国目前营养不良的规范治疗遵循五阶梯治疗原则(图 18-1-1),一般情况下,应遵循阶梯治疗原则由下往上依次进行;但是阶梯与阶梯之间并非不可逾越,而且不同阶梯常同时使用。在临床营养工作实践中,应该根据患者的具体情况,进行个体化营养治疗。

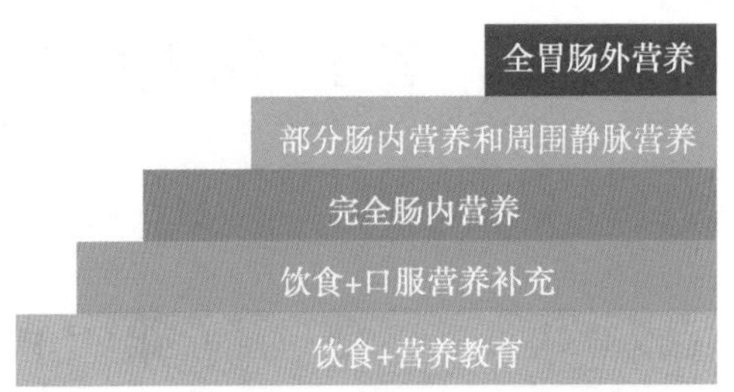

图 18-1-1 营养不良患者营养干预五阶梯模式

(谢雯霓 杨信尊 刘爱梅)

第二节 营养不良合并结核病

一、流行情况及危险因素

由于在研究中很难将营养不良与社会动荡、心理应激、医疗水平等因素分开,所以要获得营养对结核病影响的直接证据很难。虽然从严格的方法学上看,目前众多研究的证据等级不高,但结果都倾向于营养不良患者更易罹患结核病,并加重结核病的严重程度。有些证据级别较高的队列研究,比如 Comstock 和 Palmer 的研究,表明皮下脂肪为 0~4mm 的儿童结核病发病率是皮下脂肪为 10mm 儿童的 2.2 倍。营养不良人群患活动性肺结核的风险增长 2~3 倍。BMI 与结核发病率呈负线性相关。BMI 每增加 1 个单位,结核病发病率下降 13.8%(BMI 范围:18.5~30kg/m^2)。BMI 正常人群的结核发病率为 24.7/10 万人,而体重低下人群的结核发病率为 260.2/10 万人。而且血清白蛋白水平低下也增加肺结核的发病风险。改善营养不良人群的营养状况,能使结核的发病率和死亡率均明显下降。有些研究发现维生素 A、维生素 B_1、核黄素、铁水平低下没有增加肺结核的发病率。但由于微量营养素缺乏是继发性免疫缺陷和 MTB 等感染性疾病发病的最常见原因,因此营养状况与结核病发病率息息相关。

二、发病机制

宏量与微量营养素的缺乏会通过侵袭宿主的免疫系统来增加患 TB 的风险。考虑宏量和微量营养素(维生素、矿物质和微量元素)都与促进机体针对细胞内病原体(比如结核分枝杆菌)的免疫反应有关,这些营养素在控制感染和炎症过程中具有免疫调节作用。例如,蛋白质或微量营养素缺乏会破坏免疫系统的稳态,从而大大增加个体对病原体的易感性并促进感染性疾病的发展。营养不良影响机体的固有免疫和适应性免疫,使机体易受各种感染的侵袭。补体系统可以杀伤微生物,存在于吞噬细胞表面的补体受体可以介导病原体的捕获。当营养不良时,补体因子 C3 和吞噬细胞功能下降。另外,营养不良时各类抗原提呈细胞,如 B 淋巴细胞、巨噬细胞、树突状细胞(DCs)、库普弗细胞都会减少。

营养不良患者免疫系统功能减退。结核的防御系统主要为单核细胞和淋巴细胞,抑制结核分枝杆菌在巨噬细胞内繁殖。在此过程中,$CD4^+$T 细胞通过产生淋巴因子成为抵御结核分枝杆菌的主力军。营养不良可使细胞免疫功能受损、患者淋巴细胞数量下降、辅助性 T 细胞与抑制性 T 细胞的比值下降,这些都可以促进结核的发生与发展。

关于营养不良与结核的关系已被广泛地研究，维生素 A、维生素 C、维生素 E、维生素 B_6、叶酸和矿物质锌、铜、硒、铁等都在机体代谢通路、细胞功能和免疫功能方面发挥着重要作用。维持这些元素的正常含量在机体对抗结核的过程中可能有积极作用。单个或多个营养素的缺乏可导致机体对抗感染的能力下降。多个研究表明在结核病感染期间，机体的总抗氧化能力降低。这与在结核病感染期间大量消耗抗氧化剂以对抗高水平自由基这一假说是一致的。同时，他们发现抗氧化剂水平与维生素 A 和锌水平相关，这表明饮食中摄入的营养素和抗氧化剂在结核病治疗过程中有重要作用。活动性结核患者在刚开始接受抗结核治疗时，很多营养元素水平是偏低的。但维生素 A、维生素 D、维生素 E 和矿物质铁、锌、硒等元素的低水平是由于摄入少、代谢变化还是来自疾病本身尚不明确。在使用药物治疗结核以前，给予患者富含维生素 A、维生素 D 的鱼肝油来提高患者免疫力曾是一种常见的治疗手段。

营养不良时，纤维蛋白等合成降低，会导致病灶修复延缓。结核性多浆膜腔积液可导致机体丢失大量蛋白质。血浆蛋白降低会影响抗结核药物的有效血药浓度，患者的肝肾对抗结核药物的耐受性降低，导致患者在治疗中更易发生肝肾损害等药物不良反应，从而增加抗结核药物治疗失败的风险。

三、临床表现

营养不良合并结核病患者的临床表现和普通结核病患者的临床表现大致相同。常表现为咳嗽、咳痰、发热（常午后低热）、消瘦、乏力、盗汗、食欲下降，可伴有咯血、胸痛、呼吸困难等症状，女性可有月经失调。还可有结核变态反应引起的过敏症状，如结节性红斑、疱疹性结膜炎等。患肺结核时，肺部体征常不明显。肺部病变较广泛时可有相应体征，合并感染或合并支气管扩张时，可闻及湿啰音。若营养不良程度严重，免疫功能显著低下，则可表现为不典型肺结核，即症状隐匿或轻微，可缺乏呼吸道症状，也可由于免疫防御机制受损以突发高热起病，病变进展迅速呈暴发性。

四、诊断

结核病诊断参考第三章。

五、治疗

（一）药物治疗方案

结核病治疗参考第四章。

（二）营养治疗方案

借助营养评定制订营养支持治疗处方，是临床营养管理的基础。结核患者营养不良严重影响其治疗效果，降低了患者的生存质量，甚至导致并发症发生增加。因此结核病治疗时，休息、药物与营养是不可或缺的三大部分，其中营养治疗的重要性不容忽视。营养治疗辅助药物治疗，给予含优质高蛋白、丰富维生素和适量矿物质的均衡饮食一定程度减少抗结核药物的不良反应，加速结核病灶的钙化，提高机体免疫力。

1. 营养不良的规范治疗应该遵循五阶梯治疗原则。首先选择营养教育，参照 ESPEN 指南建议，在当前营养疗法不能满足患者 60% 目标能量需求 3~5 天时，应该选择上一阶梯进行营养治疗，然后依次向上一个阶梯选择口服营养补充（oralnutritional supplement，ONS）、全肠内营养（total enteral nutrition，TEN）、部分肠外营养（partial parenteral nutrition，PPN）、全肠外营养（total parenteral nutrition，TPN）。我们应在对患者充分营养教育的基础上给予饮食指导，对营养不良患者给予合理的营养治疗方式，从而改善患者营养状况，提高机体免疫力。

2. 正常饮食和营养教育

简单地说，就是鼓励患者均衡饮食。这是所有营养不良患者首选的治疗方法，是一项经济、实用而且有效的措施。轻度营养不良患者使用第一阶梯治疗即可完全治愈。营养教育包括营养咨询、饮食指导及饮食调整。营养师要仔细分析营养不良的原因，了解患者的家庭、社会、文化、宗教信仰、经济状况，了解疾病的病理生理、治疗用药情况及其对饮食营养的影响，从而分析患者营养不良的原因，如经济拮据、照护不周、食物色香味问题、食欲下降、恶心、吞咽困难、消化不良、胃肠道梗阻、排便异常、治疗干扰及药物影响等，采取相应的对策。应在详细了解患者营养不良严重程度、类别及原因的基础上，提出针对性的、个体化的营养宣教、饮食指导及饮食调整建议，如调整饮食结构、增加饮食频次、优化食物加工制作、改善就餐环境等。

治疗期间良好的营养有助于维持患者的肌肉及营养储备，提高患者治疗药物的耐受和疗效，降低感染风险，减少治疗副作用。营养好意味着通过摄入平衡及多样化的食物或营养制剂，获取足够的营养素，以帮助身体提高免疫力，维持细胞及器官功能。

结核病患者体重下降的同时常伴随肌肉丢失以及身体活动和体能状态受损，因而对营养不良的结核病患者采取营养和运动的组合疗法进行营养治疗效果会更好。

饮食原则　结核病是一种慢性、高消耗性疾病，营养治疗应遵循高能量、高蛋白、适量脂肪及丰富的维生素和矿物质的原则。供给充足热量、优质高蛋白并补充含钙的食物，促进病灶钙化。供给丰富的维生素，减少药物的副作用，帮助机体恢复健康，促进钙的吸收。适量补充矿物质（如铁、钾、钠）和水分。注意饮食搭配，可以在改善菜肴色、香、味同时，做到食物多样，荤素搭配，以调整膳食结构，刺激患者食欲，增加摄食量。

（1）能量　这些患者摄入的能量应稍高于正常人，每天能量摄入35~50kcal/（kg·d），全天总能量摄入2 500~3 000kcal为宜。伴肥胖、心血管疾病者以及老年人，能量不宜过多，每日摄入2 000kcal左右即可。

（2）蛋白质　蛋白质是生命的物质基础，是生命活动的主要承担者，机体所有重要的组织都需要有蛋白质的参与。蛋白质约占人体全部质量的18%，主要维持人体正常的生理功能，还参与合成抗体等，提高免疫力。蛋白水平升高后结合态药物浓度提高，游离态药物浓度降低，可以有效减少药物性肝损伤。因此优质的高蛋白饮食有利于增加患者免疫力，促进结核病灶的修复，一般以1.5~2.0g/（kg·d）供给。

（3）碳水化合物　碳水化合物是机体能量的最主要来源。当碳水化合物摄入不足时，机体转而利用蛋白质或脂肪来供应能量，导致机体糖异生作用增加，脂肪被大量分解，产生酮体增加。因此应鼓励多进食，适当采用加餐的方式增加进食量。伴有糖尿病时，每日碳水化合物应控制在300g以内，且其中应包含粗粮，控制精加工碳水化合物的量。

（4）脂肪　每日脂肪供能以占总能量20%~30%为宜，包括食物中所含的脂肪和烹调油。肺结核患者脾胃虚弱，消化吸收能力低下，宜清淡饮食。肠结核患者摄入脂肪过多会加重腹泻，应控制脂肪的摄入。荤菜可选择脂肪含量较少的瘦肉或鱼禽类。为减少烹调油使用，烹调方法可选用焖、炖、蒸、煮等方式。

（5）矿物质　结核病灶的修复需要大量钙，牛乳含钙量高且吸收好，是钙的良好来源。结核患者每日可摄入牛奶250~500ml。此外海带、贝类、虾皮、牡蛎等也是钙的良好来源。少量反复出血的结核患者，铁丢失增加，常伴缺铁性贫血。此时机体对铁的需要量也相应增加，膳食中应注意铁的补充，必要时可补充铁剂。动物肝脏、动物血液、瘦肉类中三价铁含量较高，容易吸收，是膳食铁的良好来源。结核患者常伴慢性肠炎和多汗，应注意钾、钠的补充。

(6)维生素 结核病患者应注意补充维生素，包括维生素A、维生素D、维生素C和B族维生素等。维生素B_6可减轻异烟肼引起的副作用。患者应多吃新鲜蔬菜、水果、鱼、虾、动物内脏及蛋类。鼓励患者进行日光浴或户外活动，以促进维生素D的产生，有利于结核病灶的钙化。

3. 正常饮食＋口服营养补充

这是家居结核病患者最多的选择。当正常饮食不能满足患者营养需要或者患者出现营养风险时，就需要在正常饮食基础上，增加口服营养补充剂(ONS)。ONS属于肠内营养的一种，是最常见的营养治疗方式。ONS指经口摄入特殊医学用途配方食品(FSMP)，作为日常营养补充，加强营养素补充以弥补饮食摄入营养素不足的问题。结核病患者营养不良时，可经口摄入自身需要的FSMP。

4. 全肠内营养

特指在完全没有进食条件下，所有的营养素完全由肠内营养制剂提供。在饮食＋口服营养补充不能满足目标需要量，或者一些完全不能饮食的条件下，如食管完全梗阻、吞咽障碍、严重胃瘫，完全肠内营养是理想选择。肠内营养指营养物质通过口服或管饲的方式进入胃肠道，被人体消化吸收，提供代谢所需营养素的一种营养治疗方式。

(1)肠内营养途径

主要包括口服、经鼻至胃、十二指肠或空肠置管、胃造口和空肠造瘘等。当结核患者在治疗过程中不能或不愿经口进食或进食量不足以满足机体需求时，若胃肠功能许可，应考虑采用肠内营养治疗。

(2)肠内营养配方

肠内营养制剂与普通食物相比，营养均衡全面，易于消化吸收，无渣或少渣，适用于乳糖不耐的患者。根据组成成分的不同可分为要素型、非要素型和组件型肠内营养制剂(图18-2-1)，结核患者可在营养师指导下选择合适的肠内营养制剂。

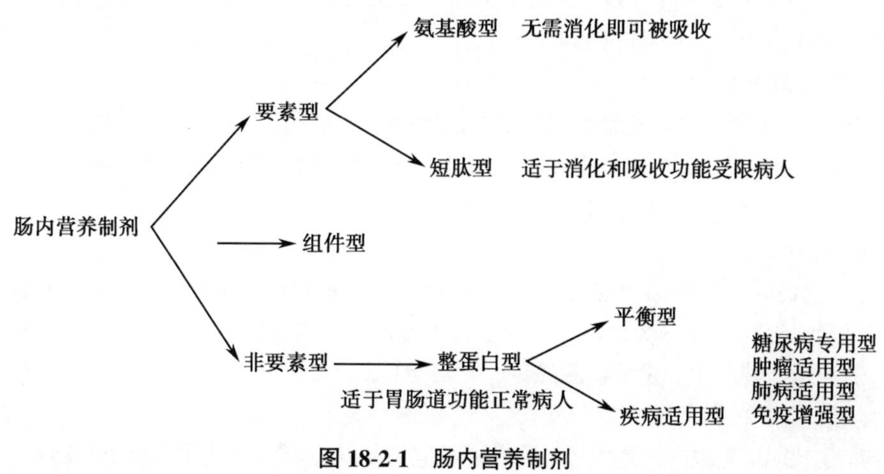

图18-2-1 肠内营养制剂

(3)肠内营养监测

肠内营养实施时为了防止相关并发症的发生，应进行实时监测以便及时调整营养方案或进行相关处理。主要包括监测胃潴留量、监测出入液体量、胃肠耐受性、导管位置以及监测患者肝肾功能和电解质水平等。

5. 部分肠内营养＋部分肠外营养

肠外营养指患者通过静脉途径获得机体所需营养素的一种营养治疗方式。所有营养素均通过静脉途径获得的营养治疗方式称全肠外营养（TPN）。在完全肠内营养不能满足目标需要量的条件下，应该选择部分肠内营养＋部分肠外营养，或者说在肠内营养的基础上补充性增加肠外营养。尽管完全饮食或完全肠内营养是理想的方法，但是，在临床实际工作中部分肠内营养＋部分肠外营养是更现实的选择。

治疗过程中出现食欲不佳，经肠内营养补充仍不能达到机体所需目标 60% 超过 3 天时，严重呕吐、腹泻的结核患者或肠结核患者出现完全肠梗阻时，应采用肠外营养治疗方式。

6. 全肠外营养

当部分肠内营养加肠外营养补充仍不能达到机体所需目标 60% 超过 3 天时，或出现肠内营养障碍时，就要考虑进行全肠外营养对患者进行营养支持。一般肠外营养能量按照 25~30kcal/(kg·d) 给予。

(1) 肠外营养途径

主要包括外周静脉导管、中央静脉导管、经外周静脉置入中央静脉导管（PICC）以及植入式静脉输液港。根据肠外营养使用时间、肠外营养液成分、患者的血管条件等选择合适的肠外营养输注途径。周围静脉适合短期应用，营养液渗透压不超过 850mOsm；中心静脉适合患者长期使用，营养液渗透压可大于 850mOsm。

(2) 肠外营养组成

肠外营养液一般由葡萄糖、氨基酸、脂肪乳剂、电解质和维生素等组成。葡萄糖最大输注速率为 5mg/(kg·min)，经周围静脉输注时，浓度一般不超过 10%，提供所需能量的 50%~60%。一般氨基酸供给量为 0.8~1.2g/(kg·d)，如结核病高消耗阶段时可以给与 1~2g/(kg·d)，无特殊并发症时选用氨基酸种类齐全的平衡型氨基酸。脂肪乳剂输注时应尽可能慢，含脂肪乳剂的全合一肠外营养液输注时间应不低于 16 小时。输注长链脂肪乳剂时速度应控制在 0.1g/(kg·h)，输注中长链脂肪乳时速度应控制在 0.15g/(kg·h) 以内。乳糜胸患者可使用中长链脂肪乳剂。肠外营养液中应根据患者个体需要供给电解质与多种维生素。

(3) 肠外营养输注方式

肠外营养输注主要包括单瓶输注、多瓶串输和全合一输注。全合一输注的肠外营养液中营养成分均匀混合，采用合理的热氮比、糖脂比，有利于各种营养素的利用，有利于减少相关并发症的发生。临床上应首选全合一的方式给予肠外营养。

(4) 肠外营养监测

肠外营养输注时应严格监测患者液体出入量水平。肠外营养给予的前三天每天监测血清电解质，指标稳定后每周监测一次。密切监测患者血糖，糖尿病患者或糖耐量异常时，应减慢营养液输注速度，适当给予胰岛素。定期监测患者肝肾功能（图 18-2-2）。

(三) 结核病患者的营养监测

1. 营养治疗的方案、方法、途径乃至配方要根据结核病患者病情变化特点及时动态调整。

2. 膳食、肠内营养与肠外营养的切换要平稳过渡，遵循 50% 的原则，即肠内营养可以满足 50% 目标需求时，可以逐步减少、停止肠外营养；膳食可以满足 50% 目标需求时，可以逐步减少、停止肠内营养；反之，不能满足 50% 目标需求时，不能减少或停止肠外营养、肠内营养。

3. 营养治疗作为一种基础治疗手段，其疗效是应该评价的，也是可以评价的。

营养风险与临床结局相关。对有营养风险的患者给予营养支持治疗，可改善患者临床结局和成本效益比。2013年，国家卫生和计划生育委员会颁布了卫生行业标准《临床营养风险筛查（WS/T427-2013）》推荐使用NRS-2002营养风险筛查表对患者进行营养筛查。NRS-2002内容包括：①营养状况受损评分（0~3分）；②疾病严重程度评分（0~3分）；③年龄评分（>70岁者，加1分），总分为0~7分。评分≥3分为具有营养风险，需进行营养评定。而入院或就诊时筛查NRS<3分者虽暂时没有营养风险，但应每周重复筛查一次，一旦出现NRS≥3分情况，即进入营养支持治疗程序。NRS-2002适用于18岁以上的患者，不适用于未成年人。

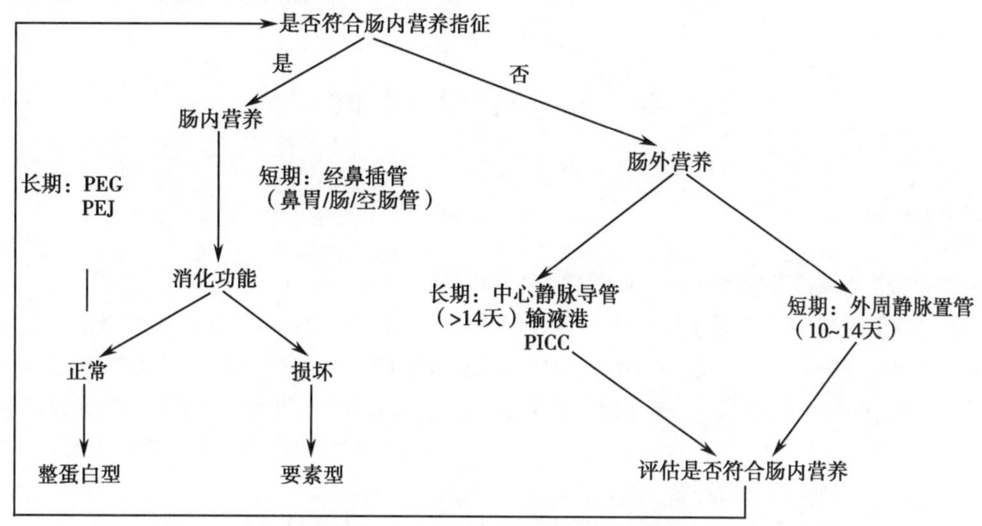

图 18-2-2 肠内肠外营养实施路径图

对于营养风险的患者，通过营养评定，可确定营养不良类型及程度，制订个体化营养支持治疗处方，并检测营养支持治疗的疗效。营养评定（nutritional assessment）是指临床营养专业人员通过人体组成分析（人体成分分析）、人体测量（体重、皮褶厚度、腰围、臀围、握力等）、生化检查（血浆蛋白、氮平衡、肌酐身高指数、血电解质、微量元素及维生素、免疫功能等）、临床检查（病史及体格检查等）及综合营养评定方法（SGA、PG-SGA等）等手段，对患者营养代谢和机体功能等进行检查和评定，以确定营养不良类型及程度。其目标是为了指导医师和营养师的营养支持计划的制订，进一步研讨营养支持疗法的适应证和营养支持疗法可能伴随发生的副作用。

（四）药物不良反应

营养不良会加剧结核病患者病情恶化，增加药物的不良反应。肝毒性是异烟肼和利福平在抗结核过程中常见的并发症。肝毒性发生时可能需要中断抗结核治疗，这容易导致结核菌的耐药性。接受抗结核治疗的患者中发生肝脏损害的比例为5%~33%。在使用异烟肼和利福平抗结核的过程中，虽然有很多因素都会导致肝毒性，但合并感染HIV、乙型肝炎病毒、丙型肝炎病毒、酗酒和营养状态仍是主要的影响因素。多项研究发现营养不良患者在抗结核治疗的过程中更易发生肝毒性。

六、预后

对于结核病患者来说，营养状态显然是决定临床预后的重要因素。有研究显示获得更好营养治疗的患者感染控制时间明显缩短。这与我国多篇报道结果相同。国内多项研究表明对肺结核患者行常规抗结核抗感染治疗同时给予营养支持可缩短患者肺部感染控制时间，提高感染治疗有效率。

七、展望

虽然医学界普遍认同营养不良与结核病密切相关，但实际上专门针对营养不良与结核病相关研究和临床应用的循证医学证据仍不充分。因此，需要科学设计评价结核病患者营养状况的关键指标和评价体系，探索出适合我国国情的结核病患者营养治疗的诊治策略。

（谢雯霓 杨信尊 刘爱梅）

第三节 典型病例

典型病例 1

患者女，23 岁。反复咳嗽 1 年，加重伴发热、腹泻半月。

【现病史】患者 1 年前无明显诱因出现咳嗽、咳痰，为白色黏痰，无发热、畏寒、寒战、胸痛、盗汗、咯血、气促、呼吸困难，曾以中药治疗。半个月前咳嗽加重，咳黄色黏痰，伴发热，体温最高达 39℃，无规律，伴畏寒，无寒战，且有腹泻，每天约 3~4 次，呈稀水便，进食后腹泻明显，无腹痛、里急后重，间有盗汗、食欲不振，仍在中医诊所治疗，给予中药口服（具体用药不详），症状无好转。患者起病以来，精神、睡眠可，食欲较差，小便正常，体重减轻约 10kg。

【既往史】无特殊。

【入院查体】体温 36.5℃，脉搏 128 次 / 分，呼吸 20 次 / 分，血压 114/70mmHg，身高 165cm，体重不详。神清，精神欠佳，反应稍迟钝，体型瘦削，自主体位，查体合作。全身皮肤、黏膜无黄染，未见淤点、瘀斑。颜面部、双上肢散在红色皮疹，部分丘疹顶端呈脐凹样凹陷。双侧腹股沟可扪及多处黄豆大小淋巴结，表面光滑，活动可，无压痛。

【辅助检查】外院胸部 CT：左肺毁损，右肺多发斑点结节斑片影，左侧胸腔少量积液。全腹 CT：腹腔、盆腔见多发小淋巴结，盆腔积液。血常规：白细胞计数 26.24×10^9/L，中性粒细胞百分比 89.2%。入院后查血常规：白细胞计数 24.6×10^9/L，中性粒细胞百分比 87.2%，红细胞计数 3.28×10^{12}/L，血红蛋白浓度 72g/L，血小板计数 351×10^9/L。血生化：白蛋白 20g/L，总胆红素 10.4μmol/L，谷丙转氨酶 3U/L，谷草转氨酶 9U/L，肌酸激酶 29U/L，肌酸肌酶同工酶质量<0.18ng/ml，B 型钠尿肽 2.04pmol/L，肌钙蛋白 I<0.006μg/L，肌红蛋白 33.24ng/ml，同型半胱氨酸 14.69μmol/L，缺血修饰白蛋白 60U/ml，尿酸 134μmol/L，葡萄糖 3.2mmol/L，钾 2.84mmol/L，钠 131.8mmol/L，氯 94.4mmol/L，尿素 2.3mmol/L，肌酐 25μmol/L，细胞角蛋白 19 片段 3.95μg/L，神经元特异性烯醇化酶 34.02μg/L，降钙素原 5.1ng/ml。血气分析：酸碱度 7.49，二氧化碳分压 32.4mmHg，氧分压 68.5mmHg。HBV-M 全阴，PT 正常。内毒素 2 项：(1-3)-β-*D*- 葡聚糖 495.1pg/ml，G 脂多糖 7.702pg/ml。红细胞沉降率 37mm/h。

2019 年 5 月 29 日胸部 X 线：右肺压缩约 15%，纵隔左偏，双肺弥漫性病变，左肺毁损或实变（此图片看不清楚肺压缩带）。2016 年 6 月 6 日胸部 X 线：右侧胸腔积气较前基本吸收，左肺实变较前稍吸收。影像图如图 18-3-1 所示。

【诊断】①继发性肺结核，双肺，涂（+），初治。②左侧结核性胸膜炎。③腹腔结核。④肺部感染。⑤营养不良。

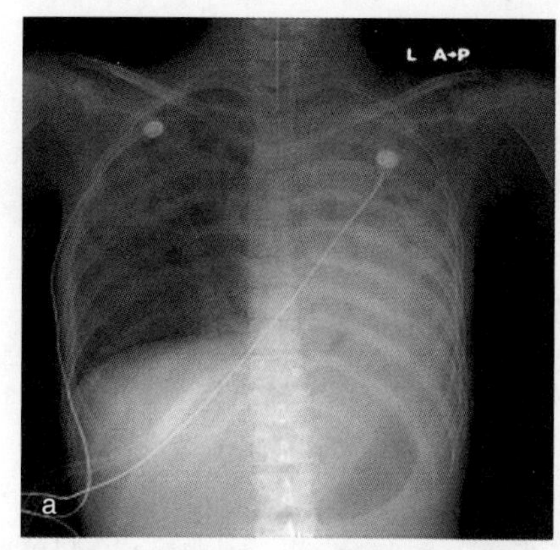

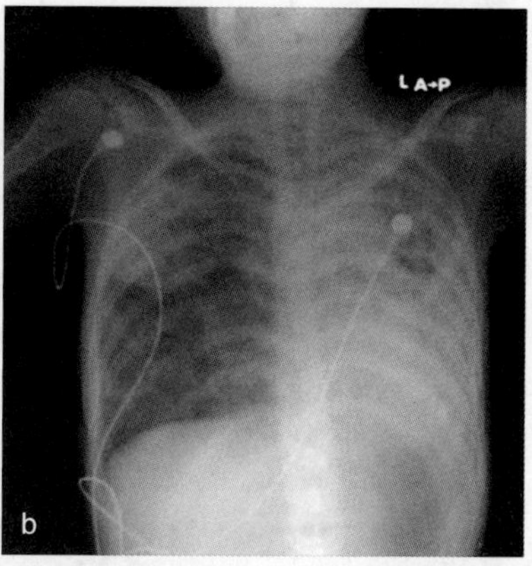

图 18-3-1　a. 2019 年 5 月 29 日胸部 X 线图，可见肺弥漫性病变，左肺毁损或实变；b. 2016 年 6 月 6 日胸部 X 线图，可见右侧胸腔积气较前基本吸收，左肺实变较前稍吸收。

【诊治经过】入院后完善相关检查：痰 AFB、痰 TB DNA、痰结核菌培养、痰普通菌培养、血结核免疫 3 项、胸部影像学检查。给予抗结核(HREZ)、抗感染(头孢哌酮钠他唑巴坦 + 莫西沙星 + 伏立康唑)、高流量呼吸治疗仪、胸腔引流、护肝、营养支持(能全力 1 000ml/d 用肠内营养专用微量泵以 60ml/h 泵入，逐渐提高速度，于 6 月 6 日改为半流饮食，以瑞代 1 000ml/d 口服补充)等治疗，定期复查血常规、肝肾功能、电解质、血气、胸部影像学等检查项目。经上述治疗，患者症状好转，肺部啰音减少，胸部影像学好转。

【诊治体会】结核病的营养不良很常见，营养不良影响重症结核患者的康复。对重症结核患者营养支持治疗的证据非常有限，综合 WHO 的指南和相关重症患者的营养支持治疗指南，应考虑不同重症患者的情况，给予个体化的营养支持治疗方案，为进一步治疗提供时机。

典型病例 2

患者男，26 岁。拾荒。咳嗽、气喘 3 个月，发热、畏寒 6 天。

【现病史】患者 3 个月前出现间断咳嗽、气喘，无痰，无发热。6 天前出现发热、畏寒，体温未测。被路人发现躺在女厕所里面，神志恍惚，有呕吐。报警后送至医院，以“肺结核”收入院。起病以来患者精神恍惚，自述大小便正常，体重增减不详。

【既往史】长期流浪，余无特殊。

【入院查体】神志恍惚，回答问题有时清楚，有时无逻辑。发育正常，营养差、恶液质。自动体位，查体合作，正常面容，全身皮肤、黏膜无黄染及发绀，无皮下出血，未见皮疹、肝掌、蜘蛛痣。全身浅表淋巴结未触及肿大。胸廓无畸形，肋间隙正常，双侧呼吸运动对称，触觉语颤无明显增强减弱，双肺叩诊清音，双肺呼吸音粗，未闻及干、湿啰音，未闻及胸膜摩擦音。舟状腹，腹肌紧张，未扪及包块，有压痛、反跳痛，肝脾未触及，Murphy 征阴性，移动性浊音阴性，肝肾区无叩痛，肠鸣音 5 次 / 分。

【辅助检查】血常规示白细胞计数 3.57×10^9/L，中性粒细胞百分比 96.30%。C 反应蛋白 281.3mg/L。红细胞沉降率 18mm/h。降钙素原 28.11ng/ml。痰抗酸杆菌涂片可见抗酸杆菌(++)。痰结核分枝杆菌基因检测阳性(高)。痰结核分枝杆菌 DNA 阳性(+)。痰分枝杆菌培养阳性(+)。2018 年 9 月 24 日胸部 CT(图 18-3-2)显示两肺感染并部分膨胀不全；两侧胸腔中等量积液；心包少量积液可疑。

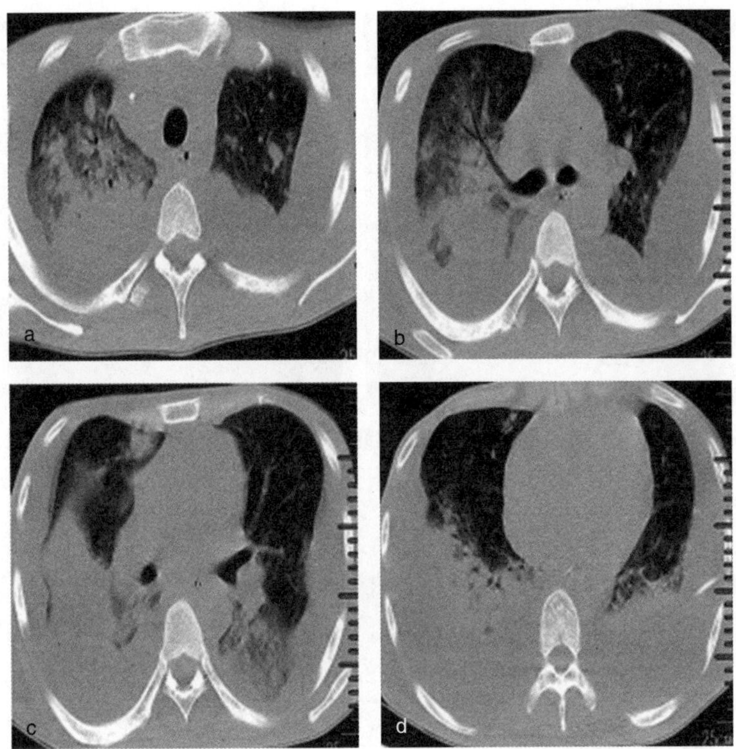

图 18-3-2 2018 年 9 月 24 日胸部 CT 影像图

两肺感染并部分膨胀不全；两侧胸腔中等量积液；心包少量积液可疑。

【诊断】①继发性肺结核，双肺，涂(+)，初治。②左侧胸腔积液。③社区获得性肺炎。④恶液质。⑤结核性腹膜炎(疑似)。

【诊治经过】住院期间经气管插管、呼吸机辅助通气和抗休克、头孢哌酮他唑巴坦抗感染、HRZE 方案抗结核，并进行护肝、护胃治疗以及纠正水电解质紊乱及酸碱失衡。营养方面，开始患者有剧烈恶心、呕吐，无法予肠内营养，遂给予全肠外营养，补充磷和维生素 B_1 防治再喂养综合征。后无恶心、呕吐，可经口饮食，随着经口饮食量的增加，逐渐减少肠外营养至停。经过积极营养支持治疗后好转。2018 年 10 月 31 日复查胸部 CT(图 18-3-3)：双肺实变病灶较前有所吸收，双侧胸腔积液较前减少，双肺下叶局部复张，心包积液基本吸收。

【诊治体会】此例患者长期流浪，营养状态差，NRS 2002 评分 5 分，需要营养支持治疗。在营养治疗过程中，由于患者出现消化道症状，无法予肠内营养，可考虑予肠外营养。对于经过长期饥饿或营养不良的患者，重新摄入营养物质后要注意避免再喂养综合征的出现。营养治疗过程中要注意动态监测消化道症状、大便情况、营养状态、病情变化等，及时调整营养方案。当患者有肠道功能，允许经胃肠道给予营养物质时，应优先选择肠内营养方案，同时根据肠内营养摄入量及时调整肠外营养方案。该患者中毒症状重，痰菌菌量大，肺部影像学表现重，胸部 CT 表现为肺不张、大量胸腔积液。经过抗结核治疗、营养支持治疗等其他对症治疗，最终患者咳嗽、咳痰较前明显缓解，无畏寒、发热、胸闷、气促，精神、睡眠、食欲改善。

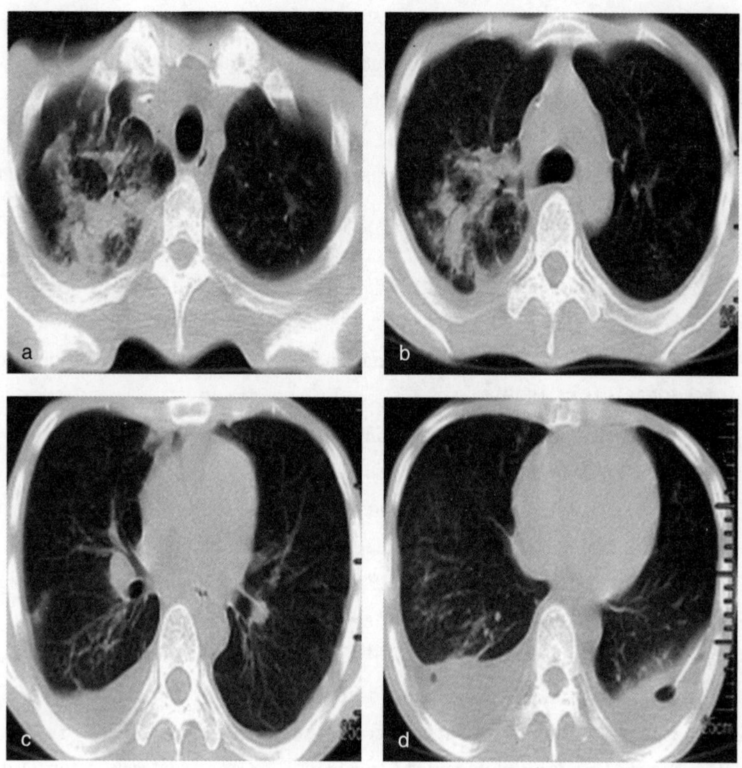

图 18-3-3　2018 年 10 月 31 日胸部 CT 影像图

双肺实变病灶较前有所吸收，双侧胸腔积液较前减少，双肺下叶局部复张，心包积液基本吸收。

（谢雯霓　杨信尊　刘爱梅）

参考文献

[1] WEBB P. Hunger and malnutrition in the 21st century. BMJ (Clinical research ed), 2018, 361: 2238.

[2] Land tenure and international investments in agriculture. A report by the High Level Panel of Experts on Food Security and Nutrition, July 2011. Hlpe Report, 2011.

[3] ZHEN L. Prevalence of undernutrition and related dietary factors among people aged 75 years or older in China during 2010-2012. Biomedical And Environmental Sciences, 2018, 31 (6): 13.

[4] SUN H. A comprehensive nutritional survey of hospitalized patients: Results from nutritionDay 2016 in China. PloS One, 2018, 13 (3): e0194312-e0194312.

[5] 董彦会. 2005 年至 2014 年中国 7~18 岁儿童青少年营养不良流行现状及趋势变化分析. 北京大学学报(医学版), 2017, 49 (3): 424-432.

[6] MEIJERS, JMM. Defining malnutrition: Mission or mission impossible？ Nutrition, 2010, 26 (4): 432-440.

[7] JENSEN, G L. Adult starvation and disease related malnutrition: a proposal for etiology-based diagnosis in the clinical practice setting from the International consensus guideline Committee. Journal of Parenteral and ENTERAL NUTRITION, 2010, 34 (2): 156-159.

[8] WHITE, J V. Consensus statement Academy of Nutrition and Dietetics and American Society for Parenteral

and Enteral Nutrition characteristics recommended for the identification and documentation of adult malnutrition (undernutrition). Journal of The Academy Of Nutrition And Dietetics, 2012, 112: 730-738.

[9] CEDERHOLM T. Diagnostic criteria for malnutrition-An ESPEN Consensus Statement. Clinical Nutrition, 2015, 34 (3): 335-340.

[10] CEDERHOLM T, G. L. JENSEN. To create a consensus on malnutrition diagnostic criteria: A report from the Global Leadership Initiative on Malnutrition (GLIM) meeting at the ESPEN Congress 2016. Clinical Nutrition, 2017, 36 (1): 7-10.

[11] 石汉平. 营养不良的三级诊断. 肿瘤代谢与营养电子杂志, 2015, 2 (2): 31-36.

[12] 石汉平, 许红霞, 李苏宜. 营养不良的五阶梯治疗. 肿瘤代谢与营养电子杂志, 2015 (1): 29-33.

[13] LÖNNROTH K. Tuberculosis control and elimination 2010-50: cure, care, and social development. The Lancet, 2010, 375 (9728): 1814-1829.

[14] LÖNNROTH K. A consistent log-linear relationship between tuberculosis incidence and body mass index. International Journal of Epidemiology, 2010, 39 (1): 149-155.

[15] OXLADE O, C HUANG, M MURRAY. Estimating the Impact of Reducing Under-Nutrition on the Tuberculosis Epidemic in the Central Eastern States of India A Dynamic Modeling Study. Plos One, 2015, 10 (6).

[16] CEGIELSKI JP, L ARAB, J CORNONIHUNTLEY. Nutritional risk factors for tuberculosis among adults in the United States, 1971-1992. American journal of epidemiology, 2012, 176 (5): 409-422.

[17] 马皎洁. 结核病患者营养状况及营养支持研究进展. 中国防痨杂志, 2016, 38 (11): 995-999.

[18] HASSEN ALI A. Anti-tuberculosis drug induced hepatotoxicity among TB/HIV co-infected patients at Jimma University Hospital, Ethiopia: nested case-control study. Plos One, 2013, 8 (5): e64622-e64622.

[19] WARMELINK I. Weight loss during tuberculosis treatment is an important risk factor for drug-induced hepatotoxicity. British Journal of Nutrition, 2011, 105: 400-408.

[20] 冯治宇. 营养支持对伴营养不良的肺结核并肺部感染者的疗效观察. 临床肺科杂志, 2018, 23 (7): 1169-1171.

[21] 吴晓光. 重度营养不良肺结核患者营养支持及疗效评价的临床观察. 中国临床医生, 2013, 41 (3): 29-31.

第三部分
特定生理状态人群结核病

第十九章　老年结核病

第一节　老年人群概述

进入21世纪,全球人口老龄化的进程不断加速,给公共卫生及结核病防控工作带来巨大挑战。据推算,全球60岁及以上人口将由2000年的6亿人激增至2050年的20亿人,其中大部分增长发生在发展中国家。我国正处于人口老龄化快速发展阶段,全国第三次卫生服务调查显示,60岁及以上老年人慢性病患病率是全人群的4.2倍,截至2016年底,我国60岁以上老年人口达2.31亿人,占总人口数的16.7%;预计到2030年,60岁以上老年人口将占25%,2050年甚至将达34.1%。根据2016年10月中国民政部发布的《第四次中国城乡老年人生活状况抽样调查成果》,老年医疗卫生工作取得积极进展,但老年人口持续增加,老龄化程度持续加深,对此必须高度重视。

随着年龄增长,人体各项生理机能逐渐下降,老年人的健康问题日益突出。老年群体作为一个特殊的群体,面临着诸多躯体、心理和社会问题,三者共同影响老年人的健康状况。2016年,我国≥50岁居民伤残调整生命年(DALY)构成中,心脑血管疾病、癌症、慢性阻塞性肺疾病(COPD)和糖尿病4类慢性病的DALY所占比例超过60%。在全球范围内,我国老年人慢性病的疾病负担高于美国、英国和日本等国家。有调查显示,我国74.2%的老年居民至少患有高血压、糖尿病、慢性阻塞性肺疾病、哮喘、肿瘤5种常见慢性病中的1种,越来越多的老年人同时患有多种疾病,慢性病共存的情况和急性发病的风险显著增加。衰老作为很多慢性疾病的独立危险因素,给社会带来很大的负担,也为老年康复医学带来了新的挑战。因此临床应重点关注老年人群,将其纳入高危人群,积极进行筛查,全面了解疾病史、用药史及接触史等,必要时增加辅助检查,提高结果的准确性。合理治疗及护理措施是老年患者治疗中的重要措施,需根据患者的基本情况进行适当的规划和调整,提高治疗有效率,降低不良反应的发生。

(曾　谊　林霏申　高卫卫)

第二节　老年结核病

一、流行情况及危险因素

(一) 定义

老年结核病是指年龄≥65岁的老年人罹患的结核病,包括由内源性“复燃”和/或外源性再感染机制而发病的初治结核病,和既往结核病复发,以及迁延不愈的复治和慢性结核病。

(二) 流行病学概况

随着呼吸系统自净及局部免疫功能下降、免疫机能降低、基础疾病(慢性阻塞性肺疾病、心血管疾病、糖尿病、肾功能衰竭等)增多,老年结核病的发病率呈逐年增高的趋势。据WHO 2022年全球结核病报告,2021 年全球范围内估算有 1 060 万结核病新发患者,发病率为 134/10 万,因结核病死亡人数 160 万人。结核病目前为全球第二大传染病死因,也是全球第十三大死亡原因。2021 年新发结核病患者中男性为 600 万例,女性为 340 例,儿童占 11%。但是在西太平洋地区结核病流行有明显老龄化的趋势。随着年龄的增长,结核病的发病率正逐年上升,在 65 岁及以上人群中达到高峰,在老年人群中如何进一步促进发现和预防及诊断治疗工作是东南亚、西太平洋地区面临的主要问题。我国是全球 30 个结核病高负担国家之一,2021 年估算新发结核病 78 万人,发病率为 55/10 万,死亡约 3 万人。全国第五次结核病流行病学抽样调查结果显示,肺结核患病率随调查人群年龄的增长而升高,老年人是结核病发病的高危人群,全国≥65 岁老年人的活动性肺结核患病率为 1 270/10 万,是全人群平均患病率的 2.5 倍,活动性、涂阳和菌阳肺结核人群的患病率分别为 459/10 万(1 310/252 940)、66/10 万(188/252 940)和 119/10 万(347/252 940);≥60 岁人群的患病率最高,分别为 1 097/10 万(637/57 456)、177/10 万(91/57 456)和 323/10 万(179/57 456)。一项有关国内结核流行病学的研究亦表明,2005—2015 年,结核病发病率和死亡率虽然总体呈下降趋势,但是老年人结核病总发病率和总死亡率(总发病率和总死亡率分别为 193/10 万、18.7/10 万)要显著高于青年人(总发病率和总死亡率分别为 66.6/10 万、1.7/10 万)。而且老年人患 LTBI 的风险也比青年人更高。现行的结核病防控策略对降低全国疫情效果明显,而对 65 岁及以上老年人采取主动干预措施将有效促进中国实现全球 2035 年后消除结核病的目标。老年人占结核病死亡人数的大多数,尤其是高龄老人,与 65~74 岁的患者相比,75 岁及以上患者发生结核病的死亡风险更高。此外,老年结核病患者的诊断和治疗更有可能出现延迟。老年结核病需要引起我们足够的重视。

二、发病机制

据统计,90% 以上老年病例的起病与内源性感染因素相关,即存在于肺部或身体其他部位处于休眠状态的结核菌被重新激活。少部分老年患者的起病由外源性再感染引起。从理论上说这两种发病机制无准确的界定,但是有理由相信,对于老年患者来说,MTB 的内源性重新激活更为重要。众所周知,细胞免疫在控制结核感染中起着重要的作用。进入老年期后,T 细胞和 B 细胞功能均减退,尤以 T 细胞的功能减退更为明显,细胞免疫功能的减退是导致隐性感染再激活的重要原因。除此之外,糖尿病、慢性肾功能衰竭、营养不良、酗酒、某些恶性肿瘤,以及慢性阻塞性肺疾病、结缔组织病等患者使用皮质类固醇等免疫抑制药物会进一步损害细胞免疫功能。这些因素也会增加结核病复发的风险。不利的社会因素和恶劣的生活条件对老年人的影响也要远远大于年轻人。

由于老年人抵抗力弱,免疫力低下,再加上合并基础疾病较多、营养不良等因素的影响,老年结核病容易复发。据统计,我国 2021 年确诊 MDR/RR-TB 较 2020 年增加了 3%,其中新诊断的患者比例为 3.4%,复治患者的比例为 19%,其中老年人的占比较高。老年人耐药性结核发病较高,一方面与耐药菌株的增加有关,另一方面与初治期间不满疗程而停药,以及多数老年人依从性较差有关。并且老年人合并症较多,同样很大程度限制其抗结核药物的使用。以上情况导致部分患者成为难治病例,部分病原学阳性患者成为慢性排菌者。因而要提高对老年结核病患者的重视,加强管理。

三、病理特点

由于老年人的细胞免疫功能相对低下,而 T 细胞功能的减退会导致免疫反应下降和 T 细胞增殖能力的降低。当机体受到结核分枝杆菌刺激后，转化的致敏淋巴细胞减少，其功能也存在缺陷，既不能释放出足够的淋巴细胞因子，又缺乏直接杀伤MTB的能力，造成病变不能局限而易形成扩散。由于T细胞的功能减退不能激活足够的巨噬细胞，机体对入侵的MTB水解、消化和杀灭的能力降低，故老年人的结核病灶不易局限而常形成广泛的浸润和播散。T细胞和巨噬细胞功能的减弱使MTB在体内大量繁殖，病菌的毒力增强，释放出大量的菌体蛋白、脂质和降解产物，引起病变局部严重的变态反应。故老年结核病相对年轻人来说更易形成以干酪液化坏死为主的病变。严重的局部病变难以控制或其他部位休眠状态的结核菌的“再燃”，使MTB可以通过血液、淋巴系统播散蔓延，引起神经系统、消化道、泌尿系统、淋巴结等组织和器官的肺外结核，而病理学检查是明确肺外结核最重要的手段。

老年肺结核肺部病变部位、形态与其病理学改变、病程及基础病变密切相关。韩国Lee等研究发现，≥65岁组肺结核患者中下叶病变发生率显著高于<65岁组。老年患者病变部位及分布的不典型性是引起肺结核误诊、漏诊的重要因素。在老年肺结核患者中，病灶累及肺下叶，尤其是基底段的比例要明显升高，这可能与老年患者机体免疫力低下，呼吸道的排痰能力也随之下降，MTB感染呼吸道后病变不易局限，含结核分枝杆菌的痰液易播散至下肺有关。再者，老年患者COPD、间质性肺病、肺栓塞等基础疾病高发，影响了上、下肺血流分布及氧分压变化，使肺结核病灶呈现不典型分布。

由于机体免疫力低下和细菌大量增殖，老年肺结核患者较青年患者更易出现多发性的段性或叶性的肺实变、干酪样坏死。坏死物质经引流支气管排出后，可见多发或单发空洞。含有大量MTB的干酪性物质可通过支气管播散至同侧肺野的不同肺段或者发生对侧肺的播散，引起新的病灶，这是老年肺结核分布范围广泛、病灶多发的原因。由于病程长，病灶因修复、再感染而迁延不愈，导致老年患者在一侧或双侧肺野可同时见到渗出、增生、空洞、纤维化、钙化及干酪样病灶共存的现象。

在机体免疫力下降和菌株毒力较强时，病变易于迁延进展，可表现为肺泡壁的纤维素性渗出，上皮细胞的堆积，伴淋巴细胞的浸润。MTB侵犯肺实质的同时会沿着支气管血管束和肺泡间质蔓延，于肺泡间隔、肺泡壁以及中心和外周间质上形成结核干酪结节，并在某种程度上造成间质内淋巴回流障碍。近年来有文献报道老年血行播散性肺结核患者增多，粟粒性结节、磨玻璃影和小叶间隔增厚常伴随出现，以亚急性和慢性病变为主。老年人免疫力低下，在粟粒性结节的背景上易发生弥漫性磨玻璃影，累及肺实质且进展迅速，预后较差。

老年肺结核常合并慢性纤维空洞、不同程度的肺毁损、结核性支气管扩张，以及各种阻塞性的气道病变。广泛性肺组织结构的损害会导致阻塞性、限制性和混合性的通气不足，而缺氧、呼吸性酸中毒可引起肺血管收缩，血液黏滞度上升，肺循环阻力增加。支气管及其周围组织的慢性炎症累及肺血管，可导致血管壁增厚、纤维化，造成管腔狭窄或闭塞。严重的肺气肿可造成肺泡壁破裂、毛细血管床的毁损。以上因素均可引发肺动脉压力增高，增加与肺结核相关的肺血栓栓塞症(PTE)的风险。

四、临床表现

(一) 病程长

老年结核病患者的病程较长。

1. 与老年群体生存期延长有关。有研究结果显示，老年肺结核患者的病程平均4.2年。
2. 老年结核病患者合并症多，药物的不良反应大，规律性治疗难以延续，病情迁延。

3. 老年人免疫系统逐步衰退，免疫功能进行性下降，导致患者体内病灶“复燃”，或再次感染结核分枝杆菌而发病。有调查显示，老年肺结核复治患者约占 39.2%，明显高于中青年复治肺结核患者（13.6%）。

4. 结核分枝杆菌耐药是导致老年患者病程较长的重要原因。第五次全国结核病流行病学抽样调查显示，60 岁以上的涂阳肺结核患者任一耐药率达 39.7%。同样，流调结果显示，老年结核病患者中有症状而未给予就诊的比例高达 53.7%，可见老年结核病患者的迟诊现象，也是病情迁延、治愈率低的重要原因。

（二）临床症状不典型

老年结核病的临床症状往往不典型或被其他合并疾病所掩盖。大约 75% 的老年结核病表现为肺部受累，此外播散性结核、结核性脑膜炎、骨结核、生殖系统结核也随着年龄的增长而呈增多的趋势。Perez-Guzmon 等对 12 篇相关文献进行荟萃分析认为，老年肺结核一般表现为咳嗽、咳痰、体重减轻、疲乏等症状。这些症状本身并不具特异性，并且与对照组比较无明显差异。另有多项研究显示，尽管 1/3~2/3 的老年肺结核患者出现咳嗽、咳痰等呼吸道症状，但其“结核中毒症状”的发生率仅为 30.2%~57.4%，以乏力、消瘦为多见，而午后低热、盗汗的发生率仅为 16% 左右。Rizvi 等报道的一组老年肺结核病例，临床表现主要是呼吸困难、不典型症状和胸痛，而年轻患者则多表现为盗汗、发热、咯血、体重减轻。而咳嗽、咳痰、食欲减退、乏力在不同年龄组差异无统计学意义。老年结核病症状的不典型性可能与老年人免疫功能减退，免疫应答反应较弱，不容易表现出明显的“结核中毒症状”有关。同时，合并症也容易掩盖老年患者的部分结核病症状。

（三）合并基础疾病多

有荟萃分析显示，老年肺结核患者合并心血管疾病、慢性阻塞性肺疾病（COPD）、糖尿病、恶性肿瘤者较中青年组多见。卢德友的一项临床大样本分析示，69.6% 的老年肺结核患者伴有 1 种或 1 种以上的基础疾病，其中 COPD 最为常见。Inghammar 等的一项研究显示，有 COPD 的患者发展为活动性肺结核的危险为普通人群的 3 倍。造成老年肺结核易合并 COPD 的原因可能为：COPD 导致呼吸系统防御功能减弱，加之老年人免疫功能下降，使其不能有效抵御结核分枝杆菌侵袭而致病；COPD 急性加重期需应用糖皮质激素治疗，易诱发或加重结核病。此外，老年肺结核患者并发肺部感染、呼吸衰竭的比例明显高于中青年患者，系因老年患者免疫功能较差、多数病情较重、需住院治疗的比例较高。肺部感染可诱发或加重老年肺部基础疾病进而导致呼吸衰竭的发生。

肺结核和肺癌的关系密切。研究表明，长期慢性炎性反应刺激影响支气管黏膜的正常免疫状态，局部致癌物质因净化作用减低而滞留，从而引起病灶和邻近部位的肺泡上皮组织增生、化生，导致肿瘤的发生。结核感染可能引起细胞异型增生、基因突变及错误修复，有诱发和促进肿瘤组织生长的作用。结核是肺癌发病的高危因素之一，临床资料表明结核病患者发生肺癌的危险性是一般人群的 1.2~2.5 倍。在肺癌基础上发生结核者，可能与肿瘤放疗或肿瘤细胞产生的免疫抑制因子导致机体免疫功能下降而引起的机会感染有关，或者与肺癌破坏纤维组织使陈旧静止的结核病灶重新复发有关。如在气道原有病变的基础上出现了管壁不规则的增厚、病灶向管腔外的浸润、局部肿块、肺门及纵隔淋巴结的肿大，以及增强后组织强化明显等征象，也需要考虑合并支气管肺癌的可能，应进一步行支气管镜检查明确诊断。同时如果是中央型肺癌的患者在治疗过程中出现了原有钙化病灶的扩大，周围出现浸润性阴影，或沿支气管、肺段或肺小叶出现了树芽征、小叶中心性结节等气道播散性结节，也应考虑气道结核、肺结核的可能。

五、诊断

目前肺结核常见检查方法有影像学检查、病原学检查(痰结核分枝杆菌涂片、痰结核分枝杆菌培养、痰结核分枝杆菌 DNA、痰结核分枝杆菌 RNA、Gene Xpert、菌种鉴定)及免疫学检查等实验室检查。结核分枝杆菌培养加菌种鉴定是诊断结核病的"金标准"。老年患者由于高龄体弱、长期卧床,排痰能力低于年轻患者,加之合并脑血管病变、阿尔茨海默病,不配合痰检,故痰涂片和痰培养的阳性率较年轻人低。临床中可采用 3%~5% 盐水雾化吸入以诱咳深部痰液,改用分枝杆菌液体快速培养可有效提高病原学检查的阳性率。Patel 等报道了支气管镜检查对于老年肺结核诊断的重要价值。尤其是对临床和影像学指标高度怀疑为肺结核,而痰标本涂片和 PCR 分析均为阴性的老年患者,进行支气管镜灌洗液检查对明确诊断更为重要。

1. 分子生物学检测技术 Xpert MTB/RIF 是基于实时荧光定量核酸扩增技术检测利福平耐药的方法。该方法针对结核分枝杆菌 *rpoB* 基因 81bp 利福平核心耐药区间设计引物、探针,可在 2 小时内诊断患者是否感染 MTB 及该菌是否对利福平耐药。WHO 2013 年关于 Xpert MTB/RIF 用于诊断肺结核和肺外结核的策略显示:Xpert MTB/RIF 的总体灵敏度为 88%,总体特异度为 99%。其中对于菌涂片阴性的患者,Xpert MTB/RIF 的灵敏度为 68%,特异度为 99%。对于菌涂片阴性培养阳性的患者,Xpert MTB/RIF 的灵敏度为 98%。对于 HIV 感染者,Xpert MTB/RIF 的总灵敏度为 79%。当用于检测利福平耐药性时,Xpert MTB/RIF 的灵敏度为 95%,特异度 98%。MTB 及其耐药的快速检测方法为老年患者在内的结核病早期、快速诊断提供了便利。

2. 免疫学检测技术 γ 干扰素释放试验(IGRA)作为一种新的辅助诊断结核病的免疫方法以其优于 PPD 试验及结核抗体的灵敏度和特异度,近年来被广泛应用于临床。IGRA 目前主要用于结核分枝杆菌潜伏感染(LTBI)的诊断,也可用于辅助诊断活动性结核病。国外 Hang 等的研究表明,随年龄的增长,IGRA 的灵敏度下降。国内学者刘红等对 1 084 例肺结核疑似患者进行研究,IGRA 的综合灵敏度为 86.2%。而且在老年菌阴肺结核患者中,IGRA 体现出高于 TB-DNA 的灵敏度。赵森林等报告,IGRA 在老年活动性结核病诊断中的灵敏度和特异度分别为 73.44% 和 83.33%。陈效友等的研究结果亦显示,IGRA 在老年活动性肺结核诊断中的灵敏度为 86.3%,但是特异度为 63.0%,原因与 LTBI、肺部既往陈旧性病变及机体的免疫状态等综合因素的影响有关。总之,IGRA 检测在老年活动性肺结核患者中灵敏度较高,但是特异度较低,在老年活动性结核病中的鉴别诊断价值需要客观评估。

3. 影像学检查 国内外相关报道显示,老年肺结核患者影像学表现呈多态性,病变范围广,病灶部位不典型,累及肺野数多,实变更多见,而诸如结节、树芽征等典型肺结核的影像学改变则相对少。老年肺结核患者出现肺叶或肺段的小叶中心性结节和"树芽征"等典型影像学表现者仅占 60.5%,显著低于中青年(90.3%),而肺炎样(20.5%)或肿块样(14.3%)表现者显著高于中青年患者(7.2%、2.4%)。此外,由于病程较长,病灶因修复、再感染而迁延不愈,导致在一侧或双侧肺野可同时见到渗出、增生、空洞、纤维化、钙化及干酪样病灶共存的现象,这在中青年肺结核患者中是不多见的,是老年肺结核的影像学特征。老年病患还易出现淋巴结肿大、胸腔积液、胸膜肥厚表现等影像学特征。肺结核的影像学表现与病理改变的严重程度、病程及基础病相关。老年患者因复发、复治,病变更为复杂,甚至引起继发性耐药,除影响肺实质外,也易累及肺间质、肺血管,随着多排螺旋 CT(MSCT)和高分辨率 CT(HRCT)的普及和应用,肺部病灶的特点呈现的更为清晰。

六、治疗

(一) 化学治疗

老年结核病具有起病隐匿、病程长、临床表现不典型、病情重、恢复慢、基础疾病多及治疗期间易出现脏器功能受损等特点。由于老年人生理机能不断下降,各器官的储备功能也随之下降。而且老年人往往合并高血压、糖尿病、冠心病、COPD 等多种慢性疾病,抗结核治疗可能需要联合多种其他药物长期使用,使药物不良反应在老年人中表现更为突出。因此,老年结核病的用药及治疗方案的制订应纳入特殊人群进行管理。

老年结核病的化学治疗原则上仍需遵从早期、联合、规律、全程、适量五大原则。一般来说,无使用抗结核药物禁忌证的老年患者可以参照标准化治疗的方案。但对于无法耐受标准化方案治疗的患者,推荐个体化治疗方案。赵开顺等根据患者的身体状况及入院辅助检查结果对 75 例老年肺结核患者分别行个体化方案治疗,通过统计学分析得出,虽方案治愈率与标准抗结核治疗方案间差异无统计学意义,但个体化化疗方案可明显降低肝功能损伤发生率,提高治疗依从性。

关于老年患者药物的选择应注意以下几点。①尽量不用或慎用氨基糖苷类抗生素,避免引起耳蜗、前庭功能及肾功能损害。②乙胺丁醇有发生视神经炎、影响视力的不良反应,且其是抑菌剂,故老年患者应酌情使用。如需使用,则严密监测视力情况。③氟喹诺酮类药物主要用于耐药结核的治疗,有影响血糖及使 QT 间期延长的副作用,但临床实践发现其在老年患者的使用中是比较安全的。有研究表明,左氧氟沙星(Lfx)治疗老年结核效果显著,同时不良反应减低。④利福喷丁是一种新型的半合成利福霉素类抗生素,半衰期长达 12 小时,细胞内的药物浓度高,具有低毒高效的作用。对于肝功能损害风险或严重胃肠道反应的老年患者可考虑以利福喷丁替代利福平。总之,老年患者在不能耐受一线抗结核方案时,应放宽适应证,选择氟喹诺酮类药物与一线抗结核药物组成相对安全、有效的方案,如异烟肼、利福喷丁、乙胺丁醇加氟喹诺酮类药物等组成方案。杨军等通过对老年初治涂阳肺结核的方案对比,发现 2H-Rft-E-Lfx/4H-Rft 方案(不良反应发生率 28.3%)与 2HREZ/4HR(不良反应 57.9%)相比,疗效无差异,但不良反应发生率低,对老年初治肺结核患者是更安全的化疗方案。

(二) 药物用药期间的注意事项

1. 在化疗过程中,应注意对不良反应的监测。强化期应每 1~2 周检查 1 次肝肾功能和血常规,尤其是在开始治疗的 8 周内,应特别重视对肝功能及相关临床表现(如腹部不适、恶心等)的监测,以利于早期发现肝损伤。如应用莫西沙星,除了应监测心电图外,还应注意观察胃肠道状态,警惕发生菌群失调。如有条件,最好依据血药浓度调整用药。尽量不用或慎用氨基糖苷类抗生素,避免引起耳蜗、前庭功能及肾功能损害。

2. 应注意药物间可能发生的相互作用,如利福平为肝酶诱导剂,可加速磺脲类降糖药、苯妥英钠、强心苷、普萘洛尔、糖皮质激素、茶碱、华法林、咪唑类抗真菌药、硝苯地平等药物的代谢,从而影响基础疾病及合并症的治疗。

3. 老年患者抗结核药物的使用剂量因人而异。老年人肝药酶活性减弱及肾脏代谢功能下降,均会使体内药物浓度升高,而白蛋白下降会使药物与蛋白结合少,游离药物增多,增加药效。因此,对于肝肾功能异常、体弱、贫血、低蛋白血症、营养不良者,应注意所选药品的剂量宜偏低。可以使用常规剂量的 2/3,甚至 1/2,以减少药物不良反应及提高患者的治疗依从性。

(三) 营养治疗

老年结核病患者往往伴有营养不良。一方面,老年人消化系统功能下降,影响营养物质的吸收。另一方面，结核病为慢性消耗性疾病，往往有发热、食欲不振等症状，加重营养不良。营养不良会影响患者免疫功能，进而直接拖延疾病康复进程，对预后极为不利。所以，对于老年结核病患者应进行营养筛查［使用营养风险筛查表（NRS2002）］。NRS2002 评分 ≥3 分，表示患者有营养不良的风险，需要营养支持治疗。

建议老年结核病患者摄入高热量、高蛋白、高维生素食物。首先保证热量的供给，以减少蛋白质消耗，建议每日热量供应在 125~210kJ。

保证蛋白质摄入以延缓肌肉衰减。老年结核病患者食物种类应多样化，适当增加餐次。对于有吞咽障碍和咀嚼困难的老年人，通过烹调和加工改变食物的质地和性状（细软、切碎、煮烂），使之易于咀嚼吞咽，以保证摄入量。为避免肌肉衰减，推荐每日摄入蛋白质 1.2~1.5g/kg，优质蛋白质比例占 50% 以上。

营养不良或有营养不良风险的老人如无法通过经口进食达到目标能量摄入，应进行口服营养补充（ONS），ONS 应提供至少 400kcal/d 的能量及 30g/d 的蛋白质，并且应持续至少 1 个月。

（四）免疫治疗

在人体与结核菌的斗争中，宿主免疫应答最终决定疾病的转归。使用免疫调节剂不但可以调整患者的免疫状态，提高抗结核化疗的疗效，还可以清除巨噬细胞内的 MTB，有助于预防 LTBI 激活和减少复发。老年结核的免疫治疗包括免疫活性物质、治疗性疫苗、化学制剂、中药制剂及细胞治疗等。针对老年结核病细胞免疫功能下降的特点，目前临床最常用的有母牛分枝杆菌、胸腺肽、IL-2 等。结核病免疫辅助治疗已在临床应用，但并未取得非常显著疗效，需要规范临床应用并进行更深入的研究，实现“缩短化疗疗程”的目的。

（曾 谊 林霏申 高卫卫）

第三节 典型病例

典型病例 1

患者男，68 岁，农民，因“咳嗽伴气短 1 个月余”入院。

【现病史】患者于 1 个月余前无明显诱因下咳嗽，咳白黏痰。胸部 CT：两肺多发斑片影，纵隔多发淋巴结肿大。在当地医院给予抗感染治疗后无效，转来我院进一步诊治。有乏力、食欲不振、盗汗症状，消瘦明显，近期体重下降 5kg。

【既往史】患者既往体健，有吸烟史 20 余年，平均 20 支 /d。否认职业粉尘及放射线接触史。

【家族史】父亲有高血压病史，无其他传染病、遗传性疾病史。

【个人史】无慢性病、其他器官及系统疾病史，无药物、花粉、油漆过敏史。

【入院查体】体温 36.6℃，血压 120/80mmHg，呼吸 20 次 /min，脉搏 90 次 /min。神志清，精神可，呼吸略促，口、唇无发绀，无颈静脉怒张，两肺呼吸音粗，两肺未闻及干、湿啰音，心率 90 次 /min，各瓣膜区未闻及杂音，双下肢无水肿。

【辅助检查】

1. 常规检查 血常规：血红蛋白 131g/L，白细胞 5.5×10^9/L，中性粒细胞比例 0.69，淋巴细胞比例 0.188，CRP 13.03mg/L。红细胞沉降率 42mm/h，血生化、凝血功能、D- 二聚体未见明显异常。

乙肝两对半：表面抗原、核心抗体、e 抗体为阳性。丙肝抗体、梅毒螺旋体抗体、HIV 抗体均为阴性。

2. 感染相关检查　痰普通菌培养阴性；痰肺炎支原体培养阴性；痰真菌培养阴性；痰涂片找抗酸杆菌 ×3 次阴性。

3. 免疫学检查　血清蛋白芯片抗体：LAM-，38KD-，IgG 抗体 -。结核感染 T 细胞试验：有反应，抗原 A 为 30.00，抗原 B 为 15.00。曲菌半乳糖甘露聚糖（GM）试验：0.1pg/ml。真菌 D- 葡聚糖检测（G 试验）：<10.00pg/ml。血清免疫学指标：抗核抗体 HeP-2/ 猴肝颗粒型呈弱阳性，余均为阴性。淋巴细胞亚群：NK 细胞比例 37.4%，$CD3^+$ 细胞比例 53.37%，$CD4^+$ 细胞比例 28.21%，$CD8^+$ 细胞比例 15.23%，$CD4^+/CD8^+$ 2.40。肿瘤指标：NSE 21.02ng/ml，CA125 36.64U/ml。

4. 胸部影像学检查　两肺多发性斑片、结节灶伴气道狭窄及淋巴结肿大（图 19-3-1）。

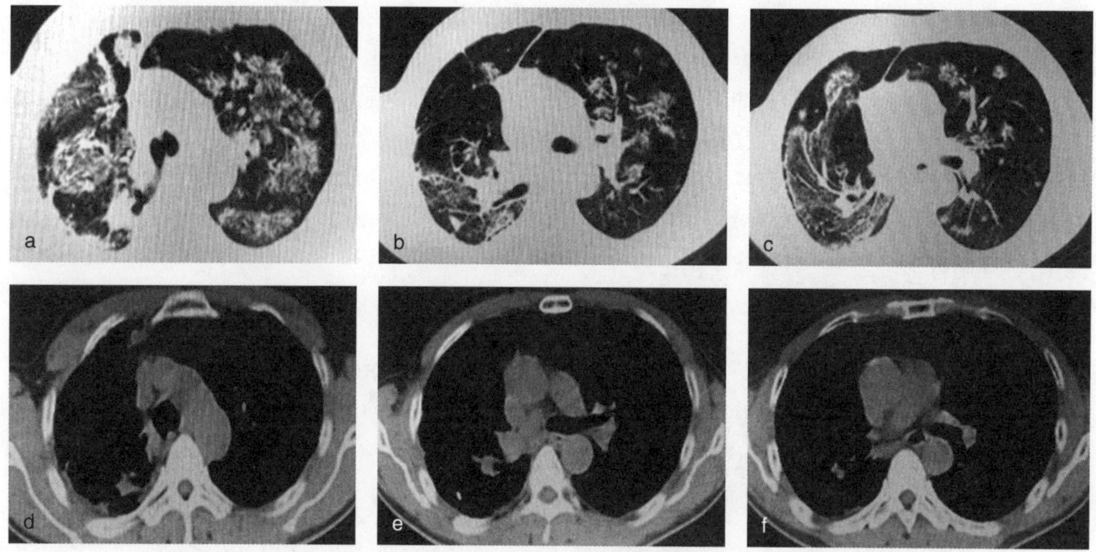

图 19-3-1　胸部 CT 影像图

两肺沿气道多叶段分布的斑片、结节及磨玻璃影，部分融合实变，右下肺病灶呈反晕征表现，右中间支气管及右下叶支气管管腔狭窄，纵隔第 4R 和第 7 组淋巴结肿大。

5. 支气管镜检查　见支气管扭曲变形及黏膜病变（图 19-3-2）。支气管灌洗液检查提示，灌洗液（BALF）抗酸杆菌染色阳性（+）。灌洗液 TB-DNA 为 4.56×10^7/L。气管镜检查后痰培养结果显示人型结核分枝杆菌（异烟肼、利福平耐药）。

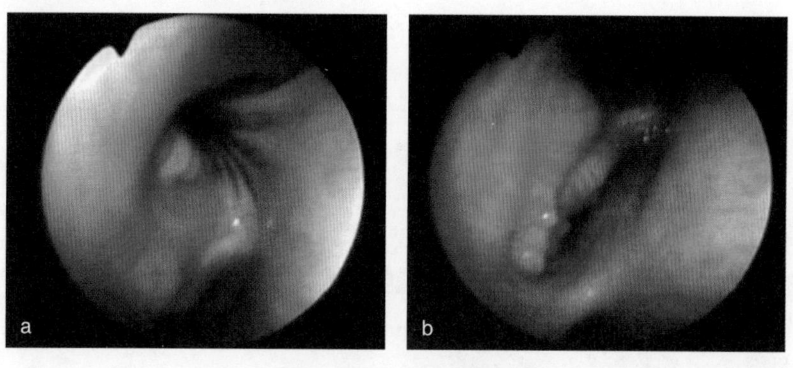

图 19-3-2　支气管镜图

左、右主支气管未见异常，左肺上、下叶开口及黏膜未见异常，右肺上叶、中间支气管、右中叶、右下叶支气管开口狭窄，黏膜充血、水肿，管腔扭曲、变形。

【诊断】耐多药肺结核，双肺，涂(+)，初治。

【治疗】给予6Cm-MFX-Cs-Pto-Z/18MFX-Cs-Pto-Z方案抗结核治疗。1个月后复查肝功能，结果示ALT升高至200U/L，AST升高至148U/L，停用Z，改用E，并加强保肝治疗后复查肝功能水平恢复正常。3个月后复查痰涂片、TB-DNA、痰培养阴性。复查胸部CT：肺部病变有所吸收(图19-3-3)。

【诊治体会】该患者为老年男性，原发性MDR-TB，肺部影像学表现与MDR-TB常见的多发性肺实变、多形态空洞、支气管播散性病灶不同，而是形成多发性肺结节、反晕征、GGO，病变不仅侵犯肺实质而且累及肺间质，未见明显坏死性病灶。患者T淋巴细胞亚群检测轻度异常，提示存在免疫功能受损。此状态下病灶不易局限，在侵犯肺实质的同时会沿着支气管血管束和肺泡间质蔓延，而表现为GGO及小叶间隔、小叶内间质及肺泡间质的增厚及炎症反应。治疗后出现反晕征，说明机体和局部肺组织还存在一定的细胞免疫功能，在病变蔓延的同时，于病灶的边缘部位会形成增殖性病变，表现为肺实质或肺间质的肉芽肿性病灶。在有效抗结核治疗后，随着细菌毒力的下降、免疫状态的恢复，病灶也随之吸收。该患者既往有乙肝病史。病毒性肝炎或者肝炎病毒携带者，大多已经存在不同程度的肝损伤，抗结核治疗，尤其是耐多药结核抗结核治疗的药物可加重肝损伤或有激发病毒性肝炎复发的可能。本病例在及时观察肝功能变化和调整治疗方案后，不仅病灶吸收好转，而且肝脏功能恢复正常，提示我们在老年病患者的治疗过程中要密切观察病情变化，合理制订治疗方案，实施个体化治疗。

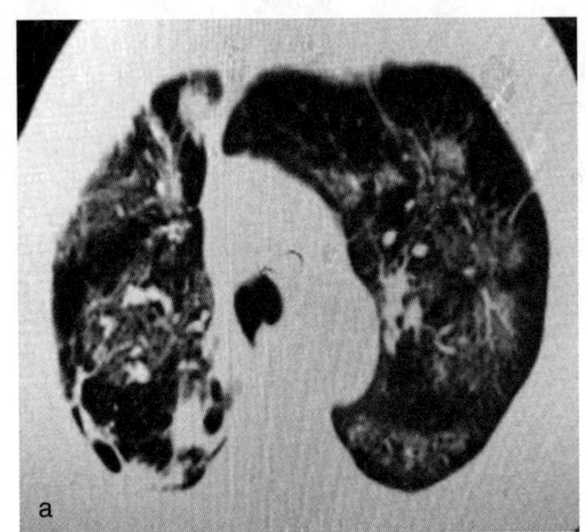

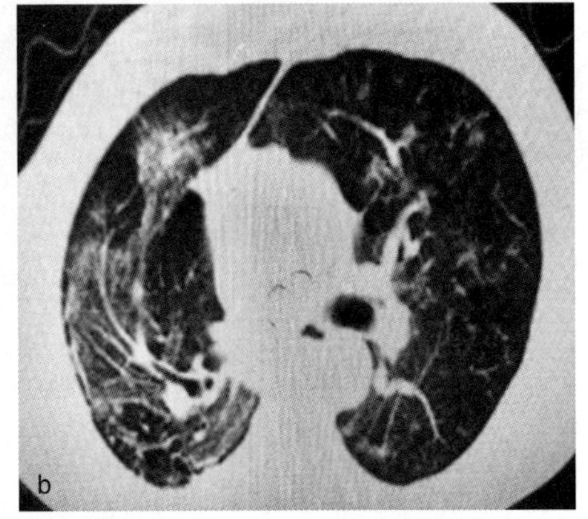

图19-3-3 胸部CT影像图

肺部结节、肺实变病灶吸收消散，尤其反晕征环岛壁及内部GGO明显吸收。

典型病例2

患者女，84岁，退休，因“反复咳嗽、咳痰4年，加重伴发热10余天”入院。

【现病史】患者于4年前出现咳嗽、咳黄黏痰，有时较剧烈，痰中不带血，在当地医院呼吸科多次就诊，诊断为“肺部感染”，给予抗炎对症治疗(具体药物不详)后症状有缓解，但易于反复。患者于10余天前无明显诱因再次出现咳嗽、咳痰症状，有黄黏痰，量较多，痰中不带血，伴有间断发热，体温最高可达39.5℃，发热前有畏寒，感胸闷及呼吸困难，活动后加重。外院胸部CT示：双肺以中下肺野为主的斑片、实变影，右中肺可见空洞形成，给予“左氧氟沙星”抗感染治疗1周，症状无明显改善，遂来我院就诊，门诊予收治入院。

【既往史】患者近5年来有“咽干、咽痛、眼部不适、视物模糊及关节酸痛”等症状，未就诊。有高血压病史10余年，服用苯磺酸氨氯地平片治疗。无手术史、外伤史。家族史：子女体健，无家族性传染病、遗传性疾病史。无药物、花粉、油漆过敏史。

【入院查体】体温 38.5℃，血压 150/95mmHg，呼吸 25 次 /min，脉搏 105 次 /min。神志清，精神萎靡，呼吸促，两肺呼吸音粗，两下肺可闻及干、湿啰音，心率 105 次 /min，律齐，未闻及心脏杂音，双下肢无水肿。

【辅助检查】

1. 常规检查　血常规：白细胞 5.7×10^9/L，中性粒细胞百分比 55.5%，血红蛋白 114g/L，CRP 25.2mg/L。红细胞沉降率 65mm/h。血生化：ALT 54IU/L，AST 143.3IU/L，LDH 346IU/L。凝血功能：纤维蛋白原降解产物 11.1μg/ml，国际标准化比值 1.19。

2. 感染相关检查　痰涂片找抗酸杆菌 ×3 次阴性。痰结核分枝杆菌 DNA：8.92×10^4。痰结核分枝杆菌耐药基因检测（HAIN）：结核分枝杆菌复合群（+）。异烟肼、利福平敏感。呼吸道病原体 IgM 检测：阴性。

3. 免疫学检查　血清蛋白芯片抗体：LAM 阴性，38KD 蛋白阴性，IgG 抗体阴性。结核感染 T 细胞试验：阴性。曲菌半乳糖甘露聚糖（GM）试验：阴性。隐球菌荚膜多糖抗原：阴性。血清免疫学指标：抗核抗体 HeP2/ 猴肝颗粒型弱阳性，抗 SSA 抗体弱阳性，抗 Ro52 抗体阳性，抗双链 DNA 抗体 305.40kIU/L。肿瘤指标：正常。动脉血气分析：pH 7.395，$PaCO_2$ 41.1mmHg，PaO_2 69.2mmHg，SaO_2 80%。

4. 胸部影像学检查　两肺多发斑片影、空洞及胸腔积液（图 19-3-4）。

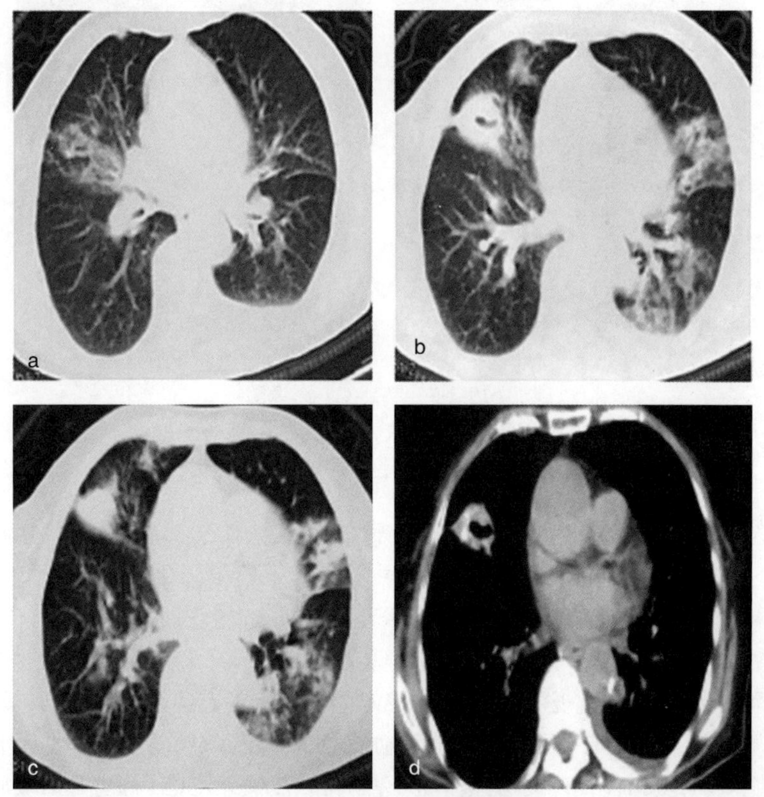

图 19-3-4　胸部 CT 影像图

两肺下叶基底段、左侧舌段均可见斑片状阴影、GGO、支气管血管束增粗、小叶间隔增厚，右肺中叶外侧段可见厚壁空洞，纵隔窗见空洞壁部分钙化，伴左侧少量胸腔积液。

【诊断】继发性肺结核，双肺，核酸(+)，初治。

【治疗经过】因患者肝功能异常，遂治疗方案给予 HRE+MFX 抗结核治疗，后患者仍有发热、呼吸困难、低氧血症。自身免疫学多项抗体异常，经风湿免疫专科会诊，唇腺活检：腺体萎缩、伴大量单核细胞浸润，诊断“干燥综合征”。肺部表现考虑为结缔组织病相关性间质性肺病（CTD-ILD）合并肺结核，在抗结核治疗的基础上加用泼尼松 30mg/d 口服后，患者体温下降，呼吸系统症状逐渐缓解。1 个月后复查胸部 CT：肺部病变有所吸收(图 19-3-5)。血气分析恢复正常。最终诊断：①肺结核；②干燥综合征；③ CTD-ILD。本病例尚在随访观察中。

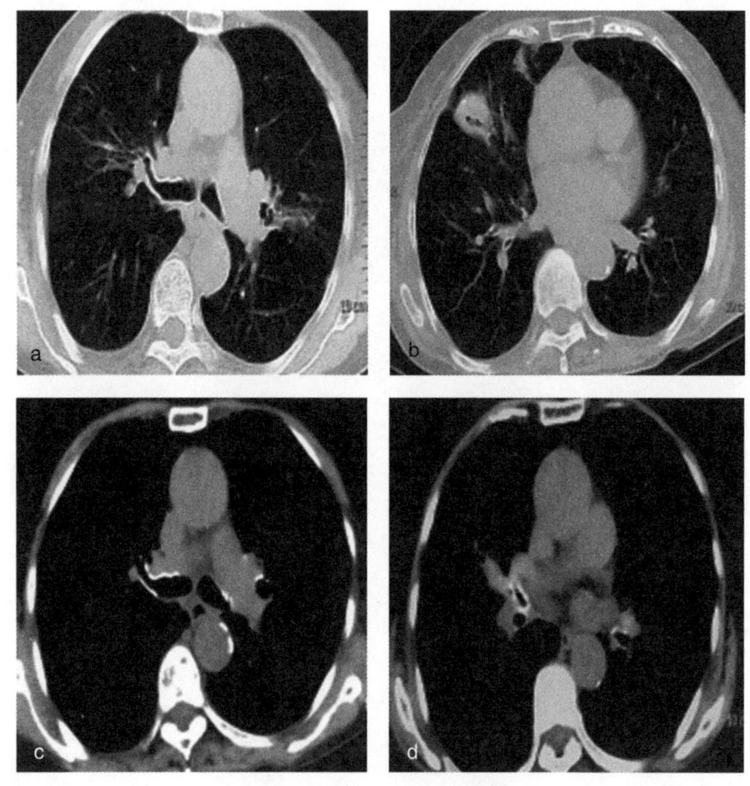

图 19-3-5 胸部 CT 影像图

两下肺斑片、GGO 明显吸收，可见散在分布的囊性病变，
右中肺外侧段空洞伴气道壁广泛性钙化。

【诊治体会】该患者为老年女性，有呼吸道感染症状，入院后即取得肺结核的分子生物学诊断依据。但由于患者高龄且肝功能、肾功能异常等因素未给予标化方案治疗，初期治疗效果不佳。因风湿免疫抗体异常，且患者有外分泌腺体异常症状，经唇腺活检证实合并干燥综合征。原发性干燥综合征属风湿免疫系统疾病，患者细胞免疫功能降低，可能是罹患肺结核的原因。该患者初期抗结核治疗效果不佳，考虑与标准化方案未能实施有一定关系，但肺部影像学表现除右中肺空洞之外还可见两下肺分布的 GGO、支气管血管束的增粗、等肺间质的异常，加用激素后症状好转，病变吸收，要考虑 CTD-ILD 的可能。后复查胸部 CT 提示 GGO 和斑片影吸收，但可见多发性囊性变。结合患者干燥综合征的病史，不除外淋巴细胞间质性肺炎（LIP）的可能。LIP 是 CTD-ILD 的常见类型，其中最常见的就是干燥综合征。约 25% 的淋巴细胞间质性肺炎与干燥综合征

相关，1% 的干燥综合征患者在病程中会出现 LIP。LIP 的影像学异常主要表现在肺的淋巴路径，高分辨率 CT（HRCT）示磨玻璃影、界限不清的小叶中央结节，伴有小叶间隔和支气管血管束的增厚，以下叶分布多见。68%~82% 的患者存在薄壁囊腔，病理生理机制为细支气管周围淋巴细胞浸润导致气道进行性阻塞和扩张，形成活瓣效应，导致囊性扩张。本病例的影像学改变还可见广泛性的气道壁钙化，除老年人钙质沉积和气管支气管结核外，干燥综合征可继发免疫球蛋白轻链（AL）型淀粉样变，而系统性 AL 型淀粉样变最常累及气道。黏膜下沉积的淀粉样物质导致气管壁呈不同程度的增厚和管腔狭窄，可呈局限、弥漫、结节样、斑块样或环形增厚，部分可出现特征性条形钙化影。本病例由于患者高龄，家属拒绝进行气道检查进一步明确病因，但是影像学检查需作考虑。

（曾 谊　林霏申　高卫卫）

参考文献

[1] 朱宁. 日本老年人就业政策的研究及启示. 沈阳: 沈阳师范大学, 2018.

[2] 王晓迪, LOUIS YEN, 郭清, 等. 不同国家与地区老年健康服务模式的研究及对中国内地的启示. 中国全科医学, 2018, 21 (10): 1143-1150.

[3] 刘建涛, 何燕, 张军, 等. 老年综合评估概述及研究进展. 中国老年学杂志, 2019, 39 (2): 492-495.

[4] NAGHAVI M, Global Burden of Disease Self-Harm Collaborators. Global, regional, and national burden of suicide mortality 1990 to 2016: systematic analysis for the Global Burden of Disease Study 2016. BMJ, 2019, 364: 194.

[5] DI GENNARO F, VITTOZZI P, GUALANO G, et al. Active pulmonary tuberculosis in elderly patients: a 2016-2019 retrospective analysis from an italian referral hospital. Antibiotics (Basel), 2020, 9 (8): 489.

[6] 张琳, 李小谋, 鲜小萍. 西安市灞桥区 2016 年 65 岁以上老年人口结核病筛查的效果分析. 中国防痨杂志, 2017, 39 (4): 428-430.

[7] 余卫业, 谭卫国, 罗一婷, 等. 2018 WHO 全球结核报告: 全球与中国关键数据分析. 新发传染病电子杂志, 2018, 3 (4): 228-233.

[8] LI J, LI T, DU X, et al. The age-structured incidence and mortality of pulmonary tuberculosis reported in China, in 2005-15: a longitudinal analysis of national surveillance data. Lancet, 2017, 390: S12.

[9] KANCHAR A, SWAMINATHAN S. Tuberculosis Control: WHO Perspective and Guidelines. Indian J Pediatr, 2019, 86 (8): 703-706.

[10] 李峻, 钟沛康, 梁立群, 等. 香港老年人结核病疫情特征及影响因素的研究进展. 中国防痨杂志, 2016, 38 (8): 678-681.

[11] CUBILLA-BATISTA I, RUIZ N, SAMBRANO D, et al. Overweight, obesity, and older age favor latent tuberculosis infection among household contacts in low tuberculosis-incidence settings within panama. Am J Trop Med Hyg, 2019, 100 (5): 1141-1144.

[12] GARDNER TOREN K, SPITTERS C, PECHA M, et al. Tuberculosis in older adults: Seattle and King County, Washington. Clin Infect Dis, 2020, 70 (6): 1202-1207.

[13] 黎阳, 曾梦如, 李伟征, 等. 老年肺结核患者外周血 CD4+CD8+T 细胞表达水平及临床价值评价. 医学检验与临床, 2018, 29 (5): 47-49.

[14] 赵晖. 老年肺结核患者细胞和体液免疫状况及免疫干预治疗对其的影响. 中国老年学杂志, 2014,(15):

4186-4188.

[15] RAJAGOPALAN S. Tuberculosis in older adults. Clinics in Geriatric Medicine, 2016, 32 (3): 479-491.

[16] BHUSHAN B, KAJAL NC, MASKE A, et al. Manifstations of tuberculosis in elderly versus young hospitalised patients in Amritsar, India. The Official Journal Of The International Union Against Tuberculosis And Lung Disease, 2012, 16 (19): 1210-1213.

[17] INGHAMMAR M, ENGSTRÖM G, LÖFDAHL CG, et al. Validation of a COPD diagnosis from the Swedish Inpatient Registry. Scand J Public Health, 2012, 40 (8): 773-776.

[18] MOLINA-ROMERO C, ARRIETA O, HERNÁNDEZ-PANDO R. Tuberculosis and lung cancer. Salud Publica Mex, 2019, 61 (3): 286-291.

[19] CAO S, LI J, LU J, et al. Mycobacterium tuberculosis antigens repress Th1 immune response suppression and promotes lung cancer metastasis through PD-1/PDl-1 signaling pathway. Cell Death Dis, 2019, 10 (2): 44.

[20] BARBER DL, SAKAI S, KUDCHADKAR RR, et al. Tuberculosis following PD-1 blockade for cancer immunotherapy. Sci Transl Med, 2019, 11 (475): eaat2702.

[21] ERSHOVA JV, VOLCHENKOV GV, SOMOVA TR, et al. Impact of GeneXpert MTB/RIF on treatment initiation and outcomes of RIF-resistant and RIF-susceptible TB patients in Vladimir TB dispensary, Russia. BMC Infect Dis, 2020, 20 (1): 543.

[22] HU P, ZHANG H, FLEMING J, et al. Retrospective Analysis of False-Positive and Disputed Rifampin Resistance Xpert MTB/RIF Assay Results in Clinical Samples from a Referral Hospital in Hunan, China. J Clin Microbiol, 2019, 57 (4): e01707-e01718.

[23] 刘红, 黄永杰, 王静, 等. 结核感染 T 细胞斑点试验在疑似结核病患者诊断中的价值研究. 中华结核和呼吸杂志, 2014, 37 (3): 192-196.

[24] 赵森林, 韩荣花, 禄春燕, 等. γ- 干扰素释放试验对不同年龄段患者结核杆菌感染的诊断价值. 实用检验医师杂志, 2020, 12 (2): 116-117.

[25] 杨新婷, 郭超, 陈效友. 结核感染 T 细胞斑点试验检测对老年活动性肺结核的诊断价值. 中国防痨杂志, 2015, 37 (7): 790-794.

[26] RAJARAM M, MALIK A, MOHANTY MOHAPATRA M, et al. Comparison of clinical, radiological and laboratory parameters between elderly and young patient with newly diagnosed smear positive pulmonary tuberculosis: A hospital-based cross sectional study. Cureus, 2020, 12 (5): e8319.

[27] 刘文, 吴飞云, 张思全, 等. 60 岁以上肺结核影像诊断分析. 江苏医药, 2011, 37 (10): 1202-1203.

[28] KWON BS, KIM Y, LEE SH, et al. The high incidence of severe adverse events due to pyrazinamide in elderly patients with tuberculosis. PLoS One, 2020, 15 (7): e0236109.

[29] 吴妍, 李琦. 老年肺结核的诊治现状与进展. 中国防痨杂志, 2015, 37 (9): 975-977.

[30] 王磊. 用左氧氟沙星对老年慢性阻塞性肺疾病合并肺结核患者进行治疗的效果研讨. 当代医药论丛, 2019, 17 (4): 80-81.

[31] 时洁, 耿晓康. 联合应用不同氟喹诺酮药物治疗老年耐药肺结核的效果. 国际老年医学杂志, 2019, 40 (2): 72-74, 95.

[32] 李威, 闫芳, 王晶. 利福喷丁与利福平治疗肺结核的疗效和安全性的 Meta 分析. 中国防痨杂志, 2015, 37 (8): 873-878.

[33] 张艳辉. 利福平和利福喷丁在抗结核治疗中疗效的临床对比研究. 中国医药指南, 2019, 17 (7): 111.

[34] 杨军, 魏敏. 2 种化疗方案治疗老年初治肺结核的疗效和安全性研究. 传染病信息, 2016, 29 (5): 291-294.

[35] 高微微, 李琦, 高孟秋, 等. 特殊人群结核病治疗. 北京: 科学出版社, 2011.

[36] 谢群, 周宝勤, 王美娟, 等. 68 例老年肺结核患者肠外营养治疗疗效的观察. 临床肺科杂志, 2019, 24 (7):

1293-1296.

[37] 中华医学会结核病学分会重症专业委员会. 结核病营养治疗专家共识. 中华结核和呼吸杂志, 2020, 43 (1): 17-26.

[38] 吴雪琼, 高微微. 结核病免疫学. 北京: 人民卫生出版社. 2017.

第二十章　儿童结核病

第一节　儿童结核病概述

儿童结核病是一个严重的公共卫生问题，其临床表现缺乏特异性，痰含菌量少，标本采集困难。这些因素使儿童结核病诊断面临着巨大的挑战。儿童，尤其是5岁以下婴幼儿，感染结核分枝杆菌后，进展为活动性结核病风险较高，且容易发生结核性脑膜炎、全身播散性结核病甚至死亡等严重情况。因此，关注儿童结核病的快速准确诊断、合理治疗，加大政府投入，才有望实现“儿童结核零死亡率”的愿景。

一、流行情况

（一）全球流行情况

长期以来，儿童结核病一直未受到足够的重视，关于儿童结核病的研究均相对滞后。直至2012年，“世界防治结核病日”首次开始关注儿童结核病问题，WHO也在《全球结核病报告》中首次对全球儿童结核病负担进行了估计，报告显示2011年全球新发结核病患儿约50万例，其中死亡6.4万例。为此，2013年WHO首次提出了“全球儿童结核病零死亡率规划蓝图”，并于2014年出版了《国家结核病规划指南——儿童结核病管理（第2版）》，编写了针对儿童结核病的培训教材。尽管如此，儿童结核病的流行情况依然十分严峻，据2022年WHO最新报告，2021年全球儿童结核病新发病例约120万例，高达21.7万儿童死于该病。值得一提的是，由于统计数据的局限性，实际的儿童结核病发病和死亡例数可能远比目前估算的要高。在儿童高死亡率的国家中，结核病通常是引起5岁以下幼儿死亡的主要病因之一。

（二）国内流行情况

中国是全球结核病第三大高负担国家，2021年估算新发病例数为78.0万。根据2000年全国结核病流行病学抽样调查结果，我国活动性结核病患儿约26.6万例，其中菌阳患儿约3.6万例。2014年国际防痨和肺部疾病联合会（International Union Against Lung and Tuberculosis Disease，IUALTD）估算我国现有儿童结核病26万例，但是每年登记的患儿只有5 000~8 000例，IUALTD因此认为我国儿童结核病控制千里之行刚刚迈出第一步。WHO认为儿童结核病可反映某一地区或国家近期MTB感染现状，并可作为远期结核病疫情的预测指标。我国儿童结核病尤其是重症肺结核、结核性脑膜炎并不少见，一些儿童结核病不能被早期诊断和治疗。我国绝大多数儿童医院没有开设结核科，结核病专科医院大多侧重诊治成人结核病。由于缺乏培训，年轻医生对儿童结核病的特点和治疗认识不足，加上儿童结核病诊断的复杂性，使及时诊治儿童结核病以及改善预后面临巨大挑战。

（三）结核潜伏感染的流行与发病风险

结核潜伏感染（latent tuberculosis infection，LTBI）是指结核分枝杆菌（MTB）感染机体后，其抗原刺激机体产生持续性免疫应答，但通过影像学及症状体征检查等未发现活动性结核病的临床证据。全球估算LTBI人数约为17亿，每年约有750万15岁以下的儿童感染MTB。儿童LTBI比成人LTBI更容易发展为严重的结核病。有研究表明，如不进行预防性治疗，1岁以内的婴儿发展为活动性结核病的风险高达 50%，1~2 岁儿童为 20%~25%，2~10 岁儿童为 2%~5%，10 岁以上儿童和青少年为 10%~20%。因此，儿童 LTBI 与儿童活动性结核病同样是全球结核病负担的重要部分，治疗儿童 LTBI 的获益甚至超过对成人治疗的获益。

二、发病机制

迄今为止，结核病的发病机制尚不完全清晰，在原发感染和继发感染之间由时间长短不定的潜伏期来间隔。儿童结核病临床特点与成人结核病不同。5 岁以内儿童以原发感染为主，初次感染 MTB 时，机体对 MTB 高度敏感，淋巴系统广泛受累，易发生全身播散，与其他年龄段相比患结核病后死亡率最高，尤其是在结核疫情严重地区的儿童。由于儿童免疫防御系统发育尚不完善，易发生全身血行播散性结核病和结核性脑膜炎。青少年结核病常是原发感染后发病和潜伏病灶复燃的混合。感染 MTB 后儿童较成人更易进展为活动性结核病。

三、临床表现

（一）与成人结核病临床特点的区别

儿童结核病临床表现无特异性，其与许多儿科常见疾病（如肺炎、营养不良等疾病）的临床表现相似。与成人结核病不同，儿童易患重症结核病，愈年幼的患儿病情愈重、病死率愈高，可表现为肺部病灶广泛，如粟粒性肺结核和干酪性肺炎，也更容易有肺外结核病的表现，如结核性脑膜炎和全身播散性结核病等。部分儿童由于存在先天免疫缺陷病，可引起全身播散性结核病，另外骨骼受累亦不少见。

（二）主要临床表现

原发性肺结核及其演变是儿童结核病的主要临床类型。原发性肺结核占儿童各型肺结核总数的 85%~90%，包括原发综合征与胸内淋巴结结核。大多起病缓慢，80%~90% 的年长儿发病初期可无任何临床症状及体征。随着病情进展而出现全身结核中毒症状，如长期持续午后低热、精神不振、情绪烦躁、疲乏无力、盗汗、食欲减退、体重不增等，临床上不具有特异性。40%~50% 的婴幼儿病初可有临床症状和影像学改变，通常临床症状轻微，纵隔淋巴结肿大情况需通过胸部 CT 明确。随病情进展，纵隔淋巴结肿大可压迫侵蚀胸内其他器官和脏器，产生一系列压迫症状。气管支气管受压表现为百日咳样痉挛性咳嗽、气促、喘息，甚至呼吸困难，年龄越小的患儿症状越明显。一般多无明显异常体征，出现肺气肿、肺不张时可有局限性呼吸音减低，或局限性干、湿啰音。肿大的纵隔淋巴结进一步蚀破气管支气管，形成支气管淋巴结瘘，是导致儿童气管支气管结核的最常见原因。

部分患儿由于变态反应强或免疫力低下，可引起炎症扩展或干酪性坏死，肺结核原发灶液化溶解形成空洞，或发生干酪性肺炎，出现高热、咳嗽、多痰、咯血等表现。

四、诊断

具体诊断方法参考第二章。

（一）诊断存在的问题

快速准确的诊断依然是儿童结核病面临的最主要挑战。儿童肺结核痰标本含菌量少，且年龄较小的儿童不会吐痰，导致痰涂片及痰培养阳性率低。文献显示不足 15% 的儿童结核病例有痰抗酸杆菌涂片阳性的结果，痰 MTB 培养的阳性率在不同的研究中心差异较大，为 7.0%~46.4%，故在缺乏微生物学确诊依据的情况下，大多数的儿童结核病诊断采用临床诊断标准，包括结核患者密切接触史、结核菌素皮肤试验(TST)或重组结核分枝杆菌融合蛋白(EC)或γ干扰素释放试验(IGRA)、与结核病相符合的影像学和临床表现或结核病诊断评分等。然而,由于儿童结核病临床表现无特异性,医师对儿童结核病影像学的特点认识不足,目前的结核诊断评分表仍远不够精准,导致儿童结核病临床诊断存在很大的局限性,容易漏诊和误诊。部分儿童结核病是在病重或尸检时才发现,导致本可以治愈的疾病出现预后不良甚至死亡。

(二) 结核感染的检测方法

1. 儿童 LTBI 的检测方法

目前儿童 LTBI 的检测方法有 TST、EC 和 IGRA。

(1) TST 该试验基于迟发型超敏反应原理,即机体感染 MTB 后产生致敏 T 淋巴细胞,再次受到相应的 MTB 抗原刺激时,已致敏的 T 淋巴细胞释放可溶性淋巴因子,从而导致血管通透性增加,巨噬细胞在局部聚集、浸润,发生皮肤的红肿硬结反应。目前常规采用 5 个单位(5IU)纯化蛋白衍生物进行皮内注射(通常在左前臂掌侧前 1/3 处),48~72 小时测量皮肤局部硬结直径。排除活动性结核病后,符合下列任一标准,可判定为 LTBI。①已接种 BCG 且未发现免疫功能低下或抑制的儿童,硬结平均直径≥10mm 或注射局部出现双圈、水疱、坏死、淋巴管炎等强阳性反应。②已接种 BCG 但有免疫功能低下或抑制的儿童、与活动性肺结核患者有密切接触的 5 岁以下儿童以及未接种 BCG 的儿童,硬结平均直径≥5mm 或注射局部出现双圈、水疱、坏死、淋巴管炎等强阳性反应。

TST 反应由阴性转为阳性或 2 年内反应直径增加≥10mm 者也提示有 MTB 近期感染。TST 结果阴性不支持 LTBI,但应除外免疫功能受损(如 HIV 感染者、重症疾病患者等)或检测方法错误导致的假阴性可能。

(2) EC 适用于≥6 月龄的婴儿和儿童,通常采用 0.1ml(5U)重组融合蛋白进行皮内注射,注射后 48~72 小时检查注射部位反应。以红晕或硬结大者为准,反应平均直径≥5mm 为阳性反应。有水泡、坏死、淋巴管炎者为强阳性反应。EC 阳性且排除或活动性结核病后,可判定为 LTBI。

(3) IGRA 目前市场上的 IGRA 产品主要通过检测全血或外周血单个核细胞在 MTB 特异性抗原——早期分泌抗原 6(ESAT-6)和培养滤液蛋白 10(CFP-10)等刺激下产生的γ干扰素水平,间接判断受试者是否存在 LTBI。IGRA 所用抗原 ESAT-6 和 CFP-10 主要存在于 MTB 复合群,而在 BCG 株和大多数的 NTM(堪萨斯分枝杆菌、海分枝杆菌和苏尔加分枝杆菌除外)中不存在,因此 IGRA 阳性结果有助于诊断 MTB 感染,除外 BCG 接种反应和大多数 NTM 感染。IGRA 试验的临床意义如下。①阳性结果:我国 BCG 接种率高,且近年来 NTM 分离率逐年升高,IGRA 阳性可排除 BCG 接种反应和大多数 NTM 感染,但仍需结合临床表现来排除活动性结核病,以及堪萨斯分枝杆菌、海分枝杆菌和苏尔加分枝杆菌感染的可能,方可判定为 LTBI。②阴性结果:不支持 LTBI,但要结合临床表现排除重症疾病、免疫功能缺陷、接受免疫抑制剂治疗、严重营养不良、糖尿病等情况下可能出现的假阴性结果。

2. 活动性结核病的检测方法

(1) 细菌学诊断方法 常用的方法包括涂片染色镜检法和 MTB 培养,适用的标本类型包括痰液、胃液、支气管灌洗液、尿液等。但由于儿童结核病患者的载菌量低,涂片染色镜检法和 MTB 培养的阳性率均较低。采集多部位的临床标本进行检测是提高儿童结核病确诊率的重要手段之一。常见的标本类型中高渗盐水雾化诱导痰 MTB 培养阳性率为 20%~30%,清晨空腹状态下胃液 MTB 培养阳性率为 40%~92%,支气管肺泡灌洗液 MTB 培养阳性率为 4%~43%,鼻咽部吸取物 MTB 培养阳性率为 24%~30%。

(2)免疫学诊断方法　TST 和 IGRA 也是诊断儿童活动性结核病的重要辅助手段。

1)TST　儿童中 TST 阳性结果的判定同上述 LTBI 判定标准。TST 有助于发现儿童肺结核疑似病例或临床诊断病例。疑似病例：5 岁以下儿童出现疑似肺结核的临床症状或体征同时伴有 TST 阳性者。临床诊断病例：有疑似肺结核的临床表现、体征及胸部影像学改变，当同时伴有 TST 阳性者，可作为儿童肺结核的临床诊断标准；当影像学表现为胸腔积液或合并胸膜增厚粘连，且查胸腔积液为渗出液、腺苷脱氨酶升高者，同时伴 TST 阳性可诊断为结核性胸膜炎。但需要注意的是，TST 所采用的 PPD 与 BCG 菌株、NTM 具有交叉抗原，因此，TST 阳性结果需排除 BCG 接种或 NTM 感染的可能性。

2)IGRA　结核潜伏感染和活动性结核病患儿的 IGRA 均为阳性，其中 IGRA 阳性结果在儿童肺结核辅助诊断中的临床意义包括以下几点。①辅助诊断活动性肺结核。临床有典型的肺结核中毒症状，影像学有肺结核的特点且临床除外其他疾病，IGRA 阳性支持活动性肺结核的诊断。或临床有典型肺结核中毒症状，但以目前临床检查手段未发现肺结核患病证据，且临床排除了其他疾病者，IGRA 阳性结果支持肺结核的诊断，建议试验性抗结核治疗。试验性抗结核治疗既可作为治疗手段，也可以根据治疗效果做出最终诊断。但 IGRA 检测不能作为疗效监测的指标。②存在非活动性肺结核，对既往有结核病史（治疗或未经治疗）或明确的肺结核证据者（钙化淋巴结、肺内典型的钙化或陈旧结核病灶）以及无肺结核中毒症状，但 IGRA 阳性者来说，表明机体曾经患过肺结核。IGRA 阳性不能代表目前为活动性肺结核，也不能根据阳性检测值的高低判断肺结核的转归。

(3)分子生物学诊断方法　Xpert MTB/RIF 是新兴的 MTB 分子诊断技术，可以快速、灵敏、特异地检测 MTB 及其对利福平的敏感性。WHO 在 2014 版《国家结核病规划——儿童结核病管理指南（第二版）》中强烈推荐在临床疑似结核病、疑似耐多药结核病（multidrug-resistant tuberculosis，MDR-TB）或合并 HIV 感染的儿童中，Xpert MTB/RIF 可优先于抗酸染色法或细菌培养作为初筛方法；对儿童肺外结核的非呼吸道标本，推荐使用 Xpert MTB/RIF 作为传统涂片和培养及病理检查等方法的替代手段；强烈推荐怀疑结核性脑膜炎患儿的脑脊液标本优先采用 Xpert MTB/RIF 作为紧急的快速诊断方法。WHO 在 2013 年发布的《Xpert MTB/RIF 方法用于成人和儿童肺内和肺外结核病的诊断（更新版）》中的数据显示，在儿童肺结核诊断中，采用咳出痰、诱导痰或胃液标本时，Xpert MTB/RIF 方法的灵敏度相似，均高于 40%，特异度较高，为 93%~100%。以 MTB 培养作为"金标准"，Xpert MTB/RIF 在痰液和胃液中的汇总灵敏度均约为 66%，汇总特异度约为 98%。因此，Xpert MTB/RIF 方法在儿童中具有较好的临床应用价值，但其敏感性尚有待进一步提高。

2017 年 3 月 24 日世界结核病防治日，WHO 推荐了新一代 Xpert MTB/RIF 检测（称为 Xpert MTB/RIF Ultra），可用于替代目前的 Xpert MTB/RIF 技术。Xpert MTB/RIF Ultra 试剂盒通过增加检测靶标、扩大反应体积等，灵敏度得到了很大提高，检出限可以达到 16CFU/ml（Xpert MTB/RIF 的检测限为 114CFU/ml），在检测 MTB 菌量较少的标本中具有更加优越的性能，尤其是涂阴标本和儿童结核病标本。一项关于在儿童肺结核中评估 Xpert MTB/RIF Ultra 性能的多中心研究结果显示，采用儿童的第一份痰标本进行检测，Xpert MTB/RIF Ultra 和 Xpert MTB/RIF 方法灵敏度分别为 64.3% 和 53.6%；特异度分别为 98.1% 和 100%。由此可见，Xpert MTB/RIF Ultra 在儿童样本中具有更好的应用价值。2022 年，《WHO 结核病整合指南模块 5：儿童和青少年结核病管理》中指出，对于有肺结核症状和体征的儿童，应使用 Xpert Ultra 对痰、鼻咽分泌物、胃液或粪便等样本进行检测，作为结核病的初始诊断及利福平耐药性检测的工具，而不是涂片镜检 / 培养和表型药物敏感性试验。

(4)其他新型诊断方法

1)高通量测序 采用高通量测序平台对临床标本或阳性培养物中的核酸进行靶向测序或全基因组测序,通过将测序数据与数据库序列比对明确是否存在 MTB 特异性序列,获得 MTB 的耐药基因突变情况,从而进行诊断和 / 或耐药性预测。WHO 在 2018 年的技术指南中明确指出,高通量测序技术可以作为检测耐药结核病的病原学新方法,并建议在有条件的地区予以推广。尽管高通量测序技术在临床应用中具有很好的价值,但仍存在一些局限性:①检测周期较长,检测步骤复杂,费用高,缺乏标准操作流程,需要生物信息专业人员进行数据分析;② NGS 数据中约有 90% 来源于宿主基因组遗传信息,易对微生物测序数据产生干扰,导致其灵敏度下降;③无法区分检测到的微生物是感染菌还是定植菌。

2)基于宿主免疫反应的检测技术 对血浆中结核病相关转录因子进行分析有助于结核病的诊断和鉴别诊断。Xpert MTB Host Response 试剂盒通过检测 *GBP5*、*DUSP3* 和 *KLF2* 三个基因转录水平的变化,计算 TB 评分(TB score),用于结核病的鉴别诊断和治疗效果的监测。在南非、冈比亚、乌干达和越南开展的多中心研究显示,Xpert MTB Host Response 区分结核病和其他呼吸系统感染性疾病的灵敏度可达 87%,特异度为 94%,且结果不受 HIV 感染状态或检测地点的影响,具有较好的应用前景。该技术仅需要 0.1ml 末梢血或静脉血,半小时即可完成检测,适用于儿童结核病的早期诊断。但目前在儿童中的应用数据较少,尚需要大规模人群的研究来进一步评估其临床应用价值。

五、治疗

(一) 活动性结核病的治疗

儿童结核病治疗原则与成人一样,遵循早期、适量、联合、规律、全程的原则,完成强化期及巩固期阶段治疗。WHO 强调儿童结核病需每日用药,不推荐强化期的间歇治疗。WHO 在 2022 年指南中也明确推荐了儿童结核病的治疗方案:①敏感肺结核和肺外结核(除外结核性脑膜炎、骨关节结核)的治疗方案为 2HRZ(E)/4HR[a];② 3 个月 ~16 岁的非重症肺结核[b] 和外周淋巴结结核儿童和青少年的短程治疗方案为 2HRZ(E)/2HR[a];③ 12 岁以上儿童和青少年的肺结核短程治疗方案为 2HPMZ/2HPM;④儿童结核性脑膜炎或骨结核治疗方案为 2HRZE/10HR;⑤儿童结核性脑膜炎的短程强化治疗方案为 6HRZEto[c]。

儿童药物代谢的特点与成人不同。儿童结核病抗结核药物的推荐剂量为 INH(H)10mg/kg(7~15mg/kg),最大剂量 300mg/d;RIF(R)15mg/kg(10~20mg/kg),最大剂量 600mg/d;PZA(Z)35mg/kg(30~40mg/kg);EMB(E)20mg/kg(15~25mg/kg);RPT(P)1 200mg(≥40kg);MOX(M)400mg(≥40kg);年龄越低选择越偏向剂量范围的上限,年龄越大剂量选择越偏向剂量范围下限。0~3 个月的儿童在遵循上述推荐剂量的原则上,可以由儿童结核病专业人士根据药物毒性原则进行剂量调整。

上述治疗方案的实施建议如下。a. 对于艾滋病儿童、病变广泛儿童、在异烟肼耐药或 HIV 感染率高的地区的儿童,建议在强化治疗期加用乙胺丁醇。b. 非重症肺结核包括无气道阻塞的胸内淋巴结结核、无并发症的结核性胸腔积液或局限于一个肺叶且无粟粒型表现的少菌性非空洞性疾病,且患儿 Xpert MTB/RIF 或 Ultra 的半定量结果为阴性、痕量、极低或者低,若不能进行 Xpert MTB/RIF 或 Ultra 检测,则痰涂片结果需为阴性,在过去两年内未接受过抗结核治疗。c. 短程强化治疗方案的药物剂量高于常规使用剂量,H 为 15~20mg/kg,R 为 22.5~30mg/kg,Z 为 35~45mg/kg,Eto 为 17.5~22.5mg/kg。

成人耐多药结核病长程治疗方案和短程治疗方案也适用于儿童。但建议儿童耐多药结核病患儿，尤其是病情较轻或年龄较小的患儿，尽可能避免使用阿米卡星、链霉素等注射类抗结核药物。

（二）结核潜伏感染的预防性治疗

2022年《WHO结核病整合指南模块5：儿童和青少年结核病管理》中推荐的儿童结核潜伏感染治疗方案包括以下几点内容。

1. 异烟肼单用6个月或9个月（6H或9H） 异烟肼的剂量为≥10岁的儿童中，5mg/（kg·d）；<10岁的儿童中，10mg/（kg·d），范围7~15mg/（kg·d）。

2. 利福平单用4个月（4R） 利福平的剂量为≥10岁的儿童中，10mg/（kg·d）；<10岁的儿童中，15mg/（kg·d），范围10~20mg/（kg·d）。

3. 利福平和异烟肼联合使用3个月（3HR） 用药剂量参考利福平和异烟肼单用时的剂量。

4. 利福喷丁和异烟肼联合使用3个月（3HP，每周一次） 2岁以上的儿童可以选择该方案。药物剂量根据年龄和体重进行选择：2~14岁儿童中，10~15kg异烟肼300mg，利福喷丁300mg；16~23kg异烟肼500mg，利福喷丁450mg；24~30kg异烟肼600mg，利福喷丁600mg；≥31kg异烟肼700mg，利福喷丁750mg。14岁以上儿童中，≥30kg异烟肼900mg，利福喷丁900mg。

5. 利福喷丁和异烟肼联合使用1个月（1HP） 13岁及以上的儿童可以选择该方案。药物剂量为异烟肼300mg/d，利福喷丁600mg/d。

需要注意的是，在进行LTBI治疗之前，必须全面了解患儿病史，常规进行胸部影像学检查，必要时进行结核分枝杆菌相关检查等来排除活动性结核病，否则由于治疗方案的不同，可能会导致治疗失败，或由于治疗不充分而导致耐药。

六、预后

儿童结核病如能早期进行诊治，则预后较好。但在年幼儿、早产儿、低体重儿、严重营养不良患儿中，其病情往往较重，播散部位广泛，且药物耐受性差，容易合并肝功能损伤等并发症，治疗难度大。若得不到早期诊治，则预后差，病死率高。

七、预防

（一）疫苗接种

1. 卡介苗接种 被誉为"新生儿第一针"的有90多年历史的卡介苗（BCG）依然是目前唯一的TB临床用婴儿期预防疫苗，可以预防和减轻儿童的重症结核病（如结核性脑膜炎、血行播散性结核病）。虽然新生儿接种BCG对肺结核也具有一定的预防作用，但其主要是预防疾病发展成为重症播散性结核病。一项系统综述发现，与未接种BCG的儿童相比，接种BCG的儿童接触传染性结核病患者后感染的概率降低了19%，说明BCG对MTB感染具有一定的保护作用。此外，接种BCG在新生儿期除了具有结核病特异性保护效应外，还对除结核外的其他感染性疾病具有非特异性保护作用。

关于BCG接种，WHO推荐以下几点。①在结核病和/或麻风病高发的国家或地区，应在出生时或此后尽快向新生儿接种单剂量BCG。BCG与乙肝疫苗联合使用是安全的，强烈建议同时接种。如果出生时错过了接种BCG，建议对未接种BCG的大婴儿和儿童进行补种。②在结核病或麻风病低发的国家，建议对高危人群进行BCG接种。高危人群包括：父母（或其他密切接触者/

亲属)既往罹患结核病或麻风病的新生儿、与结核病或麻风病高发国家有密切联系的家庭中的新生儿、有其他结核病或麻风病高危因素的新生儿。③不建议重复接种BCG。BCG接种后没有形成卡疤不代表没有保护作用,也不是再次接种BCG的指征。④母亲为HIV阳性,但新生儿HIV感染状况不明,如果没有临床证据表明新生儿存在HIV感染,则应接种BCG。⑤经早期病毒学检测确诊的HIV感染新生儿,应推迟接种BCG,直到患儿开始接受抗反转录病毒治疗,且临床症状和免疫学指标都比较稳定(CD4阳性细胞比值>25%)。

BCG的局限性推动了抗结核病新疫苗的开发,发明一种能有效预防结核菌感染的疫苗是控制结核病的关键。目前世界范围内正在开发的结核病疫苗包括减毒或增强的活疫苗、全菌体灭活疫苗、亚单位疫苗、DNA疫苗、初免-加强疫苗等。但还没有一种疫苗的免疫效果能超过BCG,距实际应用还有很大的距离。

2. 接种卡介苗的安全性 近年来,对疫苗安全性的关注度提高,因个例播散性卡介苗病的报道导致民众对BCG接种后的不良反应一度恐慌。故应该客观科学对待,正确引导,积极处理。

皮内接种BCG后,通常90%以上的受种者于2周左右在局部出现红肿,接着出现化脓或形成溃疡,在8~12周后结痂,形成卡疤,一小部分人无卡疤。<3%的人在接种后4~12周出现接种同侧腋下淋巴结肿大,4~8周后可自行消退。以上情况均不需要特殊处理,注意观察随访即可。少数人在接种后可出现接种部位局部脓肿或溃疡,或接种部位、同侧腋下、同侧颈部淋巴结明显肿大、脓肿、破溃、窦道形成,愈合时间超过3个月。脓肿或淋巴结穿刺液抗酸染色涂片可找到抗酸杆菌,结核分枝杆菌复合群培养阳性,菌型鉴定为牛型结核分枝杆菌,PCR扩增为*PncA*区或*RD1*区缺失,鉴定为BCG株。对于这部分局部强反应或淋巴结炎的患儿应给予局部换药、脓肿引流等对症处理,暂停其他减毒活疫苗的接种,严重者以及长期不愈者可服用抗结核药物,建议利福平+异烟肼联用。不建议单用异烟肼,原因在于药敏结果显示目前中国BCG株普遍对异烟肼耐药。异烟肼与利福平联用有利于避免短期内对利福平产生耐药。此外,因BCG对吡嗪酰胺天然耐药,故不建议使用。

极少数人在接种BCG后出现全身播散感染,称播散性卡介苗病,累及远处淋巴结、脏器、骨骼等。这部分患儿往往存在先天免疫缺陷,比如慢性肉芽肿病、重度联合免疫缺陷、高IgE综合征、高IgM综合征、孟德尔遗传易感分枝杆菌病(Mendelian susceptibility to mycobacterial disease,MSMD)等。因此对考虑播散性卡介苗病的患者应筛查免疫缺陷,除抗结核治疗外需针对原发免疫缺陷进行治疗,以及预后分析。

(二) 结核病密切接触者主动筛查

痰中带菌的成人肺结核患者,尤其是家庭中排菌的肺结核患者是儿童结核病的重要传染源。发现患有活动性肺结核患者要及时给予隔离和治疗,杜绝传染源。密切接触开放性结核患者的婴幼儿应进行结核感染的筛查,及时治疗。

八、展望

构建高水平、快速、准确诊断方法的困难依然是改善儿童结核病患儿预后的主要绊脚石,儿科医师往往是儿童结核病患者的首诊者,在结核病防治战略中发挥着重要作用。因此临床医师特别是儿科与结核病专科医师需共同努力,高度重视儿童结核病,创造多学科诊疗模式,并利用现有资源将多种诊断方法联合起来。也可以尝试在病原学金标准验证基础上建立一个结核病临床评分体系,以协助临床诊断并推广应用于诊断资源匮乏的地区。做到儿童结核病早发现,提高临床确诊率，及时有效治疗，最终改善预后，实现儿童结核病零死亡率。

（李 涛　焦伟伟　刘 芳）

第二节　典 型 病 例

典型病例 1

患儿女，11 岁 3 个月，因“咳嗽 4 个月余”入院。

【病例特点】患儿 4 个月余前无明显诱因出现咳嗽，呈阵发性连声咳，偶有白色黏痰咳出，伴活动后气促，无胸闷等不适。反复于当地医院就诊，不规则给予抗感染治疗（阿奇霉素、三代头孢等），效果欠佳，症状反复。近半个月曾两次于当地某医院就诊，经阿奇霉素治疗，咳嗽、咳痰症状无明显改善，复查胸片左上肺病灶较前增多。今为进一步诊治，来我院门诊就诊，以“肺部阴影性质待查”收治入院。

自起病以来患者精神、食欲、睡眠一般，大小便如常，近半年体重无明显变化。

【既往史】无肺结核病史及相关病史，无肺结核患者密切接触史，有卡介苗接种史。

【入院查体】体温 36.60℃，脉搏 103 次 /min，呼吸 22 次 /min，血压 77/60mmHg。神清，营养较差，颈无抵抗，左上臂可见卡疤，双肺叩诊清音，双肺呼吸音粗，左上肺可闻及湿啰音，余未闻及干、湿啰音。

【辅助检查】2018 年 10 月 4 日胸片示双肺多发斑片状影，结核待排。2018 年 10 月 21 日胸片示双肺多发斑片状影，左上肺病灶较前增多。血常规：WBC 6.49×10^9/L，N% 55.40%，HGB 117g/L，PLT 387×10^9/L。大小便常规无特殊，肝肾功能电解质正常，CRP、PCT 正常，ESR 43mm/h，肺炎支原体抗体 IgM、肺炎衣原体抗体 IgM 阴性，CEA、呼吸道肿瘤标志物正常，乙肝、丙肝、梅毒、艾滋病筛查正常，T-SPOT.TB 阳性。痰 TB-RNA、TB-DNA 阳性（+）。气管镜：左主支气管、左上叶支气管结核混合型。支气管灌洗液 TB-DNA、TB-RNA、GeneXpert 阳性。胸部 CT：左上肺肺不张改变，周围多发小结节、树芽征改变，左上叶支气管狭窄，右肺少许斑片影。

【诊断】①继发性肺结核，双肺，涂（+），初治。②支气管结核。

【治疗】抗结核治疗（2HRZE/7HRE、异烟肼雾化吸入），先后 3 次气管镜下局部介入治疗（局部注药、冻融治疗）及对症治疗。患儿症状好转，多次复查痰结核分枝杆菌培养阴性，胸部 CT 双肺病变明显吸收好转，于 2019 年 10 月停止抗结核治疗（图 20-2-1）。

【诊治体会】患儿临床上慢性起病，反复咳嗽、咳痰、发热，抗感染治疗效果欠佳，肺部病变增多，CT 提示双肺多发斑片结节影左上肺为主伴左上叶支气管狭窄，临床需要高度考虑肺结核、支气管结核可能，完善痰、支气管镜等检查，最后确诊继发性肺结核、支气管结核。患者肺门纵隔无明显淋巴结肿大且为年长儿童，曾接种卡介苗，故考虑继发性肺结核。鉴别诊断主要与其他特殊感染如肺曲霉菌病、奴卡菌病等特殊感染鉴别。治疗上抗结核治疗方案与成人相同，注意按照体重调整药物剂量。在治疗过程中需要根据体重变化进一步调整药物剂量，因合并支气管结核，且无抗结核药物相关不良反应，该患儿疗程延长至 1 年，全身抗结核治疗同时局部给予异烟肼雾化吸入及支气管镜局部介入治疗，雾化吸入疗程一般 3 个月左右。

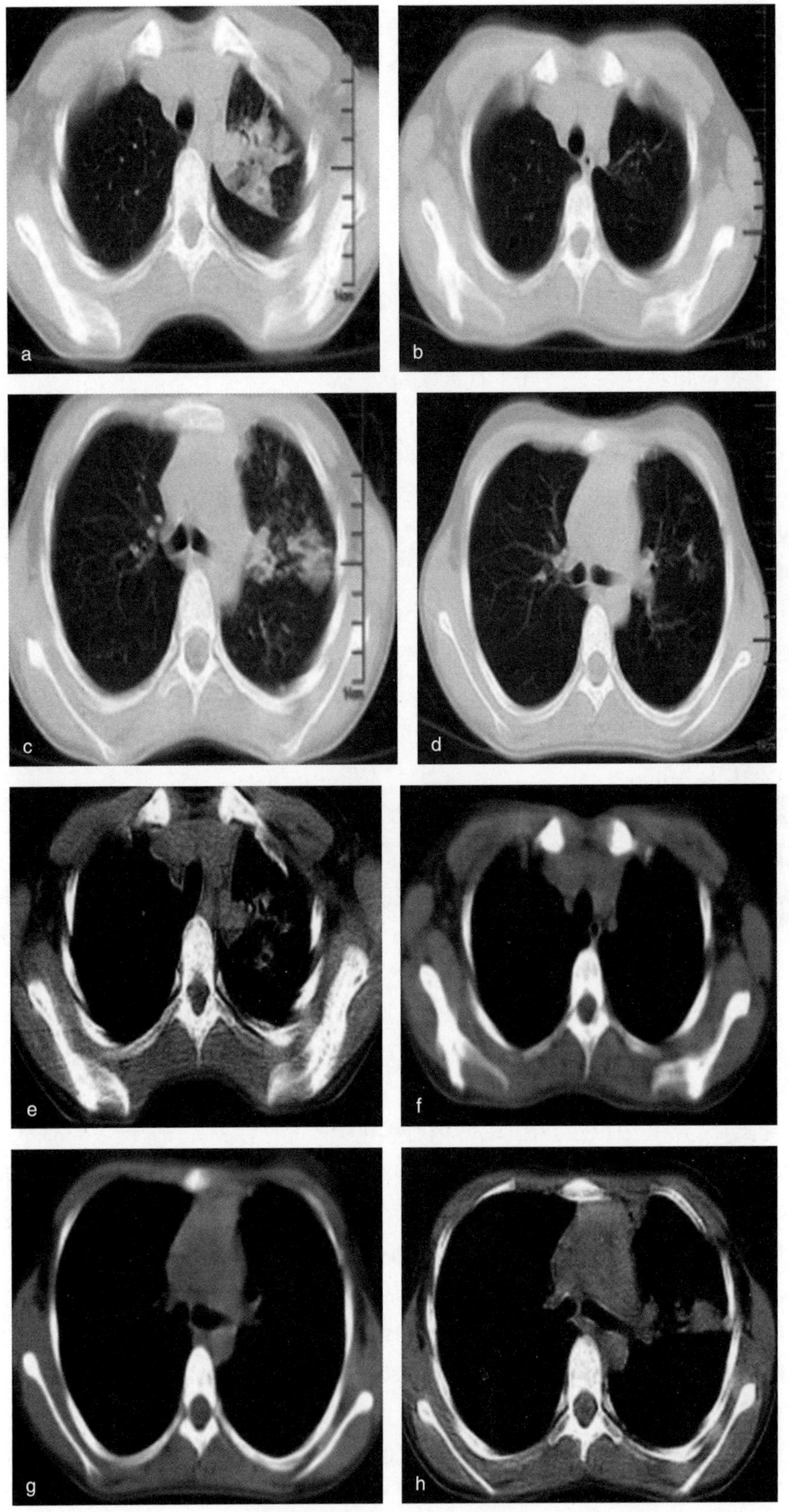

图 20-2-1 胸部 CT 影像图
双肺病变明显吸收好转。

典型病例 2

患者男，3 个月 9 天，因“左耳流脓、咳嗽 1 个月余，加重伴发热 3 天”入院。

【病例特点】患儿于 1 个多月前开始左耳流脓，有阵发性咳嗽及喘息，伴发热，最高体温达 39.0℃，哭闹不安，无昏迷、抽搐，家长将患儿送当地市儿童医院治疗。因病情危重，上一级儿童医院将其收入院治疗。入院后予告病危、心电监护、吸氧等处理，患儿有明显呼吸困难，血氧不能维持，给予气管插管接呼吸机辅助通气，并给予美罗培南、万古霉素抗感染及利福平、异烟肼抗结核。患儿出现肝损害，停用万古霉素、利福平后病情好转，考虑患儿为多系统结核，今转我院治疗，门诊拟“肺结核、支气管结核”收入我科治疗。

【既往史】否认肺结核病史及其他疾病史，出生 24 小时接种卡介苗和乙肝疫苗第一针，其母亲患肺结核，目前在治疗中。

【入院查体】体温 36.40℃，脉搏 156 次 /min，呼吸 36 次 /min，体重 4kg。营养状态可，神志清楚，反应正常，左上臂可见暗红色结节状卡疤，双肺呼吸音粗，未闻及干、湿啰音，四肢肌张力正常，双下肢病理征未引出。

【辅助检查】痰液及胃液结核菌涂片阳性，咽拭子 TB-DNA 阳性。胸部、颈部及头颅 CT 示：肺炎，左下肺脓腔形成可能；脑实质可疑低密度影；左侧中耳乳突炎症（左侧颞骨骨质破坏）；左颈部团块影，左侧胸锁乳突肌深面多发明显肿大淋巴结。腹部平片：腹部膨隆，不除外腹腔积液，脐膨出。B 超报告：部分肠管扩张、积气、积液；少量至中量腹腔积液。血常规：WBC 9.9×10^9/L，N% 50%，HGB 81g/L，PLT 108×10^9/L。大小便常规正常。肝功能：TP 64.6g/L，ALB 44.4g/L，TBIL 29.7μmol/L，DBIL 16.3μmol/L，Ua 81μmol/L，Cr 13μmol/L，CRP、PCT 正常，电解质正常，凝血功能正常。诊断考虑：①双肺多发病灶、考虑感染性病变，可符合结核特征；②考虑纵隔多发淋巴结肿大。

【诊断】①肺结核，左下肺，涂（+），初治。②支气管结核。③左耳后淋巴结结核。④结核性中耳炎。⑤结核性腹膜炎。⑥肠结核（疑似）。⑦药物性肝炎。

【治疗】入院后给予抗结核治疗（HRZL，剂量根据体重，异烟肼 10mg/kg，利福平 15mg/kg，吡嗪酰胺片 20mg/kg，左氧氟沙星 10mg/kg）及对症护肝治疗。患者间断干咳，无明显呼吸困难，血氧饱和度正常，精神、进食可，大小便正常。于 2018-8-17 出院，出院后继续 6HRZ/3HR 治疗，期间患儿身高及体重增加正常。根据体重调整用药剂量，复查胸部 CT 肺部病变明显吸收好转（图 20-2-2），于 2019 年 5 月停药。

【诊治体会】患儿出现长期咳嗽、发热、左耳流脓，且为涂阳肺结核患者密切接触者，故应高度考虑结核病可能，进一步完善咽拭子、胃液结核菌病原学检查，确诊肺结核。因患儿无痰，故对于婴幼儿查咽拭子、胃液、大便、脓液等。治疗上仍然常规使用异烟肼、利福平、吡嗪酰胺及乙胺丁醇等药物，该例患儿使用左氧氟沙星替代乙胺丁醇可能是考虑乙胺丁醇的视神经损害，不过左氧氟沙星在婴幼儿使用上国内仍存在争议，属超说明书用药，需要谨慎。在治疗过程中，随着患儿体重的增长，药物剂量需要适时调整，喂药时需要保证患儿成功服药，一般将药物磨成粉末灌入，早期病情危重时可静脉给药或经胃管给药。疗效判断上仍以临床表现、细菌学、影像学为主要指标，因该患儿存在多系统结核，故疗程延长至接近 9 个月停药。

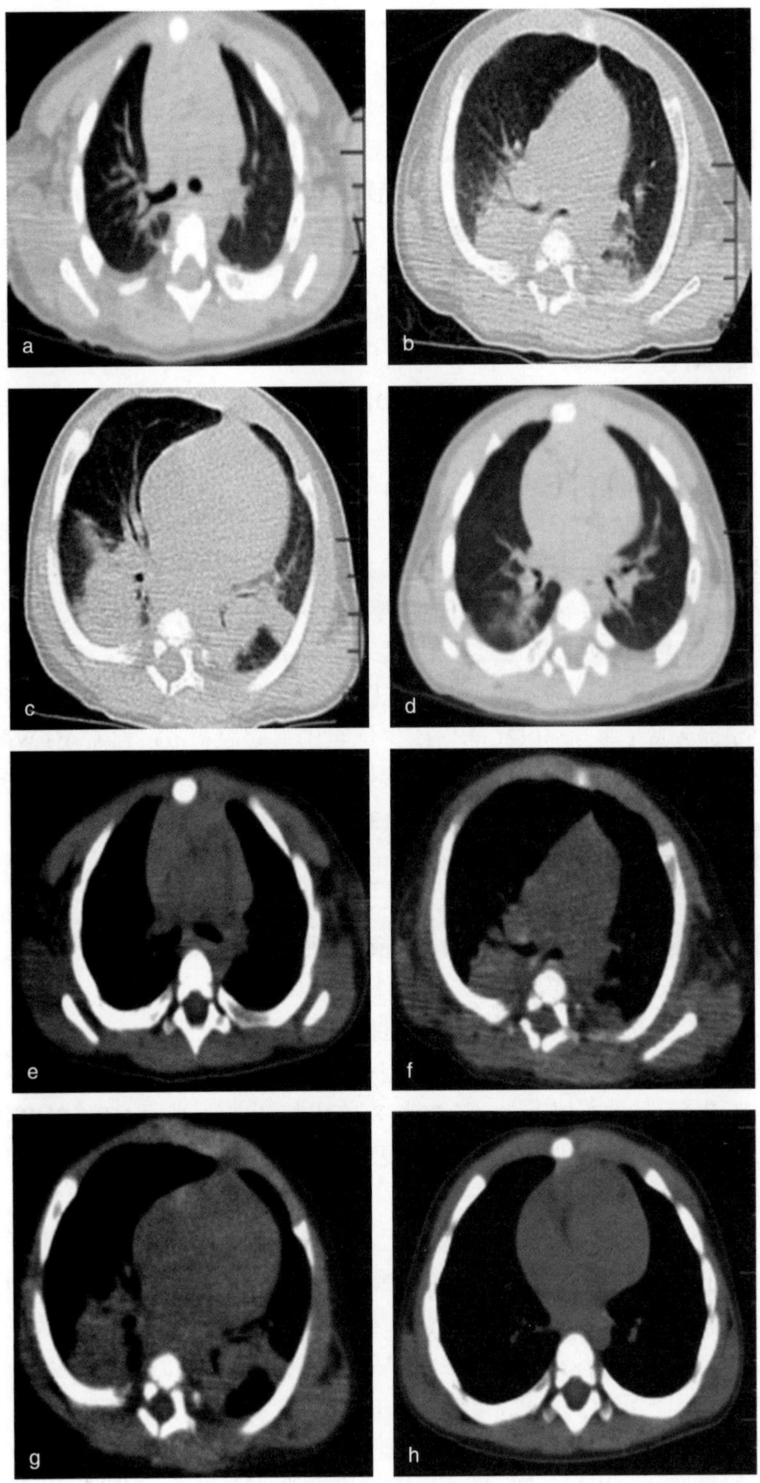

图 20-2-2 胸部 CT 影像图

双肺病变明显吸收好转。

（李 涛 焦伟伟 刘 芳）

参考文献

[1] World Heath Organization. Global tuberculosis report 2012. Geneva: World Health Organization, 2012.

[2] World Health Organization. Guidance for national tuberculosis programmes on the management of tuberculosis in children. 2nd edition. Geneva: World Health Organization, 2014.

[3] World Health Organization. Childhood TB training toolkit. Geneva: World Health Organization, 2014.

[4] World Health Organization. Global tuberculosis report 2022. Geneva: World Health Organization, 2022.

[5] HOUBEN R M G J, DODD P J. The global burden of latent tuberculosis infection: a re-estimation using mathematical modelling. PLoS Med, 2016, 13 (10): e1002152.

[6] ANON. Latent Tuberculosis Infection: A Guide for Primary Health Care Providers.[2023-11-12]. http://www.cdc. gov/tb/publications/LTBI/treatment. htm.

[7] PEREZ-VELEZ C M, MARAIS B J. Tuberculosis in children. N Engl J Med, 2012, 367 (4): 348-361.

[8] 中华医学会结核病学分会儿童结核病专业委员会. 儿童结核分枝杆菌潜伏感染筛查和预防性治疗专家共识. 中华结核和呼吸杂志. 2020, 43 (4): 345-349.

[9] World Health Organization. Automated real-time nucleic acid amplification technology for rapid and simultaneous detection of tuberculosis and rifampicin resistance: Xpert MTB/RIF assay for the diagnosis of pulmonary and extrapulmonary TB in adults and children. Policy update. Geneva: World Health Organization, 2013.

[10] CHAKRAVORTY S, SIMMONS A M, ROWNEKI M, et al. The New Xpert MTB/RIF Ultra: Improving Detection of Mycobacterium tuberculosis and Resistance to Rifampin in an Assay Suitable for Point-of-Care Testing. MBio, 2017, 8 (4): e00812-e00817.

[11] SABI I, RACHOW A, MAPAMBA D, et al. Xpert MTB/RIF Ultra assay for the diagnosis of pulmonary tuberculosis in children: a multicentre comparative accuracy study. J Infect, 2018, 77 (4): 321-327.

[12] SUTHERLAND JS, VAN DER SPUY G, GINDEH A, et al. Diagnostic accuracy of the Cepheid 3-gene host response fifingerstick blood test in a prospective, multi-site study: interim results. Clin Infect Dis, 2022, 74 (12): 2136-2141.

[13] World Health Organization. BCG vaccines: WHO position paper-February 2018. Geneva: World Health Organization, 2018.

[14] PRENTICE S, NASSANGA B, WEBB E L, et al. BCG-induced non-specific effects on heterologous infectious disease in Ugandan neonates: an investigator-blind randomised controlled trial. Lancet Infect Dis, 2021, 21 (7): 993-1003.

[15] World Health Organization. WHO operational handbook on tuberculosis. Module 5: management of tuberculosis in children and adolescents. Geneva: World Health Organization, 2022.

[16] VILLARINO M E, SCOTT N A, WEIS S E, et al. Treatment for preventing tuberculosis in children and adolescents: a randomized clinical trial of a 3-month, 12-dose regimen of a combination of rifapentine and isoniazid. JAMA Pediatr, 2015, 169 (3): 247-255.

[17] 卢水华, 李涛, 席秀红, 等. 播散性卡介菌病 23 例分析. 中华传染病杂志, 2013, 31 (7): 417-421.

[18] World Health Organization. WHO consolidated guidelines on tuberculosis Module 5: management of tuberculosis in children and adolescents. Geneva: World Health Organization, 2022.

[19] TURKOVA A, WILLS G H, WOBUDEYA E, et al. Shorter treatment for nonsevere tuberculosis in African and Indian children. N Engl J Med, 2022, 386 (10): 911-922.

[20] DORMAN S E, NAHID P, KURBATOVA E V, et al. Four-month rifapentine regimens with or without moxi-

floxacin for tuberculosis. N Engl J Med, 2021, 384 (18): 1705-1718.

[21] World Health Organization. The use of next-generation sequencing technologies for the detection of mutations associated with drug resistance in Mycobacterium tuberculosis complex: technical guide. Geneva: World Health Organization, 2018.

第二十一章　妊娠期结核病

第一节　妊娠期结核病概述

女性在妊娠期间以及产后3个月内发生结核病或在结核病未愈时出现妊娠称为妊娠期结核病，其最常见的结核病类型为肺结核。除继发性肺结核外，血行播散性肺结核和结核性胸膜炎多见，产后合并肺外结核者多。肺外结核以结核性脑膜炎最常见。

一、流行状况

根据世界卫生组织（WHO）统计，2018年结核病影响约1 000万人，其中有32%为女性，每年有超过300万名女性处于结核病潜伏期，结核病在全球范围内造成约145万人死亡，其中死于肺结核的妇女大约有70万名。有研究发现全球育龄期妇女的结核病发病率升高，使结核病一度成为导致育龄期妇女死亡的第三大原因。

在女性中，结核病好发的年龄段位于15~44岁。结核病孕妇的确切数目目前仍然未知，其估计数是根据特定地区育龄期妇女比例加上粗略出生率而计算得到的。一项对妊娠期结核病的系统评估显示，2011年全球孕妇中有21.65万人患活动性结核病（范围为19.21万~24.7万），其中负担最大的是非洲区域的8.94万例和东南亚区域的6.75万例孕妇。

另外需要注意的是，孕妇、15岁以下的儿童以及感染HIV人群占全球结核病负担的20%，估计每年分别出现21.6万例、100万例和104万例，但目前该人群和哺乳期妇女基本上被排除在结核病临床试验之外，导致上述人群的治疗缺乏循证医学指导，治疗效果欠佳。为了应对这一现象，需要在试验人员、制药公司、母婴临床专家、伦理学家和监管机构之间，对风险、收益和研究药物的纳入理由进行早期讨论，以期在充分知情的情况下让该特殊人群参与研究，为未来指导治疗提供理论依据。

关于妊娠期结核病的发病率，各国报道不一。在早期美国疾病预防与控制中心曾报告，1998年与1992年相比下降了31%，结核发病的过程在妊娠期没有改变，但对孕妇和胎儿都有风险。根据Mathad等的统计，美国妊娠期女性的静止期结核患病率为4.2%。作为结核病高发国家之一的我国早期也曾经报道，妊娠合并肺结核占妊娠妇女的2%~7%，可见妊娠期结核病在我国并非罕见。随着近年来我国对结核病的管控，妊娠期结核病的患者数量下降，其准确发病率鲜有报道。

二、发病机制

关于妊娠期结核病发病机制，至今尚未完全明确。在妊娠期妇女体内高水平人绒毛膜促性腺激素会抑制淋巴细胞功能，加上孕产期内分泌功能紊乱、卵巢激素增加、肺呈充血状态以及血液中胆固醇增高等原因，结核菌在肺内能更好地生长和繁殖，增加了肺结核发生的可能。其次，妊娠期肾上腺皮质激素分泌显著增多，毛细血管通透性增加，T淋巴细胞活性降低，使得妊娠期妇女患结核病的风险是非孕期妇女的两倍以上，增加了肺结核发生的风险。产褥期的免疫重建使得机体高度脆弱，结核菌易通过淋巴系统扩散至血液循环系统，从而引起结核菌播散出现肺外结核，增加了结核病扩散和恶化的可能。

三、临床表现

妊娠期结核病的临床表现往往具有非特异性和高隐匿性，特别是对不太熟悉该疾病的卫生专业人员来说极具迷惑性。当累及肺外部位时临床表现变化多样，使诊断检查具有复杂性。对于妊娠期的女性而言，产科医生和妇科医生通常是其接触的唯一卫生健康专业人员，因此这些医师在迅速识别可疑示警和随后的诊断调查中发挥着关键作用。建议采用一些简单的预防措施，例如主动寻找常见临床表现，可能会改善结核病检出率。还可以增强对可疑结核病筛查。当出现社会边缘化妇女、土著社区的妇女以及从结核病高负担国家移民来的妇女时，应该对其多加关注。

1. 发病时间　妊娠期结核病多发于早、中期及产后 1 个月内，部分病例仅在产后得到确诊，其"潜伏"可长达 6 个月，这可能是由于诊断延迟和怀孕时免疫学的变化所引起。

2. 临床症状　妊娠期结核病其结核中毒症状明显，发热、咳嗽、咳痰、盗汗、头疼、胸痛、咯血者多见，部分患者伴有高热。其中发热、乏力和咳嗽是最主要的临床表现，而结核性脑膜炎患者的主要临床表现为头痛。

3. 实验室和影像学特点　其影像学检查常提示病灶广泛播散，累及多个肺叶、肺段者多，可形成胸腔积液、胸膜增厚、双肺斑片状渗出影和弥漫性粟粒、小结节状影，且易伴空洞形成和血行播散。当累及脑部时 MRI 可提示脑膜增厚和脑组织水肿。痰菌阳性率高，PPD 试验阳性率高。

结核病的早期症状与呼吸系统其他疾病的症状相似，孕妇不能及时接受 X 线的检查，易于误诊为其他的呼吸系统疾病或其他系统疾病。

四、诊断要点

早期妊娠结核病的诊断往往被妊娠期的生理反应所掩盖，特别是怀孕早期因避免放射线而不能及时行 X 线检查，无法准确判断是否存在活动性肺结核，从而导致结核病恶化，结核病灶播散，严重者可并发结核性脑膜炎，危及孕妇及胎儿生命。妊娠合并肺结核诊断依据主要为如下几点。

1. 结核中毒症状，如乏力、盗汗、发热、体重减轻。

2. 经抗感染治疗效果不佳的慢性咳嗽。

3. 结核接触史。

4. 结核菌素试验阳性，此项应作为高危孕妇的常规检查以筛检是否有结核分枝杆菌感染。

5. 痰涂片抗酸杆菌检查及痰菌培养阳性。痰涂片抗酸杆菌检查快速简便，若为阳性，则肺结核诊断基本确定。

6. 胸部 X 线检查。在妊娠 <12 周或 >24 周时，一般不宜行胸部 X 线检查，但在妊娠 3~5 个月时可于腰腹防护下行胸部 X 线检查。

7. 血清结核抗体检测阳性。对不能接受 X 线诊断手段的疑似妊娠结核病患者具有一定参考价值。

8. γ 干扰素释放试验（IGRA）阳性作为一种诊断结核潜伏感染的指南推荐方法，对诊断妊娠结核病也有一定的参考价值。

早期诊断难度高，由于妊娠结核病具有非特异性、高隐匿性和迷惑性等的特点，误诊和诊断延迟的现象严重。蒋玲的一项研究发现妊娠结核病患者最短延迟时间为 20 天，最长延迟时间为 252 天，其中位就诊延迟时间为 78 天。在临床中，结核病引起的体重减轻可以被妊娠相关的水肿或腹围增加所掩盖，疲劳乏力、咳嗽气短、呼吸困难和轻微发热也都可能被误解为生理现象。加上孕产期的特殊性使临床医生尽量避免胸部影像学检测，导致误诊和诊断延迟。有证据表明胸部影像学检测对胎儿的风险其实很小，临床医生应该仔细评估影像学检测的必要性，在必要时可以选择对胎儿无声损伤的MRI检查。美国妇产科学会妊娠期影像学指南推荐，当病情需要孕妇采用影像学检查时，不需要有所顾忌，因为误诊带来的风险远高于胎儿的辐射风险。此外，妊娠合并结核的患者其痰检阳性率低，从结核潜伏感染到活动性结核病发病时间长。这些都增加了早期诊断的难度。

五、治疗

（一）终止妊娠和继续妊娠的指征

1. 终止妊娠的指征　在目前，肺结核并非终止妊娠的指征。一旦出现下列情况，均建议终止妊娠。

（1）妊娠反应严重，不能耐受继续妊娠、自然分娩及剖宫产术者。

（2）肺结核病变广泛，反复咯血、痰涂片阳性者。

（3）严重肺结核伴有肺功能减低或出现严重呼吸道症状和中毒症状。

（4）肺结核合并有其他系统疾病，如结核病伴心、肝、肾功能不全，或伴有结核性脑膜炎、结核性心包炎等肺外结核，尤其是肾、肝、骨结核需长期治疗者。

（5）耐多药结核病者、艾滋病患者妊娠期结核病者、糖尿病患者妊娠期结核病者。

（6）活动性肺结核需要及时进行抗结核治疗，治疗期内应用了大量引发胎儿异常，可能造成新生儿先天不足的药物，如链霉素等。

（7）有产科终止妊娠指征者。

终止妊娠时间一般为妊娠3个月内。若妊娠时间已超出3个月，应选择适当的抗结核药物治疗，并维持妊娠。终止妊娠后肺结核的治疗与一般人群所患结核病治疗相似，同时注意支持和免疫辅助治疗。

2. 继续妊娠的指征　临床医生需要根据患者实际情况权衡利弊，判断是否可以维持妊娠，有以下情况时可继续妊娠。

（1）结核病情轻微，无明显并发症及合并症。

（2）疾病处于相对稳定期，无严重妊娠反应。

（3）治疗过程中没有大量使用链霉素和利福平，对宫内胎儿没有影响。

（二）抗结核治疗

胎儿畸形的发生多在妊娠12周之前，大多数二线抗结核药物具有耳毒性和致畸性，增加了耐药结核病孕妇的治疗难度，部分药物耐受性差和有效性差，会加重怀孕相关的恶心呕吐症状，使患者依从性变差。

尽管抗结核药物对孕妇和胎儿会产生一定不利的影响，但是临床医生依旧需要对其利弊进行评估。及时规范的治疗可使孕产妇和胎儿获益。

1. 早期治疗　在妊娠期间发现活动性结核病时，最重要的是及时妥善地治疗。妊娠期结核病对母婴危害大，因此，尽早采取有效可靠的诊断方式，可及时明确诊断，并尽快应用个体化抗结核药物方案，以期在控制结核病的同时保护胎儿。在魏晗的一项研究中，发现结核病情较轻的孕妇，如单纯性胸膜炎或早期妊娠患者，其产后胎盘及蜕膜组织送检结核阳性率低，经过正规的抗结核治疗往往可以取得良好的妊娠结局。雷素英等人则对妊娠期合并肺结核患者不同诊治时机与子代生存质量相关性进行分析，发现产后诊治组子代患病率和病死率分别为69.8%和8.3%，显著高于产前诊治组的13.3%和0，产前诊治组子代患病率和病死率与正常孕妇所生子代相同。产前诊治组的治疗结局显著好于产后诊治组，这说明了产前早期治疗的重要性。

2. 用药原则——有效、安全 结核病药物治疗应遵循早期、联合、规律、适量、全程的原则，抗结核药物的应用详见第四章。

妊娠期抗结核治疗最重要的原则是有效和安全。合理的抗结核治疗不但对胎儿无害，且能防止胎儿受母体疾病的影响。只需要临床医生在选择抗结核药物时仔细权衡利弊，在保证孕妇和胎儿安全的同时确保药物的有效性，以避免造成不利的影响。

胎儿畸形的发生多在妊娠12周之前，妊娠合并结核早期治疗的焦点就在于此。胚胎受损最敏感的时期为器官高度分化、发育、形成阶段。如果在妊娠前3个月发现肺结核，要对患者病情进行全面评估，权衡利弊后再决定治疗方案。

3. 较安全的抗结核药物

(1) 异烟肼 可通过胎盘屏障但无致畸作用，不良反应小，安全性高，可用于孕妇，是在妊娠期结核病患者中使用最广泛药物，常与乙胺丁醇联用，疗程为6~12个月。

(2) 乙胺丁醇 可通过胎盘屏障但其致畸作用在人类中未得到证实，是最常用的药物之一。

(3) 吡嗪酰胺 缺乏实验资料，对胎儿毒性尚不十分清楚。

4. 禁用或慎用的药物

(1) 利福霉素类药物 包括利福平、利福布汀、利福喷丁等。由于利福平具有肝脏毒性，动物试验证实有胎儿致畸作用，其致畸率约为3%。因此利福霉素类药物在妊娠早期被列为禁忌，妊娠中、晚期可谨慎使用。

(2) 异烟胺类药物 包括乙硫异烟胺和丙硫异烟胺。异烟胺于妊娠早期发现有动物致畸作用，为早孕期内禁用的药物。而于妊娠中晚期对孕妇有较为明显的消化系统不良反应和肝损害现象。

(3) 氟喹诺酮类药物 能抑制软骨发育，使关节软骨糜烂或囊状淋巴管瘤形成，属于禁忌药物。

(4) 氨基糖苷类和糖肽类药物 在妊娠期此类药物都属禁忌。

(邓国防 张培泽 詹森林)

第二节 典型病例

典型病例1

患者女，33岁，因“停经31周，咽痛、咳嗽2个月，发热1个月”于2019年4月29日入院。

【现病史】患者3个月前无明确诱因开始出现咽痛不适，吞咽时明显，伴咳嗽、咳较多黄绿色黏痰。开始未就诊，1个月前开始出现间断发热、畏寒、盗汗等，体温最高近39℃，3月26日就诊当地医院，诊断为“支气管肺炎可能，急性化脓性扁桃体炎、多发性口腔溃疡、孕2产1孕26周”，给予输液抗感染治疗(先后给予五水头孢唑林钠及头孢哌酮他唑巴坦、哌拉西林他唑巴坦)，效果欠佳。4月15日就诊我院门诊，结核T细胞免疫反应检测阳性，红细胞沉降率增快，考虑“肺结核可能”，今为求进一步诊治收住院。起病以来，患者精神食欲体力较差，大小便正常，体重增加不明显。

【既往史】否认肝炎、肺结核等。否认高血压病、冠心病、肾炎、糖尿病、风湿等，否认肾结石病史。预防接种史不详。否认手术、外伤史，无输血史及药物过敏史。停经31周，外院产科诊断：孕31周。孕2产1。

【体格查体】T 36.70℃，P 116次/分，R 22次/分，BP 102/59mmHg。口唇苍白，咽充血，双侧

扁桃体 1 度肿大，可见脓性分泌物，右肺呼吸音稍低，双肺未闻及干、湿啰音，腹膨隆，宫高平肚脐。

【辅助检查】4 月 29 日彩超提示：右侧胸腔少量积液，肋膈角液性暗区 5mm。淋巴细胞结核免疫检测 234。ESR 107mm/h，痰 TB-RNA 阴性。

【入院检查】血常规：WBC 8.22×10^9/L，N% 78.80%，L% 11.60%，HGB 95g/L，PLT 346×10^9/L。大小便常规正常，生化：ALB 31.4g/L，TB 7.4μmol/L，ALT 12U/L，AST 19U/L，ALP 171U/L，LDH 266U/L，K 3.29mmol/L，CRP 64.67mg/L，PCT 正常，血凝功能正常，G、GM 试验阴性，乙型肝炎病毒、丙型肝炎病毒、梅毒螺旋体、艾滋病病毒抗体阴性。痰 GeneXpert 阳性，利福平耐药检测阴性，胸片提示双肺多发结节影，右上肺空洞，右侧肋膈角消失。彩超提示右侧胸腔少量积液。

【诊断】①继发性肺结核，双肺，培(+)，初治。②结核性胸膜炎。③喉结核、气道结核可能。④结核性脑炎。⑤晚期妊娠。

【治疗经过】入院后于 5 月 1 日开始给予抗结核治疗（HRZE 方案、异烟肼雾化吸入）及抗感染、对症营养支持、护肝等治疗。6 月 3 日复查肝功能：白蛋白 36.1g/L，总胆红素 14.9μmol/L，谷丙转氨酶 198.9U/L，天冬氨酸氨基转移酶 178.7U/L，碱性磷酸酶 148U/L，γ- 谷氨酰转肽酶 31.2U/L。考虑可能存在药物性肝损伤，暂停抗结核药物，并给予对症护肝治疗。6 月 17 日复查肝功能恢复正常，继续 HRE 方案抗结核治疗，6 月 19 日出现胎膜破裂，于我院产科行剖腹产，为单活胎，男婴，37 周，患儿生长发育正常，出生后暂时给予人工喂养。患者继续抗结核治疗，完善胸部 CT 检查，显示双肺改变，考虑粟粒性肺结核（见图 21-2-1）。完善腰椎穿刺术，脑压及脑脊液常规、生化正常，

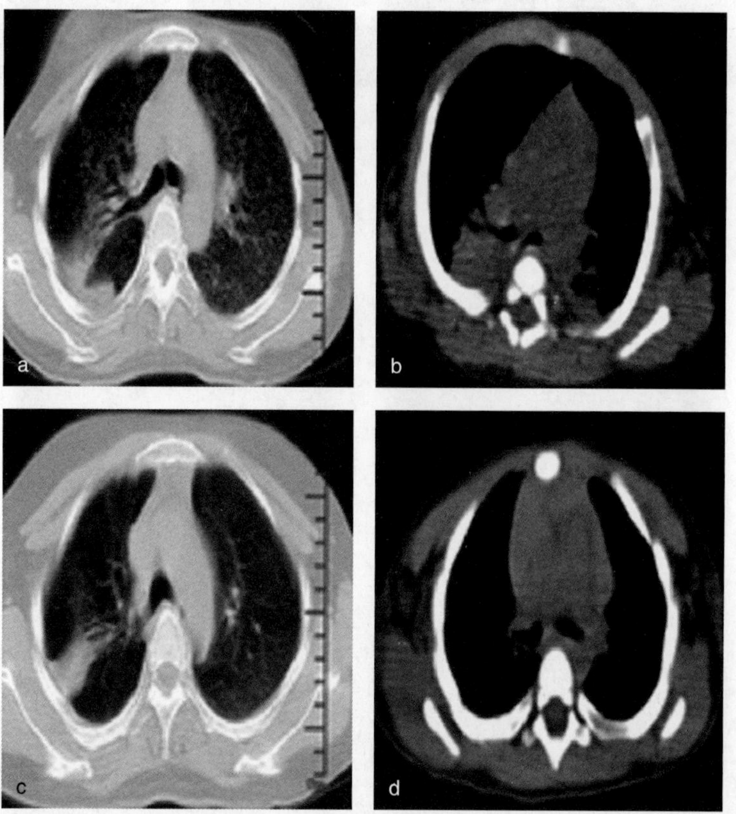

图 21-2-1 a~b. 2019 年 6 月 22 日胸部 CT 影像图，可见双肺弥漫性粟粒性病变，右上肺后段局部病变，少量胸腔积液；c~d. 2020 年 3 月 23 日胸部 CT 影像图，显示双肺粟粒性病变大部分吸收，右上肺局部膨胀不良。

脑脊液抗酸杆菌、分枝杆菌培养、GeneXpert、隐球菌涂片、真菌培养等检查阴性。7 月 3 日行头颅增强 MRI，结果显示颅脑多发异常强化结节，结合病史，考虑结核性脑炎（见图 21-2-2），提高异烟肼剂量为 0.6g/ 天，继续抗结核治疗。治疗期间患者症状明显好转，多次痰抗酸杆菌涂片、分枝杆菌培养阴性，胸部 CT 肺部病变明显吸收好转（见图 21-2-1），疗程满 1 年后停药。

【诊治体会】该患者为妊娠期结核病，但胎龄已超过 3 个月达到晚期妊娠标准，胎儿生长发育基本成型，出现药物导致的畸形可能性极小，胎检正常情况下可以保留胎儿，同时给予标准方案抗结核治疗。但该患者出现药物性肝损伤，经过暂停抗结核药物及积极对症护肝治疗后肝功能恢复正常，继续 HRE 抗结核治疗。患者在胎儿出生后行胸部 CT 检查提示为血行播散性肺结核。完善头颅 MRI 提示为颅内结核可能，故加大异烟肼剂量并延长疗程至 1 年，复查细菌学多次阴转，影像学结果提示双肺病变明显吸收好转后停药。

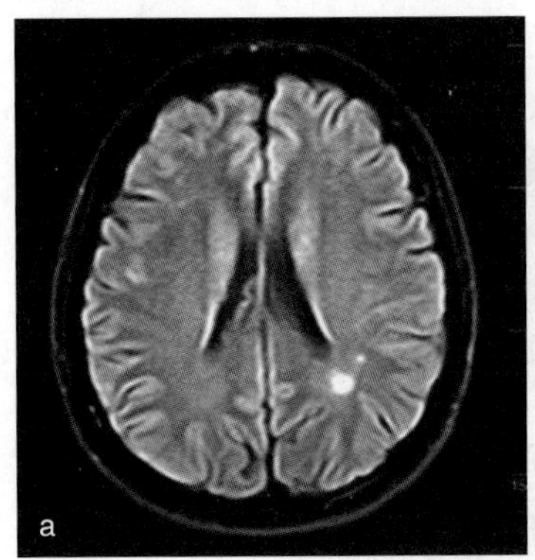

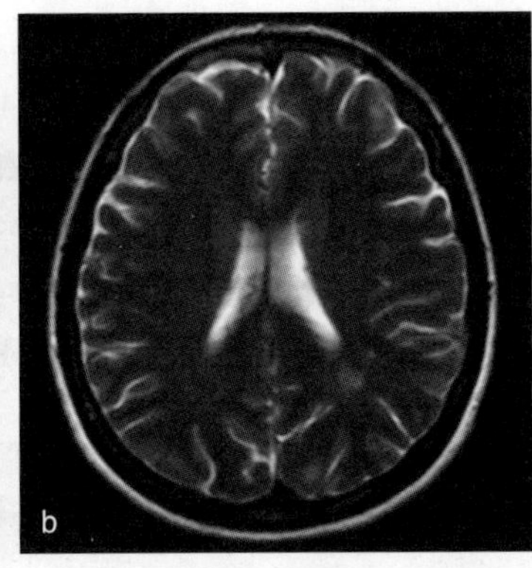

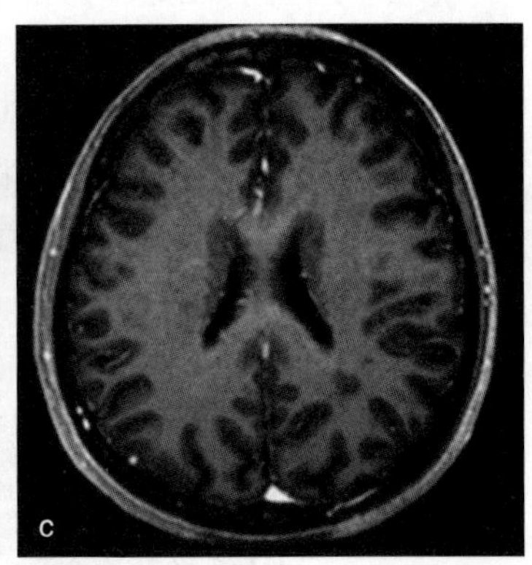

图 21-2-2 2019 年 7 月 3 日行头颅增强 MRI 图

颅内多发异常强化灶。

典型病例 2

患者女，35 岁，因“咳嗽、咳痰，伴有咯血 1 周”入院。

【现病史】患者 1 周前开始出现咳嗽，咳少许黄白色黏痰，并伴咯血，少许暗红色血痰，偶有胸闷、气促，无发热、无胸痛，随后在当地市医院就诊。痰抗酸杆菌 ++，考虑肺结核，门诊以“肺结核，妊娠 12 周”收入我科。患者起病以来精神食欲睡眠尚可，大小便正常，体重有所下降（具体不详）。

【既往史】末次月经为 5 月 17 日，外院查宫内妊娠 12 周，无肝炎、结核等传染病史。预防接种史不详，无药物或食物过敏史，无手术史，无外伤史，无输血及输血制品使用史。其他：孕 2 产 1。

【体格检查】T 36.50℃，P 109 次 / 分，R 20 次 / 分，BP 87/66mmHg。消瘦，体重 37.5kg/153cm，双肺呼吸音清晰，未闻及干、湿啰音，心律齐，无杂音。

【辅助检查】血常规：WBC 9.34×10^9/L，N% 78.90%，L% 12.70%，HGB 99g/L，PLT 284×10^9/L。大小便常规正常。肝肾功能、电解质、血凝功能等 6 项检测正常，CRP、PCT、G、GM 试验正常，肿瘤标志物（CEA、CA125、CA199、CA153）正常。激素测定：孕酮 160.34nmol/L，人绒毛膜促性腺激素 -β 99 349IU/L，肺炎支原体抗体、衣原体抗体 IgM 阴性，T-SPOT.TB 阳性，乙肝两对半、抗 HCV 抗体、抗梅毒螺旋体抗体、抗 HIV 抗体阴性。结缔组织疾病相关抗体阴性。痰 AFB ++++，GeneXpert 阳性，利福平耐药性阴性，TB-RNA、TB-DNA 阳性。彩超：左肾错构瘤？右肾、输尿管、膀胱未见明显异常声像图。宫内早孕，胎儿存活。大小相当于孕 8 周 6 天。双侧附件区未见明显异常声像。肝胆脾胰未见异常，甲状腺、颈部淋巴结、腋窝淋巴结未见肿大。确认患者放弃胎儿后行胸部 CT 检查提示双肺多发斑片结节影（图 21-2-3）。

【诊断】①继发性肺结核，双肺，培（+），初治。②早期妊娠。

【治疗】入院后告知患者目前肺结核病情较严重，虽胎儿已满 3 个月，但部分有效抗结核药物仍有可能对胎儿产生不利影响，在知情同意下给予抗结核治疗（2HRZE/4HR 方案），同时给予加强营养支持等对症治疗。用药 1 周后患者出现明显恶心、呕吐、腹部不适等症状，复查肝功能 ALT 74U/L，AST 84U/L，TB 20μmol/L。考虑存在药物性肝损伤及胃肠道反应，PZA 减量至 1.0g/ 日，同时给予积极对症护肝、护胃等治疗。患者消化道症状逐渐缓解，复查肝功能恢复正常，继续抗结核治疗 1 个半月后复查痰 AFB 阴性，胸部 CT 提示肺部病变吸收好转（图 21-2-3）。

【诊治体会】患者为妊娠合并肺结核人群，且妊娠已满 3 个月，痰菌阳性，肺部病变较广泛，全身营养状况较差。在此种情况下，一方面某些药物可能对胎儿有致畸作用，另一方面，抗结核药物相关不良反应如肝毒性可能增加，故该患者处理原则上可以继续妊娠，给予积极抗结核治疗同时严密监测不良反应。治疗期间出现明显消化道反应及时复查肝功能，肝功能异常后调整抗结核治疗方案。对肝毒性较大的 PZA 减量后患者逐渐耐受，期间患者肺部病灶逐渐吸收好转，痰菌阴转，治疗有效。因未规范使用 PZA，疗程需要适当延长至 9~12 个月。

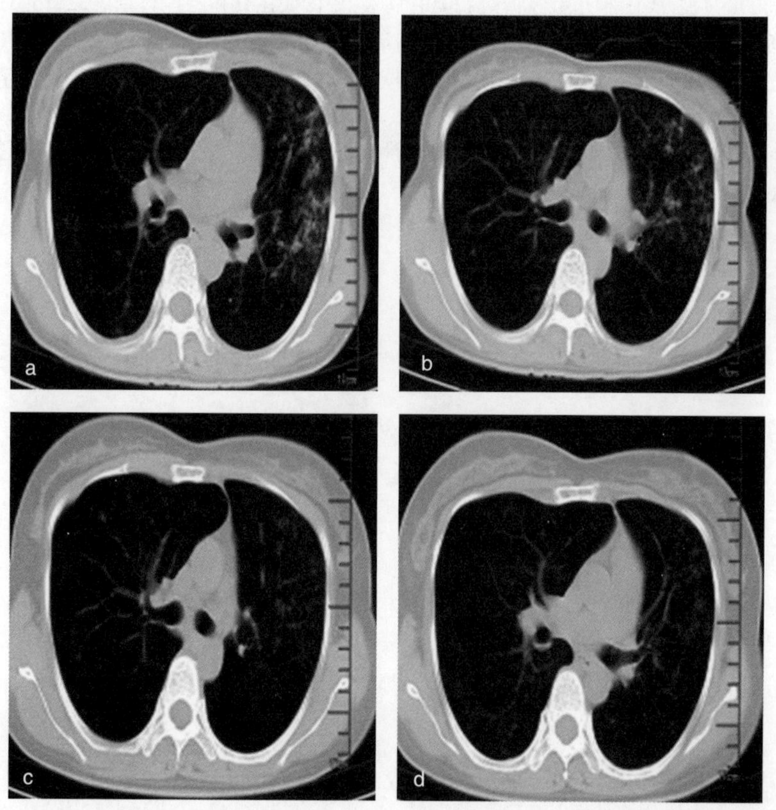

图 21-2-3　a~b. 2019 年 8 月 22 日胸部 CT 影像图，可见双肺多发结节斑片影，左肺为主，伴轻度支气管扩张；c~d. 2019 年 10 月 10 日胸部 CT 影像图，可见双肺病变明显吸收好转。

（邓国防　张培泽　詹森林）

参考文献

[1] 黄凌佳, 杨舒奇, 韩杰霞, 等. 妊娠合并结核的相关研究进展. 中国生育健康杂志, 2019, 30 (01): 91-93.

[2] World Health Organization. World Tuberculosis Report 2019. Geneva: WHO, 2019.

[3] J SUGARMAN, C COLVIN, AC MORAN, et al. Tuberculosis in pregnancy: an estimate of the global burden of disease. Lancet Glob Health, 2014, 2 (12): e710-e716.

[4] A GUPTA, MD HUGHES, AJ GARCIAPRATS, et al. Inclusion of key populations in clinical trials of new antituberculosis treatments: Current barriers and recommendations for pregnant and lactating women, children, and HIV-infected persons. PLoS Med, 2019, 16 (8): e1002882.

[5] JS MATHAD, A GUPTA. Tuberculosis in pregnant and postpartum women: epidemiology, management, and research gaps. Clin Infect Dis, 2012, 55 (11): 1532-1549.

[6] G SULIS, M PAI. Tuberculosis in pregnancy: A treacherous yet neglected issue. Journal of Obstetrics And Gynaecology, 2018, 40 (8): 1003-1005.

[7] 蒋玲, 曾尉峰, 唐娜, 等. 15 例妊娠并发结核病孕产妇的临床分析. 中国防痨杂志, 2020, 42 (06): 634-637.

[8] WOLF B, KRASSELT M, DE FALLOIS J, et al. Tuberculosis in pregnancy-a summary. Geburtshilfe Frauen-heilkd, 2019, 79 (4): 358-365.

[9] 黄湛, 白宇翔, 漆洪波. 美国胎儿影像指南 (2014) 解读. 中国实用妇科与产科杂志, 2015, 31 (7): 587-591.

[10] 张卫社, 刘月兰, 徐芳. 妊娠合并肺结核的诊断与治疗. 中华产科急救电子杂志, 2013, 2 (02): 101-105.

[11] 魏晗, 郑立恒, 侯志华, 等. 59 例早、中期妊娠结核病患者的临床特征及预后. 中国误诊学杂志, 2019, 14 (09): 395-397.

[12] 雷素英, 李银生, 郭玉凤. 妊娠期患肺结核诊治时机与孩子生存质量的相关性. 中国医师进修杂志, 2010, 33 (15): 26-28.

第四部分

特定环境和物质滥用人群结核病

第二十二章　学校结核病

一、国内流行状况及特点

学生是我国结核病防控的重点人群之一。2008—2021 年，全国学生结核病疫情整体呈现下降的趋势，其间出现波动，从 2011 年的 18.79/10 万降至 2015 年的 13.39/10 万，其后逐年升高至 2018 年的 17.97/10 万，随后降低至 2021 年的 13.64/10 万。学生的活动性肺结核报告发病率每年均低于全人群，约为同期全人群报告发病率的 1/4~1/3。2008—2021 年，学生肺结核报告发病例数下降了 40.57%，学生肺结核患者在全部肺结核患者中所占的比例从 5.74% 升高至 6.23%。

学生肺结核存在明显的报告时间和发病年龄相对集中的特点。每年均为 3 月、4 月和 9 月报告的学生肺结核患者例数最高。这可能与各地的高考和中考体检进行有关。2019 年全国报告的学生肺结核患者中，16~18 岁组（高中阶段）学生约占 41.93%，19~22 岁组（大学专本科阶段）学生约占 31.62%，13~15 岁组（初中阶段）学生约占 16.85%。另外，学生报告发病率居前 10 位的省（自治区、直辖市），其学生人数约占全国学生总人数的 28.1%，但学生肺结核报告发病例数占全国学生报告发病总数的 48.6%。

学生的结核分枝杆菌感染率随着年龄升高而上升。石淑萍等在初一新生和小学新生中开展结核菌素皮肤试验（TST），发现 PPD 强阳性率为 0.95%。孟炜丽等在 2018 年对北京市 138 所中小学入学新生进行感染筛查发现，小学、初中和高中的入学新生的 PPD 阳性率分别为 14.28%、19.94% 和 15.39%。王笑等对连云港市海州区 2020—2021 年入学新生的感染筛查也获得相似结果，小学、初中和高中入学新生的 PPD 强阳性率分别为 3.06%、2.82% 和 5.48%。而在学校结核病疫情处置中发现，在学校出现活动性肺结核患者后，其密接者的感染率升高。王莉丽等对合肥市 2011—2016 年发生的 7 起学校结核病疫情中的活动性肺结核患者密切接触者进行筛查，结果显示 PPD 阳性率为 5.51%~29.41%。

其他国家在学生中也开展了相关研究。西班牙在两所学校开展的一项研究表明，学生结核分枝杆菌感染率为 14.4%。一项对 3~11 岁儿童结核病传播开展的综述研究表明，在儿童密切接触者中，IGRA 阳性率为 9.8%，而以 5mm 作为阳性切点的 TST 检测阳性率为 69.8%。

二、聚集性疫情

聚集性疫情一般指同一学校同一学期发现 3 例及以上有流行病学关联的患者。发现聚集性疫情后应向同级卫生健康行政部门、地市级疾病预防控制机构 / 结核病防治所和学校报告、反馈，由学校向所属教育行政部门报告。

学校人员聚集，人群接触时间长，一旦发生结核病，容易造成校园内传播。近几年来，全国多个地区都报告过学校结核病聚集性疫情。现场流行病学调查发现，引起学校结核病疫情聚集性的原因主要有首发病例就诊延迟、密切接触者筛查不到位、学校与家长刻意隐瞒病情、学校日常防控工作落实不到位等。

三、防控策略和措施

(一) 国内防控策略和措施

1. 学校结核病日常防控措施

学校应按照要求配备校医,有专人负责传染病防治工作。新生入学应按照要求开展结核病检查,学校教职员工要开展入职体检和定期体检。落实晨检、因病缺勤病因追查和登记制度。责任教师对班级内长期咳嗽咳痰、请假甚至休学的学生,要进行病情追踪确认,并与疾控机构进行信息沟通。同时学校要提高硬件设施条件,加强教室、宿舍的通风,改善校园环境卫生。

2. 开展健康教育

李凤芬研究发现,通过对在校学生进行结核病防治知识健康教育,能使学生的结核病防治知识知晓率由 53.37% 提高至 98.31%,行为正确率从 56.17% 提高至 96.91%。赖燕芬等在珠海市利用大学校园网进行健康教育干预,干预后结核病防治知识知晓率从 35.6% 升高到 80.3%,而对照组从 32.0% 升高到 38.3%。方兰君等在广州某高校通过微信技术,在 5 个月的干预期内定期向被调查者推送结核病防治相关知识。评价结果显示,学生的结核病防治核心知识知晓率从干预前的 53.4% 升高到 86.8%,说明干预有效。

对在校学生开展结核病防治相关健康教育能改善学生对于结核病防治知识的“知、信、行”,除可采用传统宣教方式外,还可探索发展志愿者、与学生组织合作等形式,利用 QQ、微信及校园网等新媒体,以结核病主要症状及传播方式为核心,抓住结核病的特点,根据不同年龄段制作生动活泼的宣传材料。

3. 密切接触者筛查及感染者预防性治疗

2017 年 6 月 26 日,国家卫生和计划生育委员会、教育部办公厅联合下发了《学校结核病防控工作规范(2017 版)》,要求对学校活动性肺结核患者的密切接触者,要采取询问症状、TST 和胸部 X 线摄影检查相结合的方法进行筛查,有肺结核可疑症状或胸部 X 光片异常或 PPD 强阳性者需开展病原学检查。在发生学校结核病突发公共卫生事件时,建议对排除了结核病诊断、且 PPD 强阳性的密接者开展预防性治疗。

TST 是常用的结核分枝杆菌感染检测技术,操作简便,且价格相对便宜。但对于 TST 是否应作为大规模体检常规项目开展仍有不同意见。陈麒等研究表明,TST 筛查对学生的肺结核发病和结核病暴发预测具有一定价值,但路希维等认为,在学校聚集性感染的情况下,IGRA 在结核感染诊断和发病预测等方面优于 TST。但 IGRA 价格昂贵,使其在实际工作中使用受限。

对高危人群进行预防性治疗是预防结核病发生的重要措施,在学生群体中开展预防性治疗也是防止学校结核病聚集性疫情发生的重要手段。韩霞等选取学校暴发疫情中 PPD 强阳性且胸片正常的学生开展异烟肼预防性治疗研究。经干预及 2 年随访发现,干预组 100 名学生中 98 名完成服药,2 例因严重肝损伤中断治疗,观察结束时未出现结核病例。对照组 88 人均完成随访观察,发生结核病例 6 例,发病率为 6.82%,两组间结核病发病率差异有统计学意义。林存智等在 PPD 强阳性的大学生中采用异烟肼预防性治疗并随访 3 年,干预组与对照组累积发病率差异有统计学意义,异烟肼保护率为 77.53%。这些研究均显示预防性治疗的有效性,但目前学生群体对于预防性治疗的接受率并不高。丁守华等在淮安市高校肺结核患者密切接触者中开展的一项研究表明,PPD 强阳性的 134 名学生全部拒绝预防性治疗。综上所述,尽管在感染的学生密切接触者中开展预防性治疗能降低其肺结核发病风险,但预防性治疗的接受度仍太低。

（二）国际防控策略和措施

美国大学健康协会发布的指南中要求，应对所有有结核暴露风险的新生进行结核病筛查，尤其是来自结核病高发病率地区的国际新生。该指南明确指出，新生入学前的结核病筛查应不早于入学前 3~6 个月，且不晚于第二学期注册时。

目前常用的初筛方法是 TST 和 IGRA。对于 TST 推荐使用两步测试法。如果首次测试是阳性的，则考虑可能已经感染。如果首次测试是阴性的，则在 1~3 周后进行第二次检测，如果第二次检测结果是阳性的，则考虑可能已经感染。如果在首次测试之前 12 周内做过 TST 检测，则只需进行首次检测，不需要再进行第二次检测。IGRA 检测适用于所有可进行 TST 检测的情况，但不适用于免疫抑制人群。IGRA 灵敏度和 TST 相似，但是特异度比 TST 高，且 IGRA 不需要进行第二次检测。如果和 TST 检测同时开展，那么 IGRA 检测应和 TST 检测在同一天进行，或在 TST 检测四周之后进行。

如果 TST 或者 IGRA 检测结果是阳性的，则应继续进行胸部影像学检查和其他医学检查。如果胸部影像学检查结果提示有结核病的征兆或者有结核病的症状，则应考虑患上了活动性肺结核，应进行抗结核治疗。如果胸部影像学检查结果正常，则推荐进行预防性治疗。优先选择 9 个月异烟肼单药方案，但其他方案可能也是合适的。

四、展望

学生是我国结核病防控的重点人群。目前我国在学校结核病控制方面出台了多个政策和规范，旨在降低学校的结核病发病率，已取得了一定成效。控制学校结核病的关键是进行一级预防，同时强化对密切接触者及时进行筛查和开展预防性治疗。但如何制订更优的感染检测策略以检出真正感染的学生密接者，如何选择更符合成本效果的预防性治疗方案，仍需进行更多的研究。

（成 君 陈 卉 张 慧）

参考文献

[1] 成君, 刘剑君. 我国学校结核病疫情监测和预警的现状与进展. 中国防痨杂志, 2020, 42 (5): 436-441.

[2] 陈卉, 夏愔愔, 张灿有, 等. 2014-2018 年全国学生肺结核疫情变化趋势及特征分析. 中国防痨杂志, 2019, 41 (6): 662-668.

[3] CHOU KH, KAM KM, IEONG SK, et al. Concurrent outbreaks of tuberculosis in a school and the wider community in Macau. Journal of the Pediatric Infectious Diseases Society, 2015, 4 (4): 359-362.

[4] 石淑萍. 隆昌市义务教育学校新生结核潜伏性感染现况调查. 中国保健营养, 2018, 28 (5): 279-280.

[5] 孟炜丽, 李淑玉, 王芳华. 138 所中小学校入学新生结核病筛查情况. 中国热带医学, 2019, 19 (8): 781-783.

[6] 王笑, 孙新苗, 仲崇桥. 连云港市海州区 2020-2021 年度中小学新生新生结核菌素筛查分析. 江苏预防医学, 2021, 31 (5): 574-575.

[7] 王莉丽. 合肥市学校结核病聚集性疫情控制措施及效果分析. 中国学校卫生, 2017, 38 (12): 1818-1820, 1824.

[8] CHEN-YU LI, HSIENG-CHING CHEN, HSIN-YI CHENG, et al. Role of QuantiFERON-TB-Gold In Tube assay for active and latent tuberculosis infection in investigation of tuberculosis outbreak in a university. J Microbiol Immunol Infect, 2015, 8 (3): 263-268.

[9] DHARMA RAO UPPADA, SUMITHRA SELVAM, NELSON JESURAJ, et al. Incidence of tuberculosis among schoolgoing adolescents in South India. BMC Public Health, 2016, 16: 641.

[10] MEKONNEN A, PETROS B. Burden of tuberculosis among students in two Ethiopian universities. Ethiopian Medical Journal, 2016, 54 (4): 189.

[11] MIRAVET SL, ARNEDO PA, BELLIDO BLASCO JB, et al. Outbreak of multidrug-resistant tuberculosis in two secondary schools. Archivos De Bronconeumologia, 2016, 52 (2): 70-75.

[12] ROBERTS JR, MASON BW, PARANJOTHY S, et al. The Transmission of Tuberculosis in Schools Involving Children 3 to 11 Years of Age. The Pediatric Infectious Disease Journal, 2012, 31 (1): 82-84.

[13] 中华人民共和国国家卫生和计划生育委员会办公厅, 中华人民共和国教育部办公厅. 关于印发《学校结核病防控工作规范 (2017 版)》的通知. 2017.

[14] 庞艳, 吴成果, 刘英, 等. 重庆市 2017 年学校结核病聚集性疫情处置分析. 中国热带医学, 2019, 19 (1): 97-99.

[15] 李向群, 陈静, 饶立歆, 等. 上海市学校结核病聚集性疫情分析. 中国防痨杂志, 2017, 39 (7): 723-727.

[16] 孟炜丽, 王芳华, 王春梅, 等. 5 起学校结核病聚集性疫情分析. 中国热带医学, 2018, 18 (2): 176-178.

[17] 沈丽燕. 2015-2017 年河源市学校结核病聚集性疫情危险因素调查. 河南预防医学杂志, 2019, 30 (1): 35-37.

[18] 李凤芬. 结核病防治知识健康教育在学校结核病控制中的效果评价. 中国保健营养, 2018, 28 (15): 240.

[19] 赖燕芬, 杨林, 郭红革, 等. 珠海市大学生结核病知识网络健康教育效果. 海峡预防医学杂志, 2015, 21 (4): 108-110.

[20] 方兰君, 温文沛, 周芳静. 微信技术在学校结核病防治与管理中的应用价值. 结核病与肺部健康杂志, 2019, 8 (1): 15-18.

[21] 陈麒, 齐怡, 周颖, 等. 密切接触者 PPD 强阳性率在学校结核病暴发风险评估中的应用价值. 结核病与肺部健康杂志, 2015, 4 (1): 32-35.

[22] 路希维, 宋其生, 刘作广, 等. 学校结核病集团感染控制策略的初步研究. 中国防痨杂志, 2012, 34 (10): 637-641.

[23] 韩霞, 韩威, 张春. 学校结核感染者预防性治疗效果分析. 中国热带医学, 2016, 16 (10): 1036-1037.

[24] 林存智, 姜文洁, 王丽君, 等. 高校学生结核菌素试验强阳性人群异烟肼预防 10 年效果分析. 复旦学报 (医学版), 2015, 42 (5): 613-617.

[25] 丁守华, 万青灵, 邵文荣, 等. 淮安市高校学生肺结核密切接触者筛查结果分析. 中国学校卫生, 2017, 38 (5): 726-728.

[26] American College Health Association. ACHA guidelines: Tuberculosis screening and targeted testing of college and university students, 2014.[2023-11-12]. http://www. acha. org/Topics/tb. cfm.

[27] JAMIL SM, OREN E, GARRISON GW, et al. Diagnosis of tuberculosis in adults and children. Annals of the American Thoracic Society, 2017, 14 (2): 275.

第二十三章　监狱结核病

一、流行状况

监狱是结核病高危场所，无论是在高收入国家/地区还是在中低收入国家/地区，羁押人群的结核病患病率和发病率、结核分枝杆菌感染率和新发感染率均明显高于当地一般人群。

（一）国外流行状况

在欧洲等国家的监狱中，羁押人群的结核病患病率比当地一般人群高17倍，而在亚洲、非洲和南美洲的中低收入国家，羁押人群的结核病患病率比当地一般人群高出4~64倍。近几年来关于中低收入国家羁押人群结核患病率的报道较多，主要集中于结核病发病率较高的非洲和东南亚国家。Benjamin Seri1等在2015年3月至9月对科特迪瓦的阿比让监狱的943名羁押人员采取直接痰涂片、痰培养和胸部X线检查的方式，检出肺结核患者88名，患病率为9.3%。Guillaume MuasaPatoka等在2015年1月至6月对刚果（金）Mbuj-Mayi中央监狱的736名羁押人员进行了结核病筛查，130名羁押人员被诊断为结核病，患病率高达17.7%（95%*CI*，15.1%~20.6%）。在对哥伦比亚杜阿斯市农村地区的La Esperanza监狱2 630名羁押人员（2015年）、印度的米佐拉姆邦Aizawl中央监狱的738名羁押人员（2017年）、埃塞俄比亚3个州随机抽取的17所监狱15 495名羁押人员（2013年）、秘鲁77 086名服刑人员和泰国苏拉塔尼中央监狱的4 007名羁押人员（2015年）、印度南部中央监狱的1 854名15岁以上的羁押人员（2013年）进行结核病筛查时，分别获得了1.9%、1.9%、4.9%、2 510/10万、2.1%和863/10万的结核病患病率。此外，Caroline BusattoI等报道，2013年阿塞拜疆佩罗塔斯市监狱服刑人员的肺结核患病率高达2 285/10万，而同期一般人群的肺结核患病率为67/10万。监狱中，在押人员的结核病患病率高于新入监人员，且随着羁押人员年龄的增长，其感染的风险升高。而患HIV/AIDS的羁押人员结核病患病率高达32.6%。通过采用能力建设和团队协作而增强患者早期发现，可显著提高羁押人群的结核病患者发现水平和实验室检测覆盖率。在巴西16个州的35个羁押场所中，该项措施使结核病患病率从2007年的480/10万提高到972.9/10万，涂片、培养和药敏试验的覆盖率均明显升高；在印度也有相同的发现。但有研究者发现，即使在发达国家的监狱中，针对患者发现和感染者检测的主动筛查以及预防性治疗工作尚未进行，缺乏专业技能等因素阻碍了这些工作的开展。

Iacopo Baussano1等对不同收入国家的羁押人群肺结核发病率进行了报道，高收入国家羁押人群的结核病年发病率中位数为237.6/10万人，而这一结果在中低收入国家则升高为1 942.8/10万人。另有多项随访研究报道了羁押人群的结核病发病率。Tarub S.MabudID1等在2007—2013年对巴西南马托格罗索州监狱的羁押人员进行了为期6年的随访，其肺结核发病率中位数为541/10万人；而在其被释放后，发病率显著降低，释放时肺结核发病率为229/10万人，7年后降至42/10万人，与巴西一般人群的肺结核年平均发病率接近。Biljana Ilievska-Poposka等报道，2008—2017年北马其顿监狱中羁押人员共登记肺结核患者58名。虽然患者的绝对数并不多，但羁押人群的肺结核年发病率超过了100/10万。2017年，北马其顿新发肺结核病例共220例，发病率为10.6/10万，而其监狱羁押人群中新发肺结核患者10例，发病率达到323.9/10万，远高于一般人群的肺结核发病率。

监狱人群结核分枝杆菌潜伏感染方面报道较少。Julio GuerraID1等2015年9月至11月对哥伦比亚杜阿斯市农村地区 La Esperanza 监狱的 1 932 名羁押人员进行 TST，1 306 名 TST 阳性，阳性率为 67.6%。Benjamin J.Gray 等 2018 年 2 月 1 日至 3 月 28 日对英国某市一所男性监狱的 567 名羁押人员采用 IGRA 进行潜伏性结核筛查，IGRA 阳性 40 名，阳性率 7.1%。还有研究者对监狱工作人员进行了结核分枝杆菌感染状况调查。Haider Abdulrazzaq Abed Al-Darraji 等在马来西亚最大的监狱里开展了研究，对 420 名工作人员进行 TST 检测，340 人 TST 结果为阳性，阳性率为 81%。Luisa Arroyave1 等也在 2016 年 2 月至 9 月对哥伦比亚两所男性监狱的狱警进行了调查，在 343 名工作人员和 134 名工作人员中，分别获得了 55.8% 和 39.1% 的阳性率。

（二）我国流行状况

所有研究均报告监狱人群的结核病疫情高于一般人群。张雪莲等于 2004 年 1 月—2009 年 12 月对兰州市某看守所的 7 198 例羁押人员进行结核病筛查，最终共确诊 88 例肺结核患者，患病率为 1.2%。此次调查发现五年中羁押人员肺结核患病率没有明显下降。董春晖对河南驻马店市某监狱服刑人员的结核病资料进行回顾性分析发现，2005 至 2009 年，肺结核患病率从 2020/10 万逐年下降至 334/10 万，涂阳肺结核患病率从 1 021/10 万下降至 77/10 万，患者主要为开展主动筛查发现。服刑人员的结核病患病率显著高于全国一般人群水平。湖北省监狱在押人员的活动性肺结核患病率（1 156.4/10 万）显著高于当地一般人群（338.4/10 万），男子监狱中的结核病患病率更高。在湖南省永州市的男性服刑人员中获得了同样的结果。而在吉林省某监狱开展的调查显示，其结核病患病率高达 39%。

羁押人群的耐药状况研究显示了不同的结果。唐勤等对上海地区羁押人员开展了结核分枝杆菌耐药性检测，在 438 株菌株中发现总耐药率为 52.7%，耐多药率为 23.1%，其中异烟肼耐药率最高，达到 44.3%。但在上海市监狱总医院开展的另一项研究却报道了低的总耐药率和耐多药率。浙江省监狱中心医院开展的研究获得了 23.48% 的总耐药率和 17.39% 的耐多药率，而在华北某监狱的男性服刑人员中，总耐药率高达 95.83%。

中国监狱结核病发病率相关的研究较少，张志等分析了天津市监狱服刑人员的涂阳肺结核发病率。在 2011—2017 年呈现持续下降趋势，从 44/10 万下降至 9.8/10 万。主动发现工作的开展对疫情控制发挥了重要作用。任世刚等在哈尔滨市某监狱也有同样的发现。

有研究人员对监狱人群结核分枝杆菌感染状况开展了调查。王海英等对山东省某监狱 314 名劳教人员采用结核菌素皮肤试验（TST）和 T-SPOT.TB 两种方法进行检测，发现 T-SPOT.TB 试验阳性率为 27.9%，PPD 反应硬结平均直径 ≥ 10mm，阳性率为 81.7%。在天津采用 TST 开展的羁押人员感染率调查结果显示，在押人员总的结核感染率为 65.8%，PPD 强阳性率为 44.4%。

（三）监狱结核病高发的主要原因

监狱是结核病发生的高危场所，主要与监狱内的生活条件相对较差有关：①监狱里居住条件差，往往出现羁押人员过度拥挤的情况，监舍通风不良，卫生状况差；②营养不良；③医疗卫生服务不充足，甚至在部分地区存在缺失；④在局部地区存在药物或酒精滥用的情况。

二、控制策略

新技术的涌现突破了监狱卫生服务的障碍。要降低监狱的结核病疫情，需要进行系统筛查和使用快速检测方法，以便及时诊断患者。在监狱里应采取适宜的感染控制措施，并改善羁押人群的生活环境和营养状况。发现的结核病患者应完成规范化治疗，并治疗其合并症。未完成疗程的出狱人员，应做好衔接工作，保证其出监后继续完成治疗。监狱也作为潜在的高危人群结核病筛查点，被世界卫生组织条件性推荐开展结核病系统筛查。

（一）国际现行策略

美国国际开发署和红十字国际委员会等于2009年更新了《监狱结核病控制指南》，对监狱人群的结核病患者发现、治疗和管理提出了明确建议。

1. 患者发现

主动筛查和被动发现两种方式并行。发现羁押人群中的结核病患者和潜伏感染者；在结核病患病率低的地区开展预防性干预，结核病患病率高的地区则建议在HIV阳性的监狱工作人员和羁押人群中进行。

指南建议应在以下时点开展结核病主动筛查：①入监筛查；②定期筛查，一年1次或每6个月1次；③对所有活动性结核病患者的接触者开展调查，接触者包括与患者同监舍的羁押人员、与患者共同在封闭或通风不良的工作场所的羁押人员、与患者密切接触的监狱工作人员、来访者等。筛查方法包括以下几点。①以症状为基础的筛查：单纯进行症状筛查可能还是会导致部分患者不能被发现，但对于具有最少危险因素的羁押人群来说是合适的。②通过胸部影像学检查进行筛查：可发现更多的无可疑症状的患者，且可减少诊断延迟，但对于资源有限地区，该方法的实施还存在着费用等多方面的障碍。

还应强化羁押人员在押期间的日常被动发现工作，需要加强对监管场所工作人员和羁押人群的健康教育，监舍里设置咳嗽筛查员，以便及时发现肺结核可疑症状者。

2. 患者治疗

应遵循国家结核病防治规划的要求，采用标准化治疗方案治疗普通结核和耐多药结核病患者，并开展治疗监测。推荐使用固定剂量复合制剂。

3. 患者管理

患者传染期需进行隔离治疗，以免其他羁押人员感染，并实施严格的直接面视下督导服药，可由护士或监狱看守人员、在押人员中的志愿者进行服药督导。

未完成治疗的出监患者需要继续管理，以保证出监后的继续治疗。监狱和社区之间应建立良好的转诊机制，监狱卫生人员要完成转诊表格的填写，进行转诊登记，患者回到社区后应有反馈信息；患者出狱时应带有足够的药物，保证不要断药。

此外，由于监狱是人群聚集场所，感染控制措施的实施非常重要。应按照世界卫生组织结核感染控制指南中的要求，在监狱里建立传染期患者隔离治疗等结核感染控制相关规章制度，保证良好的通风并做好个人防护等。

（二）中国相关策略

司法部和卫生部于2004年联合印发了《全国劳教场所结核病预防与控制实施办法》，要求加强与当地司法系统的合作，开展监狱结核病防控工作。

1. 患者发现：采用四种方式加强患者发现。

(1) 入监体检　对所有新入监人员采用同时进行症状筛查和胸部X线检查的方式开展筛查；可同时开展结核潜伏感染检测。

(2) 在押人员年度筛查　对所有在押人员采用同时进行症状筛查和胸部X线检查的方式开展筛查，每年一次；可同时开展结核潜伏感染检测。

(3) 被动发现　对在押人员中的肺结核可疑症状者，采用胸部X线检查和痰涂片、痰培养和/或分子生物学检测方法，诊断肺结核患者；

(4) 密接者筛查　对活动性结核病患者的密切接触者（与患者同监舍居住或共处于封闭或通风不良的场所、该监区所有的工作人员、探视该患者的人员），采用同时进行症状筛查和胸部X线检查的方式进行筛查；可同时开展结核潜伏感染检测。

由县（区）级结核病定点医疗机构医生、监狱医院或司法系统指定医疗机构医生共同根据实验室检查结果、胸部X线检查结果，按照新修订的《肺结核诊断》（WS288-2017）进行诊断。对排除了结核病的结核潜伏感染者开展预防性治疗。

2. 监狱内的治疗管理

对确诊的活动性肺结核患者，尤其是病原学阳性肺结核患者，尽量开展隔离治疗；实施监狱工作人员直接面视下督导服药。

3. 出监（所）后转诊

对服刑期满但尚未完成抗结核治疗的患者，在监狱将其出监情况通知其原籍派出所时，同时告知其患病和治疗的信息；其原籍派出所将患者相关信息通知当地的县（区）级疾控机构 / 结防机构。

县（区）级疾控机构 / 结防机构在接到派出所通知后，与患者取得联系，落实其后续的治疗管理。对未能到位的患者，疾控机构 / 结防机构应开展追踪工作。

三、未来展望

监狱既是结核病高危场所，也是一个极其特殊的场所，监狱人群的结核病防控工作需要引起高度关注。在中国，除部分省市外，监狱结核病防控工作还没有全面纳入国家结核病防治规划之中，羁押人群的结核病流行状况尚不掌握，患者出监后的继续治疗管理还存在一些问题。中国8省选择198个监狱开展了为期4年的司法系统结核病防治工作试点，建立了较为完善的沟通合作机制，规范了监狱系统结核病防治工作，提高了监狱系统结核病患者发现和结核病患者成功治疗率，有效控制了监狱系统的结核病疫情，提升了监狱系统结核病防治能力。

基于成功经验，卫生系统应与司法系统开展有效合作，系统开展监狱结核病防治工作，以尽快降低这一高危场所的结核病疫情。

（成 君　吴惠忠　陈 亮）

参考文献

[1] DARA M, ACOSTA CD, MELCHERS NV, et al. Tuberculosis control in prisons: current situation and research gaps. Int J Infect Dis, 2015, 32: 111-117.

[2] ABEBE D, BJUNE G, AMENI G, et al. Prevalence of pulmonary tuberculosis and associated risk factors in Eastern Ethiopian prisons. The International Journal of Tuberculosis and Lung Disease, 2011, 15 (5): 668-673.

[3] SACCHI F P, PRAÇA R M, TATARA M B, et al. Prisons as reservoir for community transmission of tuberculosis, Brazil. Emerging infectious diseases, 2015, 21 (3): 452.

[4] SéRI B, KOFFI A, DANEL C, et al. Prevalence of pulmonary tuberculosis among prison inmates: A cross-sectional survey at the Correctional and Detention Facility of Abidjan, Côte d'Ivoire. PloS One, 2017, 12 (7): e0181995.

[5] KALONJI G M, DE CONNICK G, NGONGO L O, et al. Prevalence of tuberculosis and associated risk factors in the Central Prison of Mbuji-Mayi, Democratic Republic of Congo. Tropical Medicine And Health, 2016, 44 (1): 30.

[6] GUERRA J, MOGOLLÓN D, GONZÁLEZ D, et al. Active and latent tuberculosis among inmates in La Esperanza prison in Guaduas, Colombia. PloS One, 2019, 14 (1): e0209895.

[7] BHATNAGAR T, RALTE M, RALTE L, et al. Intensified tuberculosis and HIV surveillance in a prison in Northeast India: Implementation research. PloS One, 2019, 14 (7): e0219988.

[8] ALI S, HAILEAMLAK A, WIESER A, et al. Prevalence of pulmonary tuberculosis among prison inmates in Ethiopia, a cross-sectional study. PLoS One, 2015, 10 (12): e0144040.

[9] SALAZAR-DE LA CUBA A L, ARDILES-PAREDES D F, ARAUJO-CASTILLO R V, et al. High prevalence of self-reported tuberculosis and associated factors in a nation-wide census among prison inmates in Peru. Tropical Medicine & International Health, 2019, 24 (3): 328-338.

[10] MORASERT T, WORAPAS W, KAEWMAHIT R, et al. Prevalence and risk factors associated with tuberculosis disease in Suratthani Central Prison, Thailand. The International Journal of Tuberculosis and Lung Disease, 2018, 22 (10): 1203-1209.

[11] CHANDRA KUMAR DOLLA, BASKARAN DHANRAJ, MUNIYANDI MALAISAMY, et al. Burden of pulmonary tuberculosis in modern prison: A cross sectional prevalence survey from south India. Indian Journal of Tuberculosis, 2019, 66: 189-192.

[12] BUSATTO C, NUNES L D S, VALIM A R D M, et al. Tuberculosis among prison staff in Rio Grande do Sul. Revista Brasileira De Enfermagem, 2017, 70 (2): 370-375.

[13] TSEGAYE SAHLE E, BLUMENTHAL J, JAIN S, et al. Bacteriologically-confirmed pulmonary tuberculosis in an Ethiopian prison: Prevalence from screening of entrant and resident prisoners. PLoS One, 2019, 14 (12): e0226160.

[14] STUART AKINNER, KATHRYN SNOW, ANDREA LWIRTZ, et al. Age-Specific Global Prevalence of Hepatitis B, Hepatitis C, HIV, and Tuberculosis Among Incarcerated People: A Systematic Review. Journal of Adolescent Health, 2018 (62): S18-S26.

[15] MOSTAFA DIANATINASAB, HASSAN JOULAEI, MOHAMMAD GHORBANI, et al. Prevalence of tuberculosis in HIV-positive prisoners: A systematic review and Meta-analysis. AIDS Rev, 2018, 20: 114-124.

[16] EUNICE ATSUKO TOTUMI CUNHA, MARLI MARQUES, MARIA DO SOCORRO, et al. A diagnosis of pulmonary tuberculosis and drug resistance among inmates in Mato Grosso do Sul, Brazil. Rev Soc Bras Med Trop, 2018, 51 (3): 324-330.

[17] G MALLICK, HDSHEWADE, TKAGRAWAL, et al. Enhanced tuberculosis case finding through advocacy and sensitisation meetings in prisons of Central India. Public Health Action, 2017, 7 (1): 67-70.

[18] ANITA MEHAY, THARA RAJ, LYNN ALTASS, et al. An audit of tuberculosis health services in prisons and immigration removal centres. Journal of Public Health, 2016, 5: 1-8.

[19] MABUD T S, ALVES M D L D, KO A I, et al. Evaluating strategies for control of tuberculosis in prisons and prevention of spillover into communities: An observational and modeling study from Brazil. PLoS Medicine, 2019, 16 (1): e1002737.

[20] ILIEVSKA-POPOSKA B, ZAKOSKA M, PILOVSKA-SPASOVSKA K, et al. Tuberculosis in the Prisons in the Republic of Macedonia, 2008-2017. Open Access Macedonian Journal of Medical Sciences, 2018, 6 (7): 1300.

[21] GRAY B J, PERRETT S E, GUDGEON B, et al. Investigating the prevalence of latent Tuberculosis infection in a UK remand prison. J Public Health (Oxf), 2020, 42 (1): e12-e17.

[22] AL-DARRAJI H A A, TAN C, KAMARULZAMAN A, et al. Prevalence and correlates of latent tuberculosis infection among employees of a high security prison in Malaysia. Occup Environ Med, 2015, 72 (6): 442-447.

[23] RROYAVE L, KEYNAN Y, SANCHEZ D, et al. Guards in Prisons: A Risk Group for Latent Tuberculosis

Infection. Journal of Immigrant And Minority Health, 2019, 21 (3): 578-585.

[24] 张雪莲, 韩致华, 张艳利, 等. 兰州市某看守所 2004—2009 年羁押人群肺结核患者发现情况分析. 中国防痨杂志, 2012, 34 (3): 194-195.

[25] 董春晖. 服刑人员结核病患者发现方式和治疗管理效果分析. 临床肺科杂志, 2013, 18 (4): 758-759.

[26] 丁志红, 童叶青, 叶建君, 等. 湖北省某男子监狱在押人员肺结核患病情况调查分析. 中国社会医学杂志, 2015, 32 (3): 200-202.

[27] 唐勤, 瞿伟华, 张毅. 上海地区羁押人员结核分枝杆菌耐药现状分析. 国际检验医学杂志, 2014, 35 (3): 354-356.

[28] 葛海沂, 刘文韬, 唐勤. 上海市监狱总医院 2015—2017 年结核分枝杆菌耐药性及抗结核药物使用情况. 药学服务与研究, 2018, 18 (5): 381-384.

[29] 陈莉贞, 童凤军, 来洁. 浙江省服刑人员肺结核患者的耐药状况分析. 中国防痨杂志, 2015, 37 (3): 322-324.

[30] 张志, 王薇, 张国钦, 等. 2011-2017 年天津市监狱服刑人员肺结核患者发现方式与发病率分析. 结核病与肺部健康杂志, 2018, 7 (4): 275-278.

[31] 任世刚, 郑晶. 2012 至 2015 年哈尔滨市某监狱在押人员结核病发病情况分析. 国际免疫学杂志, 2017, 40 (4): 404-408.

[32] 张国钦, 魏文亮, 张玉华, 等. 天津市某监狱羁押人员结核感染状况及危险因素分析. 中国防痨杂志, 2016, 38 (7): 569-575.

[33] MICHAEL EHERCEA, MONDE MUYOYETA, STEPHANIE MTOPP, et al. Coordinating the prevention, treatment, and care continuum for HIV-associated tuberculosis in prisons: a health systems strengthening approach. Curr Opin HIV AIDS, 2018, 13: 492-500.

[34] World Health Organization. 2013 WHO Global TB Report spotlight on TB in prisons World Health Organization. Systematic screening for active tuberculosis. Principles and recommendations. 2013.

[35] World Health Organization. WHO guidelines on tuberculosis infection prevention and control 2019 update. 2019.

第二十四章 吸烟与结核病

吸烟与结核病的关系，或者说吸烟对结核病的影响，是指人们使用各种形式的烟草制品(包括主动使用和被动吸入烟草制品燃烧后的烟雾)对人类结核分枝杆菌感染、从感染到结核病发病、结核病的临床表现、治疗结果以及成功治疗后结核病再出现的影响。这里所说的烟草制品是指将烟草植物的叶子干燥后制成的可用于吸食其烟雾、含食或咀嚼的产品，主要包括各种机制卷烟、手卷烟、湿烟、雪茄、水烟和丁香烟等。其中最主要的是烟草烟雾，即将烟草制品点燃时释放出来的气雾，包括主动吸烟时吸入的和被动接触他人吸烟释放到空气中的气雾。

现已证明，烟草烟雾中含有 7 000 多种化学物质，其中 250 多种是已知的对人体有害、有毒或刺激性物质，其中 50 多种是已知或可疑的致癌物质。例如，烟草烟雾中的萘是制造杀虫剂的原料，苯是汽油中的成分，镉是喷漆中的成分。这些物质被吸入体内以后会对机体产生多方面的危害。世界卫生组织报告，全世界每年因使用烟草直接造成的死亡人数高达 800 多万，其中绝大多数发生在发展中国家。在终生吸烟的人中约有三分之一以上会因吸烟而死亡。由此可见，使用烟草已成为严重的公共卫生问题。

国际上早已认定，接触烟草烟雾对结核病有影响。早在 1918 年就有人在研究结核病的危险因素中注意到结核患者吸烟问题，但并未引起结核病专业人员的广泛重视。之后又有不少研究报告结核患者的吸烟率明显高于当地人口的平均吸烟率，其中很多是重度吸烟者。例如，印度和巴西结核患者的吸烟率分别为 45% 和 51%，而人口的平均吸烟率分别为 14% 和 17.2%。

目前关于吸烟与结核病之间关系的研究证据，多是最近 40 年的研究。这些研究证明，吸烟对结核病的影响是多方面的。如果不严格控制吸烟及其由此造成的影响，要实现世界卫生组织提出的到 2035 年终止结核的战略目标是很困难的。

第一节 吸烟与结核感染

有关吸烟与结核分枝杆菌感染的研究一般是通过间接测定体内结核潜伏感染的办法实现的，也就是说测定人体对结核分枝杆菌菌体抗原的免疫反应，而不是检测结核分枝杆菌本身。国外做的前瞻性研究和回顾性研究都发现，不论主动吸烟还是被动接触烟草烟雾都能增加结核分枝杆菌感染的风险。至于吸烟和被动接触烟草烟雾为什么能增加结核分枝杆菌感染的风险，原因可能是多方面的。有人认为可能与更多地暴露于结核分枝杆菌传染源有关，也有人认为与吸烟导致人体免疫力的降低有关。支气管内膜对结核分枝杆菌的杀伤力主要来自存在于支气管内膜的肥大细胞。而烟草烟雾能使支气管内膜肥大细胞内的铁过量集聚，使其合成肿瘤坏死因子和氧化氮的功能受到损伤，从而降低对结核分枝杆菌在支气管内膜生长的抑制力。烟草烟雾还能影响支气管上皮细胞的黏液分泌活动，使其清除吸入粒子的能力降低。还有人认为可能是同时存在的多种不良卫生行为共同作用的结果。多数现有的研究证明，接触烟草烟雾对增加结核分枝杆菌感染风险有显著影响，其 *OR* 值在 1.03 至 3.20 之间。

一、主动吸烟与结核感染

20 世纪 90 年代，在美国监狱中进行的队列研究发现，监禁一年以上的囚犯，刚进来时结核菌素试验反应不明显，而一年以后转为强阳性的多是那些吸烟 15 年以上的人。经常喝酒的吸烟者皮肤结核菌素试验反应强度显著高于非吸烟者。但是，经常喝酒本身与皮肤结核菌素试验反应的阴转并无明显的相关性。Solsona 等人在巴塞罗那对一组接受过卡介苗接种者进行的横断面研究表明，结核菌感染与吸烟量关系密切，但与性别和饮酒的相关性不显著。

这种相关关系在进一步的定量研究中得到了证实。Plant 等人在澳大利亚对 1 395 例 15 岁以上越南移民进行横断面研究，其中 8.9% 为现在吸烟者，5.2% 为过去吸烟者，85.9% 为从不吸烟者。其中 44% 的人皮肤结核菌素试验反应强度达到或超过 10mm，18.6% 达 15mm 以上。发现吸烟量和吸烟的年限与皮肤结核菌素试验反应强度关系明显。每天吸烟超过 6 支的人更可能出现 5mm 的皮肤结核菌素试验反应硬结（*OR*=2.60，95%*CI* 1.08~6.26）。研究还提出烟龄每增加一年感染结核菌的风险就能增加大约 12%。对于吸烟 10 年以上的人，这种风险可高达 120%。他们还发现，戒烟 10 年以上的人其皮肤结核菌素试验反应 ≥ 10mm 的情况显著减少。这说明，戒烟可能会使已经增高的机体对结核菌的易感性降低。

Den Boon 等人对南非结核病高发地区的 1 832 例 15 岁以上成人皮肤结核菌素试验阳性者进行了有关吸烟年限和吸烟量是怎样影响结核菌素反应强度的横断面研究，发现现在和过去经常吸烟者皮肤结核菌素试验阳性率显著高于从不吸烟的人。进一步对吸烟者的分析发现，每天吸烟一包以上，连续吸 15 年以上者感染结核分枝杆菌的危险性最高。在英国利物浦社区老人之家的调查也发现，吸烟与结核菌素反应有相关关系，其反应的强度与个体的吸烟量有直接关系。Hussain 等对巴基斯坦男性囚犯结核菌潜伏感染的横断面研究表明，在调整了年龄、经济和社会因素以及居住拥挤程度后，每日吸烟量与结核菌感染的危险性之间存在显著的剂量效应关系（每天吸 1~5 支卷烟：*OR*=2.6，95%*CI* 1.6~4.4；6~10 支卷烟：*OR*=2.8，95%*CI* 1.6~5.2；大于 10 支卷烟：*OR*=3.2，95%*CI* 1.3~8.2）。近年来的研究再次显示，γ 干扰素释放试验阳性在现在吸烟者、过去吸烟者和从不吸烟者中的比例分别为 42.4%、39.5% 和 25.0%，再次肯定地说明吸烟能增加结核菌感染的风险。在中国农村所作的进一步研究发现，吸烟不仅能显著增加结核菌感染的风险，感染的风险还与人群的年龄和吸烟的时间存在剂量关系。也就是说，年龄越大、吸烟时间越长，感染的风险越高。然而，未发现与每日吸烟支数存在明显剂量关系。造成这种不同结果的原因，可能与多因素分析中设定的比较基线不同有关。例如，有的研究中以不吸烟者为比较基线，而中国报告的是以吸烟支数少的为比较基线。这一研究结果也从另一个角度说明，只要吸烟就是有害的，与每天吸多少支关系并不大。

二、被动接触烟草烟雾与结核感染

早在 1967 年，美国报告了对 7 787 名高中学生结核分枝杆菌感染的实验研究，发现对结核菌素 PPD-S、5-TU 反应剧烈的人（≥ 11mm）通常是那些居住在拥挤的房舍的人、结核患者的密切接触者或家庭破裂的人。对这组学生的进一步研究又发现，有父母同时吸烟的学生，其结核菌素剧烈反应的概率是父母中至少有一位不吸烟者的两倍多。这种被动接触烟草烟雾与结核分枝杆菌感染的相关关系也在印度的研究中得到证实。Singh 等人用结核菌素试验对 281 名与结核患者密切接触的 5 岁以下儿童进行研究，发现有 95 人结核菌素试验强阳性，其中 65 人是与痰涂片阳性的肺结核患者密切接触者，另外 30 人接触的是痰涂片阴性的肺结核患者。临床检查确诊其中 9

人患有活动性肺结核。统计学处理后确认的感染结核分枝杆菌以及发展成结核病的重要危险因素有低龄、严重营养不良、未进行卡介苗接种、密切接触痰涂片阳性的肺结核患者和被动接触烟草烟雾。

有关被动接触烟草烟雾与结核分枝杆菌感染风险的关系也在之后的研究中进一步得到验证。在开普敦低收入社区进行了 1 344 例 15 岁以下儿童的研究，发现皮肤结核菌素试验阳性率随年龄的升高而增加。在 432 例皮肤结核菌素试验阳性的儿童中，被动接触烟草烟雾与结核分枝杆菌感染在未进行年龄标化前存在显著的相关关系，但年龄标化后关系不显著。进一步分析 172 例家中有结核患者的儿童发现，皮肤结核菌素试验阳性率与被动接触烟草烟雾关系非常显著，但对于 492 例家中没有结核患者的儿童来说这种相关性不显著。这说明被动接触烟草烟雾能显著增加与结核患者密切接触的儿童感染结核菌的危险性。Patra 等对 22 个研究的系统综述再次证明，被动接触烟草烟雾能显著增加结核菌感染的风险（*RR*=1.64，95%*CI* 1.00~2.83）。

综上所述，不论是主动吸烟还是被动接触环境中的烟草烟雾都能增加结核菌感染的风险，已经得到了国际上的普遍认可。但是，这些研究也存在一定的局限性。如前所述，这些研究普遍应用的是间接测量机体对结核菌菌体蛋白的免疫反应，而不是结核菌本身。对于环境中的烟草烟雾来说，尚未找出精确可行的衡量暴露于烟草烟雾程度的量化指标。即使是对于主动吸烟者，单纯应用每天吸烟的支数也难于确切衡量其实际吸烟量。同时，其吸入烟草烟雾的量可能因烟草制品的种类和因吸烟者的社会经济状况的不同而有较大差异。在这些研究中均不能除外某些更多地暴露于结核菌感染源的影响因素。因此，还需要进一步的研究工作，并在应用队列研究和对照研究方法定量研究这些关系的同时，还应当注意使用烟草的种类、暴露的剂量和持续时间的客观指标等因素。

（林 岩　方木通　杨 敏）

第二节　吸烟与活动性结核病

吸烟与结核病发病的关系是本领域中最早被人们所注意的，这些研究大致可分为两大类，一类是利用结核病的发病率和死亡率数据在大范围人群中所进行的横断面研究，另一类是在结核患者中所进行的相关关系的队列研究。

到目前为止的多项研究探讨接触烟草烟雾与促使从结核菌潜伏感染到发生结核病过程的关系中，普遍认为不论是主动吸烟还是被动接触烟草烟雾都能增加患结核病的危险性。根据世界卫生组织报告，吸烟是不受酗酒和其他社会因素影响的结核病发病的独立危险因素，吸烟可使人们患结核病的风险增加 2.5 倍以上，全球结核病发病率的 20% 以上可归因于吸烟因素造成。对 2016 年世界卫生组织认定的全球 30 个结核病和吸烟高负担国家以及阿富汗、乌干达的 15 岁以上人口的研究发现，结核病发病率的 17.6% 和结核病死亡率的 15.2% 是由吸烟因素引起的。

一、吸烟能增加整个人群中结核病的患病风险

Leung 等人报告了在中国香港进行的对 42 655 例老年人的队列研究，其中 286 例被确诊为新发活动性结核。持续吸烟、过去吸烟和从不吸烟者结核病的年发病率分别为 735/10 万、427/10 万和 174/10 万，说明吸烟能极大地增加患肺结核的风险，但未发现吸烟增加肺外结核的患病风险。

进一步对持续吸烟者的研究发现，其中已发生结核的人每天吸烟的支数（13.43 支 ± 8.76 支）显著高于尚未患结核人（10.96 支 ± 7.87 支）。由此推算出，吸烟因素占有男性老人结核病发病危险性的 32.8% 和女性老人结核病发病危险性的 8.6%。

Kolappan 等 1993—1996 年对印度泰米尔纳德邦（Tamil Nadu State）30 个村庄的人口进行研究，对照组也是从这些村庄人口中随机选择的，并将 1998 年仍可找到的受访者确定为研究对象。这项研究也发现，吸烟可增加痰涂片或痰培养阳性肺结核的患病风险，经年龄调整后认为，吸烟数量和时间与发生肺结核病之间具有剂量效应。该研究组还在印度南部随机选取 93 945 例 15 岁以上成人进行横断面研究，发现患结核病的生物和行为学危险因素为年龄 45 岁以上、男性、吸烟和饮酒；吸烟者患结核病的危险性为不吸烟者的 2.1 倍。在整个患结核病的人群中，14% 可归因于吸烟引起。2018 年，Amere 等对来自 32 个国家的重要研究的系统综述和分析，肯定了这些早期发现。并进一步提出，吸烟因素对男性结核病的影响更大。

Watkins 等人的研究也认为，结核病发病率性别差异的 33% 可用两性烟草消耗量的不同来解释。对上述结核病和吸烟高负担国家的流行病学分析认为，结核病年发病率中的 17.6% 可归结为吸烟因素，其中男性（30.3%）明显高于女性（4.3%）。在这 32 个国家中，俄罗斯结核病年发病率中可归结为吸烟因素的比值更高。Lin 等人研究了吸烟和固体燃料的应用对中国人慢性阻塞性肺疾病、肺癌和结核病的影响，预测出在 DOTS 覆盖率维持在 80% 不变的情况下，如果完全戒烟并停止固体燃料的应用，到 2033 年就可以将结核病年发病率降低到目前预计的 14%~52%，DOTS 覆盖率为 50% 的情况下可降低到 27%~62%，DOTS 覆盖率仅为 20% 的情况下可降低到 33%~71%。

二、吸烟能增加已经感染结核菌的人群发生活动性结核病的风险

如前所述，吸烟能增加结核菌感染的风险。西班牙在此基础上研究了近期新感染结核菌的儿童，观察被动接触烟草烟雾对增加结核病发病危险性的关系。他们观察 93 名结核患者的密切接触者并且有证据表明患了活动性肺结核的儿童，对照组是 95 名有居室中结核患者接触史、皮肤结核菌素试验阳性但还没有活动性肺结核证据的儿童。研究证明，对于已感染结核菌的儿童，被动接触烟草烟雾是他们发生活动性肺结核的危险因素。在做了年龄、性别和社会经济地位调整之后该危险因素仍存在。进一步分析发现，这种危险性随着暴露于烟草烟雾程度的增加而增大，即在家庭内部和外部同时接触烟草烟雾者发生肺结核的危险性高于单纯的家庭接触者。在同等接触烟草烟雾的情况下，0~4 岁组和 5~9 岁组发生结核病的危险性高于 10 岁以上组。同时还发现，儿童发生活动性肺结核的危险性与其家庭成员每天吸卷烟的数量之间存在剂量 - 反应关系。

另一个在西班牙的研究也证实，吸烟是青年人罹患结核病的危险因素。研究用的病例是一组活动性肺结核患者，对照组为仅有结核菌素试验阳性但还没有活动性结核病证据者。经过多因素分析发现，主动吸烟与患有结核病有关，但未能证实被动吸烟与患结核病的显著相关关系。然而，对泰国 260 名接受过卡介苗接种儿童患结核病相关因素的研究发现，在所有相关生物因素、经济社会因素和环境因素中，密切接触肺结核患者和被动接触烟草烟雾是这些儿童患结核病的重要危险因素。接触烟草烟雾能使患结核病的危险性增加 9.31 倍。类似的结论也在爱沙尼亚和非洲西部地区的病例队列研究中得到证实。

三、吸烟能增加特定人群和特定条件下发生活动性结核病的风险

最近几年注意到，吸烟能增加某些特定人群和特定条件下发生活动性结核病的风险，其中之一是糖尿病。国际上早已证实，糖尿病患者发生活动性结核病的风险为一般人群的 2~3 倍。

Wagnew 等人的 meta 分析认为，在同样患有糖尿病的人群中，与不吸烟者相比，吸烟的糖尿患者结核病的患病风险明显增大（*OR*=7.6，95%*CI* 1.46~39.0）。Ramin 等报告了在非洲的一组小样本研究，证实吸烟也是 HIV 感染高发人群结核病发病的危险因素，吸烟年限和结核病的发病有显著相关关系。尤其是吸烟 20 年以上的人，其患结核病的危险性是非吸烟者的 2.6 倍。这项研究结论也在南非的研究中再次得到证实。在 HIV 感染人群中，吸烟者发生活动性结核病的风险明显高于从不吸烟者（*OR*=3.2，95%*CI* 1.30~7.90）。

现有的研究尚不能完全肯定到底是因吸烟增加感染结核菌的危险性，还是吸烟促进已感染的结核菌活化成为活动性结核，还是二者都存在。目前普遍认为，吸烟能损坏气管和支气管内纤毛细胞的结构，从而降低免疫功能。同时，吸烟也能影响 $CD4^+$ 细胞功能以及造成其他损害。但是，这些研究多是横断面研究，尚不能追溯到吸烟多长时间以后产生这些损害，也不能说明吸烟多长时间以后才能发生患结核病。

（林 岩 方木通 杨 敏）

第三节 吸烟与结核病的诊疗

不论是哪种形式的烟草制品，包括机制卷烟、手卷烟、湿烟、雪茄、水烟和丁香烟等，其燃烧时释放出来的气雾形成了烟草烟雾，包括主动吸烟者吸入口内的主流烟雾和点燃烟制品时外冒的支流烟雾，都对人体健康有广泛的损害。其中对结核病治疗的影响早已有不少报告。这些影响包括加重结核病的病情、延误就医、影响结核患者对药物的反应、影响最终治疗结果以及成功治疗后结核病再出现等。

一、吸烟对结核病临床表现和病情严重程度的影响

目前，各地报告的吸烟对结核病临床表现的影响不完全一致。大多数研究认为，吸烟人的结核病病情较重，同时有其他合并症或危险因素的多见。但是，尚未发现吸烟对结核病肺部病灶出现的常见位置和形态有何影响的报告。

Bai 等人分别研究了吸烟的结核患者中有糖尿病的和没有糖尿病的临床表现，经多因素分析后发现在没有糖尿病的结核患者中，吸烟者更容易出现治疗前痰涂片阳性（*OR*=2.19，95%*CI* 1.38~3.47）、双侧肺受累（*OR*=1.84，95%*CI* 1.16~2.93）、进展性肺病变（*OR*=1.91，95%*CI* 1.04~3.50）和肺空洞（*OR*=2.03，95%*CI* 1.29~3.20）。其他研究也发现，吸烟的结核患者更容易出现咳嗽、呼吸困难，X 线检查显示上肺纹理增强、空洞和粟粒性肺结节，痰涂片或培养阳性，但肺外结核方面的差异不明显。

有人在西班牙对 13 038 例结核患者的临床流行病学研究显示，其中吸烟者占 34.9%，非吸烟者占 65.1%。与非吸烟者相比，吸烟的结核患者多为 65 岁以下的男性，占有更多结核病患病的生物学和社会学危险因素。吸烟的结核患者中 TB/HIV 双重感染、酗酒和静脉内应用毒品的比例显著高于非吸烟的结核患者（$P<0.001$）。如果对比从发生结核病的症状到患者就诊的间隔时间，吸烟者和非吸烟者的差异并不显著。但是，吸烟的结核患者在就诊时病灶累及肺部的占 78.4%，而非吸烟者的肺部病变只占 62.8%（$P<0.001$）。吸烟的结核患者肺部有空洞性病变的高达 34.1%，而不吸烟组只有 19.2%（$P<0.001$）。吸烟的结核患者痰涂片阳性的高达 56.2%，而非吸烟组只有 39.3%

(P<0.001)。对其中住院治疗患者的分析发现,吸烟者需要住院治疗的比例明显高于非吸烟者(P<0.001),住院的时间也比非吸烟者长,但统计学差异不显著。然而,非吸烟结核患者住院治疗的平均总费用为每人 5 223 欧元,而吸烟结核患者住院的平均总费用却高达每人 7 540 欧元。

在印度(2019)和克罗地亚(2018)的研究发现,与从不吸烟者相比,吸烟的结核患者病情较重,更容易出现胸片显示多发结节或团块状病变、粟粒性阴影和空洞的情况。不良治疗结果的发生率明显高于从不吸烟者。上述研究结论都说明,吸烟结核患者的病情严重程度比同一时间同一地点的非吸烟结核患者重,所需的医疗服务量大。

二、吸烟对结核患者就医时间的影响

国际上普遍认为,结核病控制的最重要策略是及时发现病例并确保被发现的每一个病例都接受标准化的系统治疗。而在病例发现方面,患者因症就医仍是当前病例发现的主要途径。然而,研究发现吸烟能严重影响结核患者及时就医,由此可能加重结核病的病情。

在尼泊尔、伊朗和格鲁吉亚的研究都证明,吸烟是造成结核患者延误就医的独立的危险因素。Dos Santos 等人在巴西的 Recife 地区对可能造成结核患者治疗延误的生物、临床、社会、生活习俗和医疗资源等因素进行了综合研究。在他们纳入的 1 105 例患者中 62% 有治疗延误 60 天以上的历史。多因素分析发现,他们的年龄、性别、是否酗酒以及不易达到医疗机构就医等均不是造成治疗延误的主要因素。而失业、戒烟、体重减轻和曾在两个以上医疗机构就医才是造成治疗延误的危险因素。其中过去吸烟史占有归因因素的 31%。但是,他们的研究中并没有区分患者方面的治疗延误和医疗机构方面的治疗延误。该研究没有区分戒烟的时间、曾经吸烟的时间以及与现在吸烟的患者对照。因此,尚不能推论出是戒烟还是吸烟造成的治疗延误以及其中的原因。

三、吸烟对痰涂片阳性结核患者痰菌阴转的影响

Abal 等人在科威特研究了吸烟对肺结核患者痰菌阴转影响。他们对 526 例痰涂片阳性的肺结核患者进行观察,在除外病历资料不全和耐药等因素以后,对剩余的 339 例患者进行了多因素分析。就 339 例患者作为整体而言,吸烟者和不吸烟者第 2 个月末的痰菌阴转率无显著差异。不同年龄和性别的患者以及轻度吸烟和重度吸烟者的第 2 个月末痰菌阴转率也没有明显差异。但是,单独分析痰菌 3+ 以上以及 X 线检查显示肺部进展性病变的重症结核患者,发现吸烟组和不吸烟组第 2 个月末的痰菌阴转率差异显著,这一差异也与患者的临床表现相吻合。这说明,吸烟能显著延长重症肺结核患者痰菌阴转的时间。

在巴西的研究也发现,现在吸烟的结核患者第 2 个月末的痰菌阴转率明显低于从不吸烟者,尤以每天吸烟 20 支以上者最为明显。国内的临床观察亦表明,吸烟的肺结核患者体内血清蛋白含量较低,使机体没有足够蛋白质供应治疗过程中的病灶修复所需,可能造成痰菌阴转过程变慢。

四、吸烟对结核患者治疗结果的影响

根据以上事实可以推断,吸烟对结核病的治疗结果肯定有不良影响。近年来的大量研究多数也从不同角度证实了这一推断。研究中发现,不论是现在吸烟还是过去吸烟都对结核病治疗结果有不良影响。

在印度所进行的队列研究发现,吸烟者治疗不成功的风险明显高于从不吸烟者。与从不吸烟的结核患者相比,经调整以后的治疗失败的风险(RR)在过去吸烟者和现在吸烟者中分别为 2.66(95%CI 1.41~4.90)和 2.94(95%CI 1.30~6.67)。治疗中死亡的风险在过去吸烟者和现在吸烟者分别

为 2.63（95%*CI* 1.11~6.24）和 2.59（95%*CI* 1.29~5.18）。这项研究结果说明，这种增高的风险并没有因为早已戒烟而完全消除。如果将吸烟与酗酒一并计算，治疗不成功的风险在现在吸烟者和过去吸烟者中均明显高于从不吸烟者。伊朗报告了一组痰涂片阳性结核患者的 6 个月抗结核治疗结果，其治愈率在从不吸烟者、治疗第 2 个月戒烟者和持续吸烟者中分别为 83.4%、80.8% 和 67.7%，差异非常显著。亚美尼亚的研究也证实，治疗中持续吸烟的结核患者其治疗不成功的风险为从不吸烟者的 1.6 倍。

在格鲁吉亚的临床队列研究发现，现在吸烟的结核患者其不良治疗结果的风险明显高于从不吸烟者。经调整后 *RR* 为 1.70（95%*CI* 1.00~2.90）。但是，那些在治疗前彻底戒烟 2 个月以上的患者其不良治疗结果的风险就不明显了。至于吸烟为什么或怎样增加不良治疗结果的风险，原因可能是多方面的。如前所述的国外研究表明，烟草烟雾能使支气管内膜肥大细胞内的铁过量集聚，使其合成肿瘤坏死因子以及合成和释放一氧化氮（NO）的功能受到损伤，从而降低肥大细胞抑制结核分枝杆菌的能力。烟草烟雾还能降低吞噬细胞的活性，从而使机体细胞免疫功能下降。此外，已有研究证据表明，吸烟还能加重治疗中的抗结核药物的毒副反应，应该在临床治疗中加以重视。近年来的研究还初步发现，吸烟是结核患者抗结核治疗期间血糖波动的危险因素之一。至于吸烟是通过什么途径造成血糖波动，尚需进一步研究。

另外，吸烟导致的不规则治疗是否会增加耐药的风险？也是人们一直关注的。早在 2005 年，Ruddy 等人调查了俄罗斯 Samara 地区结核患者的耐药率和造成耐药的危险因素。2016 年在伊朗的研究报告表明吸烟与结核患者耐药存在相关关系。2021 年在利比里亚的研究证实，家族结核病史和吸烟是造成耐药的危险因素。这些发现已被近年来的研究所肯定，证实了吸烟是造成结核患者耐药的独立危险因素。

（林 岩 方木通 杨 敏）

第四节 吸烟与结核病的再出现

“再出现”是指按照世界卫生组织推荐的治疗方案和疗程成功完成标准化的抗结核治疗后的任何结核患者，再次发生结核并需要开始新一轮抗结核治疗的情况。造成结核再出现的原因可以是体内原有结核菌的活化，也可以是又发生了新的感染。由此可见，再出现的范围很广，而不只是结核病的复发。

吸烟或被动接触烟草烟雾对结核患者结核再出现影响的研究仍是有限的，还有许多值得探讨的地方。Leung 等在对 42 655 例老年人的队列研究中，发现吸烟也能增加已有结核病史者复发的危险性（*OR*=2.48，95%*CI* 1.04~5.89）。Lin 等 2021 年报告了对成功治疗后的 634 例结核患者进行 7 年的纵向研究，发现累计结核病再出现率为 15.2%。在去除混杂因素以后，持续吸烟为结核病再出现的独立危险因素，*HR*=2.52（1.38~4.62）。对于在结核病治疗中或治疗前已经戒烟的人，其结核病再出现的风险也高于从不吸烟者，但未发现过去吸烟与结核病再出现存在显著的相关关系。Thomas 等报告的在印度 DOTS 策略下治疗的结核患者的研究进一步证实，现在吸烟者结核病再出现的风险明显高于从不吸烟者（*RR*=2.94，95%*CI* 1.30~6.67）。在巴西的研究报告，成功治疗后的结核患者中有 5% 再出现结核，而吸烟是结核病再出现的独立的危险因素（*OR*=2.53，95%*CI* 1.23~5.21）。

根据世界卫生组织报告，再出现的结核病患者发展成为耐多药结核的可能性很大。因此，应当引起结核病控制规划的关注。

第五节　对结核患者的戒烟干预

对结核患者的戒烟干预，是指在结核患者诊断和治疗的全过程实施以激发患者戒烟动机、告诫患者吸烟和暴露于二手烟的危害、劝告患者戒烟、监测患者戒烟状况以及对患者戒烟提供必要支持的专业技术工作。

一、对结核患者进行戒烟干预的原因

主动吸烟和被动接触烟草烟雾对健康的危害已经成为无可争议的事实。近年来的研究证据充分证明，主动吸烟和被动接触烟草烟雾对增加结核菌感染、促进机体发生活动性结核病、结核病的治疗结果以及结核病的再出现均有重要影响。然而，结核患者中吸烟的比例相当高，往往高于当地同一时期一般人群的吸烟率。即使这样，对结核患者的戒烟干预还没有成为大多数国家结核病控制规划的工作内容之一。因此，世界卫生组织和国际防痨和肺部疾病联合会建议将对结核患者的戒烟干预作为结核病系统治疗的组成部分之一。同时，向患者提供戒烟劝导和咨询也应成为结核病医疗服务的重要组成部分。

国际上的研究发现，当患者患有包括结核病在内的与吸烟有关的疾病时，是最容易接受医务人员的戒烟劝告并彻底戒烟的最佳时机。因此，如果在此时刻实施戒烟干预，成功率要比其他人群或其他时间段高得多。2008 年国际防痨和肺部疾病联合会出版了结核患者戒烟干预指南并在 2010 年再版，并在几个国家进行了试点和实施性研究，发现在结核病门诊和国家结核病控制规划中实施结核患者戒烟干预是完全可行的。在印度的研究还证明，它不仅在国家结核病控制规划中实施结核患者戒烟干预完全可行，在私人结核病门诊中实施也是切合实际的。这些研究中报告的 95% 以上的结核患者愿意戒烟，戒烟成功率从 66.7% 到 83% 不等。2019 年的纵向研究发现，参加结核患者戒烟干预的患者在其结核病治疗完成 5 年以后仍维持不吸烟的比例明显高于未接受戒烟干预的结核患者，这说明在结核病治疗期间实施的戒烟干预在 5 年后仍是有效的。

二、对结核患者进行戒烟干预的内容

对结核患者进行戒烟干预的内容应当包括以下三个方面。

1. 建立室内公共场所禁烟的政策　室内公共场所禁烟就是要在所有封闭的室内环境全部禁烟。在这样的环境中，包括医务人员、患者和一切来访者都不能吸烟。建立室内公共场所禁烟政策并付诸实施的意义不仅避免暴露于环境中的二手烟危害，还有助于激励吸烟的患者戒烟和促使患者保持不吸烟的效果。例如，2019 年的纵向研究发现，缺少室内公共场所禁烟的环境和医生吸烟是患者戒烟不成功或已经戒烟的患者复吸的独立的危险因素。

2. 向患者提供吸烟有害健康的综合性健康教育　例如，烟草中含有 250 多种是对人体有害、有毒或刺激性物质，其中 50 多种是已知或可疑的致癌物质。吸烟能引起癌症、肺气肿等多种疾病。终生吸烟的人约有一半最终死于与吸烟有关的疾病。尽早戒烟有利于你的健康。

3. 向患者提供吸烟与结核病的针对性健康教育　即告诉患者吸烟增加结核感染的风险，吸烟促使结核病发病，吸烟影响结核病的治疗，吸烟能使你的结核病再出现。只有戒烟才能保证良好的治疗效果等。

三、对结核患者进行戒烟干预的方法

提供结核病医疗服务和患者管理的人员是对结核患者进行戒烟干预的主体。根据国际防痨和肺部疾病联合会出版的结核患者戒烟干预指南，对结核患者进行戒烟干预的方法应按照以下步骤进行。

1. 询问患者的吸烟状况。对于任何新诊断的结核患者，都要询问患者包括是否吸烟、吸烟量和吸烟年限在内的吸烟状况，并且在病历上记录吸烟状况。同时，还要询问是否存在包括在工作场所在内的二手烟暴露情况，并且询问是否有人在其家里吸烟。

2. 向患者提供吸烟有害健康的综合性健康教育以及吸烟与结核病关系的健康教育。尤其要告诉患者吸烟能增加结核感染的风险，吸烟促使结核病发病，吸烟影响结核病的治疗，吸烟能使你已经治愈的结核病再出现。要保证良好的治疗效果需要你戒烟来配合。

3. 鼓励和激发患者戒烟的动机。在介绍上述吸烟危害健康和吸烟妨碍结核病的治疗以后，告诉患者只要决心戒烟，大多数人是可以实现的。在可能情况下，也可以介绍其他人成功戒烟的经验。

4. 启发和询问患者：你是否愿意从现在开始戒烟？并且，要在病历上记录开始戒烟的日期。

5. 在此之后的每次就诊中，医务人员都要询问患者的吸烟状况并且重复吸烟危害健康以及影响结核病治疗的信息，反复进行简短戒烟劝告，帮助患者解决在戒烟中遇到的问题。

四、结核患者戒烟干预中应用的若干基本概念和统计监测

为了保证抗结核治疗的质量和衡量对结核患者戒烟干预的效果，需要有明确的基本概念。但到目前为止，尚无国际上统一的有关吸烟的概念。因此，各研究中使用的概念均需界定。根据国际防痨和肺部疾病联合会指南和前期研究中应用的惯例，应用以下定义。

1. 不吸烟：是指该人的一生中都没有使用过任何形式的烟草，或吸过不到 20 盒的卷烟或等量的其他形式的烟草，或曾有过每天吸烟一支以下并且不到一年的情况。

2. 过去吸烟：是指曾经吸烟但已经完全戒烟 90 天以上的情况。

3. 正在戒烟：是指曾经吸烟但已经完全戒烟 7 天以上，不到 90 天的情况。

4. 现在吸烟：是指每天经常吸烟，或者开始戒烟但还不到 7 天的情况。

为了及时了解对结核患者戒烟干预的效果，应当常规统计患者的吸烟状况和戒烟干预情况。在每年登记的结核患者中统计出以下数据（表 24-5-1、表 24-5-2）。

表 24-5-1 ×××× 结核病门诊 ×××× 年度登记的结核患者开始治疗前的吸烟状况

	结核患者吸烟状况				
	不吸烟	过去吸烟	正在戒烟	现在吸烟	总计
结核患者数					

表 24-5-2 ×××× 结核病门诊 ×××× 年度参加戒烟的结核患者抗结核治疗后的吸烟状况

	参加戒烟的患者					未参加戒烟的吸烟患者数
	已戒烟≥3个月	已戒烟但不到3个月	已戒烟但又复吸	现在吸烟	参加戒烟患者总数	
结核患者数						

（林 岩 方木通 杨 敏）

参考文献

[1] ERIKSEN M, MACKAY J, SCHLUGER N, et al. The tobacco atlas, 5th edition. Atlanta, USA: American Cancer Society, 2015.

[2] World Health Organization. WHO global tobacco fact sheet, 2019. Geneva, Switzerland: WHO, 2019.

[3] World Health Organization. The End TB Strategy. Geneva, Switzerland: WHO, 2014.

[4] SILVA DR, MUNOZ-TORRICO M, DUARTE R, et al. Risk factors for tuberculosis: diabetes, smoking, alcohol use, and the use of other drugs. J of Bras Pneumol, 2018, 44 (2): 145-152.

[5] CHIANG CY, BAM TS. Should tobacco control intervention be implemented into tuberculosis control program？ Expert Rev Respir Med, 2018, 12 (7): 541-543.

[6] ZHANG H, Xin H, Li X, et al. A dose-response relationship of smoking with tuberculosis infection: A cross-sectional study among 21008 rural residences in China. Plos One, 2017, 12 (4): e0175183.

[7] PATRA J, BHATIA M, SURAWEERA W, et al. Exposure to second-handsmoke and the risk of tuberculosis in children and adults: a systematicreview and meta-analysis of 18 observational studies. PloS Med, 2015, 12 (6): e1001835.

[8] DURTE R, LONNROTH K, CARVALHO C, et al. Tuberculosis, social determinants and co-morbidities (including HIV). Pulmonology, 2018, 24 (2): 115-119.

[9] AMERE GA, NAYAK P, SALINGRI AD, et al. Contribution of smoking to tuberculosis incidence and mortality in high-tuberculosis-burden countries. Am J Epidemiol, 2018, 187 (9): 1846-1855.

[10] LIN Y, HARRIES A D, KUMAR A M V, et al. Management of diabetes mellitus-tuberculosis: a guide to the essential practice. Paris, France: International Union Against Tuberculosis and Lung Disease, 2019.

[11] WAGNRW F, ESHETIE S, ALEBEL A, et al. Meta-analysis of the prevalence of tuberculosis in diabetic patients and its association with cigarette smoking in African and Asian countries. BMC Research Notes, 2018, 11: 289.

[12] BRONNER MURRISON L, MARTINSON N, MOLONE RM, et al. Tobacco smoking and tuberculosis among men living with HIV in Johannesburg, South Africa: a case-control study. PLoS One, 2016, 11: e0167133.

[13] BAIai KJ, LEE JJ, CHIEN ST, et al. The influence of smoking on pulmonary tuberculosis in diabetic and non-diabetic patients. Plos One, 2016, 11: e015667.

[14] LEUNG CC, YEW WW, CHAN CK, et al. Smoking adversely affects treatment response, outcome and relapse in tuberculosis. Eur Respir J, 2015, 45: 583-585.

[15] LIN Y, CHIANG C-Y, RUSEN ID, et al. Did FIDELIS projects contribute to the detection of new smear-positive pulmonary tuberculosis cases in China？ Public Health Action, 2016, 6 (3): 176-180.

[16] BAM TS, ENARSON DA, HINDERRAKER SG, et al. Longer delay in accessing treatment among current smokers with new sputum smear-positive tuberculosis in Nepal. Int J Tuberc Lung Dis, 2012, 16: 822-827.

[17] RABIN AS, KUCHUKHIDZE G, SANIKIDZE E, et al. Prescribed and self-medication use increase delays in diagnosis of tuberculosis in the country of Georgia. Int J Tuberc Lung Dis, 2013, 17: 214-220.

[18] ALAVI SM, BAKHTIYARINIYA P, ALBAGI A. Factors associated with delay in diagnosis and treatment of pulmonary tuberculosis. Jundishapur J Microbiol, 2015, 8 (3): e19238.

[19] DE BOER RN, SOUZA FIHO JB, COBELENS F, et al. Delayed culture conversion due to cigarette smoking in active pulmonary tuberculosis patients. Tuberculosis, 2014, 94: 87-91.

[20] THOMS BE, THIRUVENGADAM K, RANI S, et al. Smoking, alcohol use disorder and tuberculosis treatment outcomes: A dual co-morbidity burden that cannot be ignored. Plos One, 2019, 14 (7): e0220507.

[21] MASJEDI MR, HOSSEINI M, ARYANPU M, et al. The effects of smoking on treatment outcome in patients newly diagnosed with pulmonary tuberculosis. Int J Tuberc Lung Dis, 2017, 21: 351-356.

[22] BALIAN DR, DAVTYAN K, BALIAN A, et al. Tuberculosis treatment and smoking, Armenia, 2014-2016. J Clin Tuberc Other Mycobact Dis, 2017, 8: 1-5.

[23] GEGIA M, MAGEE M, KEMPKER R, et al. Tobacco smoking and tuberculosis treatment outcomes: a prospective cohort study in Georgia. Bull World Health Organ, 2015, 93: 390-399.

[24] ZAVERUCHA-DO-VALLE C, MONTERIRO, EL-JAICK KB, et al. The role of cigarette smoking and liver enzymes polymorphisms in anti-tuberculosis drug-induced hepatotoxicity in Brazilian patients. Tuberculosis, 2014, 94: 299-305.

[25] LIN Y, YUAN Y, ZHAO X, et al. The change in blood glucose levels in tuberculosis patients before and during anti-tuberculosis treatment in China. Glob Health Action, 2017, 10 (1): 1289737.

[26] SAHEBI L, ANSARIN K, MOHAJERI P, et al. Patterns of Drug Resistance Among Tuberculosis Patients in West and Northwestern Iran. Open Respir Med J, 2016, 30 (10): 29-35.

[27] CARTER BB, ZHANG Y, ZOU H, et al. Survival analysis of patients with tuberculosis and risk factors for multidrug-resistant tuberculosis in Monrovia, Liberia. PLoS One, 2021, 16 (4): e0249474.

[28] WANG MG, HUANG WW, ZHANG YX, et al. Association between tobacco smoking and drug-resistant tuberculosis. Infect Drug Resist, 2018, 11: 873-887.

[29] LIN Y, WANG L, QIU L, et al. A smoking cessation intervention among tuberculosis patients in rural China. Public Health Action, 2015, 5 (3): 183-187.

[30] WHITEHOUSE E, LAI J, GOLLUB JE, et al. A systematic review of the effectiveness of smoking cessation interventions among patients with tuberculosis. Public Health Action, 2018, 8 (2): 37-49.

[31] LIN Y, DLODLO AR, SHU Q, et al. Outcomes of a smoking cessation intervention at follow-up after 5 years among tuberculosis patients in China. Tobacco Induced Diseases, 2019, 17 (September): 69.

[32] LIN Y, LIN H, XIAO L, et al. Tuberculosis recurrence over a 7-year follow-up period in successfully treated patients in a routine program setting in China: a prospective longitudinal study. Int J Infect Dis, 2021, 110: 403-409.

[33] LIN H, LIN Y, XIAO L, et al. How do smoking status and smoking cessation efforts affect TB recurrence after successful completion of anti-TB treatment？A multicentre, prospective cohort study with a 7-year follow-up in China. Nicotine Tob Res, 2021, 23 (12): 1995-2002.